DIA A DIA
do bebê

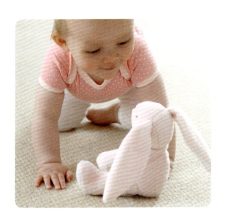

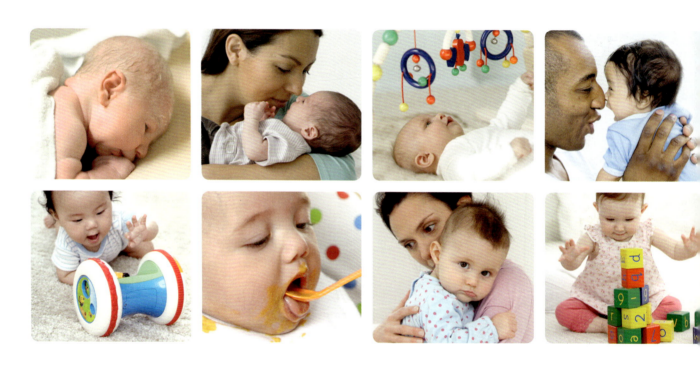

Cuidados, desenvolvimento, orientações e rotina
no primeiro ano de vida

DIA A DIA
do bebê

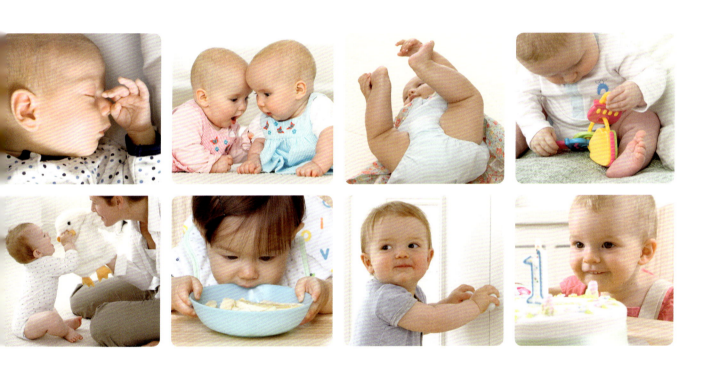

Dra. Ilona Bendefy (org.)
Pediatra e membro do Royal College of Physicians, Londres

Editora Senac São Paulo, 2014

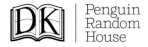

Administração Regional do Senac no Estado de São Paulo

Presidente do Conselho Regional: Abram Szajman
Diretor do Departamento Regional: Luiz Francisco de A. Salgado
Superintendente Universitário e de Desenvolvimento: Luiz Carlos Dourado

Editora Senac São Paulo

Conselho Editorial: Luiz Francisco de A. Salgado
Luiz Carlos Dourado
Darcio Sayad Maia
Lucila Mara Sbrana Sciotti
Jeane Passos de Souza

Gerente/Publisher: Jeane Passos de Souza
Coordenação Editorial/Prospecção: Luís Américo Tousi Botelho
Márcia Cavalheiro R. de Almeida
Administrativo: João Almeida Santos
Comercial: Marcos Telmo da Costa

Tradução: Carlos Szlak, Juliana Cunha e Mary Amazonas Leite de Barros
Edição de texto: Vanessa Rodrigues
Preparação de texto: Renato da Rocha (São Sebastião Serviços Editoriais)
Revisão de texto: Ivone P. B. Groenitz (coord.), Creart Gráfica e Editora
Editoração Eletrônica: Creart Gráfica e Editora Ltda.

Título original: *The Day-By-Day Baby Book*
Copyright © Dorling Kindersley Limited, 2012

Proibida a reprodução sem autorização expressa.
Todos os direitos desta edição reservados:
Editora Senac São Paulo
Rua 24 de Maio, 208 – 3º andar – Centro – CEP 01041-000
Caixa Postal 1120 – CEP 01032-970 – São Paulo – SP
Tel. (11) 2187-4450 – Fax (11) 2187-4486
E-mail: editora@sp.senac.br
Home page: http://www.editorasenacsp.com.br

© Edição brasileira: Editora Senac São Paulo, 2014.

Dados Internacionais de Catalogação na Publicação (CIP)
(Jeane Passos de Souza - CRB 8ª/6189)

Dia a dia do bebê / organização de dra. Ilona Bendefy; [tradução de Carlos Szlak, Juliana Cunha e Mary Amazonas Leite de Barros]. – São Paulo: Editora Senac São Paulo, 2014.

Título original: The day-by-day baby book
ISBN 978-85-396-0534-7

1. Lactentes – cuidados e tratamento 2. Recém-nascidos – cuidados e tratamento 3. Crianças – desenvolvimento 4. Pediatria 5. Alimentação infantil 6. Amamentação 7. Doenças infantis 8. Desenvolvimento infantil 9. Maternidade 10. Paternidade I. Bendefy, Ilona.

14-199s   CDD – 649.122

Índices para catálogo sistemático:
1. Crianças: Recém-nascidos – cuidados e tratamento 649.122
2. Crianças: Lactentes – cuidados e tratamento 649.122

UM MUNDO DE IDEIAS
www.dk.com

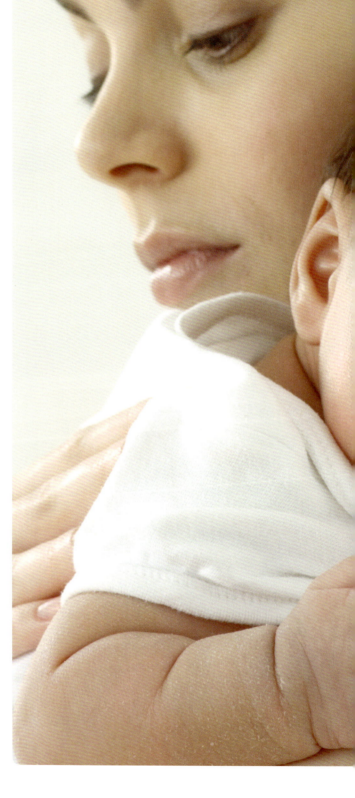

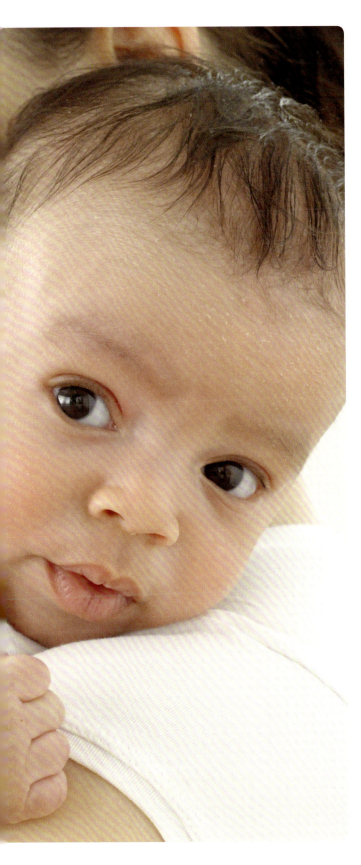

Organizadora

Dra. Ilona Bendefy. Bacharel em medicina e cirurgia, é pediatra e membro do Royal College of Physicians, formada no St Thomas' Hospital, em Londres. Em 1997, mudou-se para Derbyshire, onde exerceu a pediatria no Sheffield Children's Hospital. Atua como clínica-geral em Derbyshire. É mãe de quatro filhos.

Colaboradoras

Bella Dale. Especialista no acompanhamento de gestantes e em amamentação, possui vasta experiência no suporte a mães em processo de aleitamento. Foi indicada a prêmios por seu trabalho nos anos de 2007 e 2008. Tem três filhos.

Dra. Carol Cooper. Bacharel em medicina e cirurgia e membro do Royal College of Physicians. Formada pela Universidade de Cambridge, atua como clínica-geral. Também apresenta programas de rádio, leciona na Imperial College Medical School e possui livros publicados. Tem três filhos.

Dra. Claire Halsey. Pesquisadora associada da British Psychological Society, mestre em ciências e doutora em psicologia clínica, é psicóloga clínica com trinta anos de prática, trabalhando principalmente com crianças. Também escreve para jornais e é autora de livros sobre desenvolvimento e psicologia infantil. Tem três filhos.

Fiona Wilcock. Especialista em educação e farmacêutica especialista em nutrição, mestre em ciências, atua como nutricionista. É autora de livros sobre alimentação na gravidez e nos primeiros anos do bebê, e atua como consultora de indústrias e redes varejistas. É mãe de dois filhos.

Jenny Hall. Bacharel em química e enfermeira, especializada no atendimento a crianças. Tem duas filhas.

Judy Barratt. Autora de livros sobre puericultura, especializada em nutrição e desenvolvimento infantil. É mãe de duas filhas.

Karen Sullivan. Autora na área de puericultura, especializada em psicologia do desenvolvimento e da educação. Tem três filhos.

Dra. Mary Steen. Enfermeira, especialista no acompanhamento de gestantes e formada em economia doméstica, é pós-graduada em gestão de varejo e economia doméstica e doutora em ciências. Sua atividade lhe rendeu prêmios como pesquisadora e por excelência nos serviços prestados. É professora na Universidade de Chester e tem três filhos.

Dra. Su Laurent. Membro do Royal College of Physicians e pesquisadora do Royal College of Paediatrics and Child Health, é pediatra no Barnet Hospital, em Londres. Integrante do The Child Bereavement Charity e mãe de três filhos.

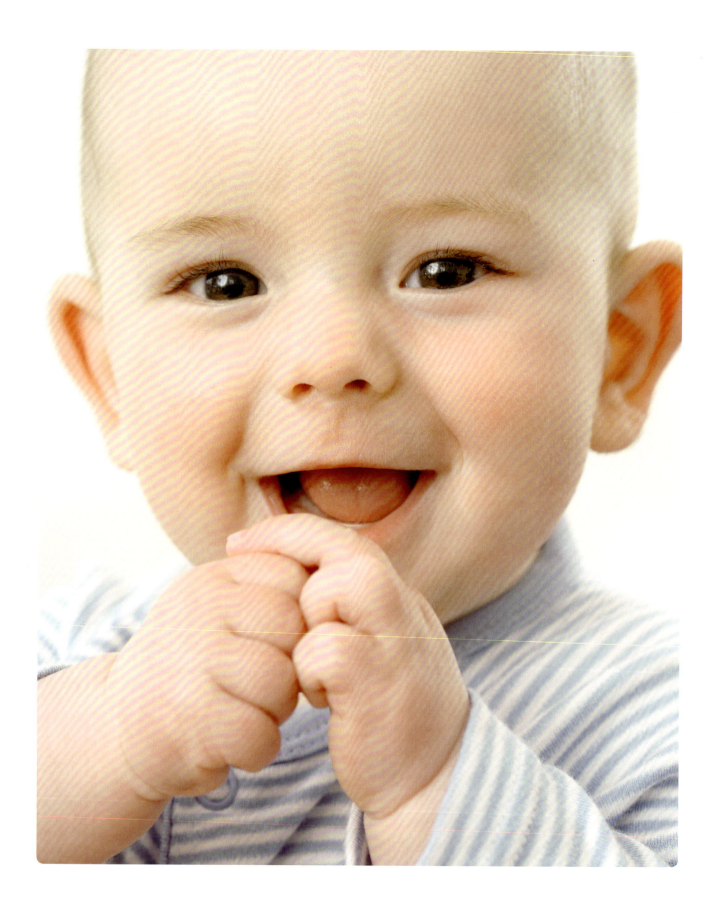

Sumário

Introdução **9**

A chegada do bebê

Tornar-se pais
A maternidade e a paternidade **13** Virando uma família **14** A postura dos pais **16** O que diz a legislação **18**

Entender seu filho
A hereditariedade **21** O desenvolvimento **22**

Orientações básicas
A alimentação **25** A amamentação **26** A mamadeira **29** O sono do bebê **30** As fraldas **32** Equipamentos básicos **34**

Seu bebê – O dia a dia

Seu bebê de 1 a 3 meses
Os primeiros sete dias **40** Cuidados especiais **54** 1 semana **56** A ajuda terapêutica para seu corpo **65** 2 semanas **66** Os significados do choro **68** 3 semanas **74** 4 semanas **80** 5 semanas **86** 6 semanas **92** Sua saúde e a do bebê **94** 7 semanas **100** As vacinações do bebê **103** 8 semanas **106** 9 semanas **112** O retorno ao trabalho **118** 10 semanas **120** 11 semanas **126** Viagem com o bebê **131** 12 semanas **132** 13 semanas **138**

Seu bebê de 4 a 6 meses
14 semanas **146** 15 semanas **152** 16 semanas **158** Fim do aleitamento **162** 17 semanas **166** 18 semanas **172** 19 semanas **178** 20 semanas **184** Os primeiros gostos do bebê **190** 21 semanas **192** 22 semanas **198** 23 semanas **204** 24 semanas **210** Os dentinhos do bebê **212** 25 semanas **216** 26 semanas **222**

Seu bebê de 7 a 9 meses
27 semanas **230** Desmame (1) – introduzindo os sólidos **234** 28 semanas **238** 29 semanas **244** 30 semanas **250** Desmame (2) – pedaços na comida **254** 31 semanas **258** 32 semanas **264** Aprendendo a andar **269** 33 semanas **270** Parando de amamentar **274** 34 semanas **278** 35 semanas **284** 36 semanas **290** 37 semanas **296** 38 semanas **302** 39 semanas **308** Desmame (3) – dieta variada **310**

Seu bebê de 10 a 12 meses
40 semanas **318** 41 semanas **324** 42 semanas **330** 43 semanas **336** 44 semanas **342** 45 semanas **348** Dormindo a noite toda **352** 46 semanas **356** 47 semanas **362** 48 semanas **368** 49 semanas **374** 50 semanas **380** 51 semanas **386**

A saúde do bebê

Cuidando do bebê
Quando o bebê adoece **395** Ajuda médica **396** O tratamento do bebê **398**

Doenças e ferimentos
Manifestações comuns **401** Marcos do desenvolvimento **412** Primeiros socorros **414**

Fontes de consulta **416**
Índice **418**
Agradecimentos **432**

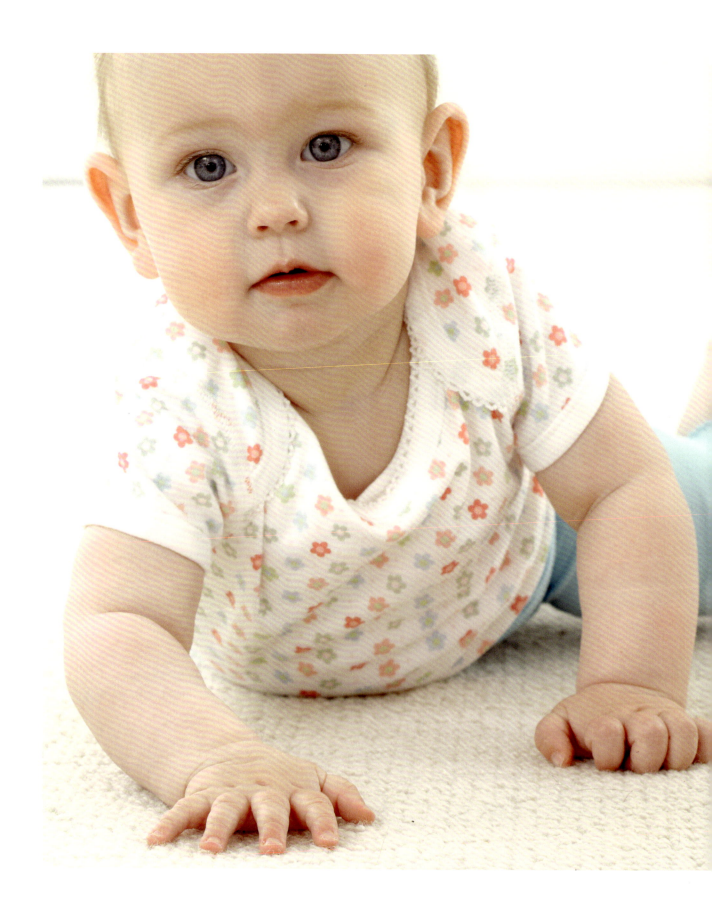

Introdução

Mesmo nesses dias de tecnologia avançada, quando muita coisa pode ser alcançada com o toque de uma tela, ainda não há nada que se compare ao milagre da chegada de um bebê. Para os pais, a realidade de ter gerado esse pequeno ser é estonteante: trata-se de uma vida da qual precisam cuidar; um futuro está nas mãos deles. O sentimento de realização e de responsabilidade vão mudá-los como pessoas.

Na idade adulta, a maioria de nós aprendeu o necessário para conseguir um emprego, administrar uma casa ou ter uma vida social. A criação de um bebê é a única área sobre a qual a maioria dos pais de primeira viagem não aprendeu nada ou quase nada. No passado, as famílias transmitiam habilidades de criar e educar os filhos, para o bem ou para o mal. Atualmente, as famílias, em alguns casos, estão espalhadas por países ou continentes; os avós podem estar trabalhando. Os pais nem sempre podem contar com o apoio de parentes. Ao mesmo tempo, a pesquisa e os cuidados médicos melhoraram muito a saúde infantil, promovendo o conhecimento de como criar melhor os bebês. Os pais têm a visão do tipo de pessoa que esperam que seus filhos se tornem e buscam informação sobre o desenvolvimento dos pequenos.

O primeiro ano de vida de um bebê é o tempo de crescimento e desenvolvimento mais rápido. Os pais percebem o filho* se modificando quase dia a dia. Ficarão impressionados e orgulhosos, mas poderão se assustar com quanto precisarão aprender. Nesse momento, mais do que em qualquer outra idade, serão necessárias informações confiáveis, equilibradas e tranquilizadoras a respeito do que esperar e do que fazer pelo bebê.

Este livro é um guia completo de cada passo do primeiro ano dos bebês. Há conselhos de especialistas para cada estágio do crescimento e do desenvolvimento do recém-nascido, com as orientações mais atualizadas no que se refere a amamentação e alimentação com mamadeira, fim do aleitamento, sono, exames médicos e imunizações. O objetivo é proporcionar um auxílio amigável e reconfortante para os problemas e as preocupações mais comuns. Uma detalhada seção médica fornece orientações sobre doenças comuns e primeiros socorros, e há informações de apoio sobre temas diversos: alimentação, cuidados pós-parto para as mães, vida profissional da mulher, redes familiares e relacionamento dos pais.

Esta é uma publicação dirigida a mães, pais e qualquer pessoa envolvida na criação de crianças. O objetivo é fazer desse primeiro ano um período feliz, gratificante e seguro para o restante da vida compartilhada de pais e bebês.

*Por uma questão de simplificação da leitura, o texto deste livro adota a forma "seu filho" em diversas situações relacionadas ao bebê, podendo se referir tanto a menino quanto a menina. O uso do termo "companheiro" na forma masculina segue esse mesmo critério. (N. E.)

Dra. Ilona Bendefy

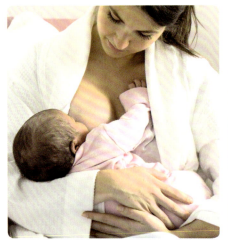 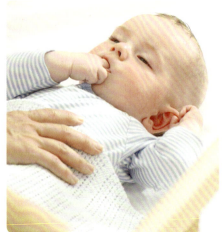 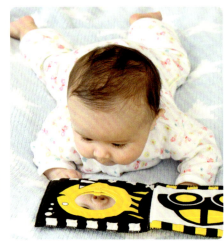

Após o nascimento e diante de todas as novas experiências envolvidas nos cuidados de um bebê, você vai perceber que a vida ganha outra dinâmica. Os primeiros dias – e semanas – podem gerar bastante insegurança; assim, este capítulo traz as informações que os pais precisam saber desde o princípio: vínculos emocionais, direitos e benefícios, alimentação do recém--nascido, escolha das fraldas, compra de itens para a casa e para o bebê. É a preparação básica para a maternidade e a paternidade.

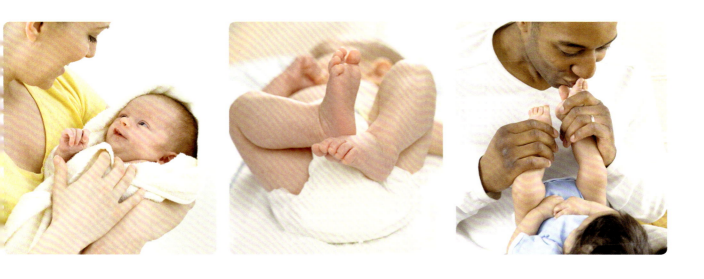

A chegada do bebê

Tornar-se pais

UM TRABALHO PARA TODA A VIDA QUE EXIGE GRANDE ESFORÇO, MAS COM RECOMPENSAS SURPREENDENTES

Você vem esperando por esse momento há nove meses – ou, talvez, há mais tempo. Agora que o bebê chegou, você tem alguém para amar e com quem se preocupar; alguém para quem vai querer criar um ambiente seguro e protetor, e cujas necessidades precedem as suas.

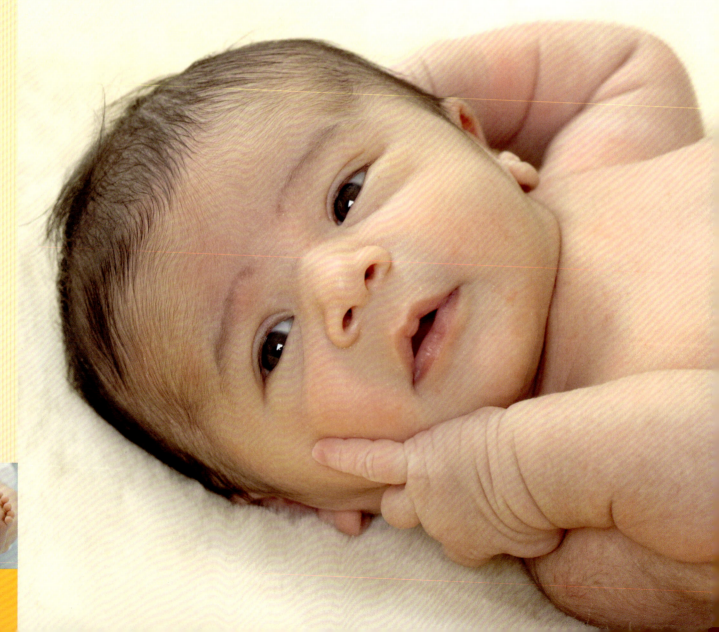

A maternidade e a paternidade

Seu bebê não é maior que o comprimento do seu antebraço, mas pode virar seu mundo de ponta-cabeça.

Ninguém consegue preparar os pais para o redemoinho causado por um bebê. Talvez você já tenha feito alguns ajustes práticos em sua vida – colocado um berço em seu quarto, reservado uma gaveta para fraldas e outra para roupas de dormir –, mas viver para o recém-nascido e ter completa responsabilidade sobre ele pode assustar.

Diferença de tempo. Inicialmente, a mudança mais drástica é em relação ao tempo, que em geral deixa de pertencer aos pais – seja durante o dia ou à noite. Sobretudo nas primeiras semanas, o bebê precisa de cuidados quase constantes. Ele acordará para se alimentar no momento em que você preferiria estar dormindo e vai precisar trocar de fralda exatamente quando você se sentar para tomar um café. É uma época de altos e baixos, e adaptar-se à nova função poderá ser exaustivo. Mas é apenas uma fase, que também envolve o prazer de aprender tudo a respeito do bebê e de como cuidar dele.

Conforme você começa a conhecer o bebê e a se sentir mais confiante como mãe ou pai, a vida se estabilizará em um padrão mais previsível. Isso não significa que você logo voltará a dormir oito horas todas as noites, mas, depois de cerca de três meses, o recém-nascido provavelmente estará dormindo mais à noite e menos durante o dia. Em doze meses, a maioria dos bebês dorme de dez a doze horas à noite e tira algumas sonecas durante o dia. Assim, a vida "normal" acaba voltando.

Confiando em seus instintos. Tornar-se mãe ou pai é uma das experiências mais estimulantes e gratificantes; mas com a euforia chega uma condição toda nova de medos e preocupações. Meu bebê está comendo muito ou pouco? Estou brincando o suficiente com ele? Ele está doente? Está se desenvolvendo normalmente? Está sendo muito estimulado? Ou pouco? Não há antídoto para a ansiedade gerada pela nova

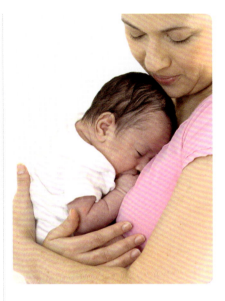

Dever de cuidar. Você talvez se surpreenda com seu sentimento de intensa proteção ao bebê: é o instinto materno entrando em ação.

maternidade e paternidade, mas você pode aprender duas lições importantes: confie em seus instintos e nunca tenha medo de dividir suas preocupações e de pedir ajuda. Lembre-se: independentemente da quantidade de conselhos bem-intencionados que recebe, você é a melhor autoridade quando o assunto é seu bebê; a natureza tem o dom incrível de sintonizar a mãe ou o pai com as necessidades do filho, e se você não souber de imediato a resposta vai descobri-la. Caso contrário, procure aconselhamento.

Também converse com seu companheiro. Ele pode dividir a responsabilidade de tomar conta do bebê, e o diálogo sobre as esperanças, os medos e as preocupações é capaz de atenuar o peso. Mesmo que as respostas não venham, reafirmar que vocês estão nessa jornada juntos é parte fundamental da experiência de ser mãe ou pai.

GÊMEOS

Fazendo malabarismos

A responsabilidade por novas vidas em dobro (ou mais) pode ser assustadora. Você e seu par precisarão de muito apoio da família e dos amigos. Procure se concentrar apenas nos gêmeos e se esqueça do trabalho doméstico ou de outros trabalhos nos primeiros três meses. Delegue o preparo das refeições e a administração da casa ao companheiro e à sua família e dedique esse tempo precioso a conhecer seus gêmeos e a se concentrar na melhor maneira de lidar com a necessidade deles.

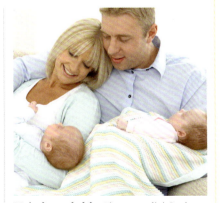

Mais de um bebê. Gêmeos: a divisão de tarefas, mais do que bem-vinda, é essencial nessa situação.

13

Virando uma família

Assim que vocês têm um filho, tornam-se uma família. Esse fato altera a dinâmica do relacionamento com o companheiro e os parentes.

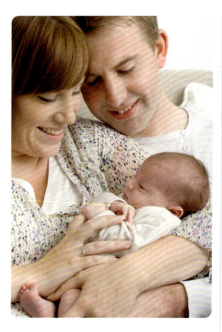

Unidade familiar. Ter um bebê cria um vínculo único entre você e seu companheiro.

Você e seu companheiro. Antes da chegada do bebê, vocês podem se dedicar um ao outro no tempo livre. Caso tenham passatempos individuais, podem praticá-los sem se sentirem presos ao lar. No entanto, assim que nasce o bebê, o tempo de um para o outro ou para atividades individuais acaba ficando em segundo plano. Deixa de ter importância, é claro, pois o bebê vira o centro do mundo de vocês. E chega um momento em que vocês compreendem o quanto a vida mudou, especialmente como casal.

De vez em quando, lembrem que vocês estão nisso juntos. Vocês se sentirão cansados e impacientes, até arredios ou chorosos; ou seja, será mais importante que nunca confiar um no outro em busca de apoio. Conversem e dediquem um tempo um ao outro todos os dias – mesmo que sejam apenas vinte minutos para uma refeição juntos. Tenham a certeza de que o cansaço dos primeiros dias logo passa e de que esse é o começo da jornada na qual cada passo com o objetivo comum de fazer o melhor para o filho de vocês (mesmo quando ele tem bastante idade para tomar decisões próprias) é um passo que os une ainda mais e reafirma a força do relacionamento.

Nos primeiros meses, um ponto comum de tensão se dá quando um de vocês volta ao trabalho. O cônjuge que permanece em casa pode achar que sua independência se reduziu drasticamente, enquanto pouca coisa mudou na vida daquele que voltou a trabalhar. Quem ficou em casa pode sentir que o peso da responsabilidade pelo bem-estar diário da família pousou sobre seus ombros, e o outro cônjuge talvez se sinta excluído ou alienado, achando que sua contribuição como arrimo da família o separa da parte divertida de ser mãe ou pai.

Vocês dois têm papéis decisivos no bem-estar da família, e é importante que se amem, se apoiem e se respeitem, independentemente das escolhas feitas. Nos fins de semana, o cônjuge que cuida do bebê a maior parte do tempo merece um pouco de folga, enquanto o que trabalha pode mergulhar na vida familiar.

Como muitas vezes têm de fazer malabarismos, vocês dois precisam dividir o máximo de tarefas da vida doméstica, estando prontos para pedir a ajuda um ao outro quando necessário. Procurem não fazer suposições acerca das tarefas que um ou outro vai assumir, pois isso pode gerar mal-entendidos. Façam listas das tarefas todas as manhãs. Se ajudar, conversem e se preparem para ser flexíveis.

Irmãos e irmãs. Se vocês já têm outros filhos, a chegada de uma nova criança também provoca mudanças na vida deles. É muito raro que alguma família escape da rivalidade entre irmãos (que pode não acontecer imediatamente). Se vocês conseguirem demonstrar amor e respeito por todos os filhos, os irmãos e as irmãs serão muito mais propensos a também demonstrá-los entre si, mesmo se tiverem um estremecimento em certo momento por terem de compartilhar os pais. Envolver todos os filhos no cuidado

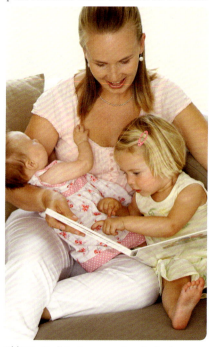

Ciúme. Dedicar tempo e atenção à criança de 1 a 3 anos ajudará que ela aceite a chegada do irmão ou da irmã com mais facilidade.

com o bebê é importante, assim como reservar um tempo para cada filho individualmente; e isso também vale para enteados ou crianças de relacionamentos anteriores.

No tempo apropriado, os irmãos se tornam uma rede de apoio para os pais e para o bebê, ajudando e dando amor incondicional à criança.

Enteados. A chegada do bebê lembra ao enteado ou à enteada que seu pai ou sua mãe foi além da família original. Alguns enteados enxergam o novo irmão como um fator que une toda a família – a antiga e a nova – e acolhem favoravelmente a nova vida, mas outros ficam ressentidos. Dê aos enteados o máximo de oportunidades para brincarem e ajudarem com o bebê. Evite termos como "meio-irmão" ou "meia-irmã", que criam certa distância. Em vez disso, fale a respeito de quanto o bebê vai gostar de ter um irmão ou uma irmã maior.

Caso o enteado ou a enteada não more com vocês, mantenham a mesma agenda de visitas e planejem atividades das quais todos vocês possam participar juntos. Tranquilize o enteado ou a enteada, dizendo que o amor de vocês por ele ou ela nunca mudará.

Toda a família. Vocês se tornaram pais, mas os pais, os irmãos e as irmãs de vocês também se tornaram avós, avôs, tios e tias. Acolher seus familiares na vida do bebê de vocês, assegurando um contato regular, dá à criança a oportunidade de ter uma noção definida de identidade familiar e de conhecer seu lugar no mundo. Atualmente, estamos muitas vezes longe de nossos pais ou irmãos, e nem sempre é fácil passar o tempo juntos. Se esse for o caso, considerem convidar seus pais para ficar com vocês com mais frequência, ou planejem ir ficar com eles. Pode ser um pouco desencorajador levar o bebê para ficar com os parentes, mas há ganhos positivos. Os avós que veem bastante seus netos, e estão ativamente envolvidos no cuidado deles, compartilham um vínculo muito mais estreito do que os que se familiarizam em visitas efêmeras e ocasionais. E o amor que todos têm pelo filho de vocês proporciona um vínculo comum que pode aproximá-los.

Para um contato semanal, entre em uma rede social, por meio da qual você possa entrar em contato com parentes e compartilhar fotos; ou faça o *download* de um programa de bate-papo *on-line* e invista numa *webcam*. Assim, mesmo se vocês estiverem fisicamente distantes, o bebê ainda poderá crescer com a noção de suas ligações familiares. Finalmente, os bebês gostam de olhar rostos; então, à medida que ele amadurecer, mostre-lhe fotografias dos parentes, apontando para eles e os nomeando, um por um. Essa é uma grande maneira de lhe dar uma noção da família inteira.

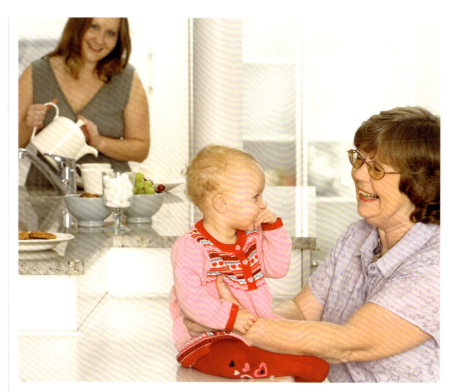

Laços familiares. O envolvimento da família na vida do bebê não só proporcionará ajuda prática muito necessária como também permitirá que ele construa relacionamentos próximos e duradouros.

PAI SOLTEIRO OU MÃE SOLTEIRA

Bastam somente duas pessoas – você e seu bebê – para constituir uma família, e você consegue proporcionar à criança tudo de que ela precisa: comida, roupa e, sobretudo, amor. Você também é a pessoa que melhor conhece seu bebê. Assim, seus instintos vão assegurar que você não erre mais do que qualquer outra pessoa que se aventura no mundo da maternidade ou da paternidade pela primeira vez. Ser mãe solteira ou pai solteiro não significa estar só. Se você se sentir só, pegue o telefone e converse com alguém – seu médico, um amigo, um parente – para dividir seu sentimento. Nas primeiras semanas em particular, enquanto se adapta à nova realidade, esteja preparado(a) para pedir ajuda de amigos e familiares ou mesmo para ficar na companhia de alguém – seus pais, por exemplo.

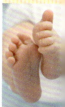

A postura dos pais

Não há regras rígidas quando se trata da postura dos pais. Sua própria maneira de lidar com a situação emergirá na hora certa.

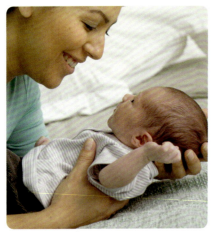

Pais perfeitos. É claro que isso não existe, mas, com muito amor, carinho e persistência, você será a melhor mãe ou o melhor pai do mundo.

Antes de o bebê nascer, você talvez tivesse algumas ideias fixas a respeito das maneiras certas e erradas de criá-lo. Então, após assumir a nova função, algumas dessas ideias que você achava inegociáveis revelam-se menos importantes, enquanto outras ganham peso. Além dos requisitos fundamentais de amar, acalentar, reagir, alimentar e vestir o bebê, há muita coisa a aprender. É importante conversar com seu companheiro sobre como vocês vão criar a criança e como, nos anos seguintes, serão as expectativas quanto ao comportamento dela.

Uma coisa é certa: quando o bebê tiver entre 1 e 3 anos, ele logo aprenderá se a mãe ou o pai é uma pessoa facilmente persuadível, se a mãe ou o pai é uma pessoa disciplinadora, e se ele pode ou não jogar um contra o outro. Apresentar uma frente unida e dar uma mensagem clara e consistente é a chave do sucesso, independentemente dos cuidados que vocês decidirem adotar.

Refletindo você. A maneira como você lidará com a maternidade vai refletir, em parte, como seus pais criaram você. Além disso, manifestará sua cultura, seus valores e sua crença religiosa, se você tiver uma. Também refletirá sua personalidade: se você tende a ser uma pessoa despreocupada, é mais provável que seu estilo de cuidado seja relaxado; se elabora listas e acha organização algo importante, a probabilidade é que o modo de você lidar com a nova situação se baseie mais na rotina. Nenhuma postura é definitiva, mas você precisa se sentir à vontade com a escolhida, para ser fiel a ela e proporcionar ao bebê um ambiente seguro para se desenvolver.

Fixando limites. Um recém-nascido ainda não consegue distinguir entre o certo e o errado, entre o sim e o não, entre o bom e o mau. No entanto, em poucos meses ele começará a explorar o mundo por meio de ações de alcançar e agarrar. Essas ações definem limites para o bebê, dando-lhe a oportunidade de descobrir o que está ao redor e de mantê-lo seguro.

Além disso, quando ele ficar mais consciente, seus limites o farão se sentir seguro naquilo que é uma mistura desconcertante de visão, audição, paladar, tato e olfato. Ele precisa que você o oriente no comportamento e nas ações adequadas. A definição de limites não é uma questão apenas de impor disciplina por meio de um livro de regras rígido, mas proporciona uma estrutura importante para a vida do bebê, e, quando se trata de certo e errado, fornece um código moral para o comportamento dele que, em última análise, o faz sentir-se seguro.

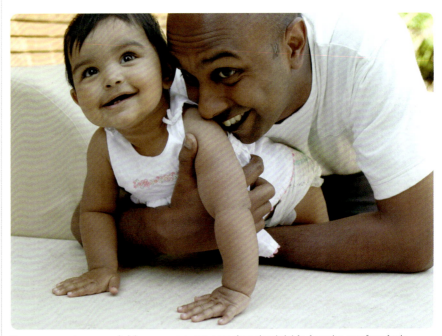

Em segurança. Logo que o bebê começar a se mover, você precisará tirá-lo do perigo com frequência. Explique por que algumas coisas estão fora do limite e leve-o para um lugar ou uma atividade mais segura.

Estabelecendo a disciplina. No primeiro ano do bebê, há poucos motivos para dizer "não". Você não consegue ensinar um bebê a disciplinar o comportamento nessa idade; a parte do cérebro que controla o entendimento e o comportamento social só estará plenamente desenvolvida um ano ou dois anos depois. Assim, "disciplina" nessa fase consistirá em correção ou distração delicada, e a palavra "não" só será dita quando o bebê estiver fazendo algo que é inseguro para ele ou para os outros.

Independentemente dos limites definidos, é importante seguir sempre o mesmo padrão de correção. Um procedimento útil é "repetir, remover, distrair". Assim, você repete o limite (por exemplo, "Não mexa no vaso. Ele pode quebrar"), em seguida remove a tentação (afasta o vaso) ou remove o bebê do perigo, se pertinente, e então o distrai rapidamente. Na próxima vez, faça a mesma coisa, na mesma sequência: repetir, remover, distrair. Assim, a partir dos 9 meses o bebê deverá começar a associar certos comandos a certas consequências. É uma lição imprescindível para o momento em que a criança tiver de 1 a 3 anos, quando todas aprendem a expandir os limites, pois ela confiará que você sabe o que está dizendo.

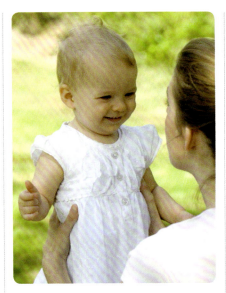

Conte o porquê. Explicar por que certas coisas não devem ser feitas contribuirá para o entendimento da criança.

Dando motivos. Ao pedir ao bebê que não faça alguma coisa, diga-lhe o motivo em termos muito simples: "Não toque no forno. Está quente", e imite o gesto de tocar em algo quente. Em seu primeiro ano, ele não vai entender totalmente, mas começará a fazer ideia. Zangar-se com a criança será inútil. Com o amadurecimento, ele escutará e reagirá mais prontamente. Chame a atenção dele, fale claramente e procure expressar-se por meio de ações

TIRA-DÚVIDAS

Em que momento os cuidados dos pais podem ser "impositivos", em vez de "estimulantes"? Vivemos num mundo competitivo, e há uma tendência crescente dos pais de preencher o tempo das crianças com atividades em que elas percorram etapas de desenvolvimento. No entanto, raramente as crianças têm pressa. Estimular a criança a aprender significa dar-lhe um tempo para investigar o mundo por si mesma, e um grau de autonomia para descobrir o que está ao redor dela e identificar os princípios da causa e efeito (em ações, linguagem ou sons). Também significa elogiá-la muito quando ela faz uma nova descoberta, comporta-se bem ou aprende a fazer algo por si mesma. Acima de tudo, as crianças aprendem melhor brincando, felizes, relaxadas e podendo agir em seu próprio ritmo. Se você conceder bastante tempo para brincadeiras, ler histórias e cantar músicas com ele, seu bebê terá o incentivo necessário para desenvolver a agudeza mental num ritmo perfeito, sem ser pressionado a ir muito rápido.

CHECK-LIST
Atitudes que funcionam

Independentemente de como você quer criar o bebê, há certos fundamentos que tornam os cuidados do pais mais eficazes e amorosos, assim como existem alguns métodos que devem ser evitados. As crianças se desenvolvem com elogios e também gostam de atenção. Se recebem elogios e atenção por causa do bom comportamento, mas descobrem que o mau comportamento é repreendido ou rejeitado, logo aprendem a se concentrar no bom.

O que fazer
- Elogie muito e dê atenção extra quando o bebê fizer o que lhe é pedido.
- Mostre quanto você se orgulha do bebê. Mesmo realizações menores podem ser celebradas com aplausos e aclamações. O bebê vai adorar isso, e logo vai querer provocar essas reações de novo.
- Demonstre respeito pelo bebê.
- Seja coerente em suas regras ou expectativas e persista com recompensas por comportamento positivo.
- Mostre ao bebê que você gosta dele, dando-lhe atenção total e muita afeição.

O que evitar
- Mesmo quando se frustrar, tente não reagir com irritação. Se você mantiver a calma, o bebê ficará calmo e tenderá a reagir positivamente.
- Nunca é adequado criticar o bebê. À medida que ele fica mais velho, enfoque o comportamento ("Você não dividiu seu brinquedo"), e não a pessoa ("Você é egoísta").
- Apegue-se às regras e rotinas: o bebê se sente mais seguro quando sabe o que se espera.

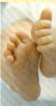

A postura dos pais

O que diz a legislação

Licença-maternidade, licença-paternidade, registro do bebê, pensão: a legislação prevê direitos e deveres aos pais, para o bem do bebê.

Na correria que se instala com a chegada do bebê, obter e organizar documentos pode ser a última coisa que você deseja fazer. Mas é importante observar a legislação para cumprir seus deveres e garantir direitos – não só os seus como os da criança.

Registrando o nascimento. Pela lei brasileira, todo bebê nascido em território nacional precisa ser registrado na localidade em que o parto tiver acontecido ou na localidade de residência dos pais. O registro deve ser feito no Cartório de Registro Civil de Pessoas Naturais – o declarante sai de lá com a certidão em mãos. A certidão é o documento que atesta que o registro foi realizado e comprova a identidade do bebê: nome e sobrenome; data, lugar de nascimento e o horário; sexo; indicação se é gêmeo; nomes e sobrenomes, naturalidade, idade da mãe, profissão e domicílio dos pais; nomes e sobrenomes dos avós; nomes e sobrenomes, profissão e residência das duas testemunhas do registro (caso a criança não tenha nascido em maternidade).

O registro de nascimento, bem como a primeira certidão, é gratuito. Ele deve ser feito em até quinze dias depois do nascimento. Se a mãe for efetuar o registro, esse prazo será prorrogado por mais 45 dias. Caso o nascimento tenha ocorrido em locais distantes mais de 30 quilômetros do cartório, o registro poderá ser feito em até três meses. Mas muitas maternidades já contam com um posto do cartório ali mesmo, para facilitar a vida dos pais.

O documento básico para fazer o registro é a Declaração de Nascido Vivo (DNV), emitido pelo hospital ou pela maternidade, ou por um médico que tenha assistido o parto (se aconteceu em casa). Também são necessários documentos pessoais do declarante (identidade ou carteira profissional e certidão de casamento, quando os pais forem casados).

A licença-maternidade. Esse direito é concedido na maioria dos países, e o tempo de licença varia de um para outro. O cenário melhor é para as mães da Escandinávia. Na Suécia, na Dinamarca, na Finlândia e na Noruega elas têm até 12 meses de licença-maternidade remunerada. No Reino Unido, a licença com salário-maternidade pode se prolongar por 39 semanas, e há a possibilidade de mais 13 semanas sem remuneração. Nos Estados Unidos, não existe a licença remunerada. A mãe pode até se afastar do trabalho, mas sem salário (os casos podem ser negociados com a empresa).

No Brasil, toda mãe que seja segurada da Previdência Social tem direito a receber o salário-maternidade enquanto está afastada de suas

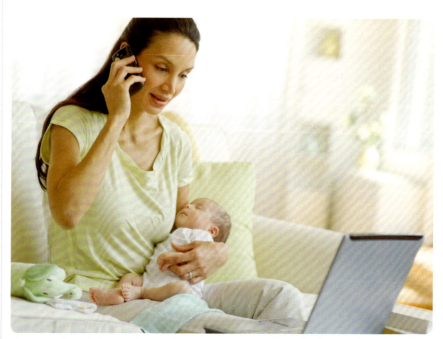

Licença-maternidade. Não é necessário emprego com carteira assinada para obter o benefício; o fundamental é a contribuição à Previdência.

POR FALAR NISSO

A licença-paternidade

A licença-paternidade no Brasil é de cinco dias, e têm direito a ela somente os funcionários contratados pela Consolidação das Leis do Trabalho (CLT) e os servidores públicos (para eles, a pausa remunerada é garantida pela convenção da categoria). A legislação não deixa muito claro se a pausa é contada em dias corridos ou úteis. A maioria das empresas faz a contagem da primeira maneira.

Para obter o direito, o pai precisa notificar a área de Recursos Humanos da empresa em que trabalha e entregar a documentação do bebê. No entanto, é sempre recomendável verificar, na convenção coletiva da categoria ou no regulamento interno da empresa, se há alguma norma específica sobre o assunto.

Existem propostas de ampliação da licença-paternidade no Brasil. A mais adiantada delas prevê quinze dias consecutivos de afastamento. De acordo com a proposta, caso o nascimento ocorra no período de férias do pai, os quinze dias passariam a ser contados apenas depois do fim do período de descanso.

Assim como a licença-maternidade, a dos pais também varia pelo mundo. Nos Estados Unidos, o benefício não existe. Na Argentina e no Paraguai, a pausa é de dois dias. Na Islândia, é de três meses, e na Alemanha, de dois meses.

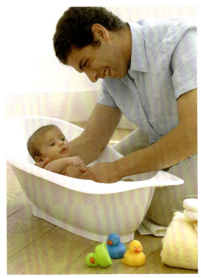

Pai presente. A licença-paternidade é uma chance de os pais estarem presentes nos primeiros dias de vida da criança.

atividades profissionais. Portanto, é um benefício pago à segurada que seja empregada com carteira assinada, à trabalhadora avulsa, à empregada doméstica, à segurada especial, à contribuinte individual, à facultativa e até à segurada desempregada. O requisito é a contribuição à Previdência.

A licença dura 120 dias, mas em algumas empresas e instituições vigora a pausa de 180 dias. Durante o afastamento, a mãe continua a receber o Fundo de Garantia do Tempo de Serviço (FGTS).

O início da licença é fixado na data do atestado médico, a partir do oitavo mês da gestação, ou 28 dias antes do parto, ou na data do nascimento da criança. Essa regra vale para todas as categorias de segurada, menos para quem está desempregada – nessa situação, é considerada a data do nascimento da criança.

A estabilidade no emprego, existente desde que a gravidez é notificada, estende-se por cinco meses após o parto. Além disso, até o filho completar 6 meses, a mãe tem direito a descansos de meia hora cada, destinados à amamentação. Geralmente, o que acaba acontecendo é a mãe ir embora uma hora mais cedo todo dia – ou o que ficar combinado com o Departamento de Recursos Humanos do local em que trabalha.

Direitos também na adoção. A adoção também garante salário-maternidade de 120 dias, independentemente da idade da criança. O benefício é concedido mesmo se a mãe não for segurada da Previdência – se o marido for segurado, ele poderá requerer o benefício. A lei também prevê o pagamento do salário-maternidade ao cônjuge no caso de falecimento da segurada ou do segurado. Mas, para que o cônjuge tenha esse direito, é necessária a contribuição à Previdência Social. O pai que adota também tem direito ao benefício.

TIRA-DÚVIDAS

Como funciona a pensão alimentícia? Embora na maioria dos casos o filho more com a mãe, tanto ela como o pai podem ter de pagar pensão. A obrigação pelo sustento de uma criança é de ambos. O valor é determinado levando em conta o que a criança precisa e quanto a pessoa pode destinar (por exemplo, consideram-se quantos filhos a pessoa já tem, o valor de seu salário, se possui bens, etc.) Não existe um valor fixo. Se o responsável pela pensão trabalha com registro em carteira, o valor pode corresponder a uma parte do salário: 1/3, 10%, 20%, 30%. Caso não tenha carteira assinada, pode ser fixado um valor, corrigido todos os anos. Mas o pagamento em dinheiro não é a única forma de cumprir com a obrigação. A pensão pode vir com o responsável assumindo mensalidades de creche ou da escola, arcando com vestuário, pagando as despesas médicas...

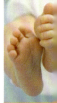

Entender seu filho

COM O PASSAR DOS MESES, VOCÊ DESCOBRIRÁ CADA VEZ MAIS O QUE MOTIVA SEU BEBÊ

O bebê apresenta uma constituição genética única, é claro, mas algumas características são herdadas dos pais. No primeiro ano, à medida que ele transpõe etapas de desenvolvimento e forma a própria personalidade, você reúne pistas sobre a pessoa que seu filho acabará se tornando.

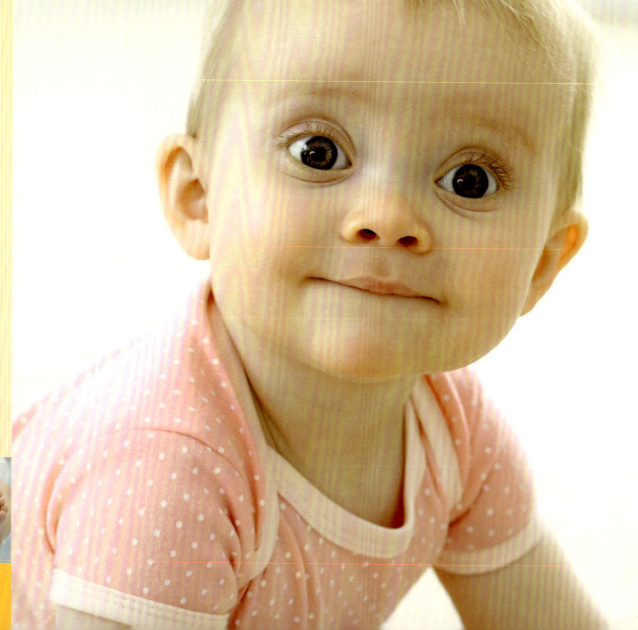

A hereditariedade

Amigos e família sempre procuram ver com quem o bebê se parece. Conforme ele cresce, você pode reconhecer características de ambos.

Os genes do pai e da mãe são os ingredientes que constituem o bebê. Ele os herdou dos dois, pois os DNAs de ambos estavam nos cromossomos que o criaram. Esses cromossomos se dividiram e se replicaram, produzindo novos cromossomos que misturaram os DNAs do casal para criar células próprias do bebê. Assim, o bebê herdará características do pai e da mãe, mas não será igual a nenhum dos dois. Além disso, é preciso considerar que o DNA dos pais do bebê contém o DNA dos pais deles, ou seja, dos avós da criança, motivo pelo qual algumas crianças apresentam semelhança surpreendente com um ou outro dos avós.

Genes dominantes e recessivos. Certas características físicas são determinadas pela presença ou pela ausência de um gene dominante ou recessivo, de modo que você conseguirá prever determinados aspectos da aparência do bebê. Por exemplo, se ele terá olhos azuis ou castanhos. Se você e seu companheiro tiverem olhos azuis, o bebê terá olhos azuis, pois ele terá herdado os genes recessivos azuis de vocês dois. No entanto, se você tiver olhos castanhos e seu companheiro tiver olhos azuis, você terá de considerar seus pais. Se houver uma probabilidade de você ter um gene castanho e um gene azul (dando-lhe olhos castanhos, pois o castanho é dominante), haverá uma probabilidade de o bebê ter olhos azuis. Contudo, se você tiver dois genes castanhos, mesmo se o seu companheiro tiver olhos azuis, o bebê terá olhos castanhos, pois ele sempre herdará um gene dominante de olhos castanhos de você. Entre outras características que funcionam dessa maneira, incluem-se a cor dos cabelos (cabelos escuros são dominantes, enquanto claros ou ruivos são recessivos) e o tipo dos cabelos (crespo é dominante, liso é recessivo).

Características poligênicas. Uma característica poligênica é determinada por uma combinação de genes, não por apenas um gene. Por exemplo, a altura é uma característica poligênica, de modo que é

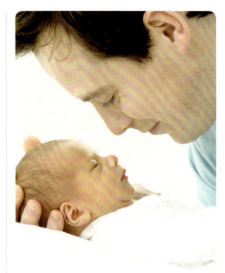

Semelhança familiar. Bebês costumam parecer mais com os pais inicialmente; essa semelhança tende a se atenuar à medida que eles crescem.

difícil prever qual será a altura final da criança. Especialistas afirmam que a média da altura do pai e da mãe, subtraindo 5 centímetros para uma menina e adicionando 5 centímetros para um menino, dá uma ideia da altura que a criança poderá alcançar. No entanto, os genes contêm gatilhos dominantes e recessivos, denominados alelos. Mesmo se você e o pai de seu bebê forem baixos, você poderá ter alelos "altos" (dominantes) nos genes; simplesmente, você tem mais alelos "baixos" (recessivos), que dominam coletivamente. Se seu bebê herdar genes compostos da maioria ou de todos os seus alelos "altos", e somente poucos ou nenhum dos alelos "baixos", ele poderá ser mais alto. As características poligênicas também são muitas vezes influenciadas por fatores ambientais, como boa ou má nutrição. Entre outras características poligênicas, incluem-se inteligência e cor da pele.

TIRA-DÚVIDAS

O bebê poderá ter vocação para a música, como eu, ou se destacar nos esportes como o pai? Em 2001, geneticistas do St Thomas' Hospital, em Londres, trabalhando com o Institute for Deafness, em Maryland, nos Estados Unidos, publicaram um estudo com centenas de gêmeos que apoiava a ideia de que o talento musical é herdado. Sem dúvida, Bach vinha de uma longa sucessão de músicos muito respeitados. Portanto, é provável que seu bebê tenha uma veia musical, sobretudo se você estimular esse talento inato, tocando muita música para ele e lhe oferecendo instrumentos para tocar. Da mesma forma, se você for um prodígio nos esportes, tenderá a gerar filhos com constituição física e, por exemplo, coordenação óculo-manual para seguir seus passos. Mas a criação também entra em jogo. Se você tiver aptidão para a música, ou gostar de esportes, estimulará naturalmente seu filho a apreciar música ou a praticar esportes, o que deverá aprimorar o talento dele.

O desenvolvimento

No primeiro ano, o crescimento do bebê é incrível. Em nenhum outro momento da vida o desenvolvimento é tão evidente e tão rápido.

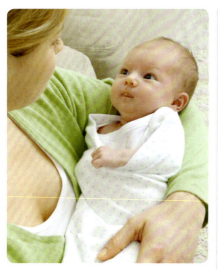

Ajustando o foco. No início, o bebê deve ficar muito perto para ver seu rosto; com 8 meses, ele já identificará as pessoas e os objetos do outro lado de um recinto.

TIRA-DÚVIDAS

Posso mimar demais o bebê dando tanto amor? Os bebês precisam se sentir seguros, e você e seu companheiro são as pessoas em melhores condições para garantir isso. Demonstrar amor ao bebê, brincando com ele, atendendo a suas necessidades, estando sempre perto e lhe dando muitos abraços e beijos não o mima, só confirma que ele é o centro de seu mundo. Sentindo-se protegido por você, ele desenvolverá a confiança para investigar o mundo com independência. À medida que o bebê amadurece, você também pode demonstrar amor definindo limites: ceder sempre não é do melhor interesse dele; é mais importante mostrar-lhe o que é seguro e lhe ensinar o que é certo e o que é errado.

Progressos físicos. No primeiro ano, a mudança física mais notável do bebê é o tamanho (ao completar 1 ano de idade, ele terá cerca de 30 centímetros mais do que no nascimento e será 3 vezes mais pesado). Nesse tempo, o tônus muscular e a coordenação física se desenvolverão de modo que, com 2 meses, ele conseguirá sustentar a cabeça por alguns segundos e, com 3 meses, conseguirá virá-la com um movimento brusco. Com 6 a 7 meses, terá desenvolvido força muscular suficiente para se sentar sem ajuda; e, a partir do ato de se sentar, aprenderá a engatinhar (em geral, com 6 a 9 meses); e, então, com 1 ano, conseguirá ficar em pé, possivelmente sem ajuda, e poderá até ser capaz de andar.

A coordenação motora fina progredirá desde bater em objetos, com cerca de 3 meses, até segurar um objeto pequeno usando um gesto de agarrar em pinça, com 8 a 10 meses. Com aproximadamente 10 meses, ele poderá utilizar um copo com bico e beber com ajuda, e, com 12 meses, será capaz de fazer uma marca sobre um papel com um lápis de cor grande ou um giz.

Esses importantes progressos físicos estão entre os mais visíveis, mas o corpo da criança também se desenvolverá de muitas maneiras que poderão passar despercebidas. No primeiro ano, a visão ficará cada vez melhor, conseguindo focar objetos a uma distância de 20 a 25 centímetros dos olhos, até ser capaz de distinguir profundidade e distância. Rapidamente o bebê aprenderá a reconhecer sons, de modo que, com apenas alguns meses de idade, saberá de onde o som está vindo e até virará a cabeça naquela direção.

Progressos do aprendizado inicial. O cérebro do bebê tem "plasticidade", o que significa que consegue criar, adaptar e alterar as vias neurais de acordo com as novas experiências trazidas pela vida. Essa plasticidade assegura o rápido desenvolvimento intelectual da criança. Poucos dias depois do nascimento, o bebê já preferirá seu rosto a qualquer outro e reconhecerá seu cheiro. Essas experiências o farão sentir-se seguro.

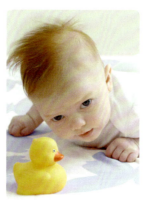 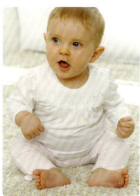 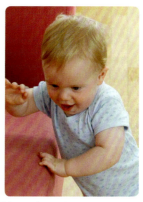

Controle da cabeça. Depois de alguns meses, os músculos do pescoço do bebê estão fortes o bastante para permitir que ele levante a cabeça (à esquerda). **Sentado.** Com cerca de 6 meses, poderá sentar-se reto sem ajuda (no centro). **Em pé.** No final do primeiro ano, será capaz de ficar em pé com um pouco de apoio (à direita).

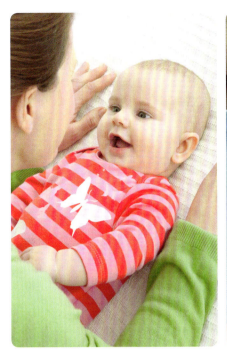 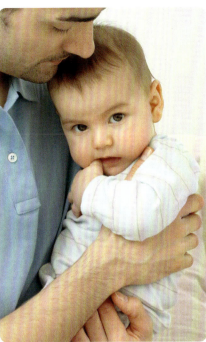

Conversa à toa. O bebê vai gostar de trocar olhares, "palavras" e risos com os mais próximos dele (à esquerda). **Não vá embora.** Com cerca de 6 a 8 meses, sentirá a ansiedade de separação, preferindo a mãe ou o pai e ficando perturbado no início se tiver de ficar com qualquer outra pessoa (à direita).

O MELHOR DE SEU BEBÊ

Todos nós nascemos com um modelo genético incorporado, que nos confere pontos fortes e fracos e determina certos traços de caráter. Atualmente, porém, a maioria dos psicólogos aceita que, embora um bebê possa ter predisposição genética a ser melhor em algumas atividades que em outras, a maneira como ele é criado e os fatores ambientais (como o valor de sua nutrição) também influenciam o desenvolvimento de suas habilidades. Traga à luz o melhor de seu bebê brincando, lendo para ele e deixando que explore o mundo (de maneira segura). Após o desmame, prepare-lhe refeições com muitos nutrientes e, sobretudo, proporcione um ambiente amoroso e seguro, no qual a criança se sinta confiante para alcançar seu pleno potencial. Assim, você poderá acalentar todos os outros dons que a natureza concedeu.

Com 6 meses, as habilidades linguísticas terão se desenvolvido o suficiente para ele reconhecer o próprio nome quando chamado, e, com 9 meses, entenderá quando você disser "não" (embora nem sempre vá acatar). Poderá até mesmo identificar a imagem de um objeto num livro, se você lhe pedir que a encontre.

O bebê começará a fazer sons reconhecíveis. Inicialmente, vai murmurar, balbuciar ou fazer sons vocálicos estranhos, mas com cerca de 10 meses esses sons poderão tornar-se um "mamã" ou "dadá" discernível – embora seja improvável que ele os use discriminadamente. Já com 1 ano, poderá conseguir sua primeira palavra significativa.

Progressos comportamentais e de personalidade. No final do primeiro ano do bebê, ele terá se tornado uma criança que já exibe sinais claros da pessoa que será. Possivelmente, você sentirá alívio ao perceber que o sono dele está melhorando gradualmente e, ao mesmo tempo, o estômago cresceu para reter bastante comida, evitando que ele acorde para se alimentar. Com 1 ano de idade, a criança provavelmente irá para a cama às sete da noite e acordará doze horas depois.

A princípio, o bebê mostrará preferência por certas pessoas: você, o pai, os irmãos e outras pessoas que cuidam dele – e com 6 meses poderá ficar desconfiado de estranhos. Nessa idade, começará a exibir traços de personalidade distintos – por exemplo, diante de coisas que acha divertidas ou que o deixam frustrado. Poderá jogar fora os brinquedos quando se zangar com eles, ou chorar de raiva.

Com 8 meses, acreditará que tudo pertence a ele e impedirá que você pegue um brinquedo. Vai se sentir ansioso se tiver de se afastar de você, mas ficará interessado por outros bebês e "conversará" com adultos próximos dele. Terá vontade de agradar você e florescerá com base em seu amor e sua afeição.

Meninas e meninos. Todas as crianças se desenvolvem em ritmos distintos, independentemente do gênero. Mas, existem certos aspectos do aprendizado inicial que parecem favorecer as meninas em detrimento dos meninos, e vice-versa. Por exemplo, estudos indicam que as meninas aprendem a entender e falar a língua com mais rapidez e que têm coordenação motora fina mais aprimorada. Por outro lado, os meninos tendem a ser mais físicos, e sua coordenação motora bruta está frequentemente à frente da das meninas, certamente na época em que têm de 1 a 3 anos.

Um estudo da Universidade de Cambridge indicou que os meninos entendem as leis de movimento dos corpos de modo mais rápido que as meninas; por exemplo, deduzem a velocidade e o sentido de uma bola rolando antes que elas. Meninas tendem a ser mais cautelosas; meninos são mais destemidos. Ainda é objeto de muita discussão se é a natureza ou a cultura que resulta no comportamento estereotipado das meninas e dos meninos. Seja como for, as coisas acabam se equilibrando.

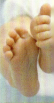

Orientações básicas

CONHECER OS CUIDADOS DE QUE UM BEBÊ PRECISA TRAZ TRANQUILIDADE PARA AS PRIMEIRAS SEMANAS

Há muita coisa a levar em consideração logo após o nascimento. Portanto, quanto mais você conseguir aprender antes disso sobre alimentar o bebê, colocá-lo para dormir, trocá-lo e mantê-lo limpo, mais confiante e no controle vai se sentir.

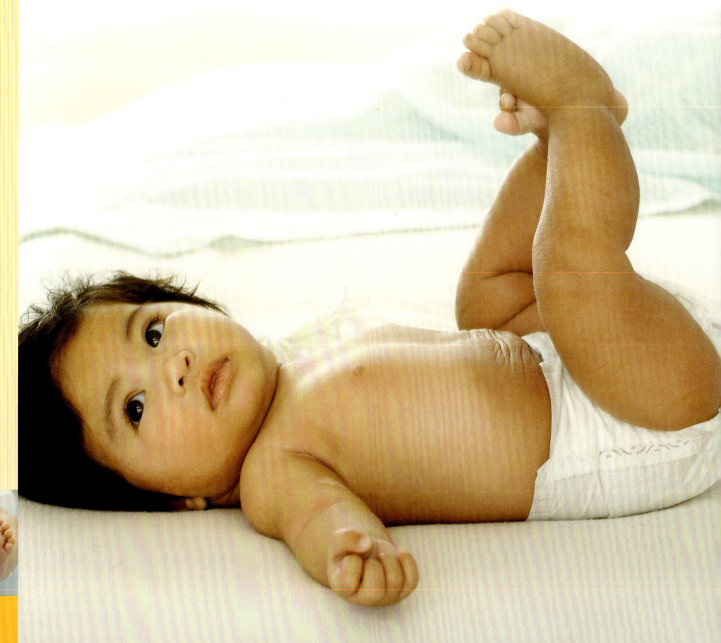

A alimentação

O leite materno ou a fórmula infantil fornece todos os nutrientes necessários nos primeiros meses. É a base da alimentação para todo o ano.

Quer você escolha amamentar ou alimentar com mamadeira, o entendimento de noções básicas de nutrição e alimentação poderá ajudá-la bastante logo que der à luz. É absolutamente normal e compreensível ficar nervosa ou ansiosa com relação à alimentação. Você quer garantir que seu bebê tenha o melhor começo possível na vida. Saber o que esperar pode tornar o processo muito mais fácil, mais bem-sucedido e relaxante.

Por que amamentar? A amamentação é a melhor maneira de assegurar que o bebê obtenha todos os nutrientes necessários, e há diversos benefícios para a saúde (ver quadro à direita). A composição do leite materno muda para satisfazer as necessidades do bebê em crescimento. Inclui gorduras saudáveis (contendo ácidos graxos essenciais), necessárias para o crescimento saudável e o desenvolvimento ideal (especialmente do cérebro), e o cálcio presente é mais bem utilizado pelos bebês do que o encontrado nas fórmulas infantis.

O leite materno contém hormônios e fatores de crescimento que estimulam o ganho de peso e o desenvolvimento saudáveis. Também reduz o risco de o bebê contrair diabetes e obesidade tanto infantil quanto adulta, assim como protege contra alergias, asma e eczema. A amamentação também reduz o risco de síndrome da morte súbita infantil (ver p. 31) e melhora o processo de vínculos emocionais. Pesquisas recentes sustentam que a amamentação promove o desenvolvimento da estrutura facial do bebê, o que pode melhorar a fala e a visão.

A amamentação é considerada o "quarto trimestre" no crescimento e no desenvolvimento do cérebro do bebê. Além disso, ao passar seus anticorpos para o bebê pelo leite materno, você ainda poderá ajudá-lo a manter-se bem até o amadurecimento de seu sistema imunológico.

Benefícios para você. A amamentação não é só boa para o bebê; também é a escolha mais saudável para você. Reduz o risco de câncer de mama e ovário, de osteoporose, e alguns indícios sugerem que ela pode ainda diminuir o risco de ataque cardíaco, doença cardíaca e derrame. Pode promover a perda de peso pós-parto, com um gasto de 550 calorias por dia, e ainda retardar o retorno da menstruação. Finalmente, a amamentação é muito conveniente: não há mamadeiras para lavar ou esterilizar, nada para preparar e nenhum equipamento que precise ser transportado.

POR FALAR NISSO...

Estudos constataram que os bebês amamentados apresentam menor incidência de vômitos e diarreias, e são protegidos contra gastroenterite, infecções do sistema auditivo, doenças respiratórias, pneumonia, bronquite, infecções de rim e septicemia (envenenamento sanguíneo). Também há risco reduzido de prisão de ventre crônica, cólica e outras doenças estomacais. O leite materno possui, ainda, ingredientes que destroem bactérias como *E. coli* e *Salmonella*. Há muito mais benefícios para a saúde do bebê, incluindo risco reduzido de doença cardíaca, obesidade e anemia por falta de ferro. A menos que você realmente não consiga amamentar (ver p. 28), essa é, de longe, a melhor maneira de alimentar o bebê.

O PRIMEIRO ANO DO BEBÊ

Na maioria dos casos, o bebê terá uma dieta só de leite até os 6 meses de vida, aproximadamente. Quer você escolha amamentar ou alimentar com mamadeira, o bebê precisará de uma quantidade maior nos meses seguintes, e o leite permanecerá como base da dieta ao longo do primeiro ano (ver p. 199).

Em geral, o desmame começa por volta dos 6 meses (ver pp. 234-235), quando ele começa a ingerir purês muito líquidos – por exemplo, farinha de arroz misturada com um pouco do leite – e frutas, legumes e verduras preparados como purê. Depois que esses alimentos são aceitos, diversos outros podem ser introduzidos; em particular, aqueles ricos em ferro e proteína, como carne, peixe e ovos. A textura dos alimentos deve mudar tão rapidamente quanto o bebê considerar aceitável, passando por purês, alimentos amassados, alimentos cheios de pedaços e alimentos cortados em pedacinhos. No final do primeiro ano, o bebê deverá desfrutar de três refeições por dia.

Este livro abordará os diversos estágios do desmame, a fim de ajudar na escolha mais adequada para seu bebê, nos momentos apropriados. Você pode, por exemplo, tomar a decisão de escolher o desmame "orientado pelo bebê" (ver p. 235).

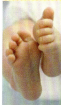

A amamentação

Trata-se de um processo natural baseado em oferta e procura: deixar o bebê mamar estimulará seus seios a produzirem mais leite.

> **CHECK-LIST**
>
> ## Amamentação
>
> ■ A amamentação tem mais êxito quando você está relaxada; assim, encontre um lugar confortável para se sentar e apoie os pés.
>
> ■ Mães que amamentam estão sempre precisando acessar os seios, por isso é fundamental usar roupa confortável e folgada, que abre o zíper ou desabotoa com facilidade. Você também precisará de um sutiã de amamentação, que pode abrir e fechar com uma única mão.
>
> ■ O bebê se alimentará até obter leite suficiente. Se ele adormecer, acorde-o com delicadeza, abraçando-o ou tocando em sua bochecha.
>
> ■ Veja se toda a aréola está na boca dele; ele estimulará a liberação – e o reabastecimento – do leite pressionando as cavidades (ver à direita). Se ele só pressionar algumas, você poderá ficar com os dutos bloqueados (ver p. 59), os mamilos doloridos e o bebê faminto.
>
> ■ Não se preocupe se o leite é suficiente. O ganho de peso do bebê será monitorado nas primeiras semanas de vida. Desde que ele ganhe peso, molhe muitas fraldas (ver pp. 44-45) e pareça alerta quando acordado, tudo estará bem.
>
> ■ Procure não desistir. A amamentação leva um pouco de tempo para se tornar uma experiência confortável, mas se torna mais fácil nas primeiras semanas. Procure se lembrar: você está fazendo o que é melhor para o bebê.

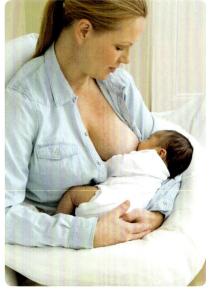

Leite de acordo com a demanda. A sucção do bebê ativa a liberação do hormônio prolactina, que estimula a produção de leite.

Na gravidez, o corpo começa a se preparar para a amamentação. A aréola fica mais escura (algumas pessoas acreditam que isso ajuda o bebê a vê-la e estimula a alimentação). Minúsculas saliências em torno da aréola ficam maiores e mais visíveis (conhecidas como tubérculos de Montgomery, que secretam óleo que lubrifica os mamilos para impedir secagem, rachaduras e infecções durante a amamentação). Também a placenta estimula a liberação de hormônios que possibilitam a produção de leite.

Todas as mulheres nascem com dutos de leite (uma série de canais que transportam leite através dos seios), e durante a gravidez os dutos começam a se preparar para a alimentação. As glândulas mamárias se expandem muito, de modo que, no final da gravidez, cada seio pode estar até 600 gramas mais pesado.

O sistema de lactação, no interior dos seios, é bastante parecido com um arbusto, com as glândulas mamárias formando cachos como de uvas bem no alto do seio. Esses cachos produzem leite, que se desloca para baixo, a partir das glândulas, através dos dutos de leite, que se alargam debaixo da aréola para formar "cavidades" de leite. Elas se esvaziam por meio de vinte pequenas aberturas no mamilo, que liberam o leite quando estimuladas pela sucção do bebê.

Essa sucção envia uma mensagem para a glândula pituitária liberar oxitocina – hormônio que faz você se sentir calma e amorosa – e ativar as células de produção de leite, descarregando o leite nos dutos. Esse processo, conhecido como reflexo da ejeção do leite (lactogênese), também pode ser ativado quando você escuta o bebê chorar (e, às vezes, outros bebês), ou até mesmo quando simplesmente pensa em seu bebê.

Assim que o leite é secretado, a gengiva do bebê comprime as cavidades em que o leite começa a se concentrar. Se ele sugar o mamilo, em vez de toda a aréola, somente um pouco de leite será extraído, e você poderá sentir algum desconforto. Por isso, é fundamental que a pega seja correta desde o início (ver check-list à esquerda).

A sucção do bebê também estimula os nervos de seu mamilo, que enviam mensagens à glândula pituitária em seu cérebro para secretar o hormônio prolactina, responsável por assegurar que o leite seja produzido continuamente de acordo com as necessidades do bebê. Quanto mais leite é removido dos seios, mais leite o organismo produz para substituí-lo. Assim, mesmo a retirada do leite (manual ou com bomba) poderá

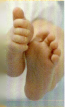

ajudar a manter sua oferta se não puder amamentar imediatamente.

Colostro. Com cerca de 15 a 16 semanas de gravidez, os seios começam a produzir colostro, o primeiro leite do bebê. É um líquido amarelado, muito nutritivo, com altos níveis de proteína, carboidratos, gordura saudável e anticorpos. E é muito fácil de digerir: apenas algumas colheres de chá proporcionarão nutrição altamente concentrada para o bebê, mantendo-o hidratado antes de seu leite "descer". O colostro possui um efeito laxativo no bebê, ajudando-o a fazer as primeiras fezes (mecônio) – algo importante para a excreção do excesso de bilirrubina, que pode provocar icterícia (ver p. 404).

Consistência do leite materno. No momento da descida do leite, dois ou três dias depois do nascimento do bebê (ou alguns poucos dias depois, se você passou por uma cesariana), seus seios ficarão inchados e talvez até um pouco doloridos. Todas as vezes que o bebê mamar, ele receberá dois tipos de leite. O primeiro é conhecido como leite de transição, de consistência mais fina e levemente azulado. Hidrata o bebê e mata a sede dele. Em seguida, receberá o leite maduro, mais espesso, mais rico em nutrientes e calorífico; ele fornece tudo aquilo que o bebê precisa para o crescimento,

TIRA-DÚVIDAS

Vale a pena amamentar o bebê por apenas alguns dias? Sim, com certeza. O leite materno é o primeiro alimento perfeito e dará ao bebê um início de vida excelente. Em particular, um dos anticorpos no colostro (conhecido como sIgA) "pinta" literalmente uma camada protetora sobre a parte interna dos intestinos do bebê. Um recém-nascido que se alimenta de colostro nos primeiros dias de vida tem maior capacidade de resistir a bactérias e vírus que causam doenças, e fica menos propenso a alergias.

COMO...

Fazer o bebê pegar o seio

Tocar delicadamente a bochecha ou o canto da boca do bebê estimula o reflexo perioral, e, com isso, o bebê abre a boca naturalmente para procurar comida. O passo seguinte é assegurar que ele pegue corretamente o seio, de modo que a amamentação seja mais confortável e eficiente.

Depois que o bebê abrir bem a boca, traga-o para o seio, e não vice-versa. A língua dele deve estar para baixo e para a frente, e seu mamilo deve estar apontado para o céu da boca dele enquanto se aproxima do seio. Se ele pegar do jeito certo, todo o mamilo e parte da aréola deverão estar na boca dele. O bebê estará corretamente posicionado se o estômago dele estiver junto do seu; o lábio inferior, estendido e o queixo, contra seu seio. O antebraço dele pode estar dobrado debaixo de você, e o braço pode estar estendido, segurando seu seio. O nariz dele deve estar livre de seu seio, para que o bebê possa respirar confortavelmente.

Se a pega estiver correta, você deverá escutar somente um ruído de deglutição, de tom baixo (não um som estridente ou estalado), e ver o maxilar dele se movendo; um sinal de que ele está se alimentando com êxito. Inicialmente, seus seios podem ficar sensíveis; algumas posições distintas podem melhorar o conforto (ver p. 58).

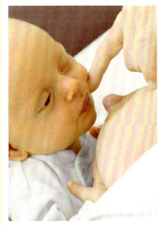

Reflexo perioral. Ajude o bebê a buscar seu mamilo, tocando na bochecha mais próxima do mamilo.

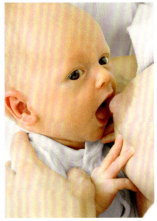

Faça direito. Verifique se a língua do bebê está para baixo e para a frente, e se seu mamilo está apontado para o céu da boca dele.

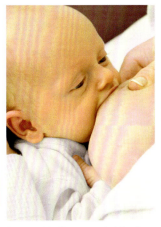

A pega. Verifique se o bebê coloca o mamilo e uma boa proporção da aréola na boca, para uma pega adequada.

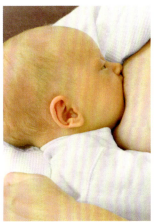

Melhor posição. A cabeça e o corpo do bebê devem estar numa linha reta, para que ele possa mamar com facilidade.

o desenvolvimento e a energia. É importante esvaziar o seio completamente em cada sessão, para assegurar que o bebê obtenha leite dos dois tipos. Se ele só ingerir um pouco do leite de transição, poderá sentir fome pouco tempo depois e precisará se alimentar de novo.

Alimentação de acordo com a demanda. Alimentar o bebê sempre que ele sentir fome estimulará os seios a produzir o leite de que ele necessita. Embora possa ser tentador seguir uma tabela de horários para alimentá-lo, ele poderá ficar confuso e faminto, e os seios deixarão de satisfazer às demandas dele (ver p. 58). Em geral, uma boa alimentação dura cerca de vinte a trinta minutos, mas um bebê novo provavelmente vai querer mamar a cada duas horas; então você poderá ter a impressão de o estar alimentando dia e noite. Se ele adormecer sobre o seio ou perder a concentração e observar ao redor, é possível que não esteja com muita fome; será melhor tentar alimentá-lo de novo mais tarde.

Obtendo apoio. No início, a amamentação nem sempre é fácil, e você poderá precisar do apoio do pediatra, assim como do apoio de seu companheiro. Serão muitas horas amamentando o bebê, e até conseguir retirar um pouco de leite para alimentá-lo com mamadeira (ver quadro abaixo), seu companheiro não ficará muito envolvido. Ele precisará entender que você está amamentando para dar ao bebê o melhor começo possível de vida. Estudos revelaram que a família e os amigos desempenham um papel importante nas decisões tomadas pelas mães quando o assunto é alimentação. Mulheres que têm apoio sentem-se mais confiantes e tendem a amamentar por mais tempo.

TIRANDO O LEITE MATERNO

Depois da oferta de leite estar estabelecida – cerca de quatro a seis semanas depois do parto –, você pode começar a coletar um pouco de leite. Não só lhe dará alguma liberdade, permitindo que o pai ou outra pessoa alimente o bebê de vez em quando, como lhe proporcionará um estoque de leite congelado, para ser utilizado se e quando você voltar ao trabalho (ver p. 179 sobre o planejamento para o retorno ao trabalho sem deixar de dar o leite materno).

Nem todas as mulheres acham fácil a coleta, e você poderá experimentar diferentes bombas: manual, elétrica, com bateria, ou tirar com as mãos (ver p. 85). Se estiver amamentando oito vezes por dia, em geral 90 mililitros são adequados para uma mamada; assim, não se preocupe se não conseguir tirar muito no início. Relaxar em algum lugar perto do bebê pode tornar o processo mais bem-sucedido. Se o bebê se alimentar regularmente de um único seio numa sessão, você pode, ao mesmo tempo, retirar leite do outro.

Se o bebê foi prematuro, de início pode não conseguir se alimentar do seio. Nesse caso, você será ajudada a coletar o leite para estabilizar a oferta e estar pronta para quando o recém-nascido conseguir se alimentar.

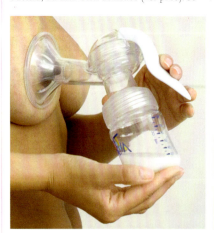 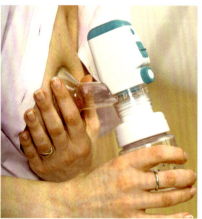

Bomba manual. Tem preço acessível e é leve, silenciosa e de fácil utilização. Você simplesmente aciona o êmbolo para retirar o leite (à esquerda). **Bomba elétrica.** É automática; portanto, geralmente mais rápida e mais adequada se precisa tirar leite com mais frequência (à direita).

TIRA-DÚVIDAS

Existe algum motivo por que não consigo amamentar? Quase todas as mulheres conseguem amamentar com leite suficiente para satisfazer os bebês. Mesmo com seios pequenos ou mamilos invertidos podem amamentar com sucesso. Assim, procure não se preocupar. Com frequência, as mulheres "decidem" antecipadamente que será muito difícil, mas, com o apoio do companheiro e de um especialista em amamentação, poderão ter êxito nesse compromisso.

Há casos em que a amamentação não é possível, como tomar alguns tipos de medicação que representariam riscos para o bebê, ou sofrer de infecção ou doença no seio, como câncer. Em casos mais raros, algumas mulheres não geram bastante leite para os bebês, embora com apoio corrente seja menos provável. Mulheres que tiveram uma redução de seio podem achar difícil a amamentação (nem sempre impossível); da mesma forma, o bebê pode não conseguir mamar por ser prematuro, muito pequeno, ter problemas para sugar, sofrer de língua presa, defeitos de nascença na boca, como fenda palatina, ou problemas digestivos; nesses casos, pode-se tirar o leite (ver o quadro à esquerda).

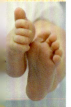

A mamadeira

Se você não puder amamentar, ou planeja fazer isso por pouco tempo, precisará aprender a arte da alimentação com mamadeira.

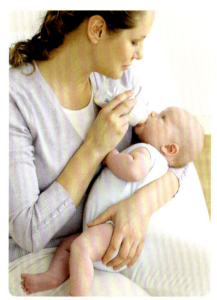

Alimentação com conforto. Entrar em contato visual com o bebê enquanto você o alimenta com mamadeira ajuda a promover o vínculo emocional e o faz sentir-se seguro.

Mães que não podem amamentar, ou que optam por isso, não devem se sentir culpadas. No mercado, há grande variedade de fórmulas infantis que estimularão o crescimento e o desenvolvimento saudáveis, sendo possível tornar calorosas, protetoras e positivas as sessões de alimentação com mamadeira (ver p. 59).

Itens para alimentação com mamadeira. Você precisará de seis a oito mamadeiras, bicos e tampas, uma escova de limpeza, um esterilizador, uma jarra graduada, a fórmula infantil e uma chaleira para ferver água, que em seguida é esfriada para preparar o alimento. Há diversas mamadeiras e bicos disponíveis, sendo possível comprar desde mamadeiras anticólicas e autoesterilizáveis até bicos "naturais" e de vazão lenta ou rápida. Recomenda-se experimentá-las depois do nascimento do bebê, para ver qual funciona melhor para ele.

Para os bebês recém-nascidos, os testes devem ser com vazão lenta, e quando eles ficam um pouco mais velhos a vazão deve ficar gradualmente "mais rápida". Os bicos de silicone são mais duráveis; no entanto, o látex tende a dar uma sensação maior de mamilo. Escolha desde o formato tradicional de sino – isto é, um bico "ortodôntico" que, segundo os fabricantes, se assemelha mais a um mamilo – até um bico mais plano, especialmente fácil para os bebês novos lidarem.

Escolhendo a fórmula infantil. Escolha uma fórmula adequada à idade do bebê. A maioria contém os mesmos ingredientes benéficos, mas prefira uma com probióticos (para estimular a saúde digestiva) e óleos ômega (para ajudar o desenvolvimento cerebral). O leite materno possui dois tipos de proteína: soro e caseína, numa proporção de 60% de soro e de 40% de caseína. É uma boa ideia, portanto, procurar uma fórmula com essa mesma proporção. As que apresentam uma porcentagem maior de caseína tendem a dificultar a digestão. Esses substitutos do leite materno são elaborados para fornecer a quantidade correta de nutrientes essenciais ao bebê; devem assegurar fácil digestão e satisfazer às suas necessidades de fluido e alimento. Portanto, é muito importante seguir ao pé da letra as instruções do fabricante.

A primeira alimentação com mamadeira. Diversas maternidades fornecem fórmulas infantis, mas, se você tiver grande preferência por uma marca específica, leve a sua de casa. Você também precisará de algumas mamadeiras.

Segure o bebê bem próximo, pele com pele, imitando a experiência da amamentação, e estabeleça contato visual durante a alimentação, para promover o vínculo emocional. Seu médico poderá lhe mostrar as melhores posições para a alimentação com mamadeira (ver p. 59). Inicialmente, o bebê se alimentará pouco e com frequência; assim, não o force a terminar a mamadeira.

> **TIRA-DÚVIDAS**
>
> **Por que preciso esterilizar todo o equipamento de alimentação do bebê?**
> Lavar as mamadeiras com cuidado é importante, pois todos os resíduos de leite precisam ser removidos. Mas isso não é suficiente para eliminar germes que podem causar problemas de saúde ao bebê. As mamadeiras e os equipamentos usados para preparar o leite precisam ser esterilizados corretamente, seja empregando calor elevado (como vapor) ou recorrendo a tratamentos químicos com água fria, elaborados para eliminar quaisquer germes. Há grande variedade de esterilizadores disponíveis, incluindo os que funcionam em micro-ondas. Também é bom usar o lava-louça, desde que a máquina alcance uma temperatura de, no mínimo, 80 °C ou mais, que é necessária para eliminar bactérias e vírus nocivos. Isso ajudará a evitar germes.

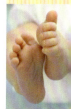

O sono do bebê

Ele passará muito tempo dormindo nos próximos meses, e você vai querer que esses momentos sejam confortáveis e seguros.

TIRA-DÚVIDAS

Gostaríamos que o bebê dormisse em nossa cama. Existe algum risco? Há muita controvérsia a esse respeito. Avalie os argumentos e decida o que é melhor no seu caso. Os defensores de o bebê dormir com os pais acham que é conveniente para a amamentação, pois o bebê pode se alimentar com facilidade, e vocês dois podem dormir depois. Também se considera que quando as mães estão próximas os bebês são tranquilizados pelo cheiro e pela respiração rítmica familiares. Alguns estudos sugerem, ainda, que os bebês que dormem com os pais crescem mais independentes e seguros. Outros estudos apontam para uma incidência menor de síndrome da morte súbita infantil, talvez porque os bebês aprendam a imitar os padrões de respiração dos adultos mais cedo.

Por outro lado, alguns especialistas afirmam que bebês com menos de 4 meses de vida não devem dormir com os pais (ver quadro na página ao lado). Mesmo sendo bebês mais velhos, é preciso tomar todo o cuidado para não esmagá-los ou sufocá-los. Um pai ou uma mãe sob efeito de bebidas, que durma profundamente, que tome medicamento indutor de sono pesado ou que fume não deve dormir junto com o bebê. Para proteger a criança, você pode usar um saco de dormir para bebê, um separador para cama, ou um berço baixo com lateral removível colocado ao lado de sua cama. Algumas mães afirmam que bebês que dormem com os pais têm dificuldade em dormir sozinhos depois. Também há consequência no relacionamento com o companheiro.

Há diversas opções quando se trata de escolher a primeira cama do bebê, e você pode gastar muito dinheiro com recursos desnecessários. Por exemplo, embora um berço de balanço possa parecer uma boa maneira de acomodá-lo durante a noite, o bebê pode se acostumar a ser balançado para dormir e achar mais difícil a transição para uma cama. Independentemente do orçamento, as considerações mais importantes ao se planejar a maneira como o bebê vai dormir são segurança e conforto.

Camas pequenas. Depois de permanecer no útero por meses, o bebê tende a se acomodar melhor e a se sentir mais seguro num ambiente aconchegante. Por esse motivo, a "primeira" cama deve ser pequena o suficiente para fazê-lo se sentir acolhido e confortável. Atualmente, especialistas recomendam que o bebê durma no mesmo quarto que você nos primeiros 6 meses de vida. Dessa maneira, uma cama "portátil", como um moisés, é uma alternativa prática.

Os berços não oferecem muita mobilidade, o que pode ser uma desvantagem nos primeiros dias, mas muitos pais gostam de algo mais robusto. Provavelmente, a primeira cama do bebê durará apenas alguns meses; assim, não vale a pena gastar uma fortuna! Se você usar um berço de segunda mão, será recomendável a compra de um novo colchão,

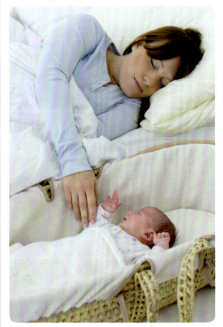 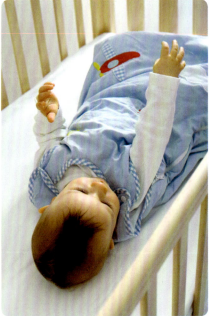

Moisés. É recomendado para um bebê novo, pois você pode deslocá-lo para manter o bebê próximo enquanto dorme (à esquerda). **Saco de dormir.** Para bebês mais velhos e agitados, que sempre perdem os cobertores, os sacos de dormir são ótimos para assegurar que permaneçam abrigados.

para ajudar a reduzir o risco de síndrome da morte súbita infantil (ver quadro à direita).

Se você escolher um berço de tamanho normal, certos recursos poderão ajudar a garantir a segurança do bebê e fazer seu dinheiro render ao máximo (ver p. 113). Os colchões podem ser de espuma, fibras naturais ou fibras ocas, e devem se encaixar no berço firmemente, para que não haja espaços em que o bebê possa ficar preso. A capa do colchão precisa ser de fácil limpeza. Você pode colocar um moisés dentro do berço quando o bebê é pequeno, o que ajuda a facilitar a transição para um berço grande tempos depois.

A roupa de cama para o bebê. Você precisará de dois ou três protetores de colchão, três lençóis com elástico, três lençóis e dois ou três cobertores. Lençóis finos de algodão e cobertores térmicos são mais práticos, pois podem ser sobrepostos (e removidos) quando necessário, para assegurar que o bebê não passe calor ou frio demais. Edredons e travesseiros não são adequados para bebês com menos de 12 meses. Embora sacos de dormir não devam ser utilizados por bebês muito novos, podem ser úteis depois que eles ficam maiores e começam a chutar as cobertas ou a escapar delas.

Qual temperatura? É importante manter a temperatura do quarto de dormir do bebê mais baixa. Assim, não só ele dormirá melhor, como correrá menos risco de passar muito calor – o que já foi associado à síndrome da morte súbita infantil. Uma temperatura de 16 °C a 20 °C é ideal. Como regra, se a temperatura do quarto for de 18 °C, o bebê precisará de um lençol e duas camadas de cobertor, ou de um saco de dormir adequado. Quanto mais quente o quarto, menos cobertores serão necessários.

Rotinas iniciais. Muitos bebês se sentem mais seguros quando postos para dormir no mesmo lugar durante o dia (para cochilos) e à noite. Criar um ambiente familiar, que o bebê associe ao sono, o ajudará a se acomodar com mais facilidade e dormir por mais tempo. Crie um canto em seu quarto, ou desloque a cama dele para que você possa ficar de olho enquanto ele dorme durante o dia.

Algumas mães preferem usar a "cama" regular dos bebês à noite, e um moisés ou um carrinho de bebê para os cochilos.

SÍNDROME DA MORTE SÚBITA INFANTIL

A síndrome da morte súbita infantil (SMSI) é a morte inexplicável de um bebê. Ocorre mais frequentemente com bebês com menos de 4 meses, mas pode acontecer até a idade de 1 ano. As causas ainda não são totalmente conhecidas, mas muitos estudos procuraram identificar os fatores de risco e as medidas que podem ser tomadas para impedi-la.

Lembre-se de que SMSI é um acontecimento raro; assim, não se preocupe com isso a ponto de parar de desfrutar dos primeiros meses de vida do bebê. De qualquer forma, siga os conselhos abaixo para reduzir ao máximo os riscos:
- Posicione o bebê para dormir deitado, com os pés perto do fundo do berço. Utilize camadas de lençóis de algodão e de cobertores térmicos dobrados com segurança. Evite edredons, acolchoados, almofadas, rolos e travesseiros.
- Mantenha o bebê num quarto com você nos primeiros seis meses.
- Mantenha a cabeça do bebê descoberta para impedi-lo de ficar com muito calor.
- Não fume durante a gravidez e não deixe ninguém fumar no mesmo recinto – ou casa – do bebê.
- Nunca adormeça com o bebê no sofá ou na poltrona.
- Mantenha a temperatura do quarto em cerca de 18 °C.
- Nunca deixe o bebê dormir com garrafa de água quente, cobertor elétrico, perto de aquecedor ou lareira, ou sob luz solar direta.

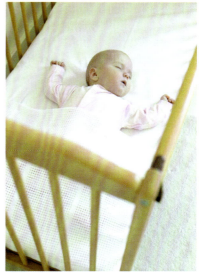

Sono seguro. Para reduzir o risco de síndrome da morte súbita infantil, o bebê deve dormir deitado, com os pés perto do fundo do berço.

- Evite dormir com o bebê se ele nasceu prematuro (antes de 37 semanas) ou se pesou menos de 2,5 quilos no nascimento (ver página ao lado).
- Não divida a cama com o bebê se você ou seu companheiro são fumantes (mesmo se nunca fumam dentro de casa), se você se sente cansada, se bebeu álcool recentemente ou tomou medicamentos que a fazem dormir profundamente.
- Amamentar o bebê reduz o risco de síndrome da morte súbita infantil.
- Uma chupeta pode reduzir pela metade o risco de SMSI. No entanto, não recorra a ela no caso de um bebê amamentado de menos de 4 semanas, e somente a use quando o bebê for dormir.

Isso tem a vantagem de ajudar o bebê a diferenciar entre os sonos diurnos (mais curtos) e os sonos noturnos (quando você espera que ele durma por algumas horas, no mínimo). Também permite mais flexibilidade, pois o bebê pode desfrutar do cochilo no carrinho sempre que for o caso, como na hora de fazer compras ou de ficar no quintal num dia quente.

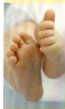

O sono do bebê

As fraldas

O bebê usará fraldas por cerca de dois anos. Assim, escolher o tipo mais adequado para os hábitos dele é muito importante.

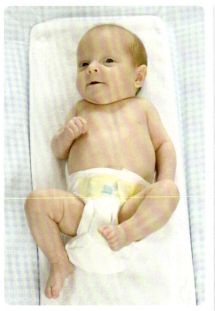

Fraldas descartáveis. Elas são muito cômodas, mas têm custo elevado.

Há dois tipos principais de fraldas: descartáveis e reutilizáveis. As duas têm suas vantagens e desvantagens. Muitos pais fazem uma combinação das duas: usam as descartáveis quando estão passeando e de férias, e às vezes à noite, pois essas fraldas tendem a ser mais absorventes, e as reutilizáveis no resto do tempo. Pense no que é melhor para você. Não faz sentido sentir-se bem por preservar o meio ambiente e acabar usando uma secadora prejudicial a esse mesmo meio ambiente para cuidar de uma pilha de fraldas sujas.

Se o bebê for propenso a assaduras por causa de fraldas, a pele dele poderá responder melhor às descartáveis. Se seu orçamento for apertado e suas habilidades organizacionais forem boas, as reutilizáveis poderão ser a opção certa para você. Não há jeito certo. É uma questão de equilíbrio e praticidade.

Fraldas descartáveis. Sem dúvida, são mais convenientes e, aparentemente, há menos casos de assaduras e de vazamentos, assim como menos necessidade de trocas. No entanto, elas são muito mais caras, produzem bastante lixo e devem ser descartadas corretamente. A maioria também contém produtos químicos.

Entre o nascimento e a capacidade de usar o penico, é possível que o bebê utilize cerca de cinco mil fraldas descartáveis, o que pode ter um efeito bastante dramático sobre o meio ambiente. Prefira fraldas descartáveis que não contêm agentes branqueadores – principal fonte de poluição na fabricação e na decomposição.

As fraldas mais apropriadas para o bumbum do nenê e o meio ambiente são as que não contêm géis, perfumes, tintas e/ou látex. Outra alternativa amigável à natureza são as descartáveis biodegradáveis. A desvantagem está no preço, que ainda é mais alto que o das convencionais.

Se você adotar fraldas descartáveis, leve em consideração que precisará de oito a doze unidades por dia, em média. Faça o estoque necessário. Peça ao médico que avalie o tamanho e o peso prováveis de seu bebê, para evitar comprar muitas fraldas que logo acabarão ficando pequenas. É melhor comprar um ou dois pacotes de fraldas descartáveis para recém-nascidos e depois verificar se o bebê já deve usar tamanhos maiores. Inúmeros pais compram sacos biodegradáveis para fraldas, para descartar de maneira eficiente as fraldas em casa e fora de casa (ver também "Como trocar a fralda descartável", na p. 44).

LOCAIS DE TROCA DE FRALDA

Muitas mães se esmeram em criar um ambiente agradável para troca de fraldas no quarto do bebê, mas nem sempre é prático. Os bebês podem precisar de trocas quase "instantâneas", sobretudo no meio de uma alimentação ou de uma evacuação repentina. Pode ser útil manter uma sacola para trocas à mão ou criar "miniestações" nos recintos onde você planeja alimentar seu bebê, perto da cama dele e onde você passará o tempo brincando. Encha um cesto com fraldas, toalhas, pomada antiassadura, sacos para fraldas descartáveis e/ou sacos ou recipiente plástico para fraldas reutilizáveis, e um trocador dobrável. Todas as noites, verifique as estações, para mantê-las limpas e abastecidas.

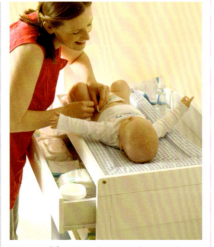

Troca prática. Uma "estação de troca de fraldas" instalada no quarto onde o bebê dorme facilita a rotina dos pais.

COMO...

Trocar a fralda reutilizável

Ficou no passado o tempo em que tínhamos de recorrer a fraldas de tecido felpudo ou algodão, que precisavam ser dobradas e presas com alfinetes – uma tarefa nada fácil com um bebê pequeno e rebelde nas mãos! Atualmente, as fraldas reutilizáveis são oferecidas numa variedade de estilos e cores, e muitas vezes vêm com presilhas de fácil utilização ou velcros, o que torna a fixação rápida e eficiente. Crie uma área limpa e seca, num recinto quente, para trocar o bebê – sobre uma mesa troca-fraldas é ideal – e reúna todos os materiais necessários: uma fralda limpa; algodão e água ou lenços umedecidos para bebês; um cesto ou um saco para armazenar a fralda suja; e pomada antiassadura se o bebê for propenso a elas.

Se você estiver usando forros descartáveis, poderá descartar o sujo depois de remover a fralda. Se utilizar forros reutilizáveis, precisará remover ou enxaguar qualquer cocô antes de colocar o forro no cesto de fraldas para ser lavado. Ao colocar a fralda limpa, verifique se ela se ajusta confortavelmente. Se ficar muito apertada, poderá prejudicar a pele.

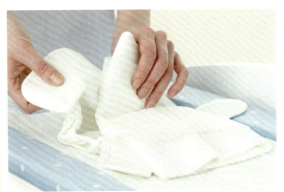

Prepare a fralda. Coloque a fralda sobre o trocador e posicione o forro sobre o topo, de modo que tudo esteja preparado. Desloque para um lado e, ao mesmo tempo, remova a fralda suja do bebê.

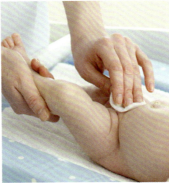

Limpe o bebê. Limpe toda a área da fralda com algodão e água ou lenço umedecido para bebês.

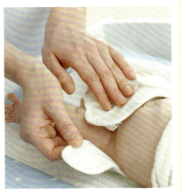

Ajuste. Deslize a fralda sob o bumbum do bebê, dobre as partes externas e fixe as abas ou os botões de pressão.

Fraldas reutilizáveis. As fraldas reutilizáveis produzem menos lixo e utilizam menos matérias-primas na fabricação. O bebê também estará usando fibras macias e naturais em contato com a pele. Por outro lado, a lavagem dessas fraldas pode gastar muita água e requer materiais de limpeza; também pode ser muito demorada, a menos que você possa arcar com um serviço de lavanderia. Além disso, o bebê precisará ser trocado com mais frequência, pois as fraldas reutilizáveis tendem a ser menos absorventes.

Há dois tipos principais de fraldas reutilizáveis. As de duas partes consistem em uma fralda e uma capa. A fralda pode ser de tecido felpudo tradicional, que exige alfinetes ou presilhas; pode ser dobrada (conhecida como pré-dobrada e requer um fecho) ou uma fralda pré-formatada. Em cima dela, você colocará uma capa desenvolvida para reter a umidade e impedir vazamentos. As capas podem assumir a forma de calça de puxar ou de envoltório com fecho. Já as fraldas 2 em 1 combinam a fralda interna e a "capa" em uma peça única e impermeável. Essas fraldas se assemelham um pouco mais às descartáveis e em geral possuem autofechamento. Algumas mães as consideram mais difíceis de lavar e de secar; além disso, tendem a vazar. Você também precisará de forros de fralda descartáveis, que proporcionam uma barreira entre o tecido e a pele do bebê, e facilitam descartar a evacuação. Os absorventes para fralda podem ser úteis à noite, para proporcionar maior absorção. Se você escolher fraldas pré-dobradas ou de tecido felpudo, precisará de alfinetes ou presilhas.

As pinças de plástico para fralda são uma grande alternativa aos alfinetes, por serem mais fáceis de prender e por impedirem agulhadas acidentais. Finalmente, você precisará de um cesto grande com tampa, para armazenar fraldas sujas, e de um carregador de plástico, para transportar fraldas sujas quando estiver passeando.

As fraldas reutilizáveis também são fornecidas em "tamanhos" conforme o peso do bebê, e você precisará comprar cerca de vinte fraldas e três ou quatro capas para começar. Não compre muitas; o bebê vai crescer e mudar de tamanho mais rápido do que você imagina. Por outro lado, você não quer ficar com apenas uma fralda limpa e uma pilha de fraldas sujas. Embora possa exigir um investimento substancial durante alguns poucos meses, as fraldas reutilizáveis demonstrarão ser mais baratas a longo prazo.

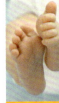

Equipamentos básicos

Embora uma visita às lojas possa sugerir o contrário, você não precisa encher a casa de aparelhos e objetos. Bastam alguns itens-chave.

Alimentação
A amamentação não requer nenhum equipamento para começar, mas alguns itens ajudarão e são necessários para tirar o leite (ver p. 28). A alimentação com mamadeira requer alguns itens básicos.

Amamentação
- De três a quatro sutiãs de amamentação de boa qualidade, que você pode abrir com uma única mão.
- Absorventes para seios, contra gotejamentos.
- Conchas para seios para capturar esses gotejamentos.
- Creme para mamilos doloridos ou secos e rachados; escolha um à base de lanolina, que pode permanecer no seio durante a amamentação.
- Uma bomba, se você quiser retirar leite, e de duas a três mamadeiras (com tampas e bicos) para armazenar o leite coletado. Você poderá querer mais se estiver estocando no congelador, em antecipação ao retorno ao trabalho. Também precisará de equipamento esterilizado (ver p. 179, para o planejamento de volta ao trabalho sem deixar de dar o leite materno).
- Um travesseiro em forma de "v" para ficar confortável durante mamadas mais longas.

Mamadeira
- De seis a oito mamadeiras; as menores são mais adequadas para os recém-nascidos e para os bebês que não consomem muito leite numa sessão. Você também precisará de tampas e bicos.
- Equipamento de esterilização e uma escova para limpar mamadeiras.
- Uma chaleira: você precisará de uma fonte rápida e regular de água potável e fervida para preparar mamadeiras.
- Uma jarra graduada, uma colher e uma faca.

No quarto de dormir
- Um moisés, um berço com grades altas, que manterão o bebê seguro nos primeiros dias. Os bebês logo crescem; se seu orçamento é limitado, prefira um berço de tamanho normal.
- Um berço de tamanho normal: desde que você esteja usando uma cama "inicial", essa compra pode ser adiada por alguns meses.
- Colchão e roupas de cama (ver p. 31).
- Uma mesa ou cômoda para a troca das fraldas. Qualquer superfície rígida, na altura do quadril, funcionará. Se você for comprar uma mesa, procure uma com borda que impeça a queda do bebê.
- Um trocador: prefira um que seja lavado com facilidade e confortável. Pode ser interessante ter alguns trocadores de reserva, dobráveis, para suas miniestações de troca.
- Uma babá eletrônica: a bidirecional é ideal, para que você possa escutar seu bebê e ele possa escutá-la.
- Fraldas e outros elementos para uma estação de troca de fraldas (ver p. 32).
- Uma cadeirinha de descanso, que pode ser deslocada de aposento em aposento.

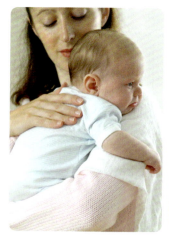
Panos. Sem dúvida, vale a pena investir em panos de algodão; eles são inestimáveis para proteger roupas e limpar sujeira.

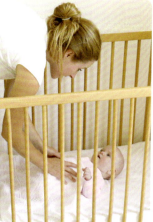
Berço. O berço do bebê é uma aquisição importante. Pesquisar antes poderá ajudá-lo.

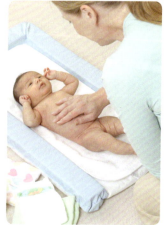
Trocador. Mantenha dois trocadores em locais estratégicos da casa e ao menos um em sua sacola para trocas.

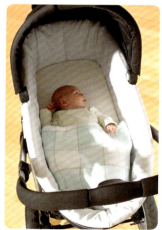
Carrinho de bebê "curinga". Pode ser um lugar conveniente para o bebê dormir durante um passeio, em vez do moisés.

■ Uma lâmpada noturna, para ajudar nas amamentações de madrugada, ou uma lâmpada que manterá o quarto iluminado o suficiente para ver o bebê, mas não o estimulará a ponto de acordar totalmente.
■ Cômodas ou cestas para armazenagem.
■ Um cesto para fraldas reutilizáveis, ou uma lixeira para fraldas descartáveis, de preferência com uma tampa.
■ Se estiver planejando dormir com o bebê, você terá de investir num saco de dormir ou num separador para cama (ver p. 30).

Passeios

■ Uma cadeirinha para carro adequada à idade do bebê, com cinto de segurança de cinco pontos de fácil utilização. As de segunda mão não são recomendadas por motivos de segurança. A cadeirinha pode vir como parte de um sistema de deslocamento, o que pode incluir carrinho de bebê dobrável e moisés que se encaixa sobre uma base.
■ Um *sling* para transportar o bebê ou para mantê-lo calmo quando você precisar de mãos livres.
■ Um carrinho de bebê. Os bebês recém-nascidos precisam ficar em posição horizontal, e um carrinho tradicional, com uma base plana, proporciona um ambiente perfeito e seguro. A maioria dos carrinhos pode ser ajustada para ficar na posição horizontal e é adequada desde o nascimento do bebê; além disso, o assento pode ser erguido para o bebê se sentar quando ficar mais velho. Há diversos tipos de carrinho, mas escolha um com cinto de segurança de cinco pontos e mecanismo dobradiço de trava dupla; fácil de dobrar e montar; cômodo para sua altura e adequado ao seu estilo de vida. Se você faz mais compras do que pratica corridas, o espaço de armazenamento pode ser mais útil do que uma suspensão reforçada. Seu primeiro carrinho deve permitir que o rosto do bebê fique voltado para trás, ou seja, para você.
■ Uma sacola para trocas. Ideal para o transporte dos objetos do bebê, incluindo o trocador.
Se houver muitos bolsos significa que você poderá transportar objetos como mamadeiras, fraldas e roupas limpas.

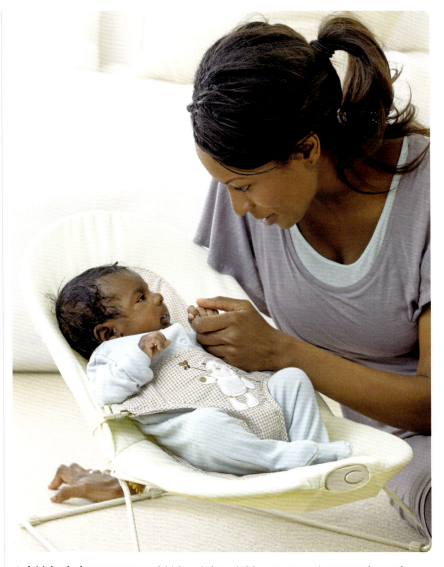

Cadeirinha de descanso. Essas cadeirinhas ajudam o bebê a ver o que está acontecendo ao redor dele, e o suave movimento de balanço delas é reconfortante.

Limpeza e higienização

■ Toalhas umedecidas: escolha as sem fragrância ou outros produtos químicos; as biodegradáveis são as melhores.
■ Flanelas pequenas e finas para alcançar fendas ou dobras muito pequenas; ou chumaços de algodão (às vezes, bolinhas de algodão deixam felpas que irritam a pele).
■ Xampu e sabonete 2 em 1 para bebês.
■ Panos de algodão, para limpar vômitos, vazamentos e salivas, assim como para proteger suas roupas quando abraçar e alimentar o bebê.
■ Babadores laváveis são úteis para proteger a roupa do bebê durante a amamentação.
■ Uma banheira para bebê. Verifique se o material é de boa qualidade e se pode enchê-la e esvaziá-la com facilidade.
■ Um termômetro, se você não se sentir confiante em testar a temperatura da água para o banho do bebê.
■ De duas a quatro toalhas – de preferência, com capuz –, que manterão a cabeça do bebê aquecida e seca. Provavelmente, usará duas toalhas quando der banho nele (ver p. 57).
■ Uma bacia para limpeza da cabeça aos pés (ver p. 45).

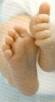

Equipamentos básicos

35

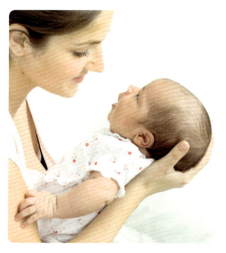 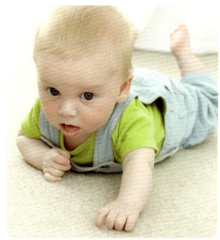 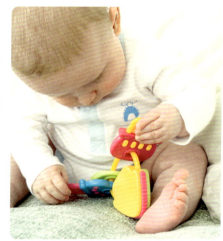

O primeiro ano do bebê passa muito rápido, mas cada dia representa uma nova aventura para você e para seu filho, com triunfos e lágrimas, desenvolvimentos incríveis e alguns reveses. Também há muito a aprender. Este capítulo pretende ser um companheiro, dia após dia, que mostre trilhas e armadilhas que geralmente aparecem ao longo do caminho. Desde a alimentação e o sono até o ato de engatinhar e a comunicação, trata-se de uma experiência única e esclarecedora, em doze meses inesquecíveis.

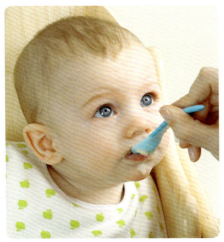
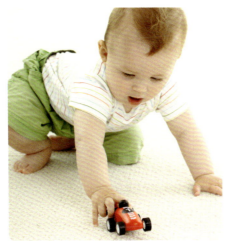
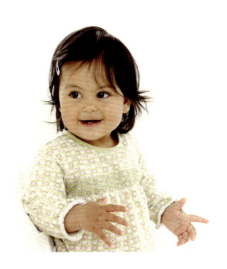

Seu bebê
O dia a dia

Seu bebê de 1 a 3 meses

SEMANA	1	2	3	4	5	6	7	8	9	10	11	12	13	14	15	16	17	18	19	20	21	22	23	24	25	26

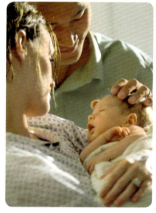

Recém-nascido indefeso. O bebê é totalmente dependente, mas seus sentidos funcionam bem; ele reconhece seu cheiro e sua voz.

Apoio da cabeça. Um bebê novo quase não tem controle muscular, sendo incapaz de manter a cabeça erguida. Você precisará apoiar o pescoço e a cabeça do bebê no primeiro mês, aproximadamente.

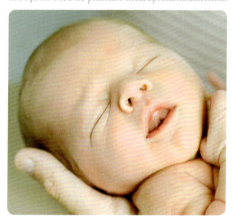

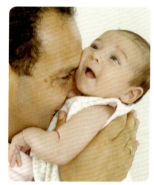

Alimentações frequentes. Bebês novos se alimentam muito; a amamentação de acordo com a demanda ajudará a estimular a oferta de leite.

Contato físico. O bebê se sentirá seguro e se desenvolverá emocionalmente se for pego e tocado.

Você sabia? No final do primeiro mês, a maioria dos bebês fica alerta por cerca de duas a três horas, todos os dias.

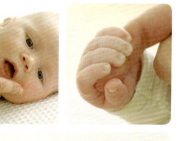

Visão indistinta. A visão inicial do bebê é imprecisa, mas ele conseguirá focar seu rosto se estiver a uma distância de até 30 cm. Em seis semanas, será capaz de enxergar a 60 cm.

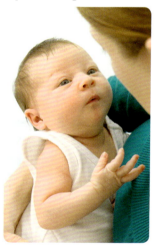

Reflexos primitivos. O bebê nasce com reflexos que são parte do kit de sobrevivência. Entre esses reflexos, incluem-se o perioral e os de preensão e rastejamento, mas há muitos outros. Alguns desaparecem nos três primeiros meses.

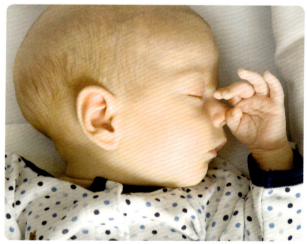

Bebê sonolento. Inicialmente, o bebê dormirá até dezoito horas por dia, diminuindo para cerca de quinze horas em três meses. No entanto, é improvável que ele não acorde à noite.

De recém-nascido indefeso a bebê sorridente: o desenvolvimento de seu filho é espantoso.

Primeiro sorriso. Em geral, os bebês apresentam o primeiro sorriso entre seis e oito semanas, depois do desenvolvimento dos músculos faciais.

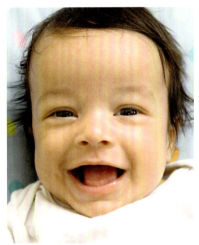

Cabeça erguida. Em aproximadamente oito semanas, o bebê pode conseguir erguer a cabeça por curto tempo e, possivelmente, virá-la de lado a lado, encostado na barriga da mãe.

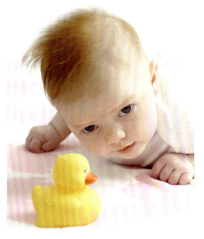

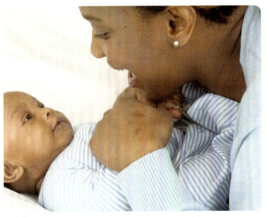

Bebê murmurante. O bebê começa a emitir sons vocálicos fracos, como "ohs" e "ahs". Pode até acrescentar consoantes, para emitir sons como "gugu dadá".

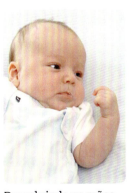 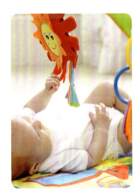

Descobrindo as mãos. Com cerca de 2 meses o bebê pode descobrir as mãos, mas ainda não entende que são suas.

Estendendo a mão. Depois de descobrir as mãos, começa a golpear os objetos dentro do alcance.

Você sabia? Muitos bebês com 3 meses conseguem erguer a cabeça até um ângulo de noventa graus quando deitados sobre a barriga da mãe.

Autoexpressão. O bebê com 2 a 3 meses pode fazer uso de diversas expressões faciais para dizer como se sente e se está cansado ou com fome.

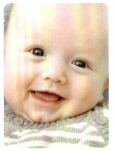 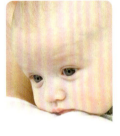

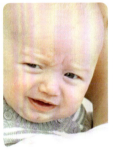 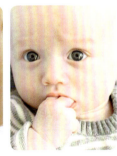

Conseguindo agarrar alguma coisa. No terceiro mês, o bebê tem maior controle da mão. É capaz de agarrar um chocalho, possivelmente com firmeza suficiente para sacudi-lo.

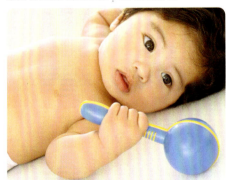

Os primeiros sete dias

ALGUNS BEBÊS NASCEM COM A CABEÇA CHEIA DE CABELOS, ENQUANTO OUTROS SÃO QUASE CARECAS

O contato pele a pele logo após o parto – e também nas semanas e nos meses seguintes – ajuda no estabelecimento do vínculo emocional com o bebê. Esse contato também estabiliza o batimento cardíaco e a frequência respiratória do recém-nascido, além de auxiliar na manutenção da temperatura corporal.

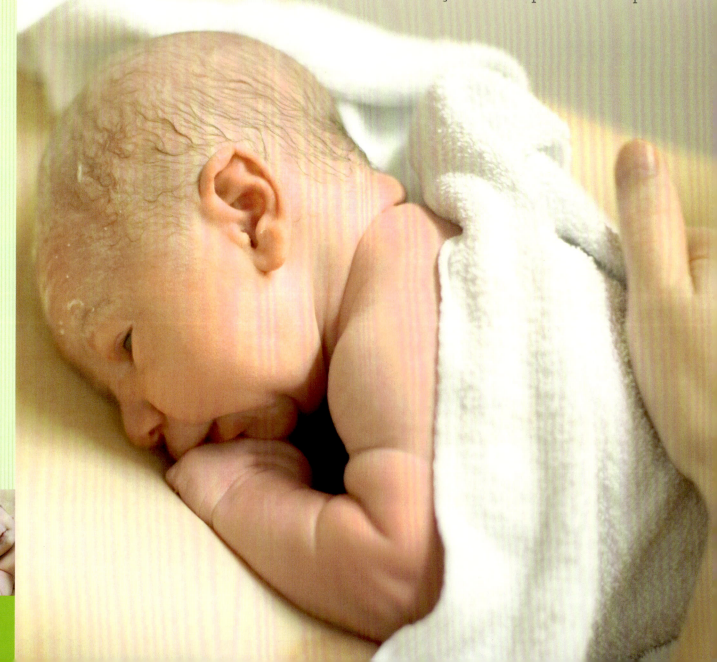

ESTE É O PRIMEIRO DIA DE SEU BEBÊ
O nascimento

Enquanto você contempla extasiada o bebê, o médico verificará se está tudo bem. É o turbilhão de emoções logo após o parto.

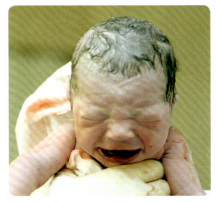

Primeiras impressões. Frequentemente, os recém-nascidos parecem um tanto amarrotados, mas em um dia ou dois as pregas desaparecem.

Após nove longos meses de gravidez, hoje você pode finalmente segurar o bebê nos braços pela primeira vez. Você sente um fluxo incontrolável de emoções: tendência ao choro, orgulho, amor intenso, exaustão e muita alegria. Também pode se sentir algo amedrontada com a perspectiva de cuidar de um ser humano minúsculo e frágil, e um tanto nervosa acerca da saúde e do bem-estar dele. O trabalho cobra um enorme preço físico e emocional, e você precisará de tempo para descansar e se recuperar após dar à luz.

A aparência do bebê. Ele pode não se parecer com o que havia imaginado. Pode estar coberto com uma substância branca e gordurosa conhecida como vérnix caseoso – que protegeu a pele dele no líquido amniótico – e estar listrado com o sangue do canal do parto. Se ele evacuou no trabalho de parto, a pele, os cabelos e as unhas podem estar manchadas de uma substância enegrecida, semelhante a alcatrão, denominada mecônio, que constitui sua primeira defecação. Se o bebê for prematuro, também poderá ter uma cobertura de pelos finos, conhecida como lanugo.

Os órgãos genitais do bebê podem estar inchados, e sua cabeça pode parecer achatada ou alongada, pois o crânio do recém-nascido muda de forma para transpor o canal do parto. É capaz de o nariz estar nivelado, e os olhos, inchados ou até fechados. Os olhos do bebê provavelmente estarão azuis ou acinzentados. Todos os bebês, no útero, possuem olhos azuis, mais claros ou mais escuros dependendo da origem étnica. As íris desenvolvem a cor final entre seis meses e três anos após o nascimento.

Muitos recém-nascidos têm marcas de nascença, como a "bicada de cegonha" nas pálpebras ou uma linha muito fina na nuca, que desaparecem ao longo do tempo.

COMO...
Amamentar após o parto

Mesmo se você não puder amamentar a longo prazo, oferecer ao bebê o primeiro alimento até uma hora depois do nascimento assegura que ele receba colostro, o leite materno inicial, que contém altos níveis de nutrientes, anticorpos e outros benefícios à saúde (ver p. 27). Também reduz o risco de hemorragia intensa pós-parto e estimula contrações suaves, que ajudam o útero a voltar ao tamanho normal. A enfermeira ou a especialista em amamentação ajudará você a se colocar na posição correta, e o bebê poderá até procurar seu seio e começar a se alimentar por conta própria. Estimule-o deitando-o perto de você, para que ele possa se alimentar com facilidade. O bebê deve abrir bem a boca e pegar toda a aréola (ver p. 27).

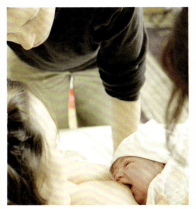

Direto ao seio. Está comprovado que colocar o bebê em seu seio logo após o nascimento proporciona benefícios à saúde de vocês dois.

O TESTE DE APGAR

Depois do nascimento do bebê, a respiração, o pulso, os movimentos, a cor da pele e as reações são avaliadas por meio de um teste conhecido como teste de Apgar, que é realizado de um a cinco minutos e, às vezes, dez minutos após o parto. Cada um dos indicadores acima recebe uma nota, entre zero e dois, e todas as notas são somadas para calcular a escala de Apgar do bebê. Um total de sete ou mais pontos é normal, em um minuto; menos de sete pontos significa que ajuda pode ser necessária. Muitos bebês ficam grogues após o parto ou precisam de uma pequena ajuda para respirar e reagir ao mundo exterior.

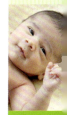

Os primeiros sete dias

ESTE É O PRIMEIRO DIA DE SEU BEBÊ
Você e o recém-nascido

Enquanto o bebê começa a se acostumar com o novo ambiente, o médico verificará se você está se recuperando bem

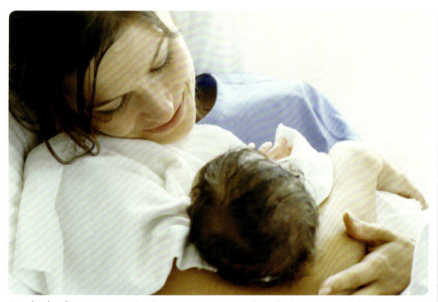

As primeiras horas. Agora você pode passar o tempo travando conhecimento com o bebê, ligando-se intimamente a ele e admirando cada pequena e preciosa característica enquanto o segura nos braços.

Provavelmente, após o esforço do parto, você se sinta pegajosa, suada e com necessidade de tomar banho. Também pode querer ir ao banheiro. Na primeira vez que for urinar, poderá sentir agulhadas, sobretudo se tiver pontos; assim, poderá ajudar levar um copo ao banheiro, enchê-lo de água quente e derramá-la sobre a área enquanto urina.

Seu organismo após o parto. É uma boa ideia repor as provisões de energia esgotadas; uma xícara de chá e uma torrada ou um lanche terão um gosto especial nesse momento. Você terá a pulsação e a pressão arterial medidas para assegurar que estão voltando ao normal; o útero apalpado para verificar se está bem contraído; o sangramento vaginal observado para garantir que não é excessivo; e o períneo examinado para avaliar se cortes ou rupturas precisam ou não de pontos. A temperatura também será medida. É normal haver um aumento leve de temperatura após o parto, mas, se permanecer alta ou começar a subir, poderá ser sinal de infecção.

A urina poderá ser examinada para verificar se os rins estão funcionando normalmente, e você será solicitada a confirmar que urinou. Após o parto, é normal haver sangramento vaginal contínuo, conhecido como lóquios. Em geral, o sangramento é mais intenso que durante o período menstrual, e pequenos coágulos de sangue são comuns nos primeiros dias. Você precisará de absorventes pós-parto e não deverá utilizar tampões, pois podem provocar infecção.

Seu bebê após o parto. Nas primeiras doze horas, além de verificar a escala de Apgar do bebê (ver p. 41), o médico fará um rápido exame nele. Provavelmente, o bebê ficará cada vez mais alerta nas horas seguintes ao nascimento, abrindo os olhos com frequência e observando seu rosto. Os minúsculos dedos das mãos e dos pés terão unhas, e ele poderá ter algumas manchas suaves ou uma erupção cutânea. Depois de meses enrolado no seu útero, os braços e as pernas ficarão curvados, mas se endireitarão nas semanas seguintes. Provavelmente, o bebê reagirá ao som de sua voz e apresentará

DEPOIS DE UMA CESARIANA

A cesariana é uma cirurgia séria, então você precisa dar um tempo para o corpo se recuperar. É normal se sentir trêmula, cansada, chorosa, sonolenta e nauseada após a cirurgia, e você receberá medicação para ajudá-la a lidar com a dor. Se a cesariana não tiver sido planejada, você talvez queira conversar com o médico a respeito da necessidade da cirurgia. O corpo ficará um pouco comprometido por causa do corte; assim, o médico ou a enfermagem a orientarão sobre como amamentar de maneira confortável, usar o banheiro, levantar-se da cama e erguer o bebê sem provocar danos na cicatriz. A equipe do hospital a estimulará a se movimentar, para impedir a formação de coágulos nas pernas, mas procure descansar o máximo possível.

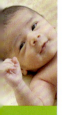

Seu bebê – O dia a dia ■ 1 a 3 meses

42

alguns reflexos (ver p. 47). Ele vai chorar, dormir ou simplesmente percorrer com os olhos o novo ambiente, embora ainda não consiga ver muita coisa além de cerca de 30 centímetros – a distância aproximada que seu rosto está de seu seio quando você o amamenta.

A hora crítica. A primeira hora depois do nascimento do bebê é muito importante no processo de ligação entre a mãe e o bebê. As novas mães sentem mudanças na química cerebral que potencializam seu desejo de cuidar da criança. Nesse instante, segurar o bebê nu, pele com pele, pode estabelecer um forte vínculo emocional, tranquilizar o bebê, aumentar a resistência dele a infecções e dar um bom início à amamentação. Procure não se preocupar se você perder essa primeira hora, talvez porque o bebê precise de cuidados médicos logo depois do parto. Evidentemente, é muito mais importante que ele receba esses cuidados primeiro. Você pode recuperar o tempo perdido depois com o método mãe-canguru (ver p. 54).

Na sala da maternidade. Se o parto foi fácil, você provavelmente irá para casa no dia seguinte. Um parto longo ou difícil, uma cesariana ou preocupações com o bebê podem significar uma estadia um pouco maior. Se precisar ficar na maternidade, aproveite para descansar, para pedir ajuda na amamentação ou alguns conselhos sobre cuidados com o bebê.

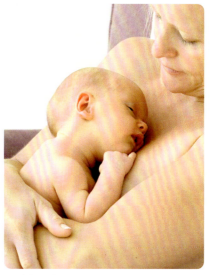
Horário nobre. Na primeira hora depois do nascimento, o contato pele a pele é benéfico.

EXAMES DO RECÉM-NASCIDO

Os primeiros exames buscam "mapear" o bebê. É um trabalho minucioso e delicado, em que se verifica, principalmente, a constituição da criança. O bebê será pesado e medido do topo da cabeça até o calcanhar e em torno da cabeça. O estômago será apalpado para examinar os órgãos, e a abertura do ânus será verificada. Se o bebê for do sexo masculino, o médico observará o pênis para verificar se os testículos desceram para a bolsa escrotal. Os olhos do bebê serão examinados para verificação de catarata, e será realizado um teste de audição.

A maioria dos bebês é aprovada nesse exame.

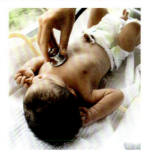
Coração e pulmões. O médico usa o estetoscópio para escutar os batimentos cardíacos do bebê e examinar os pulmões.

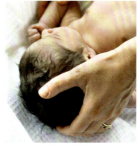
Forma da cabeça. A cabeça é cuidadosamente examinada, e é verificado se as moleiras não apresentam irregularidades.

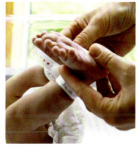
Pés e mãos. As palmas das mãos e as solas dos pés são examinadas; todos os dedos das mãos e dos pés são contados, e os reflexos são testados.

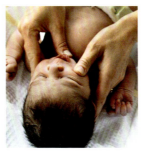
Boca e palato. A boca é examinada para verificar se o palato (o céu da boca) está normal e se a língua pode se movimentar livremente.

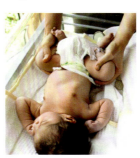
Quadris. As pernas são abertas e dobradas para verificar a estabilidade das juntas e se há "clique" nos quadris ou outros sinais de deslocamento.

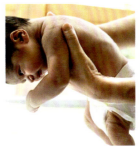
Espinha dorsal. O bebê será erguido de modo que se possa verificar se a espinha está reta e se não há sinal de anormalidade.

Os primeiros sete dias

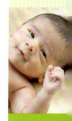

SEU BEBÊ TEM 1 DIA

Cuidados iniciais

Seus primeiros esforços para alimentar, trocar e acomodar o bebê podem parecer um tanto desajeitados, mas logo você fará tudo com rapidez.

Iniciando a alimentação. Se for amamentar, procure não se preocupar caso suas primeiras sessões não saiam de acordo com o manual. No segundo ou no terceiro dia, você poderá errar um pouco em suas tentativas de alimentar o bebê, especialmente nas primeiras 24 horas após o nascimento, quando ele estiver descansando. Simplesmente deixe-o se alimentar quando ele quiser e não espere o surgimento de algum tipo de padrão. Nos dois ou três dias seguintes, seus seios estarão produzindo sobretudo colostro. É um líquido amarelado, altamente concentrado e rico em anticorpos, estimulantes imunológicos e proteínas, que ajudam a alimentar e proteger o bebê contra doenças. Provavelmente, nesse estágio, seus seios não parecerão muito diferentes, pois a quantidade de colostro de que o bebê necessita é muito pequena; ele não consegue ocupar seu minúsculo estômago com mais do que algumas colheres de chá por vez.

Embora agora o bebê não precise de muito leite, deixe-o mamar sempre que ele quiser, pois isso estimulará a produção de leite maduro no segundo ou terceiro dia e ajudará a impedir que os seios pareçam excessivamente cheios e inchados quando esse leite chegar. Continue mantendo o contato de pele com pele e estimulando o bebê a ter uma boa pega; isso tornará a amamentação mais confortável para vocês.

Se você estiver alimentando com mamadeira, o bebê também vai querer se alimentar pouco e com frequência. Assim, ofereça-lhe a mamadeira a cada duas ou três horas. Deixe que se alimente do quanto quiser; se ele não beber todo o conteúdo da mamadeira, não o pressione a beber mais.

COMO...

Trocar a fralda descartável

É importante trocar a fralda do bebê com regularidade, pois a urina, em combinação com a bactéria das fezes, pode deixar o bumbum dele muito machucado. A troca exige um pouco de prática, mas logo você estará preparada para achar a melhor maneira de manter as fraldas presas e seguras (principalmente depois de alguns vazamentos). Reúna todo o equipamento necessário com antecedência para que a troca seja a mais rápida e fácil possível. Se seu bebê não gosta de ser trocado e fica incomodado com o trocador de plástico frio, tente colocar uma toalha sobre a peça, para que ele se sinta mais confortável. Ao limpar o bumbum do bebê, lembre-se de limpar da frente para trás se o bebê for do sexo feminino, longe da vagina. Isso minimiza o risco de infecção. Se estiver trocando um bebê do sexo masculino, mantenha o pênis coberto com um pano ou uma fralda limpa, para não ser apanhada por um borrifo de urina inesperado.

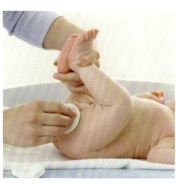

Limpe o bumbum. Segure os tornozelos do bebê, levante o bumbum e limpe delicadamente com algodão umedecido.

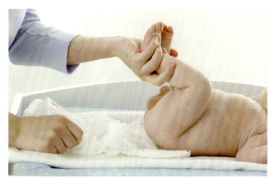

Posicione a fralda. Levante o bebê pelos tornozelos e deslize a fralda aberta sob o bumbum, para que o lado posterior da fralda (com as abas) fique alinhado à cintura.

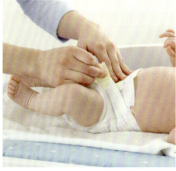

Fixe as abas. Puxe as abas sobre a borda dianteira para fixação. Dobre para baixo a borda e deixe o coto umbilical exposto.

COMO...

Limpar o bebê da cabeça aos pés

Essa limpeza é uma boa alternativa ao banho para um bebê novo e mantém um bebê mais velho limpo entre os banhos. Basta limpá-lo delicadamente da cabeça aos pés, prestando atenção a todas aquelas pequenas dobras. É importante fazer isso todos os dias, pois, se a sujeira, as felpas ou o leite se acumularem, a pele sensível do bebê poderá ficar irritada e inflamada. Essa limpeza também previne infecções de pele.

Reúna tudo antes de começar: bacia com água morna; pano de lavar ou chumaços de algodão; toalha; fralda limpa; creme para fralda, se utilizado; e roupas limpas, se necessário. Mantendo o bebê com a camiseta no início, limpe delicadamente o rosto, o queixo, o pescoço, as mãos, os pés e a área da fralda. Depois, remova a camiseta e limpe a barriga – cuidado com o coto umbilical (ver p. 51) – e sob os braços, onde a sujeira muitas vezes se aloja.

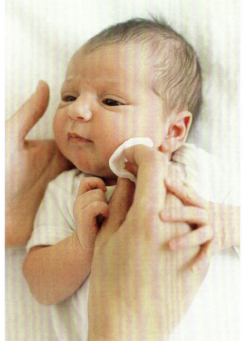

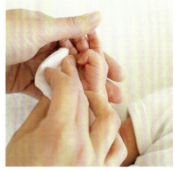

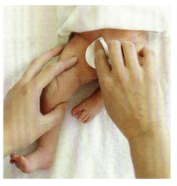

Rosto e pescoço. Limpe o rosto e o pescoço; utilize um absorvente novo para cada olho e, em seguida, limpe a parte superior e posterior de cada orelha (mas não a interna) (à esquerda). **Mãos e pés.** Limpe as mãos e os pés, tomando cuidado para limpar entre todos os dedos (no alto, à direita). **Área da fralda.** Limpe a parte de trás e as dobras da coxa, trocando os absorventes de algodão com frequência (embaixo, à direita).

As fraldas do bebê. O recém-nascido pode ter de oito a dez evacuações intestinais a cada 24 horas; assim, você precisará trocar a fralda dele cerca de oito a dez vezes, para mantê-lo confortável e impedir assaduras. Frequentemente, uma evacuação ocorre logo depois da amamentação, mas se não acontecer não se preocupe: se ele evacuar uma vez por dia, no mínimo, não há problema. Nos primeiros dois dias após o nascimento, o bebê evacuará mecônio, substância negra como piche, que encheu o intestino dele quando estava no útero. Se a fralda estiver mais pesada que uma limpa quando trocá-lo, indicará que o bebê está bem hidratado.

Permanecendo limpo. Você ainda não precisa dar banho no bebê. Alguns especialistas recomendam não dar um banho completo até o vérnix caseoso branco e gorduroso que recobre o corpo do bebê no nascimento secar e descascar, o que pode levar cerca de uma semana. Por enquanto, limpe apenas da cabeça aos pés (ver quadro acima), ou a metade superior do corpo do bebê e a metade inferior, ou área da fralda, que deve ser limpa a cada troca.

Contato pele a pele. Se ainda não teve oportunidade de contato pele com pele, pode fazer isso por você e pelo bebê agora. Isso pode ajudar a melhorar a maneira como o bebê pega o seio durante a amamentação – o que, por sua vez, melhora a oferta de leite.

O momento ideal para esse tipo de contato é durante a alimentação: abra o pijaminha do bebê ou erga a camiseta dele e deixe que a barriga dele encoste na sua. Se não estiver muito frio, o bebê poderá usar apenas uma fralda. Coloque uma manta leve ou um lençol sobre ele para protegê-lo da corrente de ar. Inúmeras mulheres com dificuldade para amamentar nos primeiros dias percebem que têm mais sucesso quando há o contato pele com pele.

Se você estiver alimentando com mamadeira, erga ou abra sua blusa para permitir o contato de pele com pele, promover o vínculo emocional e ajudar o bebê a se sentir seguro.

Os pais também podem tirar as blusas e permitir o contato pele com pele, para estabelecer a própria relação calorosa.

Quando o bebê estiver um pouco mais velho, você ou seu companheiro poderão querer tomar banho com ele, até por praticidade. Esse contato poderá ser bastante útil, principalmente se o bebê tiver medo de tomar banho. Manter a pele dele perto da sua pode ser tudo o que ele precisa para se acalmar.

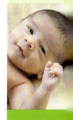

SEU BEBÊ TEM 2 DIAS

Pegando o jeito

Cuidar do recém-nascido pode ser desconcertante no início, e você pode ficar insegura. Relaxe – as coisas fluem naturalmente.

Se você teve parto normal e teve alta logo, ou deu à luz em casa, já deve estar em seu ambiente, podendo "apresentar" o bebê ao lar de vocês. Provavelmente, você se sentirá mais tranquila mantendo o bebê perto de você a maior parte do tempo, e de fato os especialistas recomendam que o recém-nascido durma em seu quarto nos primeiros seis meses.

Embora seja tentador mantê-lo no colo, é importante acomodá-lo em algum lugar para que você também possa descansar. Mesmo o trabalho mais fácil é física e emocionalmente exaustivo, e levará algum tempo para você se sentir a mesma pessoa outra vez. O bebê a informará quando precisar de você, e você logo será capaz de discernir os choros dele. Nos primeiros dias, ele dormirá muito e acordará quando sentir fome, ou simplesmente quando quiser o conforto de ser segurado por você.

De volta pra casa. Se você estiver na maternidade, receberá alta quando os médicos tiverem certeza de que você e o bebê estão bem, e de que você se sente à vontade para tomar conta dele. Depois de um parto vaginal sem complicações, a maioria das mulheres recebe alta em um ou dois dias. No caso de uma cesariana, é preciso ficar na maternidade um pouco mais de tempo; em geral, de três a quatro dias. Depois de receber alta, você precisará acomodar o bebê na cadeirinha para carro, para o deslocamento até sua casa. Você pode achar mais fácil se sentar no assento traseiro do carro com o bebê, para renovar a confiança dele em sua presença.

Alimentação. Você continuará a produzir colostro, o primeiro alimento ideal para o bebê. Exatamente de quanto leite o bebê precisa varia, mas, em média, um bebê de dois dias de vida consumirá um pouco menos de três colheres de chá (15 mℓ) em cada amamentação. Nesse momento, você pode esperar que uma amamentação dure quarenta minutos ou mais. Se os mamilos estão começando a ficar doloridos, ou se a amamentação está difícil, é provável que o bebê não esteja pegando o seio corretamente. Procure assegurar que você tenha toda a sua aréola na boca dele, e acomode-o de modo que a barriga dele esteja encostada na sua (ver p. 27). Se você sentir desconforto, peça ajuda a seu médico ou a um especialista em amamentação. Um creme para os mamilos pode ajudar a reduzir o desconforto. Procure uma marca de creme que não precise ser removido durante a alimentação. Seque os mamilos antes de passar uma pequena quantidade em cada um deles.

COMO...

Segurar o recém-nascido

Você pode se sentir um pouco amedrontada ao lidar com um bebê minúsculo, mas isso logo se tornará instintivo. O bebê não é tão frágil quanto você imagina, mas é importante cuidar dele com delicadeza, para mantê-lo confortável, seguro e protegido. Segure-o com firmeza se ele jogar o corpo para trás. O bebê nasce com um reflexo de alarme (ver quadro na página ao lado), e estenderá os braços se você deixar de apoiar o pescoço e a cabeça dele.

Os músculos do pescoço do recém-nascido são muito fracos, e braços e pernas dependurados o fazem se sentir desconfortável. Assim, segure o corpo inteiro dele, aninhando-o junto a você.

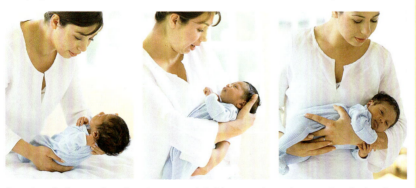

Levante-o. Ponha uma das mãos sob o pescoço do bebê, para apoiar a cabeça, a outra sob o bumbum dele, e o levante delicadamente (à esquerda). **Apoie a cabeça dele.** Descanse a cabeça do bebê na palma de sua mão, mantendo-a um pouco mais alta que o corpo dele (no centro). **Segure-o com o rosto para baixo.** Apoie o bebê sobre um braço, com a cabeça perto da curva de seu cotovelo, e ponha seu outro braço entre as pernas dele, para que as duas mãos apoiem o estômago dele (à direita).

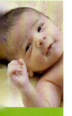

OS REFLEXOS DO BEBÊ

O bebê nasce com mais de setenta reflexos – uma maneira de protegê-lo de lesões e promover sua sobrevivência. A maioria desaparece em seis meses. Os principais são os seguintes:

■ **Reflexo de Moro ou de alarme.** Se o pescoço ou a cabeça estiverem sem apoio, o bebê estenderá os braços.

■ **Reflexo de preensão.** Também conhecido como reflexo de preensão palmar. Se você coloca o dedo na palma da mão do bebê, os dedos dele se curvam instintivamente em torno de seu dedo e o agarram com firmeza.

■ **Reflexo de sucção.** O bebê suga quando algo é colocado na boca dele; isso assegura que ele se alimentará.

■ **Reflexo perioral.** Se você tocar na bochecha do bebê, ele se virará para você, procurando comida.

■ **Reflexo de marcha automática** Se você segurar o bebê em pé, sobre uma superfície dura, ele "caminha", colocando um pé na frente do outro, enquanto você o segura.

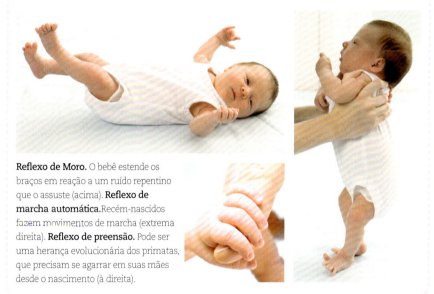

Reflexo de Moro. O bebê estende os braços em reação a um ruído repentino que o assuste (acima). **Reflexo de marcha automática.** Recém-nascidos fazem movimentos de marcha (extrema direita). **Reflexo de preensão.** Pode ser uma herança evolucionária dos primatas, que precisam se agarrar em suas mães desde o nascimento (à direita).

Se você estiver alimentando com mamadeira, o bebê poderá tomar mais leite, mas, provavelmente, não mais que algumas colheres de chá (30 mililitros) em cada sessão. A alimentação com mamadeira tende a ser mais rápida, mas nem sempre isso ocorre; provavelmente, pode demorar entre vinte e quarenta minutos.

Perda de peso. É normal que um recém-nascido perca peso durante a primeira semana após o nascimento. Bebês amamentados tendem a perder de 7% a 10% do peso; os alimentados com mamadeira perdem, em média, 5%. Considera-se que os recém-nascidos perdem peso porque nascem com um pouco de peso extra, para assegurar sua sobrevivência após o parto. A maioria recupera esse peso no momento em que tem de dez a quatorze dias de vida. Desde que o bebê esteja se alimentando bem, urinando e evacuando, e com aparência saudável, não há com o que se preocupar.

O conteúdo da fralda. O bebê continuará a evacuar mecônio, que pode ser muito grudento e difícil de limpar. Água quente e uma gota do sabonete infantil podem ajudar, mas tente usar somente água nos órgãos genitais do bebê. A urina deve ser pálida ou amarelo-clara; se ficar escura ou malcheirosa, consulte seu pediatra.

TIRA-DÚVIDAS

Meu bebê parece fungar enquanto dorme, e está sempre bufando e soluçando. Isso é normal?
Enquanto dormem, os bebês podem fazer muito barulho, e você pode escutar grunhidos, choros curtos e até bufos e soluços. Também podem dar a impressão de que deixam de respirar por até quinze segundos, o que é conhecido como "respiração periódica" e pode acontecer até o bebê ter 6 meses. Talvez tenham desenvolvido muco no sistema respiratório após o nascimento, podendo fungar, tossir e bufar para removê-lo. Em geral, isso passa quando o bebê tem de 4 a 6 semanas de vida. Se o nariz dele parece bloqueado e ele está com dificuldade para se alimentar, converse com o médico. O bebê pode estar gripado ou ter outra infecção, e vai precisar de gotas nasais salinas para ajudar a limpar o nariz (ver p. 408).

Como devo cuidar dos órgãos genitais do bebê? Os órgãos genitais do bebê podem parecer inchados durante duas semanas após o nascimento, o que é causado pelos hormônios da gravidez no sistema dele. Esses órgãos são muito delicados e precisarão ser limpos cuidadosamente com água quente por algumas semanas após o nascimento. Depois disso, use um sabonete infantil, com pH neutro, para manter a área bem limpa. Nos bebês do sexo feminino, sempre limpe da parte da frente para a parte posterior; nos do sexo masculino, levante o pênis e os testículos para limpar ao redor deles e tome cuidado para não puxar para trás o prepúcio. Se o bebê for circuncidado, o médico a aconselhará a respeito da melhor maneira de fazer a limpeza. Nesse caso, é normal haver um pouco de secreção nos primeiros dias, mas, se for malcheirosa ou amarela, consulte o médico.

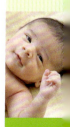

Os primeiros sete dias

47

SEU BEBÊ TEM 3 DIAS

Adaptando-se à sua nova função

Provavelmente você passou a maior parte das últimas 72 horas acordada. Portanto, tente descansar sempre que puder.

Embora possa parecer bastante pequeno e frágil, o bebê está ficando mais forte a cada dia e vai ficar alerta por períodos mais longos de tempo. Nesse estágio, as necessidades dele são bastante claras, e a alimentação regular, as trocas e o tempo em sua presença reconfortante o ajudarão a se sentir seguro e satisfeito.

No entanto, os recém-nascidos muitas vezes choram bastante nos primeiros dias, como reação ao choque de um ambiente totalmente novo e porque é a única maneira que eles conhecem para se comunicar. Isso é muito perturbador para os novos pais, sobretudo quando não conseguem identificar o que está errado. A melhor coisa a fazer é analisar a lista de motivos do choro e tentar abordá-los (ver pp. 68-69). Leve em consideração que isso é provavelmente uma fase; após conhecer melhor o bebê, você poderá entender os choros e prever as necessidades dele com muito mais facilidade.

Não há o perigo de "mimar" um recém-nascido, e todas as vezes que você reagir ao choro dele desenvolverá um vínculo forte com ele, estimulará a confiança e o ensinará que o novo mundo é um lugar seguro. Evidentemente, alguns bebês choram mais que outros, informando que algo não está certo. Se ele não reagir ao ato de ser segurado, abraçado, alimentado ou trocado, você poderá tentar reduzir o estímulo ao redor dele; isso poderá ajudar a acalmá-lo.

Encontre um lugar confortável num quarto escuro e silencioso e deite o bebê a seu lado. Bata de leve e com ritmo nas costas dele até ele se acalmar e dormir. Em seguida, lembre-se de colocá-lo deitado. É fácil se sentir incapaz quando você não consegue fazer o bebê parar de chorar, mas procure relaxar e lembre-se de que isso é o que os bebês fazem; não reflete suas habilidades como mãe.

Conseguindo apoio. Se você acha que nunca mais tomará banho ou terá tempo para um café, não está sozinha. Os bebês acordam e exigem atenção exatamente quando você acha que terá uma pausa. Nas primeiras duas semanas, é uma grande ajuda ter alguém disponível para segurar o bebê ou até acalmá-lo quando ele estiver chorando, permitindo-lhe um pouco de tempo para relaxar, se cuidar e comer.

Se você se sentir exausta e achar difícil lidar com o choro constante do bebê, peça a seu companheiro ou a um familiar que assuma o comando por algumas horas e procure dormir. Você se sentirá mais capaz de assumir a direção novamente depois de um descanso adequado.

Se o bebê ficar aflito quando você deixar de segurá-lo, tente carregá-lo colado ao peito, num *sling*; isso livrará suas mãos e vai tranquilizá-lo. Programe seus banhos, refeições e cochilos para quando tiver alguém por perto para ajudar; não se sinta culpada por não desempenhar o papel de

---

COMO...

Preparar a fórmula infantil

É fundamental seguir à risca as instruções do fabricante. Uma quantidade excessiva do produto pode deixar o bebê com prisão de ventre ou com sede; uma quantidade muito pequena pode significar que ele não está obtendo o que precisa para sua nutrição. Em primeiro lugar, ferva a água (para eliminar todos os germes) e deixe esfriar. Depois de preparar o alimento, aqueça um pouco a mamadeira num jarro de água quente; o micro-ondas pode provocar "pontos quentes", que podem queimar a boca do bebê. É melhor deixar para preparar mamadeiras novas quando você precisar. Se tiver de prepará-las antecipadamente, armazene-as no fundo da geladeira, abaixo de 4 °C, por não mais de 24 horas.

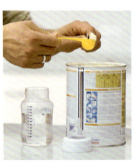 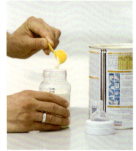 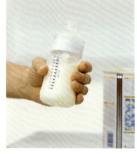

Medição correta. Nivele cada conteúdo de uma concha enquanto você mede a quantidade da fórmula infantil (à esquerda). **Adicionando o pó.** Adicione o leite em pó à água fervida esfriada numa mamadeira (no centro). **Misturando.** Agite a mamadeira até a mistura ficar homogênea (à direita).

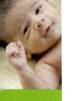

COMO...

Fazer o bebê arrotar

A maioria dos bebês absorve pequenas quantidades de ar junto com o alimento. Esse ar pode ficar preso nos intestinos e causar dor; ou fazer o bebê se sentir cheio, impedindo-o de se alimentar corretamente. Os gases incitam o bebê a arrotar, o que ajuda a liberar o ar preso no sistema digestório, aliviando o desconforto. Você pode tentar uma sessão curta de alívio de gases no meio de uma amamentação, e também uma no final. Se o bebê não produzir nenhuma flatulência depois de cinco a dez minutos, não continue tentando. Pode ser que ele não tenha nenhum gás para arrotar, ou vai liberá-lo mais tarde.

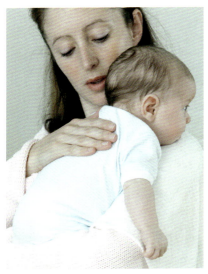
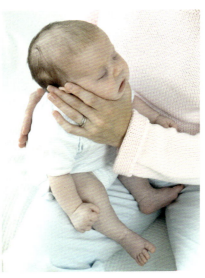

Segure-o sobre seu ombro. Friccione delicadamente as costas do bebê, ou bata de leve nelas, enquanto ele arrota (à esquerda). **Sente-o sobre seu colo.** Incline o bebê um pouco para a frente, apoie a cabeça dele e friccione delicadamente suas costas, ou bata de leve nelas, enquanto ele arrota (à direita).

TIRA-DÚVIDAS

Devia estar nas nuvens agora que meu bebê está aqui, mas estou chorosa e emotiva. Por quê?

A tendência a chorar e sentimentos temporários de insuficiência, esgotamento e ansiedades são experimentados por cerca de 60% a 80% das novas mães nos dias seguintes ao parto. Essa melancolia pós-parto é causada por uma queda dos hormônios da gravidez, em combinação com o incremento dos hormônios produzidos para a amamentação.

Talvez chore copiosamente e se sinta irritada, frustrada e exausta, e é natural que queira saber como enfrentará a situação. A melancolia pós-parto pode durar algumas horas ou até cinco dias, e você pode se sentir mal inexplicavelmente. Não fique com vergonha de chorar ou de se sentir ansiosa. Explique a seu companheiro como está se sentindo e aceite todas as ofertas de apoio durante esse período. Se não perceber nenhuma melhora depois de uma semana, consulte seu médico, que avaliará se você está desenvolvendo depressão pós-parto (DPP), pois poderá precisar de ajuda adicional.

"anfitriã". As pessoas que a ajudam gostarão de passar algum tempo com o bebê e de ajudá-la a se recuperar do parto. Deixe uma lista de "tarefas" na porta da geladeira, assim os visitantes saberão como ajudar nos serviços domésticos.

O leite do bebê. É provável que seu leite possa "chegar" hoje, o que significa que os seios começarão a produzir o leite "transicional", mistura de colostro e leite maduro, com aparência amarelada e cremosa. Os seios podem ficar mais duros e um pouco inchados, dificultando a pega pelo bebê. Procure pôr toda a aréola na boca do bebê (ver p. 27) e massageie o seio para baixo, a fim de liberar algum leite e permitir que ele tenha mais facilidade em segurar o mamilo com a boca.

Nos próximos dez dias, cada vez menos colostro será produzido, e no momento em que o bebê tiver 2 semanas de vida seu leite materno será considerado "maduro". Seu corpo produzirá então apenas o suficiente para as necessidades do bebê. Assim, amamente-o o quanto ele quiser, para assegurar que sua oferta satisfaça a procura dele. Quanto mais ele mamar, mais leite você produzirá. Você amamentará durante um período de trinta a sessenta minutos, em cada sessão (e, às vezes, por mais tempo), e o bebê poderá cochilar enquanto estiver mamando. Faça-o acordar com delicadeza, tocando na bochecha dele. Depois que ele soltar seu seio, faça-o arrotar antes de colocá-lo para dormir. A maioria dos bebês amamentados se alimentará de oito a doze vezes num período de 24 horas. Se você fez cesariana, talvez leve um pouco mais de tempo para seu leite chegar; mesmo assim, mantenha a amamentação e relate qualquer problema ao médico.

Nesse momento, a vida para as mães que alimentam os bebês com mamadeira pode ser mais fácil. Você continuará alimentando a cada duas ou três horas, e o bebê provavelmente precisará de até 60 gramas (30 a 60 mililitros) em cada sessão, na primeira semana, ou até ele pesar 4,5 quilos.

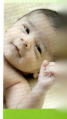

Os primeiros sete dias

49

SEU BEBÊ TEM 4 DIAS

Observando o bebê e você mesma

Nesta primeira semana, além do acompanhamento da evolução do bebê, é importante não descuidar de sua própria recuperação.

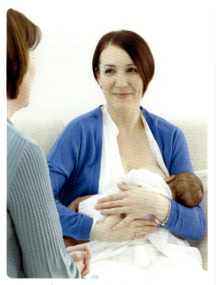

Acompanhamento. Você deve observar sua recuperação e a evolução do bebê, e tirar todas as dúvidas com o especialista.

Neste momento de adaptação, você não deve se intimidar em tirar, com o médico, alguma dúvida que tenha. Sinta-se à vontade para informá-lo sobre algo que a esteja preocupando. Ser responsável por uma nova vida pode trazer insegurança, mesmo quando as condições são favoráveis, e é possível haver soluções simples para enfrentar qualquer problema.

A recuperação da mãe. Embora toda a atenção esteja voltada para o bebê, você não deve descuidar de observar sua própria recuperação. Se tiverem sido dados pontos em você após o parto – em cortes resultantes de uma episiotomia ou de uma cesariana –, você precisa continuar acompanhando a cicatrização. Os médicos costumam perguntar, por exemplo, a respeito do fluxo vaginal sanguinolento (lóquios), para se certificarem de que você não está perdendo sangue intensamente. Eles também apalpam seu abdome para verificar se o útero está bem contraído e retornando gradualmente ao tamanho pré-gravidez. Além disso, é feita a medição da temperatura e da pressão arterial.

Não hesite em relatar qualquer dor que sinta, ou qualquer problema que possa estar enfrentando na amamentação; pode ser muito reconfortante obter conselhos e orientação de um profissional especializado. Não fique constrangida por responder a perguntas pessoais a respeito de como está se sentindo; responda com franqueza. A maioria das novas mães enfrenta dificuldades nos primeiros dias, e o recomendável é obter apoio antes que as coisas saiam do controle.

A evolução do bebê. Se você já estiver em contato com um pediatra, muitas perguntas serão feitas sobre alimentação, padrões de sono, evacuações, fraldas úmidas e felicidade geral do bebê, o que proporcionará informações acerca da saúde e do bem-estar geral dele.

Frequentemente, o ganho de peso é mais lento nos bebês que mamam no peito; assim, não se alarme se parecer que ele não está engordando tão rápido quanto você esperava. O médico informará você se houver preocupação a respeito do peso do bebê e avaliará sua técnica de amamentação. Em diversos casos, melhorar a pega e permitir que o bebê se alimente por períodos longos, a fim de aumentar a oferta de leite, assegurarão que ele consiga o que precisa para ganhar peso e crescer num bom ritmo.

Provavelmente, o bebê ficará despido para a pesagem, e o médico observará quaisquer erupções ou manchas na pele e dará conselhos. É normal que os bebês pareçam um

---

HORA DE PENSAR EM...

Visita ao pediatra

Se não iniciou contato com um pediatra, você já deve marcar uma visita a ele. Esse profissional dará continuidade ao acompanhamento que começou na maternidade e avaliará exames como o teste do pezinho. Esse teste identifica doenças como fibrose cística, hipotireoidismo congênito, anemia falciforme e fenilcetonúria. O calcanhar do bebê é picado, e algumas gotas de sangue são colocadas sobre um papel absorvente, para enviá-lo ao laboratório.

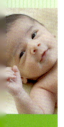

pouco mosqueados nos primeiros dias, mas se você estiver preocupada fale sobre isso agora.

Se o bebê já estiver sendo acompanhado por um médico, ele registrará o peso da criança e qualquer outra informação relacionada à saúde dele.
Seja o mais honesta possível; não se envergonhe de admitir que está se esforçando para enfrentar a exaustão ou um bebê que parece chorar inconsolavelmente. Da mesma forma, não tenha medo de chorar ou manifestar ansiedades ou preocupações.
Profissionais da saúde têm experiência em todos os tipos de cenários, podendo oferecer ajuda e conselhos inestimáveis.

TIRA-DÚVIDAS

O meu bebê está com icterícia? Cerca de dois terços dos bebês nascidos durante o período de gestação normal desenvolvem icterícia (ver p. 404) nos primeiros dias após o nascimento. A doença é causada pelo acúmulo de pigmento bilirrubina no sangue do bebê. Subproduto natural das hemácias, a bilirrubina é reciclada e limpa do sangue pelo fígado do bebê, que pode levar algum tempo para se desenvolver e enfrentar as demandas impostas a ele. Na maioria dos casos, a icterícia se estabiliza em cerca de dez dias. Até esse momento, os olhos do bebê podem parecer um pouco amarelados. Verifique se ele toma sol o suficiente e alimente-o frequentemente, de modo que seu organismo seja estimulado a excretar a bilirrubina.

Tenho gêmeos. Meu organismo conseguirá produzir bastante leite para alimentar os dois bebês? Muitas novas mães de gêmeos se preocupam se vão ter leite suficiente. No entanto, a amamentação funciona com base no princípio da oferta e procura. Assim, seu organismo produzirá leite para as necessidades exatas dos bebês, mesmo durante os períodos de mais fome deles, quando estão crescendo muito.

Devo acordar o bebê para amamentar? A maioria dos pais reluta em acordar um bebê adormecido, pois isso pode comprometer a única oportunidade de tirar um cochilo ou pôr em dia os afazeres domésticos. No entanto, o bebê precisa se alimentar com frequência (a cada duas ou três horas), para consumir leite suficiente para o crescimento e o desenvolvimento. Assim, se ele estiver dormindo há mais tempo do que esse período, você precisará acordá-lo para uma amamentação. Também é importante colocá-lo em seu seio frequentemente (cerca de oito a doze vezes, em cada período de 24 horas), a fim de aumentar sua oferta de leite.

COMO...

Lidar com o coto umbilical

É importante manter o coto umbilical limpo e seco. Não é mais sugerido o uso de álcool, pomadas antissépticas, talco ou líquidos. Em vez disso, água quente, com um pouco de lavagem se a área ficar suja, dará conta do recado.

Utilize fraldas que são presas abaixo da área do coto umbilical para impedir irritação, ou vire para baixo uma fralda comum. A área do coto umbilical deve parecer um pouco suja no início. No entanto, se ficar muito vermelha ou inflamada, ou se houver uma secreção malcheirosa, consulte seu médico, que impedirá uma infecção.

Entre cinco e quinze dias após o nascimento do bebê, o coto umbilical vai secar, enegrecer e desaparecer. Debaixo dele, haverá uma pequena ferida que vai cicatrizar em poucos dias.

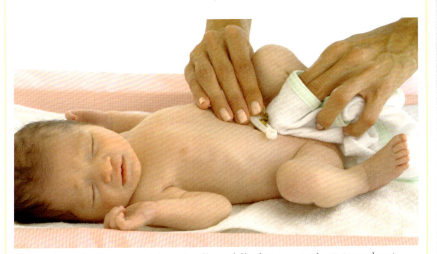

Limpando o coto. Para prevenir infecções, limpe delicadamente a pele em torno do coto umbilical do bebê com uma flanela macia e úmida; depois, seque a área.

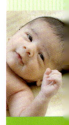

Os primeiros sete dias

51

SEU BEBÊ TEM 5 DIAS

Vinculando-se emocionalmente

O vínculo emocional começa na gravidez e continua ao longo da vida, conforme vocês desenvolvem uma relação mútua próxima e poderosa.

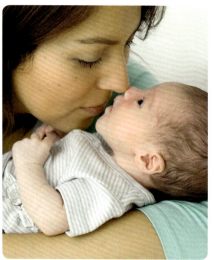

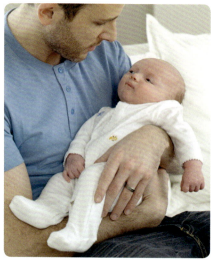

Toque delicado. O toque promove ganho de peso e reduz o medo e a ansiedade de vocês dois (à esquerda).
Abraço do pai. Dê a seu companheiro muitas oportunidades de se envolver com os cuidados do bebê e de passar o tempo com ele para estabelecer a própria ligação saudável com o recém-nascido (à direita).

O vínculo emocional é o estabelecimento de uma conexão intensa entre os pais e o bebê. Isso nos estimula a amá-lo, sentir afeição por ele, protegê-lo e nutri-lo. É o que nos faz acordar no meio da noite para alimentá-lo. O vínculo emocional também promove a sensação de segurança e a autoestima do bebê. O contato pele a pele (ver p. 45) estimula esse processo. O pai do bebê também pode praticar esse tipo de contato, para estabelecer seu próprio vínculo emocional saudável.

Os bebês são seres tácteis, sensoriais. Acariciá-los desencadeará a liberação do hormônio ocitocina neles, associado a sensações de felicidade, relaxamento e segurança. Nem todas as mães consideram fácil o processo de vínculo emocional, sobretudo se o parto foi difícil. Seja paciente, estabeleça contato visual com o bebê, segure-o bem junto de você, cante e fale com ele. O bebê reagirá a seu cheiro e toque, assim como à sua voz, conhecida dele desde o útero.

Vinculando-se com o pai. Seu companheiro pode ter começado o vínculo emocional com o bebê desde a primeira ultrassonografia, ou quando ele sentiu pela primeira vez aqueles chutes mágicos. Vale observar que os homens frequentemente passam menos tempo com os bebês logo depois do nascimento e precisam ter a oportunidade de desenvolver a confiança cuidando e trocando os valiosos recém-nascidos. Dê a seu companheiro muitas oportunidades de ficar sozinho com o bebê para que ele possa encontrar o próprio estilo. Ajude se ele fizer perguntas e verifique se ele tem tudo de que precisa para trocar o bebê, limpá-lo da cabeça aos pés e acomodá-lo para dormir; dessa maneira, ele saberá desenvolver essa ligação importantíssima tanto quanto você.

Vínculo com gêmeos. Os pais de gêmeos ou múltiplos podem considerar o processo de vínculo emocional mais desafiador, pois a grande quantidade de energia física necessária para cuidar desses bebês pode consumir a energia emocional necessária para tal vínculo. Assim como o vínculo emocional com um único bebê, o vínculo com os gêmeos nem sempre acontece de maneira instantânea. Portanto, você precisa dar um tempo para sentir uma conexão intensa com eles.

Perceba se você está desenvolvendo mais ligação com um bebê que com outro. Às vezes, isso acontece se um deles precisa de mais tempo e atenção. Procure dedicar um tempo mais relaxado e divertido com o bebê com o qual você acha que tem menos ligação, pois isso pode ajudar a equilibrar os sentimentos de intimidade.

Você também pode achar que se liga mais com um bebê, enquanto seu companheiro se liga mais com o outro. Essa pode ser uma medida prática para assegurar que os dois bebês desenvolvam a segurança necessária para o bem-estar emocional deles.

> **HORA DE PENSAR EM...**
>
> ## Carteira Nacional de Saúde
>
> Como a criança já possui certidão de nascimento, é possível requerer o Cartão Nacional de Saúde dela. Mesmo que a família não costume utilizar os serviços da rede pública, é importante ter o cartão, sobretudo para campanhas de vacinação. Para fazer esse documento, vá a um posto de saúde municipal, levando a certidão e um comprovante de residência.

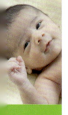

SEU BEBÊ TEM 6 DIAS

Bebês adormecidos

Que semana! Provavelmente, o bebê passou a maior parte do tempo dormindo – entre as amamentações –, embora possa não parecer!

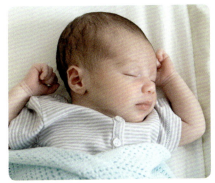

Padrões de sono. Pouquíssimos recém-nascidos dormem durante toda a noite; o período mais longo será de cerca de cinco horas.

A maioria dos recém-nascidos acorda a cada duas a quatro horas para mamar. O bebê tem um estômago minúsculo e depende de uma dieta só de leite, que é digerida muito rápido. Ele acorda quando sente fome e dorme quando está cansado, e você não consegue forçá-lo a fazer outra coisa.

Se você estiver amamentando, poderá estimulá-lo a dormir agora, certificando-se de que ele encheu o estômago. Se possível, o bebê deve mamar dos dois seios em cada sessão. Agora que seu leite chegou, ele provavelmente mamará de acordo com a demanda, por um período de cinco a trinta minutos em cada seio. Ele deve esvaziar um seio antes de passar para o outro, assegurando o consumo do leite maduro, rico em gorduras, que aparece no fim de uma sessão.

Os bebês alimentados com mamadeira tendem a dormir um pouco mais, pois a digestão da fórmula infantil é mais lenta.

Dia e noite. Muitos bebês acordam por períodos mais longos de madrugada e dormem durante todo o dia. No início, provavelmente é mais fácil seguir o comando dele, dormindo quando ele dorme.

Você pode começar a estabelecer uma diferença entre noite e dia, mantendo as coisas silenciosas e contidas no tempo que antecede a hora de dormir. Procure acomodá-lo enquanto ainda está acordado. Se ele adormecer no seio, poderá sentir desconforto por causa dos gases. Permita-lhe mamar até ele ficar sonolento, mas faça-o arrotar e coloque-o na cama antes de ele adormecer totalmente.

Evite a tentação de vesti-lo em excesso. No calor, apenas uma fralda e uma manta poderão ser suficientes; adicione mais mantas se ele aparentar estar com frio. Quando ele acordar à noite, amamente-o e troque-o de maneira eficiente, sem muita conversa.

Acima de tudo... A falta de sono pode deixá-la ansiosa e perturbada. Isso é transmitido para o bebê, deixando-o irritado, e dificulta que você tenha um sono adequado e repousante. Procure ficar calma ao acomodá-lo para dormir. Lembre-se: é apenas uma fase, e você acabará tendo suas noites de volta.

COMO...
Aconchegar o bebê num lençol

Deixar o bebê novinho envolvido no lençol poderá ajudá-lo a se acalmar se estiver muito agitado e impedi-lo de ser interrompido pelo próprio reflexo de alarme (ver p. 47) – o que pode fazer o corpo dele ter movimentos abruptos durante o sono. Escolha um lençol de algodão macio para enrolá-lo, pois cobertores pesados podem aquecê-lo demais. A ideia é fazê-lo se sentir seguro, e não mantê-lo aquecido. Deixe os braços dele livres, a menos que ele esteja muito inquieto; nesse caso, enrole-o folgadamente, com os braços para dentro do lençol.

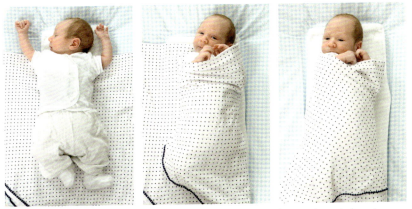

Posicione o bebê. Estenda um lençol e dobre um canto para criar uma longa beira reta. Posicione o bebê no centro superior (à esquerda). **Primeira dobra.** Pegue um lado do lençol e o dobre sob o lado oposto do bebê. **Segunda dobra.** Enrole o outro lado do lençol em torno do bebê. Dobre as beiras sob ele (à direita).

Os primeiros sete dias

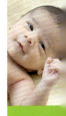

DESTAQUE PARA...
Cuidados especiais

Se o bebê nasceu prematuramente ou doente, ele pode ter sido internado numa UTI pediátrica ou numa UTI neonatal, a fim de obter a melhor ajuda e a atenção possível de médicos e equipe de enfermagem.

Se o bebê precisar de cuidados médicos urgentes na UTI, você não poderá desfrutar do contato pele com pele ou estimular a primeira amamentação após o nascimento. Provavelmente, você se sentirá desolada sem o bebê e muito ansiosa pelo bem-estar dele, sobretudo se ele estiver numa incubadora. Procure não ficar inquieta por causa de todos os fios e monitores; a incubadora protege o bebê de infecções, fornece oxigênio e monitora a temperatura, o nível de oxigênio, o batimento cardíaco e a capacidade pulmonar dele.

Alimentando o bebê. Se o bebê não for capaz de se alimentar de seu seio ou da mamadeira, tubos poderão ser colocados na boca ou no nariz dele, ou diretamente no estômago. Se você quiser que ele consuma seu leite materno, precisará começar a tirá-lo (ver p. 28) o mais breve possível após o parto, mesmo se o bebê não estiver apto para consumi-lo. Sem dúvida, o leite materno é a melhor opção para o bebê que é prematuro ou está doente. Além de conter anticorpos que podem ajudar a evitar infecções, ele proporciona todos os nutrientes necessários para um sistema imunológico forte e um crescimento e desenvolvimento ideais.

A equipe da maternidade mostrará para você como coletar seu leite: a maioria delas possui uma sala especial, com cadeiras confortáveis e uma bomba elétrica especificamente para esse propósito. Você precisará continuar a retirada a cada duas horas, aproximadamente, para criar sua oferta de leite. Mesmo se você não conseguir tirar muito leite nos primeiros dias, ele deverá fazer uma grande diferença para a saúde geral do bebê. Seu leite será fornecido ao bebê por um tubo ou, possivelmente, com uma seringa, garrafa ou copo, até ele ficar bom o suficiente para mamar no peito.

Ao colocar o bebê em seu seio, ele talvez não mame, mas apreciará sua proximidade. Se você colocar em seu mamilo um pouco

O MÉTODO MÃE-CANGURU

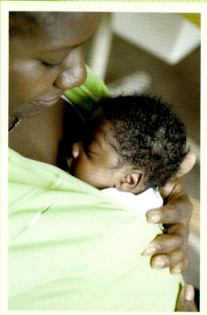

Segure o bebê bem junto de você. Estudos constataram que os bebês se beneficiam muito se segurados bem juntos da mãe, pele com pele.

Uma das melhores maneiras de promover o desenvolvimento saudável de um bebê, quer prematuro, quer de gestação normal, é praticar o método mãe-canguru. Isso consiste simplesmente em segurá-lo – vestido somente com uma fralda e talvez um chapéu – contra a pele de seu peito, entre seus seios. Vire a cabecinha dele, de modo que a orelha fique pressionada perto de seu coração para que ele sinta seu calor e amor. Esse método permite que os recém-nascidos sintam algo mais próximo do acolhimento do útero, enquanto se acostumam com o ambiente adverso do mundo.

Estudos constatam diversos benefícios associados ao método mãe-canguru. Em comparação com os bebês que exigem cuidados especiais e não são segurados dessa maneira, aqueles que experimentam o método (mesmo durante períodos curtos de tempo, todos os dias) apresentam:
- batimento cardíaco mais estável;
- respiração mais regular (incluindo um risco 75% menor de apneia do sono, uma interrupção temporária da respiração durante o sono);
- maiores níveis de oxigênio no sangue;
- uma temperatura corporal regulada;
- ganho de peso e desenvolvimento cerebral mais rápido;
- menos choros;
- períodos mais longos de prontidão;
- amamentação mais bem-sucedida;
- vínculo emocional mais cedo.

A taxa de crescimento de um bebê aumenta com o uso do método mãe-canguru, sobretudo porque ele é capaz de cair num sono profundo e repousante quando se aconchega junto da mãe. Dormir permite que o bebê conserve a energia para o crescimento e o desenvolvimento. Os pais também podem utilizar esse método de cuidado e começar o processo de vínculo emocional.

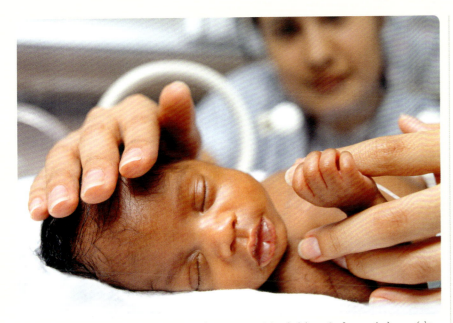

Toque terapêutico. Recomenda-se que você toque e acaricie o bebê se não for possível segurá-lo. Passe o máximo de tempo conversando com ele e cantando para ele, para ajudá-lo a relaxar.

do leite tirado, ele poderá cheirá-lo e prová-lo. Um bebezinho também gostará de gotas de leite na boca. Não espere muito de sua primeira amamentação, pois bebês prematuros ou doentes se cansam com facilidade e precisam aprender a mamar corretamente. Se o bebê estiver mostrando interesse claro e distinto, obtenha alguma ajuda para garantir que ele pegue corretamente o seio (ver p. 27).

O bebê precisa de você. Embora ele pareça bastante frágil e você hesite em segurá-lo com todos os equipamentos ao redor dele, é essencial oferecer ao bebê o contato físico mais próximo possível. Ele reconhecerá sua voz e seu cheiro, e se sentirá reconfortado pelo batimento de seu coração e de seu calor familiar. Segurá-lo com a maior frequência quanto possível – ou, se não for possível, acariciar delicadamente o corpo dele na incubadora – pode melhorar muito a saúde e o bem-estar dele. Seu toque regular consegue incentivar o ganho de peso, estimular a cura e até ajudá-lo a desenvolver padrões de sono mais repousantes. Cante para o bebê, converse com ele em voz baixa e tranquilize-o; ele se acalmará e ficará positivamente estimulado por sua voz. Curiosamente, estudos demonstram que conversar com o bebê pode ajudar a desenvolver conexões no cérebro dele, mas também o faz sentir-se mais relaxado.

Envolvendo-se. Quando se trata de cuidados com o recém-nascido, você pode achar que não tem habilidade para trocar, dar banho e alimentar, deixando essas atividades para o pessoal qualificado, mas o bebê será beneficiado se você se envolver na rotina regular dele. Não só esses cuidados vão tranquilizá-lo e desenvolver o vínculo emocional entre vocês, mas você também achará a transição para a vida doméstica mais fácil. Caso se sinta amedrontada, peça que lhe mostrem como lidar com ele e seja escrupulosa com a higiene.

Tome conta de você. Descanse o máximo possível e coma refeições regulares e nutritivas para manter a energia elevada. Obtenha apoio da família e dos amigos e procure não se sentir culpada se não conseguir ficar com o bebê 24 horas por dia.

Mantenha um diário para registrar seus sentimentos e celebrar os progressos do bebê, mesmo os aparentemente pequenos. Olhando para trás depois, você verá as conquistas incríveis dele e se confortará com o progresso obtido. Também mantenha uma lista de perguntas que você queira fazer à equipe médica e anote as respostas. Nem sempre captamos todas as informações que recebemos, e você vai compreender melhor quando tiver a oportunidade de relaxar e refletir.

Pergunte se há algum lugar no hospital em que você possa ficar e ter contato dia e noite com o bebê. Acima de tudo, reconheça que é normal sentir culpa, aflição, ansiedade e diversas outras emoções. Converse com seu companheiro e com os profissionais de saúde do hospital. Eles estão ali para apoiar tanto você quanto o bebê.

ATIVIDADE

Reproduza o aconchego

Procure interagir com o bebê como se você estivesse cuidando dele em casa. Quando não puder estar no hospital, deixe decorada a incubadora dele com fotos da família; ele se familiarizará com os rostos e se tranquilizará de ver você ali. Você pode tocar música reconfortante ou criar uma gravação de sua voz para ser executada durante sua ausência, o que confortará o bebê e o ajudará a desenvolver a ligação com você.

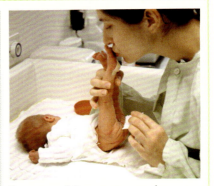

Toque pessoal. Procure se esquecer do ambiente hospitalar e imagine que está em casa.

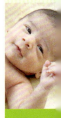

Os primeiros sete dias

1 semana

NAS PRIMEIRAS SEMANAS, OS BEBÊS FICAM ACORDADOS SOMENTE 10% DO TEMPO

Nesse momento, a visão do bebê ainda estará indistinta, embora ele tenha sido capaz de reconhecer você imediatamente após o nascimento. Quando acordado, mostrará grande interesse pelo novo mundo... e por você. Ele ficará fascinado por seus olhos e por sua voz.

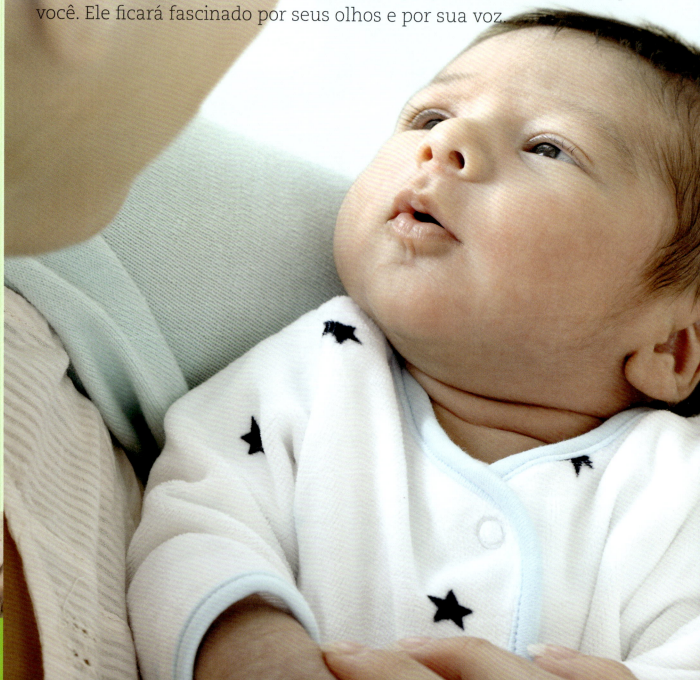

SEU BEBÊ TEM 1 SEMANA
O bebê reconhece você

Sua voz e seu cheiro eram conhecidos do bebê desde o nascimento, mas ele agora reconhece seu rosto e se sente seguro quando a vê.

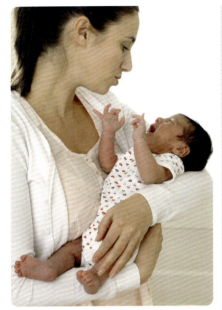

Comunicação. O choro é a única maneira de o bebê informá-la de que se sente desconfortável.

Embora seja ainda muito novo para focar claramente seu rosto, o bebê consegue reconhecê-la, e nada indica isso melhor do que ele fitando seu rosto. Estudos constataram que os bebês olham fixamente os rostos conhecidos por muito mais tempo e com maior determinação. Assim, você pode pegá-lo observando-a atentamente. De fato, quando é estimulado e está interessado, ele para de se mover e a observa com muito cuidado. Satisfaça a paixão dele e o encare nos olhos. O contato visual é fundamental para o processo de vínculo emocional e também age como uma forma inicial de comunicação entre você e o bebê. Deixe que ele a conheça: posicione seu rosto a cerca de 30 centímetros do dele; essa é a distância focal ideal para o bebê. Seus olhos e a linha dos cabelos oferecerão o máximo contraste que os bebês conseguem enfocar com mais facilidade. Não levará muito tempo para ele levantar a mão e tocar seu rosto.

Criando vínculo. Nos primeiros dias e semanas depois do nascimento, mãe e bebê têm uma vontade inigualável de ficar próximos um do outro. A continuidade do contato pele com pele é tranquilizador para o bebê. Ele reconhece seu batimento cardíaco, sentido desde os meses no útero, e seu cheiro o aconchega e o estimula a se alimentar. Além disso, ele está crescendo familiarizado com seu toque e sente uma nova confiança na maneira como você lida com ele. Isso o ajudará a se sentir seguro.

TIRA-DÚVIDAS

Por que meu bebê chora quando o ponho para dormir? A maioria dos bebês prefere ser segurado, sobretudo na primeira ou segunda semana de vida, quando estão se adaptando à vida fora do útero. Embrulhá-lo (ver p. 53) pode ajudá-lo a se sentir mais seguro, ou você pode querer deitá-lo acordado e acariciá-lo enquanto ele se acalma. Tenha em mente que os bebês mais novos choram entre uma e três horas por dia; talvez o seu esteja cansado e precise relaxar com um choro intenso.

COMO...
Dar banho no bebê

Se você ainda não fez isso, talvez queira dar o primeiro banho no bebê nessa semana. Muitos recém-nascidos adoram a sensação de água, e a hora do banho se torna uma parte agradável da rotina deles. Verifique se o recinto está aquecido e pegue uma toalha limpa, uma fralda nova e roupas, para ter tudo pronto. Encha a banheirinha até a metade com água em temperatura agradável, testando-a com seu cotovelo (aproximadamente 37 °C, com um termômetro). Depois, seque o bebê rápido, para ele não sentir frio.

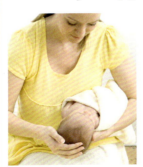

Lavagem dos cabelos. Embrulhe o bebê na toalha, apoie a cabeça e os ombros dele e lave a cabeça dele com sua mão livre.

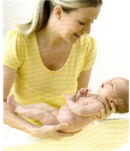

No interior da banheira. Coloque o bebê na banheirinha, apoiando a cabeça, os ombros e o bumbum dele com cuidado.

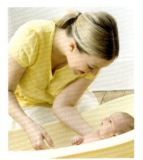

Limpeza completa. Apoiando a cabeça do bebê, lave todo o corpo dele suavemente com uma toalha de rosto ou uma esponja, se preferir.

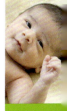

1 semana

57

SEU BEBÊ TEM 1 SEMANA E 1 DIA

A alimentação bem-sucedida

A alimentação do bebê consumirá muito tempo, mas será recompensadora. Você verá o desenvolvimento dele com base numa dieta só de leite.

Amamentação

Não resta dúvida de que a amamentação é uma arte que exige um pouco de prática, tanto de sua parte quanto da do bebê. Conseguir a pega correta pode fazer toda a diferença para obter o leite necessário. Com isso, o bebê mamará de modo mais eficiente, estimulando melhor seus seios para supri-lo com a quantidade certa de leite, e você sentirá menos desconforto.

Uma pega incorreta pode provocar inflamações e feridas em seus mamilos. É comum sentir uma dor nos primeiros dez segundos, aproximadamente, mas a dor ao longo de uma amamentação exige controle. Se você achar que está com problemas, não hesite em conversar com seu médico ou com um especialista em amamentação.

Pode levar alguns dias para sua oferta de leite atender à procura do bebê, e talvez um pouco mais de tempo para você se sentir totalmente à vontade e confiante no processo. Algumas mães que a princípio não gostam da amamentação ficam felizes por ter perseverado, depois que tudo está caminhando sem percalços duas ou três semanas adiante.

Quanto tempo deve durar uma mamada? Não fique tentada a determinar o tempo das mamadas. O bebê mamará o tempo que for necessário para conseguir a quantidade de leite adequada para ele. Ele poderá esvaziar seu peito em dez minutos, ou ficar sonolento e levar vinte minutos em cada seio, ou até mais. Não o apresse. De vez em quando, ele simplesmente mamará por satisfação, uma maneira de a natureza aumentar sua oferta de leite.

A maioria dos recém-nascidos mama entre oito e doze vezes por dia. Nas primeiras semanas podem procurar o seio a cada noventa minutos, mas é possível que fiquem bem durante três horas caso tenham feito uma boa mamada.

Esvaziando cada seio. É melhor o esvaziamento completo de um seio antes de passar para o outro, assegurando a ingestão do leite de transição, que é hidratante e mata a sede, e do leite maduro, que é nutritivo. O esvaziamento completo de cada seio também pode ajudar a evitar problemas, como o de dutos bloqueados (ver quadro na página ao lado). Se o bebê não pegar os dois seios em uma sessão, posicione-o no peito cheio na mamada seguinte para que ambos acabem esvaziados. Tome nota do seio em que o bebê mamou na última vez.

COMO...

Posicionar-se para amamentar

Para o bebê conseguir pegar o seio corretamente, é importante que você esteja bem posicionada. As costas devem estar bem apoiadas; almofadas ou travesseiros podem ser úteis. Há diversas posições, e você identificará as que se adaptam melhor a você. Aninhar o bebê no nível do peito, com a barriga dele encostada na sua, pode ser confortável. Segurá-lo apoiando corpo e cabeça sobre o antebraço será bom se seus seios estiverem doloridos, pois o impedirá de puxar o seio – é a posição sentada inversa. Para amamentações noturnas ou após uma cesariana, pode ser mais confortável alimentar o bebê deitando ao lado dele. Tente inclinar a cabeça dele um pouco para trás durante a amamentação. O queixo deve tocar seu seio, e ele deve ser capaz de respirar com facilidade.

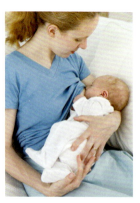 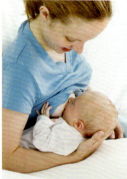 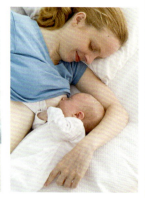

Sentada tradicional. Com o bebê em seu colo, vire a barriga dele para você e aninhe a cabeça na dobra de seu braço (à esquerda). **Sentada inversa.** Coloque o corpo do bebê sob seu braço e apoie o pescoço em seu antebraço (no centro), sustentando a cabeça. **Deitada.** Deite com o bebê a encarando e puxe-o para perto do seio, aninhando-o com seu braço (à direita).

58

COMO...

Amamentar gêmeos

Talvez você prefira começar a alimentar um bebê de cada vez, até se sentir à vontade com a amamentação. Se seguir esse caminho, a estimulação do leite em um seio poderá provocar a "ejeção" de leite pelo outro seio (algo conhecido como "ejeção dupla"). Nesse caso, posicione um recipiente esterilizado perto para pegar qualquer leite que vaze; você poderá armazená-lo no congelador para uso posterior.

Para a amamentação simultânea, tenha em mente que, na maioria dos casos, um gêmeo suga mais forte que o outro. Coloque esse bebê em seu peito primeiro, de modo que dedique mais tempo para o ajuste da posição do segundo bebê. O segundo gêmeo se beneficiará da ejeção simultânea sem ter de trabalhar duro para isso. Se os dois forem pequenos, você conseguirá aconchegá-los em seu colo, com as barrigas deles encostadas na sua. Se isso for muito difícil, tente sustentá-los usando o antebraço (ver quadro na página ao lado).

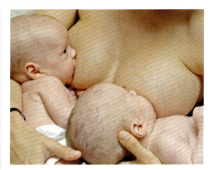

Posicionando os gêmeos. Essa mãe utiliza uma combinação de segurar aninhando e sustentar no antebraço. Com o tempo, você descobrirá o que funciona melhor no seu caso.

Alimentação com mamadeira

Também é importante sentir-se à vontade ao alimentar o bebê com mamadeira. Sente-se numa cadeira confortável, com as costas bem apoiadas, e se posicione para estabelecer um contato visual com o bebê. Assim como no caso da amamentação, esse é um momento de vínculo emocional, e isso acontecerá mais naturalmente se você imitar uma posição de amamentação. Segure o bebê junto a seu peito como se você o amamentasse, para ele escutar seu batimento cardíaco, perceber seu cheiro familiar e sentir-se confortado. Troque de braços com regularidade, para vocês dois ficarem confortáveis.

Segurando o bebê. Quando estiver pronta para alimentar o bebê, toque na bochecha dele para ativar o reflexo perioral, que o estimula a abrir a boca e antecipar a alimentação. Não o alimente quando ele estiver deitado – a fórmula infantil pode fluir para dentro da cavidade óssea ou da timpânica e provocar uma infecção. Segure-o erguido, num ângulo leve. Para impedi-lo de engolir ar, incline a mamadeira de modo que o conteúdo encha o bico e o gargalo da mamadeira. Provavelmente, o recém-nascido vai ingerir de 60 a 120 mililitros por sessão, nas primeiras semanas, talvez a cada três a quatro horas. Siga o comando dele. Bebês nunca se alimentam demais; se ele quiser mais leite que o habitual, poderá estar sentindo uma fome extra.

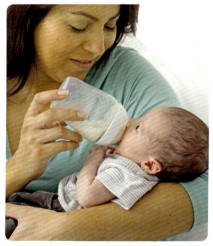

Posição para mamadeira. Aninhe o bebê numa posição semivertical e apoie a cabeça dele.

CHECK-LIST

Problemas comuns

Na maioria dos casos, a pega incorreta é a causa do desconforto durante a amamentação. Ajustar a posição de aleitamento pode eliminar problemas. Entre outras dificuldades, incluem-se:

Mamilos doloridos ou rachados. Depois da amamentação, passe leite materno nos mamilos e coloque uma flanela ou compressa de gel no sutiã para reduzir o desconforto. Um creme emoliente para o mamilo pode ajudar. "Areje" os seios após as amamentações e troque sempre os absorventes para seios.

Gotejamento. É normal nos primeiros dias. Um seio pode gotejar enquanto o bebê se alimenta do outro, e os choros do bebê também podem estimular a "ejeção". Utilize absorventes de seios e amamente o bebê com frequência para impedir o fluxo em excesso. Em geral, isso melhora em seis a oito semanas.

Dutos bloqueados. Assim que a amamentação estiver estabelecida, poderá ocorrer uma oferta em excesso de leite nos seios, possivelmente por uma pega inadequada e/ou por um não esvaziamento completo durante a amamentação. Se o tecido mamário estiver dolorido, amamente o bebê com mais frequência para fazer o leite circular. Se não melhorar, consulte seu médico.

Mastite. Inflamação ou infecção do seio que gera áreas inflamadas, vermelhas e sintomas parecidos com gripe, como temperatura elevada. O seio afetado também pode parecer cheio e sensível. Continue amamentando o bebê, mas, se não melhorar em algumas horas, consulte seu médico.

Fungos. Eles podem infeccionar os mamilos, provocando dores agudas durante a amamentação. Talvez o médico precise prescrever um gel para tratar o problema, e o bebê pode precisar ser examinado.

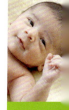

1 semana

SEU BEBÊ TEM 1 SEMANA E 2 DIAS

O peso do bebê

Nessa idade, alguns gramas são muito importantes, sobretudo quando você quer que o bebê comece a ganhar peso de forma constante.

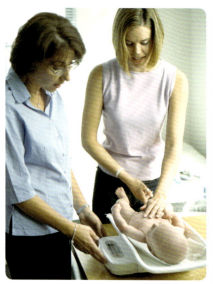

Controle do peso pós-natal. Todas as vezes que o bebê for pesado, o peso será anotado no prontuário médico dele. Desde que o ganho de peso esteja numa faixa saudável, tudo bem.

Se você está amamentando, provavelmente o peso do bebê é a preocupação principal. Se não sabe quanto leite o bebê está consumindo, você fica mais propensa a achar que ele não está ingerindo o suficiente para se desenvolver. Esse será o caso se o bebê perdeu peso (como é normal) na última semana e demorou para recuperá-lo. O pediatra lhe informar que o bebê ganhou uma quantidade mínima de peso ou, pior, não ganhou nenhum peso pode ser o suficiente para gerar pânico.

Em geral, não há motivo para preocupação: alguns bebês levam mais tempo que outros para começar a ganhar peso. Via de regra, depois que seu leite chegou, em cerca de três dias o bebê deve começar a ganhar 25 gramas por dia. A maioria recupera o peso do nascimento em duas semanas, mas alguns levam um pouco mais de tempo. Nessa idade, o peso é uma questão menor; a aparência geral e o bem-estar do bebê são mais importantes: se ele fica alerta, se acorda para mamar, se tem uma boa cor e tom de pele e se está molhando de seis a oito fraldas por dia, está tudo bem.

Se o bebê aparentar apatia, desatenção e palidez; se fizer cocô menos de uma vez por dia ou se fizer cocôs pequenos e escuros depois do quinto dia de vida; se a pele dele ficar mais amarelada, em vez de menos, depois da primeira semana, ou permanecer enrugada, será importante buscar alguma ajuda para verificar se ele está mamando de maneira eficiente. Simplesmente mantenha a amamentação de acordo com a demanda, e ele logo deverá começar a ganhar peso de maneira constante.

Se estiver alimentando o bebê com mamadeira, também poderá esperar que ele ganhe cerca de 25 gramas de peso por dia até a idade de 3 meses. Você precisará lhe dar cerca de 60 a 80 mililitros de fórmula infantil, seis a oito vezes por dia: os bebês têm estômagos minúsculos e não conseguem ingerir muito leite numa sessão. Deve sobrar só um pouco na mamadeira para você ter certeza de que ele consumiu o suficiente.

COMO...
Cortar as unhas do bebê

As unhas dos dedos da mão do bebê crescem rápido, portanto deve cortá-las para que não se arranhe. As unhas dos dedos do pé crescem mais lentamente, mas podem arranhar ou ficar encravadas. Pode ser intimidante se aproximar das pequenas unhas com uma tesoura ou um cortador de unhas, mas, se utilizar os específicos para o bebê, será improvável machucá-lo. Corte as unhas quando ele estiver dormindo ou se alimentando, pois tende a ficar mais calmo, ou peça a seu companheiro que segure as mãos ou os pés do bebê enquanto você faz o trabalho. Não corte as unhas muito curtas; deixe um pouco sobrando. As unhas dos dedos do pé devem ser cortadas em linha reta; as dos dedos da mão podem ficar um pouco arredondadas.

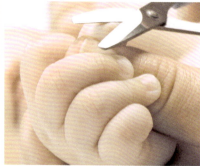
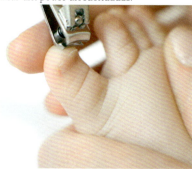

Tesouras. Use tesourinhas de unha para bebê, que possuem extremidades arredondadas (à esquerda). **Cortadores de unhas.** As pequenas lâminas dos cortadores de unhas para bebê são indicadas para cortar com segurança as minúsculas unhas dos dedos do pé (à direita).

SEU BEBÊ TEM 1 SEMANA E 3 DIAS

Dar uma volta

Se você ainda não se aventurou a sair, talvez esteja ficando um pouco irritadiça. Dar uma pequena volta com o bebê pode lhe fazer bem.

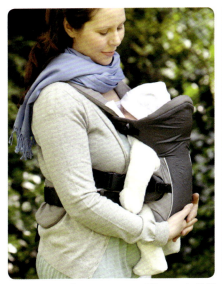
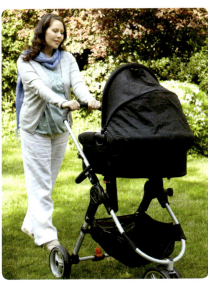

Canguru. Confirme com seu médico se ele já libera o uso do canguru, para sair um pouco com o bebê (à esquerda). **Carrinho.** Empurrar o carrinho pode ser relaxante para você, e o movimento é reconfortante para o bebê (à direita).

Por mais tentador que seja se prevenir contra problemas e ficar em casa com o bebê, o ar fresco e a mudança de ambiente podem lhe dar uma pausa da vida doméstica e melhorar seu humor. A luz do sol estimula a produção de vitamina D, que você e o bebê precisam para ter dentes e ossos saudáveis e sono repousante; a vitamina D também ajuda a impedir a depressão e a reduzir a melancolia pós-parto.

Talvez você não se sinta pronta para passeios de longa distância, mas mesmo um passeio curto até a loja mais próxima ou uma caminhada no parque local a ajudará a se sentir um pouco mais vinculada com o mundo exterior e menos isolada do que ficando escondida em casa com o bebê.

Se for seu primeiro passeio, programe-o após uma amamentação, para que o bebê esteja relaxado. Vista-o conforme o clima. Coloque nele a mesma quantidade de roupa usada por você, mais uma camada extra para protegê-lo da brisa. Se estiver frio, um macacão, um casaco, um chapéu e uma manta deverão mantê-lo abrigado. A cabeça dele deve estar aquecida, mas não quente ao toque; as mãos e os pés devem estar um pouco mais frios. Não se esqueça das chaves, do celular e da bolsa (o cansaço a deixa distraída) e, sobretudo, aproveite seu primeiro passeio.

Equipamento extra. Se você estiver planejando ficar fora de casa por mais de meia hora, precisará levar alguns itens essenciais. Não saia sem:

▪ **Panos de algodão.** Você pode colocar um sobre o ombro sempre que quiser amamentar discretamente.

▪ **Uma sacola para trocas.** Coloque nela fraldas limpas, toalhas, sacos plásticos para roupas ou fraldas sujas, uma muda de roupas para o bebê, pomada antiassadura e um trocador.

▪ **A fórmula infantil e mamadeiras.** Se você estiver alimentando o bebê com mamadeira, leve leite pronto e mamadeiras esterilizadas.

▪ **Água e petiscos.** Leve uma garrafa de água e algo para comer, no caso de você sentir necessidade de um reforço de energia.

MARCAS AVERMELHADAS

Também chamadas de hemangiomas, essas marcas são bastante comuns e não devem causar preocupação. Frequentemente, formam-se na cabeça ou no pescoço, mas podem aparecer em qualquer lugar do corpo do bebê, no nascimento ou durante as primeiras semanas. Podem começar como uma área pequena, plana, vermelha viva, mas em geral ficam mais salientes e parecidas com um morango. Crescem até o bebê ter de 1 a 4 anos de idade, depois começam a encolher. Podem durar até os 10 anos de idade, mas a maioria desaparece perto da idade escolar, sem necessidade de tratamento. Se obstruírem a visão ou estiverem num lugar inoportuno, será aconselhável um tratamento para reduzi-las.

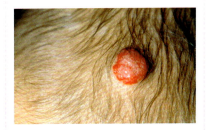

Saliência. Marca avermelhada provocada pelo crescimento de minúsculos vasos sanguíneos.

1 semana

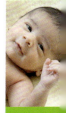

61

SEU BEBÊ TEM 1 SEMANA E 4 DIAS

Cuidando de sua saúde

Sua prioridade é o bebê, mas não descuide de sua própria saúde. Estar em boa forma lhe dá energia para lidar com a situação.

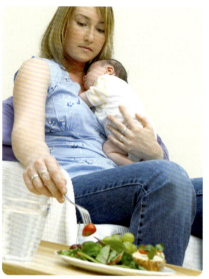

Alimentação saudável. Refeições nutritivas rápidas e fáceis, como salada, contêm vitaminas essenciais e podem ajudar no controle do peso.

Embora possa ser difícil achar tempo para refeições nutritivas, é importante priorizar sua dieta. Comer uma guloseima açucarada pode saciá-la entre as amamentações, mas seus níveis de energia e sua saúde geral acabarão sofrendo.

Armazene alimentos saudáveis que possam ser comidos na correria: sementes, nozes, frutas e legumes frescos, iogurtes, queijos, ovos, torrada integral e muita água manterão estáveis as taxas de glicose no sangue e a ajudarão a se sentir calma e relaxada.

É importante manter-se bem hidratada. Mães que amamentam precisam de cerca de 2,7 litros de líquidos por dia – podendo ser de 70% a 80% de bebidas e os outros de 20% a 30% de alimentos. *Smoothies* e leite desnatado contam. Como a cafeína é transmitida pelo leite materno, enquanto você estiver amamentando evite bebidas cafeinadas, como café e refrigerantes.

É perfeitamente possível comer bem, mesmo quando o tempo é escasso. Uma refeição que inclua uma sopa nutritiva e um pão integral pode ser produzida em minutos, assim como ovos mexidos numa torrada ou um prato de macarrão. Procure comer, no mínimo, cinco ou seis porções de frutas e legumes por dia, para garantir a vitamina C de que seu corpo precisa para absorver ferro. Entre os alimentos ricos em ferro, incluem-se carne vermelha, frutas secas, cereais matinais reforçados e leguminosas.

Se amigos ou familiares quiserem cozinhar para você, aproveite a generosidade. Não se envergonhe de aceitar ajuda na cozinha; isso lhe permitirá concentrar-se no bebê e em sua recuperação.

Exercícios. Ainda são os primeiros dias, mas você deve procurar sair quando puder, em busca de ar fresco e exercícios leves. A fadiga provocada pela falta de sono é reforçada pela falta de atividade. Esse esforço será bom para você e para o bebê, e estimulará um sono mais repousante à noite. Procure incluir uma caminhada ligeira em sua rotina, ou uma caminhada até as lojas, em vez de usar o carro.

Se você passou por uma cesariana, talvez ainda não se sinta bem em sair para caminhar, embora um passeio diário leve (mesmo no jardim) ajude na recuperação. Saia para uma caminhada somente se tiver certeza de que é capaz. Em caso de dúvida, sempre consulte primeiro seu médico.

TIRA-DÚVIDAS

Há algo que eu não possa comer enquanto estou amamentando? Você pode comer normalmente, mas, se o bebê ficar irrequieto em seu seio ou cheio de gases depois que você tiver comido certos alimentos, deverá evitá-los. Os culpados mais comuns são os alimentos "geradores de gases", como cebola, alho, brócolis, repolho, temperos fortes (como *curry* e *chili*), assim como frutas e sucos cítricos.

Posso usar protetores de mamilo? Em geral, não são recomendados; eles podem reduzir a quantidade de leite consumida pelo bebê e, portanto, também a produção de leite.

Há algo que eu não possa beber? Bebidas alcoólicas devem ser evitadas nos primeiros dias, pois podem afetar negativamente seu reflexo de ejeção, mas um pouco é aceitável depois. Restrinja a ingestão de cafeína a uma xícara de café por dia; ela pode deixar os bebês mais irritados e agitados. E não exagere nos chás de ervas. Chá de hortelã, por exemplo, pode ajudar a aliviar os gases e as cólicas dos bebês quando consumido por mães que amamentam, mas também pode reduzir a oferta de leite se consumido em grandes quantidades.

Posso fumar enquanto amamento? Você poderá colocar o bebê em risco se fizer isso. O cigarro contém substâncias químicas prejudiciais à saúde dele. A fumaça no ambiente do bebê pode aumentar o risco de síndrome da morte súbita infantil, respiração ofegante e infecções do sistema auditivo.

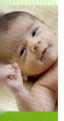

SEU BEBÊ TEM 1 SEMANA E 5 DIAS

Você conhece seu bebê

A maternidade pode ser intimidante e fazê-la achar que não está realizando um bom trabalho com o bebê. Acredite: você é quem melhor o conhece.

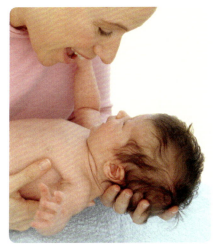

Atividade diária. O contato visual, as risadas, as conversas e o envolvimento com o bebê estabelecem seu vínculo emocional.

Se os bebês viessem com manual de instruções, a semana e meia passada teria sido mais fácil. A maioria das mães considera difícil essa íngreme curva de aprendizagem e se preocupa demais se está fazendo a "coisa certa". Sua capacidade de sintonizar as necessidades do bebê vai orientá-la na resposta ao recém-nascido. Leia os sinais dele, e você vai aconchegá-lo, falar de forma amorosa com ele, alimentá-lo, trocá-lo e balançá-lo quando ele precisar.

Não existe jeito "certo" de cuidar do bebê. Ele é um indivíduo, e o que é correto para outro bebê pode não ser para ele. Procure não comparar suas habilidades maternais com as de outras mães; quando começar a conhecer o bebê, você naturalmente fará o que for melhor para ele, quer seu manual de bebê ou amigos pensem de modo diferente.

Se, no momento, você não estiver gostando de cuidar das necessidades do bebê, procure não se preocupar, nem achar que está falhando como mãe ou pai. Não é raro que novas mães – e novos pais – sintam que estão fingindo, em vez de apreciarem cada momento com o bebê. Para alguns pais, o ressentimento pode começar a se desenvolver por causa do tempo e da energia absorvidos pelo bebê. Se isso estiver acontecendo, procure apoio adicional da família e dos amigos, e converse com um profissional da saúde a esse respeito. Você também pode estar morta de cansaço; nesse caso, peça a seu companheiro ou a uma amiga que assuma o controle, para lhe dar tempo de descansar.

Não se cobre demais e procure não entrar em pânico quando as coisas não caminharem como o planejado. Os dias não são sempre iguais numa casa com um bebê novo, de modo que você precisará ser flexível e, às vezes, reduzir as autoexigências.

GÊMEOS QUE DORMEM JUNTOS

Pôr os gêmeos para dormir no mesmo berço não deve ser motivo para preocupação. Eles não se aquecerão demais, nem sufocarão um ao outro. Estudos demonstram que os riscos para os bebês são os mesmos se estão dormindo no mesmo berço ou em berços separados.

As regras também são as mesmas. Por exemplo, certifique-se de que cada bebê tenha os pés perto do fundo do berço. Posicione-os deitados de costas, cabeça com cabeça, com os pés nas extremidades opostas do berço; ou lado a lado, com os pés na mesma extremidade do berço.

A posição lado a lado não representa riscos, mesmo se um bebê jogar um braço sobre o outro. Na realidade, eles podem confortar um ao outro dessa maneira.

Mantê-los no mesmo berço também é mais prático, caso fiquem no quarto dos pais – considerando que permanecer ali o máximo de tempo possível (de modo ideal, por seis meses) reduz o risco de síndrome da morte súbita infantil (ver p. 31).

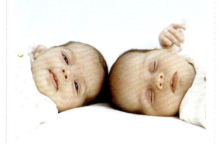

Compartilhando o berço. É totalmente seguro que gêmeos durmam no mesmo berço, quer cabeça com cabeça ou lado a lado.

TIRA-DÚVIDAS

Posso amamentar o bebê quando estiver doente?
Você talvez possa não se sentir em condições, mas deve continuar amamentando para manter a oferta de leite. Longe de transmitir uma infecção ao bebê, você vai lhe fornecer os anticorpos que desenvolveu contra sua doença, tornando menos provável que ele a apanhe. Consulte seu médico acerca da segurança de qualquer medicamento que você precise tomar.

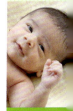

1 semana

SEU BEBÊ TEM 1 SEMANA E 6 DIAS

Trocando experiências

Muitos novos pais querem compartilhar a experiência do nascimento. Conversar a respeito é saudável, sobretudo se não foi como o planejado.

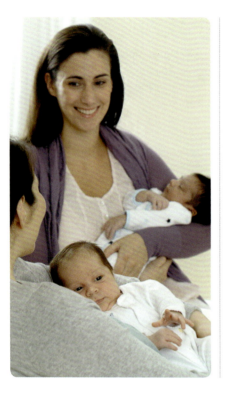

Quer você tenha tido uma experiência de parto inesperadamente fácil e rápida, quer tenha precisado de uma cesariana quando planejou um parto natural, provavelmente vai querer falar em detalhes sobre o nascimento. Ter um bebê é um acontecimento com consequências para toda a vida e uma experiência profundamente emotiva. É normal ficar orgulhosa e confusa após o parto, assim como é normal sentir que você precisa compreender os acontecimentos.

Algumas mulheres e seus companheiros se sentem infelizes com a experiência do parto, e uma pequena quantidade de casais se diz traumatizada. Para as mulheres, o parto pode ter sido mais longo e mais penoso que o previsto, ou podem ter surgido complicações. No caso dos homens, o fato de não terem o controle e ficarem angustiados com o desconforto das parceiras pode ter desvirtuado a visão deles. Você gostaria que as coisas tivessem saído de acordo com suas expectativas, ou preferiria tê-las feito de outro jeito, ou pode ainda querer saber por que certos procedimentos ou intervenções foram necessários. Igualmente, pode ter tido um parto positivo, maravilhoso, que a deixou repleta de alegria e com necessidade de compartilhar sua história encorajadora.

Por mais que sua experiência de parto esteja exposta, parte do processo de lembrança e compreensão envolve conversas com o companheiro, com a família, com outras gestantes e com seu médico.

Não hesite em conversar com o médico e faça perguntas se você ficar preocupada ou insegura com qualquer coisa relacionada ao nascimento. Os profissionais de saúde estão preparados para apoiá-la. O nascimento de um bebê é incrível, e você descobrirá que a maioria das pessoas ficará fascinada ao escutar como seu bebê nasceu.

Experiência compartilhada. Conversar sobre o nascimento de seu bebê com outras mães, que estão ansiosas para dividir suas próprias histórias, pode ser muito terapêutico.

Foco no positivo. Independentemente de sua experiência, procure enfocar os elementos positivos e sua satisfação em criar uma nova vida. Embora seja perfeitamente normal sentir alguma decepção ou até culpa se as coisas não caminharam como o planejado – especialmente se parecer que todas as outras mulheres tiveram uma experiência muito melhor, ou alcançaram aquele parto "natural" –, você tem um bebê em seus braços. Orgulhe-se da vida que você gerou.

TIRA-DÚVIDAS

Os olhos de meu bebê estão pegajosos. Isso é normal? É muito comum que os recém-nascidos sofram de uma infecção leve nos olhos, provocada pelo sangue ou fluido que penetrou ali durante o parto. Os cílios podem parecer estar ásperos ou pegajosos – ou até mesmo colados juntos – depois do sono, e pode haver uma secreção no canto interno dos olhos. Você pode manter os olhos do bebê limpos, higienizando delicadamente qualquer secreção. Em geral, essa condição se resolve sozinha, mas, se os sintomas não melhorarem após três dias, consulte seu médico.

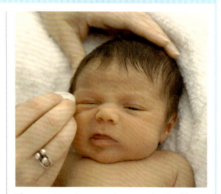

Limpeza. Umedeça um chumaço de algodão em água fervida resfriada ou no próprio leite materno (que contém anticorpos). Limpe de dentro para fora, com um chumaço novo em cada olho.

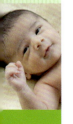

DESTAQUE PARA...
A ajuda terapêutica para seu corpo

Mesmo o trabalho de parto mais natural pode deixá-la se sentindo dolorida e desconfortável. Se você tem pontos ou passou por uma cesariana, pode estar se sentindo algo esgotada. A boa notícia é que há maneiras de estimular sua recuperação e o retorno à vida normal.

Seu assoalho pélvico. O peso do bebê, da placenta e do líquido amniótico colocou muita pressão sobre o assoalho pélvico, que apoia todos os órgãos da pelve. Durante o trabalho de parto e o parto em si, essa área também é esticada para permitir a passagem da cabeça do bebê pelo útero e pela vagina.

Se o bebê era grande, ou se você teve uma laceração grave ou um parto assistido, o assoalho pélvico pode ter ficado esticado em excesso e fraco, fazendo-a urinar quando espirra, tosse ou se exercita. Essa incontinência urinária por estresse, como é chamada, afeta quase metade de todas as novas mães, mas em geral melhora. Um assoalho pélvico fraco também pode provocar desconforto e uma sensação de peso na área vaginal.

A boa notícia é que você pode fazer algo a respeito, praticando exercícios para o assoalho pélvico (chamados exercícios de Kegel), quando se sentir confortável em executá-los (quanto antes, melhor). Comece fazendo os exercícios quando você estiver deitada de costas ou de lado. Eis o que você deve fazer:

■ Inspire e, ao expirar, aperte delicadamente os músculos do assoalho pélvico, como se tentando interromper a passagem de urina ou gases.
■ Segure a compressão por quatro ou cinco segundos e, ao mesmo tempo, inspire e expire; em seguida, relaxe.
■ Repita cinco vezes (não continue se você se sentir incomodada), cinco ou seis vezes por dia. Procure segurar por dez segundos uma contração do assoalho pélvico.

Embora pareça que nada está acontecendo nos primeiros dias (leva algum tempo para os músculos recuperarem força suficiente até para movimentos e nervos esticados responderem), você estimulará o suprimento de sangue para a área, promovendo a recuperação e restabelecendo o tônus muscular. Esses exercícios também ajudam a tratar hemorroidas. Se você passou por uma cesariana, os exercícios de Kegel devem ser um pouco mais fáceis, pois o períneo está menos dolorido. No entanto, continua sendo importante realizar os exercícios, pois a gravidez enfraqueceu os músculos do assoalho pélvico.

Seu baixo-ventre. O músculo do baixo-ventre funciona em sintonia com os músculos do assoalho pélvico para ajudar no apoio das costas e da pelve. O exercício desse músculo pode ajudá-la a recuperar a silhueta pré-gravidez e o nivelamento da barriga. Possuir músculos abdominais fortes também auxilia no alívio da dor nas costas. Inclinações pélvicas suaves (ver quadro abaixo) são uma ótima maneira de começar a tonificar o baixo-ventre após o parto.

Alívio imediato. Se o períneo ou a cicatriz da cesariana está sensível, aplique uma compressa de pedras de gelo embrulhadas num pano de prato ou uma compressa de gel gelada, para reduzir a inflamação e mitigar a dor. Banhos quentes ativam a circulação e auxiliam na recuperação.

COMO...
Fazer uma inclinação pélvica

Ao receber o sim do médico após um parto vaginal, utilize os exercícios de inclinação pélvica para fortalecer a área do baixo-ventre. Deite de costas, joelhos erguidos e pés na horizontal sobre o chão. Posicione as mãos sobre o estômago para sentir as contrações do músculo. Contraia os músculos do estômago e empurre o arco das costas na direção do chão. Contraia os glúteos com firmeza. Segure contando até seis, depois relaxe. Se você passou por uma cesariana, espere de seis a oito semanas antes de exercitar o abdome. Para estimular a circulação sanguínea na área, recolha a barriga fazendo sucção e segure por um minuto ou dois.

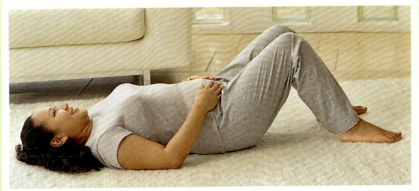

Inclinação pélvica. Contraia os músculos abdominais e empurre a região lombar na direção do chão – imagine arrastar o umbigo na direção da espinha dorsal. Faça três sessões de dez, mas pare se sentir cansaço.

1 semana

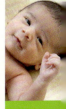

2 semanas

A MAIORIA DOS RECÉM-NASCIDOS QUE MAMAM NO PEITO SE ALIMENTA ENTRE OITO E DOZE VEZES POR DIA

As sessões de amamentação longas e regulares já fazem o bebê parecer mais rechonchudo – ele deve ter recuperado o peso que perdeu durante a primeira semana. Com o recém-nascido mais forte e menos vulnerável, você consegue se sentir mais confiante com os cuidados que vem dispensando a ele.

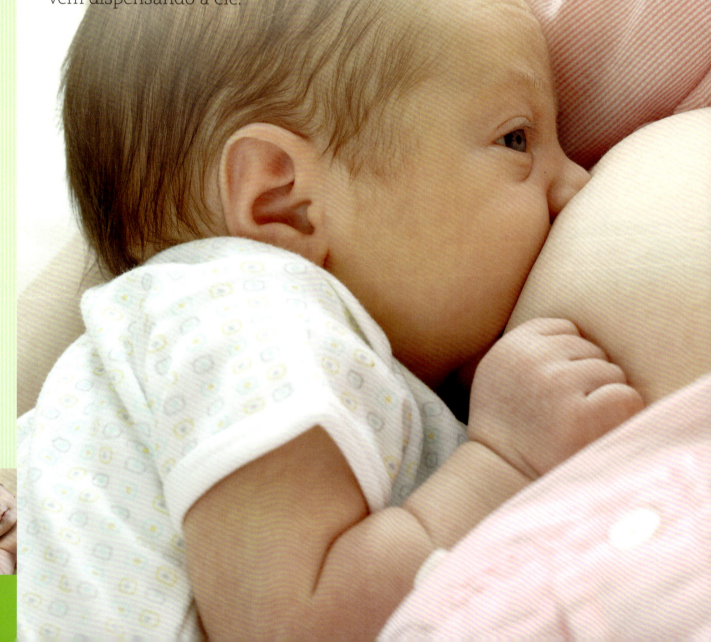

SEU BEBÊ TEM 2 SEMANAS
Desfrutando a vida familiar

A adaptação à chegada do bebê pode levar tempo para toda a família, mas manter uma forte unidade familiar vai beneficiar a todos.

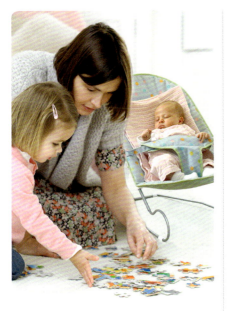

Tempo para todos. Dedicar atenção aos irmãos mais velhos ajuda-os a aceitar o recém-chegado.

Tornar-se uma família é um acontecimento maravilhoso, e depois disso sua vida não será a mesma. Você talvez desenvolva um vínculo mais forte com seus próprios pais à medida que eles assumem o papel de avós e passam mais tempo com a família. Você pode ter filhos mais velhos, ou filhos de relacionamentos anteriores, que precisarão de tempo para se adaptar à ideia de um novo irmão e de uma unidade familiar distinta. É possível que sua função mude, passando do papel de "parceira" para o de "parceira e mãe", e isso pode alterar a maneira como você e seu companheiro se enxergam e interagem um com o outro. Ter um bebê oferece a oportunidade de construir algo realmente especial.

Se você tiver outros filhos, pode ser tentador se revezar com seu companheiro para cuidar do bebê, enquanto o outro toma conta dos filhos mais velhos; seja como for, criar oportunidades para um tempo em família trará recompensas. Se vocês sentarem juntos para assistir a um filme, passearem no parque, jogarem jogos de tabuleiro ou passarem algum tempo no jardim, estarão alimentando a ligação que constitui a base de uma vida familiar feliz.

Passar o tempo juntos faz cada membro da família se sentir valorizado e seguro. Mesmo algo simples como cozinhar ou lavar a louça juntos ajuda a dividir o ônus e faz todos sentirem que possuem uma função. A afeição, os passatempos, a comunicação e o relaxamento em família também melhoram a autoestima e a dinâmica familiar, criando memórias felizes.

ICTERÍCIA

A icterícia, que provoca o aspecto amarelado da pele e a branquidão dos olhos (ver p. 404), é comum nos recém-nascidos, sobretudo se são amamentados. Em geral, ela desaparece em duas semanas, mas cerca de 10% dos bebês ainda a apresentam depois desse período. É provável que seja "icterícia do leite materno", mas também pode ser sinal de uma condição subjacente, como doença do fígado, especialmente no caso de fezes esbranquiçadas. Consulte seu pediatra, pois o bebê pode precisar fazer um exame de sangue.

A IMPORTÂNCIA DOS AVÓS

Acolher os avós na vida do bebê é parte da celebração da família em crescimento. Você pode apreciar ou não a ajuda deles, dependendo do relacionamento entre vocês. Informe-os do que você precisa e de como podem ajudá-la. Por exemplo, se moram perto, seus sogros podem cuidar da cozinha, enquanto seus pais lidam com os serviços domésticos. Você também pode achar que basta ter um dos casais de avós por perto, de cada vez, pois muita "ajuda" pode ser algo pesado.

Frequentemente, os avós se dispõem a dar conselhos. Aceite-os cortesmente, mas acredite em suas próprias habilidades e instintos maternais. Seus pais podem transmitir pérolas de sabedoria – procure escutá-los – mas não há problema em tomar suas próprias decisões.

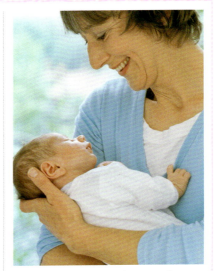

Em mãos seguras. Os avós gostam de demonstrar muito amor e afeto pelos netos recém-nascidos. Isso ajuda a fortalecer ligações entre eles desde o início.

2 semanas

67

DESTAQUE PARA...
Os significados do choro

Todos os bebês choram para se comunicar, e no início pode ser difícil entender o que eles estão tentando dizer. Logo você aprenderá o significado de cada choro e conseguirá descobrir a melhor maneira de acalmar seu filho.

Em média, mesmo os bebês mais felizes choram entre uma e três horas por dia, e alguns choram sem parar. Nos primeiros dias, você pode se sentir angustiada com a situação e se esforçar para acalmar o recém-nascido. A melhor coisa a fazer é relaxar e pensar em como agir. A maioria dos bebês chora pelos mesmos motivos, e descobrir o que está errado é o primeiro passo para achar uma solução. Ficar ansiosa só vai deixar o bebê mais aflito; os bebês captam a ansiedade, e isso pode complicar a situação.

TIRA-DÚVIDAS

Como saber se o choro é causado por cólica ou refluxo? Cerca de um quarto dos bebês novos sofre de cólica. A causa é incerta, mas está ligada ao excesso de gases e provoca um choro incontrolável (muitas vezes, por volta da mesma hora do dia ou da noite) e a ação de dobrar para cima os joelhos, em evidente desconforto. A maioria dos bebês se livra desse problema aos 3 meses (para saber como reduzir a cólica, ver p. 77).

O refluxo acontece quando o conteúdo ácido do estômago sobe para o esôfago, provocando queimação e desconforto, e isso pode deixar o bebê nervoso. O choro acontece muitas vezes durante ou logo após a amamentação – diferente da cólica, em que o choro é pior à noite. O refluxo também pode fazer os bebês regurgitarem frequentemente, às vezes em grandes quantidades. Se suspeitar de que seu bebê sofre de refluxo, consulte seu médico.

Por que meu bebê está chorando?

Um bebê chorando não está necessariamente infeliz; ele pode só estar sendo eficiente em transmitir as necessidades. Então, depois de dar dezenas de voltas pela sala de estar para tentar acalmá-lo, pense positivamente: você está criando um bom comunicador. É o momento de descobrir o que o faz chorar.

Use o método de tentativa e erro ao tranquilizar o bebê. O que funciona num dia pode não dar certo no dia seguinte, ou você pode descobrir um truque que sempre funciona. Se há uma coisa em que os pais se destacam é a adaptação. Com o tempo, você começará a identificar os choros do bebê: saberá se ele está com fome ou se sentindo abandonado, ou se é hora de um cochilo. Também reconhecerá quando ele precisa de um abraço ou até um pouco de tempo para si mesmo. Ele pode não gostar de trocas de fralda ou de se vestir, mas você desenvolverá técnicas para que essas coisas fiquem mais divertidas, ou se tornará especialista em executá-las rapidamente.

Fome. Os bebês choram quando têm fome ou sede, e não vão parar até serem saciados. No período de crescimento acelerado, quando seus seios estão se esforçando para corresponder à demanda, o bebê pode sentir mais fome que o normal e chorar mais. Deixe-o sugar seu seio; essa ação vai confortá-lo e aumentar sua oferta de leite.

Sentindo muito calor ou frio. Um bebê novo não consegue regular a temperatura corporal. Verifique se ele está usando roupas adequadas. Vestir o bebê e colocá-lo para dormir sob mantas finas pode fazê-lo sentir calor ou frio de modo mais rápido. Se ele for

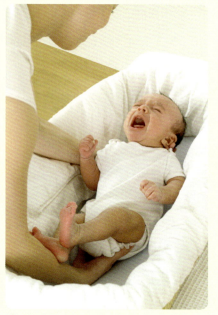

Chorando por atenção. Bebês novos não choram sem motivo; em geral, eles têm uma necessidade genuína que requer atenção.

pequeno ou magro, poderá precisar de mais roupas para manter a temperatura corporal. Bebês rechonchudos costumam ficar mais felizes com menos cobertas.

Molhado ou desconfortável. Uma fralda molhada ou suja pode provocar desconforto. Alguns bebês são particularmente sensíveis e precisam de pomada aplicada na pele para protegê-la. Se a pele do bebê estiver vermelha, áspera ou ferida na área da fralda, ele poderá estar com assadura (ver p. 73). Deixe-o sem fralda por períodos curtos de tempo, para estimular a recuperação.

Solidão. Os bebês são seres sociáveis e adoram ser segurados. Ele é estimulado e entretido por sua presença, e se sente mais seguro sabendo que você está ali por causa dele. Não hesite em levantá-lo quando ele chorar. Ele está comunicando uma necessidade genuína; é importante satisfazê-la.

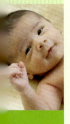

Falta de estímulo. Bebês podem ficar entediados! Se seu bebê ficar deitado no berço ou no assento do carro durante horas, poderá precisar de alguma interação ou de uma mudança de ambiente. Brincar ou conversar com ele, mudá-lo para outro aposento da casa, ou até montar um móbile sobre o berço ajuda a entretê-lo e mantê-lo feliz.

Excesso de estímulo. Um pouco de estímulo favorece o desenvolvimento, mas os bebês também precisam de períodos de tranquilidade, em que as habilidades e as informações são consolidadas. Também têm de relaxar para poder dormir bem e se adaptar ao novo mundo.
Embora brincar seja uma experiência de aprendizado maravilhosa, evite longos períodos de estímulo. Se o bebê ficar rebelde após períodos de atividade, poderá ser o momento de ajudá-lo a relaxar e dormir. Uma massagem (ver p. 125) ou uma amamentação longa podem favorecer isso.

Cansaço. Um bebê cansado fica irritadiço e frustrado. Ser estimulado em excesso, ou não ter a oportunidade de relaxar para adormecer, pode deixá-lo aflito. Se ele estiver chorando sem motivo aparente, esfregando os olhos e bocejando, balance-o até se acalmar, agasalhe-o e ponha-o para dormir. Não tente colocá-lo no berço se ele estiver furioso e perturbado, pois resistirá a dormir, o que vai complicar o problema.

Querendo bem-estar. Às vezes, os bebês não sabem o que querem. Só sentem falta do conforto dos braços da mãe ou do pai, ou de um contato físico. Um abraço ou uma massagem suave pode ser o suficiente para acalmá-los; ou eles podem querer o bem-estar de sugar seu seio ou uma chupeta. Embora você não queira estimular a realização de uma "refeição ligeira", algumas vezes apenas isso funciona.

Sentindo-se indisposto. Se o bebê estiver indisposto, ele vai chorar por sentir desconforto; ou talvez não chore, o que pode causar preocupação. Verifique a temperatura dele (ver p. 395). Se estiver elevada, ele poderá ter alguma infecção; nesse caso valerá a pena uma visita ao médico. É quase impossível os pais diagnosticarem uma doença num bebê novo; assim, se ele estiver chorando e claramente desconfortável, faça um exame minucioso nele.

CHECK-LIST
Para acalmar o bebê rebelde

■ O bebê reage quando você o segura ou o balança. Se com o balanço ele relaxar para dormir, traga o carrinho dele e o acomode numa posição em que você possa balançá-lo com uma mão ou um pé livre.
■ Se o bebê precisar de conforto constante, carregue-o junto do peito num *sling*, para que ele consiga escutar seu batimento cardíaco.
■ Sons rítmicos, como música em volume baixo, ou até mesmo o som do aspirador de pó, tranquilizam muitos bebês.

■ Muitos bebês gostam de se sentir enrolados em lençóis (ver p. 53). Procure enrolá-lo confortavelmente num lençol antes de acalmá-lo.
■ Alguns bebês precisam mamar para dormir ou se tranquilizar; esse é o motivo pelo qual se alimentam quase constantemente quando estão perturbados. Se ele não estiver com fome, poderá se confortar com uma chupeta.
■ Faça uma massagem leve para acalmar o bebê (ver p. 125).
■ Se o choro começar após a alimentação, depois da troca do leite materno pela fórmula ou da troca da fórmula, consulte seu pediatra. O produto que ele está consumindo pode não ser adequado.
■ Respire fundo e relaxe. Se necessário, coloque o bebê no berço por alguns momentos e saia do quarto para se acalmar. Choros de bebês são exaustivos, e você pode estar no seu limite. Não fará nenhum mal deixá-lo num lugar seguro por alguns minutos, enquanto você faz uma breve pausa.

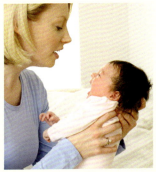
Conversa cara a cara. Entre em contato visual com o bebê e converse com ele, para distraí-lo do choro.

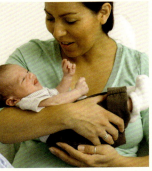
Balanço. A simples ação de balançar delicadamente o bebê de um lado para outro pode acalmá-lo.

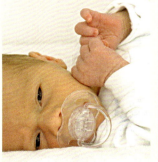
Chupeta. Os bebês gostam de sugar em busca de conforto, e uma chupeta pode ajudar a tranquilizá-lo.

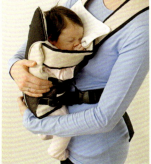
Canguru para bebê. O bebê pode gostar do canguru, mas confirme com seu médico se ele já pode usá-lo.

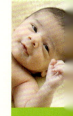

SEU BEBÊ TEM 2 SEMANAS E 1 DIA

Imitação

O bebê imita suas expressões faciais, abrindo os olhos e a boca como você, e reproduzindo o tom de sua voz quando ele murmura.

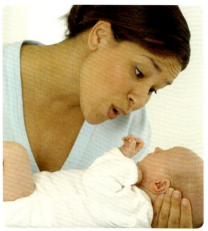

Fazendo caretas. Se você adotar expressões faciais exageradas enquanto conversa com o bebê, ele terá mais facilidade de imitar as expressões.

Um estudo surpreendente descobriu que, quando a mãe ou o pai de um recém-nascido põe para fora a língua e a mexe de lado a lado, o bebê reage de modo parecido. Estudiosos concluíram que a imitação é a ferramenta de aprendizado mais poderosa do kit de instintos do bebê. Tudo o que ele fará um dia, aprenderá com base na observação e na imitação das pessoas ao redor dele. Você o verá "praticar" suas novas habilidades até aprimorá-las.

Além disso, se você fizer as mesmas caretas ao brincar, ele vai considerá-las "familiares" e reagir cada vez mais rápido. A imitação é um sinal de que o bebê já está processando as informações de uma maneira muito sofisticada: não só ele precisa elaborar o que você está fazendo, mas também tem de controlar partes distintas do corpo para aprender a imitá-la. Esse processo pode começar algumas horas depois do nascimento e continuar durante as primeiras semanas e meses da vida dele. O bebê também gritará com uma inflexão correspondente ao seu acento, algo que ele assimilou ainda no útero. Estudiosos constataram que os bebês gritam imitando a língua "materna" da mãe (por exemplo, os recém-nascidos franceses gritam com um "acento" crescente, enquanto os bebês alemães possuem uma inflexão decrescente). Acredita-se que isso seja uma tentativa de criar um vínculo emocional inicial com as mães.

SEU BEBÊ TEM 2 SEMANAS E 2 DIAS

Sons do bebê

O bebê já está aprendendo a falar. Os "ohs" e "ahs" logo se converterão na fala ininteligível que é a base da fala inicial. Escute com atenção.

> **HORA DE PENSAR EM...**
> ### Preparar a trilha sonora
> Daqui a cerca de duas semanas, o bebê começará a entender os sons reagindo a ruídos e também à música. Pense em preparar um CD com músicas para seu filho, ou mesmo em "treinar" canções de ninar e cantar para ele. Logo, a música poderá trazer mais alegria para a rotina do bebê, e você vai gostar de ver a reação dele aos sons.

Embora o choro seja o primeiro e, provavelmente, o mais eficaz método de comunicação do bebê, ele começará a emitir sons breves quando alerta, e você também poderá ouvi-lo responder com sons de bebê quando você falar com ele ou o estimular, ou quando ele reconhecer algo como seu rosto ou a voz do pai.

Os primeiros sons serão sons vocálicos – em geral, "ooooh" e "aaaaah" – e murmúrios breves. Junto das tentativas dele de conversar, você também poderá ouvir muitos soluços e espirros.

Estimule-o a "conversar"; aproxime-se dele, para que possa ver seu rosto, e converse com ele. Quando ele responder com sons, aguarde um momento e em seguida "responda", imitando os sons dele. Ele está começando a entender os fundamentos da comunicação e reagirá a essa interação. Converse com ele constantemente; conte o que você está fazendo, por exemplo, enquanto trocar a fralda dele. Ele escutará sua conversa e se familiarizará com as palavras. Quando chegar o momento de falar, ele terá a base para um bom vocabulário.

SEU BEBÊ TEM 2 SEMANAS E 3 DIAS

Colo aconchegante

Todos os bebês adoram ser segurados. Trazê-lo para junto de seu peito o tranquiliza e estimula o vínculo emocional entre vocês.

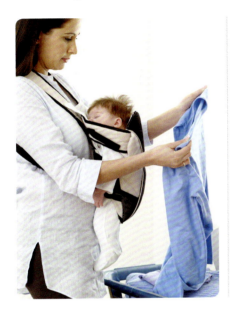

O bebê ficou confinado em seu útero por muitos meses e, por isso, tornou-se dependente do toque para se sentir seguro. Depois do nascimento, o toque também é importante – e tranquilizador – para os bebês. Estudos verificaram que ele é calmante e ajuda os bebês a se adaptarem aos novos ambientes. Estimula o vínculo emocional e promove o crescimento saudável, o desenvolvimento e até a imunidade. De fato, recém-nascidos precisam de toques constantes e reconfortantes para se tornarem crianças saudáveis e felizes. Estudos em orfanatos revelam que bebês não confortados ou não criados com toques apresentam desenvolvimento falho, têm crescimento lento e desenvolvem problemas sociais posteriormente.

Embora possa não haver nada mais gratificante e relaxante que segurar seu bebê durante horas a fio, você precisará manter a casa funcionando. O uso de um *sling* para carregar o bebê é uma boa maneira de mantê-lo próximo de você enquanto cuida dos afazeres domésticos. O bebê tende a dormir por períodos mais longos quando está perto de você, ou quando é balançado delicadamente para dormir escutando seu familiar batimento cardíaco. Seus padrões de respiração estimularão os do bebê, e ele se tranquilizará ao sentir você perto dele.

Mãos livres. Carregar o bebê num canguru ou *sling* permite mantê-lo próximo enquanto você cuida dos afazeres domésticos.

TOQUE PARA ACALMAR O BEBÊ

O bebê responderá de modo muito positivo a seu toque e será tranquilizado por ele. Assim, toque-o com frequência. Segure-o perto de você na amamentação ou na alimentação com mamadeira, de preferência com a pele desnuda dele junto à sua (ver p. 45). Seja táctil; toque no rostinho dele, friccione delicadamente as costas dele, dê um tapinha nas mãos dele; sinta e explore o corpo dele com suas mãos. Balance-o ou segure-o perto quando ele estiver chorando. Deixar um recém-nascido chorar envia a mensagem de que você nem sempre está ali para ele, fazendo-o se sentir inseguro. A infância não é o momento para "treinamento de sono". Abrace o bebê após o banho dele; ele vai estar relaxado e pronto para um sono profundo e repousante.

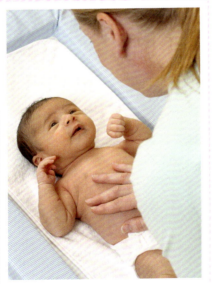

Mãos que confortam. Afagar suavemente o corpo do bebê e conversar com ele enquanto você o troca pode ajudá-lo a se sentir menos vulnerável.

TIRA-DÚVIDAS

Já posso tirar leite? Embora você possa tirar leite assim que se sentir disposta após o parto, é melhor esperar até o bebê ter de 4 a 6 semanas de vida. É o tempo necessário para seus seios produzirem a quantidade certa de leite para o bebê, assim como para ele aprender a mamar no peito com eficiência. (Dar-lhe uma mamadeira muito cedo poderá causar uma "confusão de bicos"; ver p. 89.) Além disso, a essa altura o bebê estará mamando de oito a doze vezes em cada período de 24 horas, deixando pouco tempo livre para você retirar o leite sem interromper o disponível para a amamentação seguinte. Porém, se você tiver muito leite e quiser manter uma coleta diária para criar uma oferta de leite congelado para uso posterior, poderá tentar.

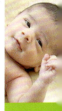

SEU BEBÊ TEM 2 SEMANAS E 4 DIAS

Sentindo-se sozinha?

Se seu companheiro voltou ao trabalho e sua mãe foi para a casa dela, você pode se ver sozinha com o bebê pela primeira vez.

Não só talvez seja difícil cuidar do bebê sozinha – sem outro par de braços para segurá-lo ou para auxiliar nos afazeres domésticos –, mas também pode levá-la a descobrir que longas horas de amamentação e cuidados sem uma conversa com adultos podem ser um pouco entediantes. Talvez sua vida social esteja sendo prejudicada, e amigos e colegas podem estar ocupados no trabalho quando você gostaria de conversar.

Pergunte por grupos de pais e bebês em sua região, informe-se sobre onde você pode encontrar outros novos pais, para obter apoio e um pouco de companhia. Se frequentou um curso para gestantes, você poderá marcar reuniões com suas colegas de classe, fazendo um revezamento na organização dos encontros. Se os avós do bebê moram perto, podem ser organizadas visitas regulares. Converse também com seu companheiro a respeito de seus sentimentos; ele pode telefonar para você com mais regularidade, ou voltar para casa mais cedo de vez em quando. Seja como for, aproveite esse tempo para se adaptar e relaxar enquanto amamenta o bebê. E por que não se pôr em dia, assistindo a alguns bons DVDs enquanto está nessa situação?

TIRA-DÚVIDAS

Posso dar água para o bebê? Bebês que mamam no peito recebem um equilíbrio perfeito de líquido do leite materno e não precisam de mais nada, mesmo se ficarem um pouco desidratados em virtude de uma doença. Bebês alimentados com mamadeira obtêm da fórmula infantil o líquido de que precisam, mas se estiver muito calor você poderá dar um pouco de água. Utilize somente água fervida e resfriada, numa mamadeira esterilizada.

SEU BEBÊ TEM 2 SEMANAS E 5 DIAS

Amamentando em público

Amamentar no conforto de sua casa é uma coisa; bem diferente é fazer isso em público. A maioria das mulheres, no começo, hesita bastante.

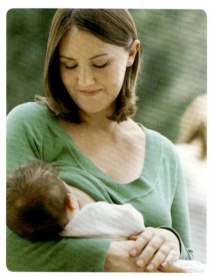

Se você está entre as muitas mulheres que se sentem constrangidas em amamentar em público, provavelmente evita fazer isso. Essa experiência não precisa ser difícil, e você não tem de se esconder para amamentar.

Há diversas maneiras de amamentar com discrição; tente e não se preocupe com a opinião das outras pessoas. Você pode, por exemplo, utilizar uma manta para cobrir os seios e o bebê, ou usar roupas que favoreçam a amamentação (ver p. 111), sobrepondo blusas para colocar o bebê debaixo de uma e ainda ficar coberta. Escolha um sutiã que possa abrir com facilidade, com uma só mão.

Acima de tudo, procure relaxar. Se você ficar ansiosa e nervosa, amamentar um bebê faminto não será fácil.

Amamentação discreta. Uma blusa folgada permitirá que o bebê mame com facilidade sem revelar muito seu corpo. Se preferir, coloque uma manta em torno de você e do bebê, para se sentir confortável.

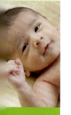

72

SEU BEBÊ TEM 2 SEMANAS E 6 DIAS
O termostato de seu bebê

Bebês novos não conseguem regular a própria temperatura corporal; assim, é importante verificar se estão muito quentes ou muito frios.

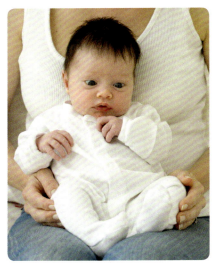

Proteção extra. Em geral, os bebês precisam de uma camada a mais de roupa que os adultos.

O organismo do bebê não consegue regular a temperatura com eficiência. Ele perde calor pela cabeça quando está muito quente, mas em geral depende dos pais e de quem cuida dele para mantê-lo na temperatura correta.

Não é necessário medir a temperatura do bebê (ver p. 395), a menos que ele esteja muito quente e possa estar com infecção. Em vez disso, examine-o regularmente, colocando sua mão na bochecha dele, que deve estar quente ao toque, e verifique se os pés e as mãos estão frios, não gelados. Vista-o em camadas, que podem ser adicionadas ou removidas, se necessário. Você precisará usar a intuição para avaliar o equilíbrio correto.

Tenha por meta uma temperatura do quarto de dormir entre 16 °C e 20 °C, o ideal para os bebês. Aquecimento em excesso está associado à síndrome da morte súbita infantil (ver p. 31). À noite, vista o bebê com camiseta e macacão, e adicione camadas de lençóis de algodão leves e cobertores térmicos até ele parecer confortável.

Durante o dia, o bebê deve usar a mesma quantidade de roupa que você, mais uma camada extra. Evite colocar a cadeirinha reclinável perto de um aquecedor ou uma lareira, ou de luz solar direta. Afaste-o de janelas expostas a correntes de ar. Chapéus são uma boa ideia quando está frio, mas os bebês não devem usá-los na cama, a não ser que sejam muito pequenos ou prematuros, pois, se necessário, podem perder calor pela cabeça. Muitas vezes, os bebês ficam muito quentes dentro de um carro; assim, não precisam de um cobertor sobre eles, a menos que esteja muito frio ou que você tenha ligado o ar-condicionado. Lembre-se de tirar a roupa de uso externo do bebê quando estiver em ambiente interno.

Acima de tudo, relaxe. Na maioria dos casos, o bebê parecerá frio ou quente e/ou sentirá frio ou calor, e você saberá, só de olhar, se ele precisa usar casaquinho de lã ou ficar sem meias.

> **HORA DE PENSAR EM...**
> ## Contracepção
>
> Você deve decidir a forma de contracepção que quer usar agora e discutir isso com seu médico. O tempo de retorno da fertilidade varia bastante, mas é importante não correr riscos. Você pode descobrir que está grávida de novo poucas semanas depois do nascimento do bebê. Em geral, as menstruações voltam entre quatro e dez semanas após o parto se estiver alimentando o bebê com mamadeira ou combinando peito e mamadeira. A amamentação exclusiva, dia e noite, dá 98% de proteção contra a gravidez até o bebê completar 6 meses, se as menstruações não tiverem voltado.

> **COMO...**
> ## Lidar com as assaduras
>
> O contato com a urina ou com as fezes irrita a pele delicada do bebê e pode resultar em assaduras. Para impedir isso, troque as fraldas com frequência. Se o bumbum do bebê ficar dolorido, deixe-o brincar e mexer as perninhas sem a fralda duas vezes por dia, no mínimo, para permitir o contato com o ar. Se você usar fraldas reutilizáveis, faça uma lavagem extra nelas. O uso de pomada de calêndula estimula a recuperação, mas se a assadura não melhorar em dois dias consulte o médico, que solicitará exames e poderá prescrever um creme antifúngico.

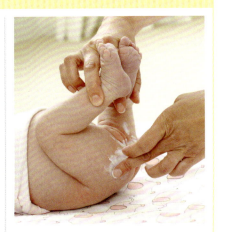

Camada protetora. O uso de pomada antiassadura pode proteger a pele do bebê quando a fralda estiver suja.

2 semanas

73

3 semanas

OS BEBÊS PODEM CHORAR, MAS NÃO CONSEGUEM PRODUZIR OU DERRAMAR LÁGRIMAS ATÉ TEREM 3 SEMANAS DE VIDA

A essa altura você talvez consiga identificar quando o bebê está com fome, quando precisa trocar de fralda ou quando está propenso a tirar uma soneca. Provavelmente, ele está dormindo de dezesseis a dezoito horas por dia e mamando a cada três ou quatro horas. Está ficando mais forte todos os dias e consegue virar a cabeça para observá-la.

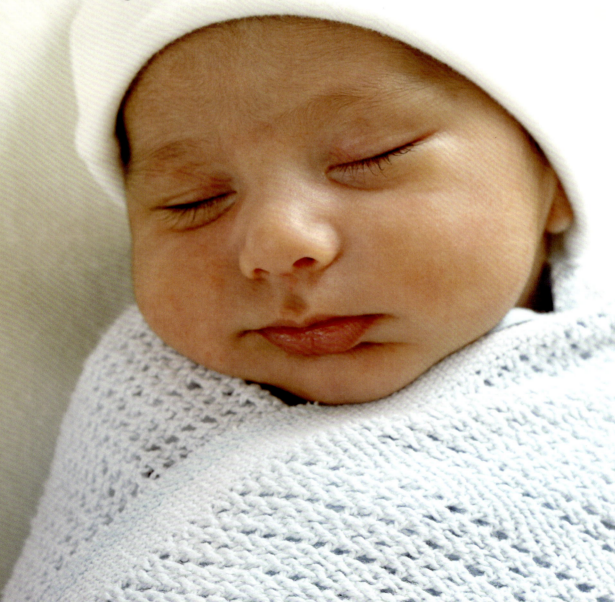

SEU BEBÊ TEM 3 SEMANAS
Hora de se envolver

Agora que o bebê está alerta e acordado por mais tempo, brincar com ele ajudará a estimular seus sentidos e melhorar sua coordenação.

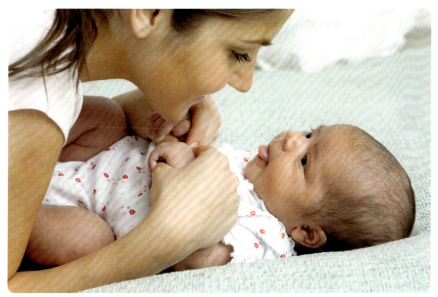

Tête-à-tête. Estabelecer contato visual com o bebê, sorrir e conversar com ele estimula a audição e as habilidades de linguagem dele.

É claro que seu bebê de 3 semanas ainda não entende o conceito de brincar; nessa idade, "brincar" significa simplesmente você se envolver e passar um tempo valoroso com ele. Dê-lhe a oportunidade de aprender muito mais do que você pode imaginar; isso estimulará um vínculo saudável entre vocês e também promoverá a saúde e o bem-estar emocional dele.

Embora seja importante não estimulá-lo em excesso, algumas sessões de cinco a dez minutos por dia, sempre que ele estiver calmo e alerta, serão muito divertidas para vocês dois e o ajudarão a se desenvolver. Procure adaptar suas brincadeiras ao estado de ânimo dele. Se ele estiver ativo e alerta, procure bater palmas, fazer cócegas ou levá-lo para fora e lhe mostrar o jardim. Se estiver num estado de ânimo mais sereno, conversar e cantar poderá ser mais adequado. O propósito da brincadeira é a diversão; tente conduzi-la de um jeito leve e animado e se esqueça do que o bebê possa estar aprendendo. Isso ficará claro quase imediatamente.

A brincadeira oferece a oportunidade perfeita para introduzir o bebê nas maravilhas do mundo dele. Varie as brincadeiras, para ampliar horizontes e desenvolver partes distintas do corpo e do cérebro dele. Ele se sentirá envolvido e ficará feliz por estar com você e desenvolver novas habilidades.

Instintivamente, os bebês "exercitam" habilidades. Seu bebê pode testar novos truques após o término das brincadeiras; por exemplo, se você o incentivou a tirar a língua para fora e fazer caretas, ele pode tentar isso todas as vezes que olhar para seu rosto.

> **ATIVIDADE**
>
> ## Padrões em preto e branco
>
> Quando começa a interagir com o mundo ao redor, o bebê muito novo encontra imagens evidentemente contrastantes, formas geométricas diferentes e padrões visualmente interessantes. Para incentivar esse estímulo, crie para ele um desenho em preto e branco sobre um cartão, usando canetas hidrográficas para fazer padrões e formas (faixas e ângulos são especialmente atraentes para os bebês), ou compre um livro infantil com desenhos parecidos. Esses padrões desenvolvem as capacidades de foco do bebê e estimulam a consciência espacial e a percepção visual. Brinque com isso por um minuto ou dois, todos os dias, mas não exagere. O estímulo visual em excesso desviará o bebê do "processo de familiarização" de conhecer seu novo mundo e se integrar a ele.
>
>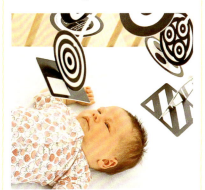
>
> **Estímulo visual.** Padrões evidentes e móveis chamam a atenção do bebê e também ajudam a desenvolver a habilidade de foco dele.

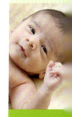

SEU BEBÊ TEM 3 SEMANAS E 1 DIA

Colocando o bebê para dormir

Se você conseguir identificar quando o bebê precisa dormir, poderá aproveitar o cansaço dele e proporcionar-lhe um sono tranquilo.

Um bebê muito cansado pode ficar incontrolável e não conseguir se acalmar. Por isso, coloque-o para dormir assim que perceber que ele está cansado, quando estará mais propenso a dormir profundamente. Em geral, depois de um período acordado, o bebê precisará de um descanso. O período de tempo em que ele permanece acordado entre os cochilos é uma característica dele. Portanto, você deve identificar quando ele está pronto para dormir.

Ao longo do dia e da noite, o bebê passará por períodos em que estará mais propenso a adormecer. Se você perder um desses momentos, talvez tenha de esperar uma hora ou mais pelo momento seguinte, quando o bebê passar por outro ciclo ativo-sonolento-adormecido. Bocejar e esfregar os olhos são sinais de que ele está com sono. Também pode choramingar um pouco ou reclamar sem motivo aparente. Pode resmungar ou murmurar, começando baixinho e alcançando um alto volume.

Alguns bebês adquirem uma expressão carrancuda quando estão cansados; outros agitam os bracinhos e as perninhas, talvez num gesto de frustração. Não tente distrair o bebê ou mantê-lo acordado quando ele estiver cansado. Ele ficará muito agitado e demorará mais tempo para relaxar.

> **TIRA-DÚVIDAS**
>
> **Meu bebê vomita um pouco de leite após a mamada. Ele está doente?** É normal que os bebês "vomitem" um pouco de leite depois da amamentação, como consequência do ar aprisionado que emerge, trazendo um pouco de leite com ele. Não provoca dor nem desconforto. Para impedir o vômito, maneje o bebê delicadamente após a mamada e quando ele arrotar. Se ele vomitar muito leite, poderá ter refluxo (ver p. 401). Nesse caso, leve-o ao médico.

SEU BEBÊ TEM 3 SEMANAS E 2 DIAS

Fazendo uma pausa

Embora possa ser tentador assumir toda a responsabilidade pelo bebê, sobretudo se você estiver amamentando, pausas frequentes vão revigorá-la.

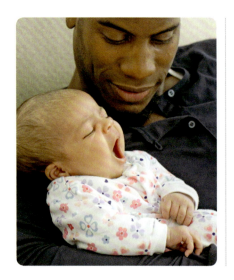

Você pode ser uma das muitas mães para quem é difícil abdicar do controle; sobretudo se desenvolveu métodos testados e comprovados para colocar o bebê para dormir, trocá-lo ou acalmá-lo de maneira eficiente. No entanto, é importante dedicar algum tempo para recarregar as baterias e se recuperar totalmente do parto. Quer seja um longo banho, um encontro com uma amiga, exercícios ou um cochilo, a mudança de ambiente e a quebra da rotina farão toda a diferença para sua saúde física e emocional.

Tempo com o papai. Seu companheiro precisa conhecer o bebê e também entender as necessidades dele.

O pai receberá bem a oportunidade de aprimorar suas habilidades paternas e de desenvolver o vínculo emocional com o bebê. Ele ganhará confiança nos cuidados do recém-nascido, reduzindo a pressão sobre você. Estabeleça um horário para ele assumir o comando; talvez na hora do banho, ou nas manhãs de sábado. Mesmo períodos curtos podem propiciar esse relacionamento, dando-lhe um descanso.

Depois de cerca de quatro semanas, se você estiver amamentando, poderá começar a tirar leite (ver p. 28), e seu companheiro poderá assumir o controle da amamentação de vez em quando. Então, você poderá ir a um lugar ainda mais longe de casa durante as pausas.

SEU BEBÊ TEM 3 SEMANAS E 3 DIAS
Alimentação segundo a demanda

O bebê está aprendendo a reagir aos sinais de fome, e, ao satisfazer o apetite dele, você o tranquiliza e o ajuda a se sentir mais seguro.

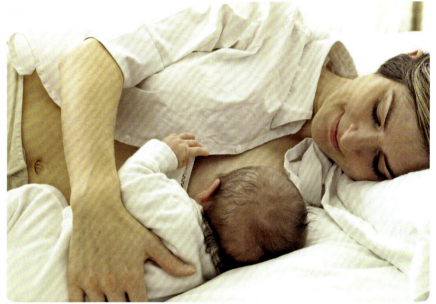

Alimento e segurança. Deixe o bebê se alimentar sempre que quiser. O estômago dele continua minúsculo e só consegue ingerir pequenas quantidades, portanto ele precisa mamar regularmente.

É importante continuar a alimentar o bebê de acordo com a demanda – no peito ou na mamadeira –, pois ele está aprendendo a reagir aos próprios sinais de fome. Ele a informará quando estiver com fome, e ao satisfazer essa necessidade você vai não só estimular a confiança e a segurança dele, mas também ensiná-lo a comer quando tiver fome. Talvez seja difícil de acreditar, porém isso pode realmente ajudar a prevenir alguns problemas no futuro, como a obesidade.

A essa altura, o bebê pode estar dando intervalos de três a quatro horas entre as amamentações, mas não se surpreenda se esse padrão mudar repentinamente. O período de crescimento acelerado e a maior atividade física durante o dia o deixam com mais fome, e ele talvez pareça mamar de maneira interminável, enquanto você se esforça para aumentar sua oferta de leite.

COMO...
Lidar com a cólica

Para aliviar os sintomas da cólica (ver p. 68), faça o bebê arrotar após as amamentações (p. 49). Tente um banho quente para acalmá-lo e, em seguida, friccione o abdome e a região lombar com óleo de semente de uva ou azeite de oliva ligeiramente aquecido, em movimentos circulares.

Um bebê que mama no peito pode reagir à dieta da mãe. Reduzir a quantidade de laticínios que você come pode fazer diferença, assim como de alimentos processados que contêm proteína de leite; por exemplo, alguns biscoitos, bolos e tortas. Evitar alho, cebola, repolho, feijão e brócolis também pode ajudar. Se você estiver alimentando com mamadeira, tente uma anticólica, que pode reduzir a quantidade de ar que o bebê ingere ao mamar. Outra opção é tentar uma fórmula infantil diferente, que ele pode tolerar melhor, mas consulte seu pediatra primeiro. Bebês com cólica são acalmados com o movimento; tente um passeio de carro ou com o carrinho de bebê, ou balance-o delicadamente no *sling*. Para os bebês com mais de um mês, um remédio fitoterápico com bicarbonato de sódio pode ser útil. Em geral, a cólica diminui quando o bebê tem 3 meses, mas, se você não tiver mais forças, consulte o pediatra, que poderá prescrever um antiespasmódico suave.

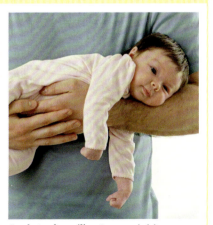

Combatendo a cólica. Segurar o bebê com o rosto para baixo, ao longo de seu antebraço, com a mão firmemente entre as pernas dele pode ajudar a aliviar cólicas. Procure andar um pouco.

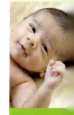

SEU BEBÊ TEM 3 SEMANAS E 4 DIAS

Conselhos conflitantes

Não faz mal escutar conselhos de amigos e familiares que querem ajudar, mas não se sinta na obrigação de segui-los.

Você pode ficar surpresa ao descobrir que todos, desde sua sogra até o açougueiro, têm ideias muito claras a respeito de como os bebês devem ser tratados e cuidados, e de como as crianças devem ser criadas. Pode ser muito desconcertante saber que, ao olhos de algumas pessoas, você está fazendo tudo errado.

Uma das habilidades mais importantes que você pode desenvolver como nova mãe é filtrar os conselhos: ignore críticas pessoais, escute polidamente e não dê importância ao que não se encaixa em sua filosofia de cuidados maternais. Essa habilidade será útil não só agora, mas ao longo da infância e da adolescência de seu filho. Quando as pessoas oferecem conselhos, independentemente da experiência delas, lembre-se de que os tempos mudam e cada um tem uma maneira de fazer as coisas. O que foi recomendado há vinte ou trinta anos pode não ser adequado hoje, e além disso cada bebê é diferente e requer cuidados sob medida. Confie em seu conhecimento e, com polidez, rechace os conselhos e as críticas quando necessário. Tente algo que pareça potencialmente útil e leve em conta sugestões bem-intencionadas e práticas, se quiser, mas acredite em si mesma e faça as coisas do seu jeito.

TIRA-DÚVIDAS

O couro cabeludo do bebê está com porções de pele seca e solta. É eczema? Seu bebê sofre de dermatite seborreica, caracterizada por porções amareladas, oleosas e escamosas sobre o couro cabeludo. Para ajudar a controlá-la e atenuar a coceira e o desconforto, massageie azeite de oliva no couro cabeludo à noite e lave-o com um xampu infantil suave. Com uma escova macia, retire as crostas soltas, mas não remova as que não se soltarem sozinhas.

SEU BEBÊ TEM 3 SEMANAS E 5 DIAS

Pequeno explorador

O bebê está começando a demonstrar interesse por todas as coisas novas em torno dele, e nada é mais fascinante para ele que seu próprio corpinho.

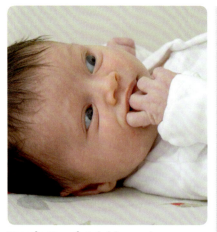

Descoberta oral. Os bebês examinam e testam as coisas com a língua e com a boca.

Nessa idade, aproximadamente, o bebê descobre as mãos e, possivelmente, os pés. Ele traz as mãos para o rosto, olha para elas maravilhado e as leva à boca. Chupar e olhar para as mãos o entretém e desenvolve a coordenação óculo-manual inicial (não é fácil manobrar um pequeno punho na boca).

Um dos motivos pelos quais o bebê acha as mãos tão interessantes é que elas caem na linha de visão dele, e ele agora pode focá-las. Esses "brinquedos" maravilhosos que aparecem em seu horizonte, afastando-se e aproximando-se, captam a atenção dele por longos períodos. Mas ele não saberá que lhe pertencem ainda por alguns meses.

Quando os músculos do pescoço do bebê ficam mais fortes, ele passa a virar a cabeça em resposta aos ruídos e a se esforçar para se colocar numa posição em que possa ver e ouvir você. Os olhos dele podem se abrir com assombro e interesse quando algo se apresenta na linha de visão dele, e ao vê-la afastar-se ele pode tentar segui-la. Esse é o início do rastreamento (ver p. 81), em que os olhos e a cabeça do bebê seguem um objeto em movimento. Pendure um móbile sobre o berço, para que os objetos suspensos fiquem a cerca de 30 centímetros dele. Você verá seus olhinhos se movendo em todos os sentidos, para examinar esses objetos em detalhes.

SEU BEBÊ TEM 3 SEMANAS E 6 DIAS
Trocando as fraldas

Agora que você está se sentindo mais tranquila, pode considerar maneiras diferentes de fazer as coisas, como trocar as fraldas reutilizáveis.

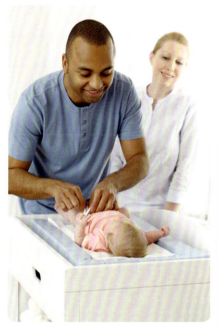

Ajuda. Mostre à família e aos amigos como trocar fraldas reutilizáveis, para que possam auxiliá-la.

Inúmeros pais optam por fraldas descartáveis nos primeiros dias, por serem mais convenientes e pouparem a presença de uma pilha crescente de fraldas sujas que ameacem sua sanidade mental. No entanto, à medida que a vida começa a ter alguma rotina, você talvez ache que agora pode reorganizar seu tempo e lavar as fraldas – ou até mesmo pesquisar um serviço de lavanderia de fraldas. Se você já estava usando fraldas reutilizáveis, pode precisar de um novo conjunto agora – os bebês crescem muito rápido.

Se você ainda não utilizou fraldas reutilizáveis, mas pensa em usar, pode ser um bom momento para a mudança. Se o bebê tem cerca de 4,4 quilos, é possível comprar fraldas ajustáveis, para acompanhá-lo nos dias de treinamento do uso do penico. Assim, você ao menos não desperdiça dinheiro comprando fraldas muito pequenas. Nesse momento, optar por fraldas reutilizáveis deve economizar seu dinheiro a longo prazo (as descartáveis são mais caras), e ainda estará fazendo algo bom para o meio ambiente. Alguns estudos sugerem que a forma e o desenho das fraldas reutilizáveis oferecem melhor apoio para a postura do bebê e podem ajudar a manter as pernas afastadas, numa posição de "sapo", que beneficia o desenvolvimento dos quadris dele.

É claro que as fraldas descartáveis também apresentam vantagens, como a grande capacidade de absorção e a facilidade de vestir e desvestir. Não há por que mudar se você não quiser. Seja como for, as descartáveis são convenientes nas férias, em passeios ou até quando você está muito atarefada e lavar e secar fraldas é uma tarefa além da conta.

HORA DE PENSAR EM...
Cuidar de você

O foco está todo no bebê, mas em caso de dúvida sobre sua recuperação após o parto converse sempre com seu médico. Sendo ou não mãe de primeira viagem, qualquer indagação que tenha deve ser esclarecida com o especialista. Em meio a tantas tarefas em torno do bebê, você pode se esquecer de algum detalhe; então, tenha um bloco de anotações à mão para registrar o que gostaria de perguntar ao médico, para não se esquecer na hora em que falar com ele.

BEBÊS SORRIDENTES

É possível que você tenha visto o bebê sorrir dormindo e abrir um sorriso largo de vez em quando. Esse tipo de sorriso, conhecido como sorriso "reflexo", pode ocorrer desde o nascimento até 8 semanas de vida. Acredita-se que ele torna os recém-nascidos mais atraentes, para que sejam cuidados. O sorriso social, conhecido como sorriso "aprendido", que ocorre em resposta a estímulos (como seu rosto sorridente ou uma canção conhecida), pode ocorrer já na quarta semana, mas em geral se manifesta entre a sexta e a oitava semanas. Porém, mesmo bebês felizes podem levar doze semanas até sorrir. Você saberá que é algo real quando o bebê sorrir com todo o rosto, incluindo os olhos.

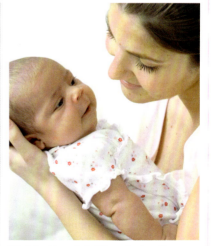

O bebê está sorrindo? Nos primeiros dias, o sorriso do recém-nascido é o resultado de um reflexo interno, e não resposta a algo.

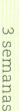

3 semanas

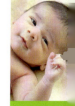

79

4 semanas

OS BEBÊS POSSUEM MAIS DE 300 OSSOS. MUITOS SE FUNDEM AO LONGO DO TEMPO, PARA CONSTITUIR OS 206 OSSOS DOS ADULTOS

Embora o bebê ainda precise de muito apoio, ele já está tentando sustentar a cabeça por sua própria conta. Ele pode até erguê-la por pouco tempo quando está descansando sobre seu ombro ou sobre sua barriga. Nos primeiros meses, as mãos dele ficam cerradas, mas em pouco tempo ele começará a abri-las e fechá-las.

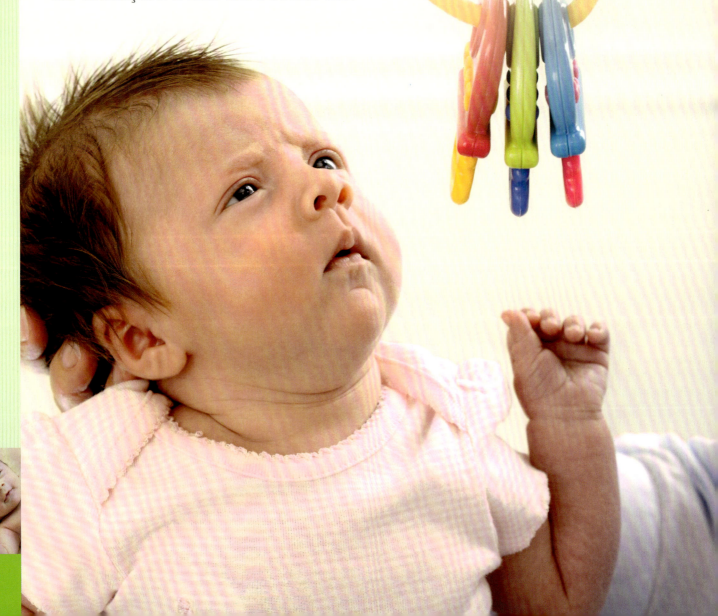

SEU BEBÊ TEM 4 SEMANAS

Rastreando objetos

Um dos desenvolvimentos mais estimulantes da visão do bebê é o que lhe permite começar a "rastrear" um objeto em movimento.

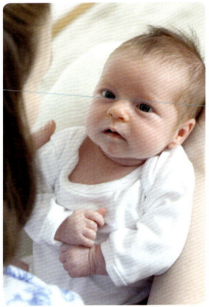

Focando com os dois olhos. O bebê pode focar, mas não consegue enxergar muito longe; assim, mantenha os objetos a 30 centímetros do rosto dele.

No início, o bebê mexe a cabeça para mover os olhos; portanto, um grande movimento é necessário para manter seus olhinhos fixos num objeto que se desloca. Inicialmente, ele move a cabeça só no sentido horizontal para rastrear os objetos, porque é mais fácil mexer a cabeça de lado a lado do que levantá-la e baixá-la. Se você passar um chocalho na frente dos olhos dele, o bebê tentará mover a cabeça para o lado, para acompanhá-lo.

Na hora certa, o bebê começará a mover os olhos de maneira independente da cabeça e desenvolverá habilidades de "emparelhar os olhos", em que ele utiliza os olhos juntos. Não se preocupe se ele parecer estrábico de vez em quando; nas semanas seguintes, os olhos terão melhor coordenação, à medida que tiver mais controle sobre os nervos e músculos para impedir o estrabismo.

O bebê achará mais fácil rastrear objetos muito contrastantes; seu rosto, por exemplo, ou formas e linhas geométricas brancas e pretas, chamarão a atenção dele e incentivarão o foco. Segure o objeto de foco na linha de visão dele e mova-o lentamente de lado a lado. Seus olhinhos ficarão bloqueados nele. Os movimentos suaves são mais fáceis de ele acompanhar do que movimentos rápidos, abruptos.

Nas semanas seguintes, você perceberá que ele rastreará as coisas por mais tempo e com muito mais interesse. Aos 3 meses, você pode começar a estimular as habilidades de rastreamento vertical dele. Por enquanto, celebre a nova e maravilhosa conquista dele.

TIRA-DÚVIDAS

Parece que deixo escapar urina quando tusso ou dou risada. Isso ainda deveria acontecer? Pode levar algum tempo para os ligamentos e os músculos se contraírem após a gravidez e o parto. Como todos os músculos, o assoalho pélvico, que suporta a bexiga, precisa ser exercitado regularmente para "encaixar". Se você não praticar esses exercícios (conhecidos como exercícios de Kegel; ver p. 65) durante a gravidez, poderá levar mais tempo para tonificar o assoalho após o parto; mas nunca é muito tarde para começar.

GÊMEOS

Diferenciando gêmeos idênticos

Embora todos os pais de gêmeos idênticos digam que há diferenças sutis entre seus bebês, a verdade é que a maioria desses pais se esforça para diferenciá-los de vez em quando, principalmente nas primeiras semanas, quando a personalidade de cada bebê ainda não está estabelecida. Talvez seja mais fácil saber qual é qual quando há uma diferença evidente, como uma marca de nascença, uma cabeça mais cheia de cabelos ou um timbre diferente de choro.

Muitos pais decidem adotar um código de cores para seus filhos; vermelho para um e azul para o outro, por exemplo. Você pode optar por manter a pulseira da maternidade nos bebês por um tempo mais longo que o usual, justamente para diferenciá-los, e depois usar o código de cores nas roupas deles. Fique certa de que, em poucas semanas, ficarão claras as pequenas diferenças deles, e elas se tornarão grandes com a passagem de cada mês.

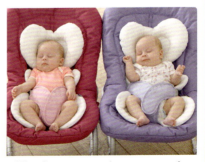

Código de cores. Associe uma cor a cada bebê, para ajudar a diferenciá-los.

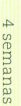

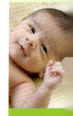

SEU BEBÊ TEM 4 SEMANAS E 1 DIA

Um momento de pausa

Mesmo uma hora longe da rotina de cuidar do bebê pode recarregar suas baterias; portanto, aceite qualquer oferta de ajuda.

Independentemente de quanto você goste de ser mãe, há momentos em que os afazeres domésticos e a rotina têm seu preço. Provavelmente, você está percebendo que sente saudades de um pouco de conversa com adultos e de sair de casa. Mas os cuidados maternais são um assunto difícil e requerem muito planejamento, negociação e acordo para não afundar.

Seu relacionamento também exige o mesmo estímulo que sempre foi necessário para mantê-lo forte. É importante, então, que você e seu companheiro passem um tempo juntos, sem o bebê. Embora seja possível agendar "encontros românticos" em casa, é muito revigorante sair e um se concentrar no outro, sem as interrupções e distrações inevitáveis que a vida com bebê traz.

Um avô ou avó ou um amigo ou amiga em quem você confia pode cuidar do recém-nascido por uma hora ou duas. Escolha um período em que seu bebê está geralmente feliz e alimentado, ou propenso a adormecer. Use esse tempo para desfrutar da companhia um do outro, não deixando que a conversa sobre o bebê prevaleça sobre todo o resto. É claro que como pais vocês podem querer discutir certos objetivos, mas conversem acerca de outras coisas e se relacionem com adultos. O relacionamento de vocês ganhará um novo sopro de vida.

> **TIRA-DÚVIDAS**
>
> **Quando meu bebê dormirá durante toda a noite?** A maioria dos bebês não dorme toda a noite até ter cerca de 6 meses (e às vezes mais idade). O estômago de seu bebê é minúsculo e digere o alimento rapidamente, por isso precisa mamar, mesmo à noite. Além disso, ele precisa da tranquilidade de estar perto de você. Os bebês que mamam no peito têm sono mais leve e acordam mais vezes. Não entre em pânico. Repouse quando o bebê repousar, mantenha tranquilas as amamentações noturnas e lembre-se: isso não vai durar para sempre.

SEU BEBÊ TEM 4 SEMANAS E 2 DIAS

Divertindo-se com sons

Nesse momento, o bebê está começando a entender os sons em torno dele e reagirá aos ruídos altos e suaves – e, melhor de tudo, à música.

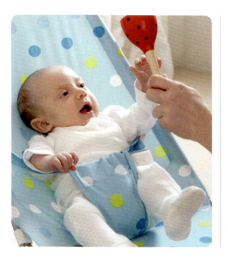

O bebê começará a observar e ouvir com cuidado quando escutar um som que chame a atenção dele. Ele estará alerta aos novos sons e virará a cabeça para descobrir o que os está causando. Ruídos altos poderão assustá-lo, mas uma canção de ninar o acalmará. Observe a reação dele quando você assobia ou tamborila os dedos sobre a mesa. Toque música animada e observe como ele movimenta as perninhas ou escuta com interesse. Toque uma melodia mais suave, e ele se aquietará.

Hora do agito. O bebê ficará interessado em escutar diversos tipos de som.

Alguns estudos revelam que a música afeta o sistema nervoso do bebê, acalmando-o para dormir e atenuando a ansiedade.

Recorra a músicas na hora da brincadeira para estimulá-lo e contribuir para o clima de diversão. Toque tipos distintos de música, de acordo com o estado de ânimo do bebê – e o seu – e mostre-lhe os sons do mundo ao redor dele. Curiosamente, ele começará a associar os sons com atividades: ele escutará a água da banheira correndo, por exemplo, e acabará percebendo que isso significa hora do banho. Preencha a vida dele com sons e músicas, e ele ficará alerta, em sintonia com o que acontece ao redor.

SEU BEBÊ TEM 4 SEMANAS E 3 DIAS
Noite e dia

Muitos bebês não têm os relógios biológicos ajustados com os horários dos pais, passando longas horas acordados à noite e dormindo durante o dia.

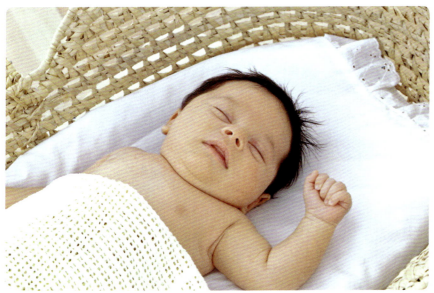

Sono diurno. Para ajudar seu bebê a diferenciar entre o sono diurno e o noturno, mantenha o quarto iluminado durante o dia e não bloqueie os sons da casa.

Pode ser muito difícil enfrentar o dia a dia com o bebê alerta o tempo todo, enquanto você espera que ele durma um pouco. Se nas primeiras semanas fazia sentido dormir quando o bebê dormisse, agora é preciso tentar ajustar horários para que vocês dois tenham o repouso necessário.

Ajude seu bebê a distinguir entre a noite e o dia, fazendo-os parecer muito diferentes para ele. Trate-o em silêncio e com muita eficiência quando ele acorda durante a noite, resistindo à tentação de brincar ou conversar com ele. Recoloque-o no berço depois de trocado e alimentado, deixando claro que a hora de brincar não é à noite. Ele pode choramingar, mas logo captará a mensagem.

Durante o dia, coloque-o para dormir no carrinho ou no moisés, num aposento iluminado diferente do quarto de dormir, e cuide de seus afazeres diários. A luz que entra no aposento trabalhará sobre a glândula pineal do cérebro dele, que governa o sono e a vigília, e ele ficará menos propenso a dormir por períodos muito longos do que no quarto escurecido. Além disso, serão maiores as chances de ele acordar no momento apropriado se houver um pouco de ruído de fundo.

Estimule-o ao longo do dia, para ele se sentir bastante cansado e dormir à noite. Se ele cochilar e se alimentar durante todo o dia, será improvável que fique cansado fisicamente o suficiente para dormir por períodos mais longos à noite. Acorde-o de longos cochilos com conversa animada, brincadeiras e músicas, e ache coisas para fazerem juntos. Os bebês precisam dormir muito durante o dia, mas a essa altura deve haver períodos de atividade entre os cochilos. À noite, você buscará exatamente o contrário.

> **ATIVIDADE**
>
> ### Lazer com móbiles
>
> Um móbile sobre a cama do bebê ou sobre o local onde são feitas as trocas de fraldas é visualmente estimulante e incentiva o bebê a "rastrear" objetos (ver p. 81), o que também reforça a percepção espacial dele. Escolha cores vivas, que chamarão a atenção dele, e se possível um modelo de dar corda, que faça um movimento circular suave. A música também pode acalmá-lo ou estimulá-lo, dependendo do que for melhor no momento. O moisés ou o berço são lugares seguros para o bebê relaxar e brincar, e você pode dar prosseguimento a outras atividades domésticas enquanto ele observa e escuta o novo brinquedo.
>
>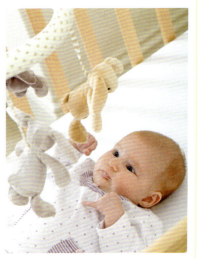
>
> **Movimento interessante.** Um móbile pendurado sobre o berço do bebê lhe dá algo para concentrar a atenção.

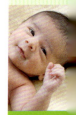

SEU BEBÊ TEM 4 SEMANAS E 4 DIAS

Oscilações de humor

Ter um bebê muda a vida radicalmente, e pode ser difícil lidar com a situação no início, de modo a deixá-la desanimada.

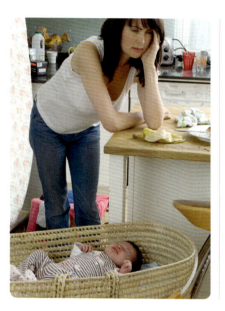

Talvez você tenha imaginado uma vida extremamente alegre com o bebê, mas a realidade pode ser exaustiva e, para algumas mulheres, um pouco sufocante. Você pode perder o contato regular com os amigos e amigas e sentir-se sozinha. Pode ficar abalada por não conseguir fazer nada durante o dia além de tomar conta do bebê, assim como sentir saudade dos dias em que conseguia ser espontânea.

Não se sinta culpada por essas emoções; não significam que você não ama seu bebê ou não gosta de ficar com ele. É um período de adaptação a um novo estilo de vida, guiado completamente por outra pessoa. A maioria de nós gosta de se sentir no controle de nossas vidas, e a vida com um bebê passa muito longe disso. Organizar encontros sociais pode ajudar – sejam eles com amigas de seu curso para gestantes, seja com outras mães do bairro. Ponha seu bebê num *sling* e leve-o ao trabalho para exibi-lo. Saia para tomar ar puro e mudar sua rotina de vez em quando. Fique certa de que em pouco tempo a vida assumirá um padrão mais regular, e você poderá planejar mais.

Dedique um tempo para si. Peça a seu companheiro que assuma o controle por uma hora e se dê uma pausa bem-vinda nos cuidados do bebê para ler um livro ou até mesmo pintar as unhas do pé.

Abatimento. Cuidar de um bebê pode ser muito fatigante; é perfeitamente normal, portanto, notar sentimentos confusos nos primeiros dias.

SEU BEBÊ TEM 4 SEMANAS E 5 DIAS

Você e seu corpo

Algumas mães recuperam suas silhuetas rapidamente, outras levam mais tempo; mas, ao menos, não estão mais carregando aquela barriga imensa.

Não inveje as mães famosas, que parecem recuperar as silhuetas poucos dias depois de darem à luz. Fique grata por não ter de viver sob essa pressão! Inúmeras novas mães irradiam saúde, mesmo se estão cansadas, à medida que seus corpos começam a se recuperar da gravidez e do parto. Suas barrigas tendem a ficar um pouco menos inchadas agora, e para a maioria das mães é bastante gratificante perceber que seus corpos são delas de novo e que podem esperar abandonar as calças folgadas e voltar a usar seus jeans favoritos. Se você ainda não chegou a essa fase, não se preocupe. Foram necessários nove meses para que seu corpo assumisse essa forma, e levará tempo para a normalidade ser restaurada. Se os seios estão maiores agora que você está amamentando, aprecie sua voluptuosidade. Se você tiver estrias, lembre-se de que elas desaparecerão com o tempo. Ainda são os primeiros dias; alimente-se bem e faça alguns exercícios quando puder, mas não fique obcecada por recuperar a silhueta. Isso pode ser pensado depois que você e o bebê se acomodarem mais numa rotina.

> **TIRA-DÚVIDAS**
>
> **Estou amamentando, e minha menstruação voltou. Isso é normal?**
> Embora muitas mulheres não menstruem de novo até cerca de seis meses depois do parto, a menstruação pode começar já na quarta semana ou ainda um ano depois do parto. Por esse motivo, não imagine que a amamentação represente uma forma confiável de contracepção.

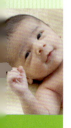

SEU BEBÊ TEM 4 SEMANAS E 6 DIAS
Tirando o leite

Coletar o leite lhe permite ganhar um pouco de liberdade e envolver seu companheiro na alimentação do bebê.

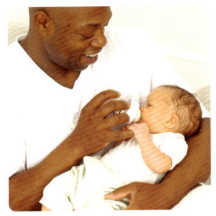

Momentos especiais. O pai alimenta o bebê, enquanto você tira um descanso merecido.

Algumas mulheres começam a tirar leite nesse momento, para continuarem a amamentar depois que voltarem ao trabalho, ou para terem mais flexibilidade e outra pessoa poder alimentar o bebê de vez em quando (ver p. 179, para mais informações sobre o planejamento de retorno ao trabalho). Você pode tirar leite com uma bomba (ver p. 28) ou usar a mão (ver quadro à direita). A melhor hora para a coleta é quando você se sente relaxada. Logo descobrirá o período do dia em que tem a maior quantidade de leite; muitas mulheres acham que têm os seios bastante cheios de manhã cedo. Amamente o bebê com um seio e colete ao mesmo tempo do outro, ou tome um banho quente, ponha o bebê adormecido no moisés perto de você e retire o que sobrou.

Ao fazer a coleta, os seios produzirão mais leite, mas pode levar alguns dias para a oferta se estabilizar. Assim, tire pequenas quantidades e deixe o bebê mamar no seio com frequência. Você talvez perceba que seu leite parece aquoso, em comparação com a fórmula infantil ou com o leite de vaca, mas é a consistência perfeita para o bebê.

Se o leite materno for congelado imediatamente, durará até quatro meses. Armazene-o em mamadeiras de plástico com tampas seguras, ou compre bolsas esterilizadas feitas para isso. Escreva a data na mamadeira ou na bolsa, para saber quando precisa usá-la. Congelar o leite materno destrói alguns anticorpos que combatem doenças, mas o valor nutricional não é afetado. Descongele o leite na geladeira durante a noite, ou coloque a mamadeira ou a bolsa numa tigela de água quente. Não utilize o micro-ondas ou o fogão para aquecê-lo, pois isso destrói alguns nutrientes.

O leite materno recém-tirado pode ser armazenado na geladeira por até cinco dias, em temperatura de 4 °C ou inferior; no congelador da geladeira por até duas semanas; ou no freezer por três a seis meses, em temperatura não superior a -18 °C.

> **COMO...**
> ## Tirar leite manualmente
>
> Algumas mulheres acham mais fácil tirar leite com a mão do que com uma bomba. Posicione-se à vontade, preferivelmente com o bebê do lado. Um banho quente antes pode relaxá-la. Segure o seio com uma mão e utilize a outra para pressioná-lo, de modo que o leite presente nos canais se desloque para baixo, na direção da aréola. Use então os polegares e os dedos indicadores para comprimir o tecido mamário, evitando tocar a aréola, e pressione para fora o leite. Continue pressionando e soltando; você achará um ritmo confortável. Pode levar alguns minutos para o leite fluir. Se você estiver enfrentando dificuldade, imagine o bebê ou até estenda o braço para tocá-lo, para estimular a ejeção. De vez em quando, gire as mãos para reposicioná-las; isso incita o fluxo ao estimular as cavidades (ver p. 26). Tenha uma tigela limpa ou uma mamadeira esterilizada para coletar o leite. Colete de cada seio até o fluxo diminuir, por talvez cinco minutos. Você pode alternar entre os seios, até parecerem vazios. Etiquete o leite com a data se o estiver colocando no congelador.
>
>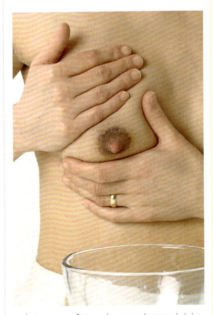
>
> **Coleta manual.** Pressione o seio para iniciar o fluxo de leite. Sem tocar a aréola, pressione delicadamente o seio com o polegar e os indicadores e solte-o, usando as duas mãos.

4 semanas

85

5 semanas

NO NASCIMENTO, OS OLHOS DE UM BEBÊ TÊM CERCA DE 75% DO TAMANHO DOS OLHOS DE UM ADULTO

Entre esse momento e os 3 meses de vida, o bebê começará a reagir a certos sons – primeiro, virando a cabeça e mudando as expressões faciais; depois, murmurando e balbuciando. Realmente, ele está começando a se comunicar.

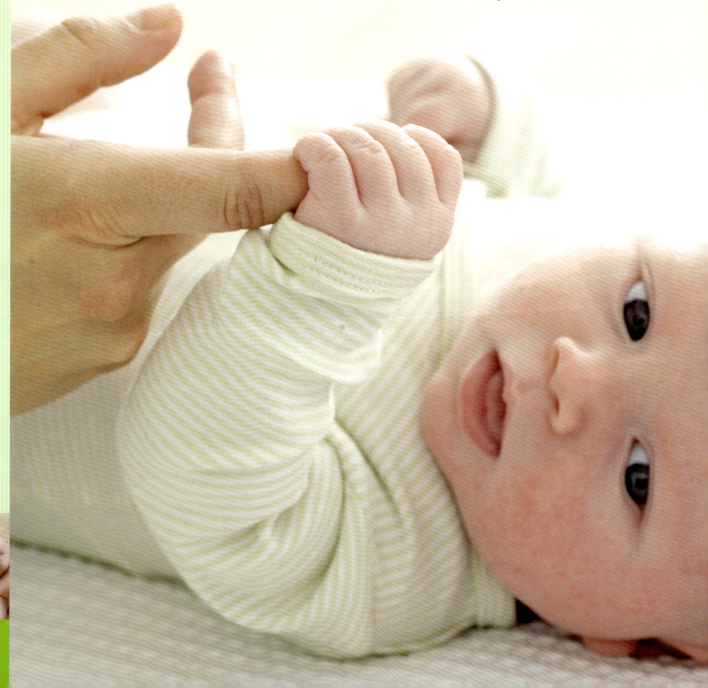

SEU BEBÊ TEM 5 SEMANAS
Escutando e aprendendo

A capacidade de escutar do bebê é muito sensível e o torna um grande ouvinte. Significa que o som é uma boa fonte de informação para ele.

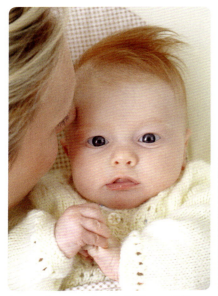

Escutando a mamãe. O bebê é seu público mais fiel; ele adora escutar sua voz.

Mesmo antes de nascer, o bebê conseguia escutar sua voz. Agora que ele a escuta todos os dias fora do útero e entende a ligação entre aquela voz e o bem-estar contínuo dele, ele a acha reconfortante. O mesmo acontece com a voz do pai dele. Como o bebê gosta muito de escutar sua voz, aproveite isso ao máximo: converse com ele (ver p. 88) e cante músicas. Escutá-la ajuda-o a se sentir seguro.

Sequência divertida. Sons repetitivos, muito presentes em canções infantis – incluindo aqueles que terminam em brincadeiras, como cócegas –, ajudam os bebês a entender sobre expectativa e previsibilidade, pois eles aprendem a associar uma sequência específica de sons a um efeito particular. Alguns especialistas acreditam que sons repetitivos conseguem ajudar a melhorar a memória dos bebês.

Novos sons. Sons inesperados podem assustar o bebê; ele talvez lance os braços para o ar, leve os joelhos ao peito ou até chore. Um grito ou um estrondo repentino podem ter esse efeito – embora também seja verdade que, se ele estiver acostumado com irmãos barulhentos, poderá aprender a fechar a mente a quase todos os sons mais ruidosos.

Reagir negativamente aos sons confirma que a audição do bebê está funcionando como deveria. Se você ouvir um cachorro latir ou um avião passar, comente sobre o barulho para tranquilizar o bebê e começar a ensiná-lo que os sons têm significado.

Reconhecendo um problema. O bebê deve se acalmar de forma visível ou ficar entretido com sua voz. Mas veja: a pausa da atividade dele pode ser muito breve, de modo que você precisará observar com atenção. Além disso, se você bater palmas atrás da cabeça dele, ele deverá se assustar. Se achar que o bebê parece não reagir à sua voz ou aos sons altos, consulte o pediatra, que pode providenciar um teste de audição para assegurar que tudo está se desenvolvendo normalmente.

Muitas vezes, porém, os bebês aprendem simplesmente a ignorar os sons ao redor deles, sobretudo se se sentem seguros assim; além disso, bebês novos conseguem dormir com muito barulho. Bebês nascidos durante o período de gestação normal raramente têm problemas de audição, a menos que outros membros da família os apresentem.

ATIVIDADE
O estímulo da música

Alguns estudos sugerem que bebês expostos a diversos estilos musicais desenvolvem um bom ouvido para sons e apreciação musical. A música, especialmente a clássica, pode estimular o desenvolvimento de vias neurais no cérebro do recém-nascido, melhorando os processos de pensamento e estimulando as ondas cerebrais "alfa", associadas a sensações de tranquilidade.

Preencha a vida do bebê com diversos estilos musicais. Você pode pôr para tocar música animada de manhã, cantar canções de ninar na hora de brincar e pôr música clássica reconfortante quando quiser acalmá-lo para dormir.

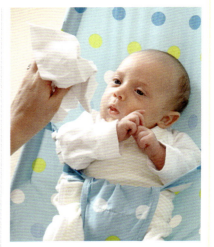

Explorando sons. Apresentar ao bebê novos sons, como o de papel sendo amassado, é bom para o desenvolvimento sensorial.

SEU BEBÊ TEM 5 SEMANAS E 1 DIA
A fala do bebê

Falar constantemente com o bebê pode ajudá-lo a desenvolver a linguagem e as habilidades de comunicação.

Você pode se surpreender ao perceber que está "falando como bebê", numa voz cantada e alta, e que ele está respondendo. É um método natural, instintivo de comunicação que os pais utilizam, conhecido como "manhês". Ocorre em todas as línguas do mundo. Estudos constataram que os bebês prestam mais atenção e preferem esse tipo de fala. Ela incentiva a comunicação entre os pais e os filhos, além de ajudar os bebês a aprenderem os rudimentos da linguagem. Falar como bebê não só interessa ao bebê e prende a atenção dele como também o ajuda a aprender palavras com mais rapidez e contribui para o desenvolvimento mental dele.

Você pode se sentir desconfortável falando lentamente, num tom de voz agudo, com um vocabulário simplista (ou até mesmo ininteligível) e com muitas repetições, mas o bebê o considerará reconfortante e realmente começará a entender você e as nuanças da linguagem. Conversar com o bebê tem um impacto incrível sobre o desenvolvimento dele; não hesite em tagarelar enquanto cuida dele. Explique o que você está fazendo. No início ele não vai querer entender o significado das palavras, mas nos meses seguintes aprenderá que esses sons são rótulos para suas ações ou para os objetos ao redor dele. Estudos sugerem que conversar com os bebês ajuda-os a identificar onde as palavras começam e acabam, e lhes fornece as dicas necessárias para o desenvolvimento de habilidades de linguagem. A maioria dos adultos – e até das crianças – adota o manhês ao falar com os bebês; é uma maneira instintiva de discurso, que colherá recompensas a longo prazo.

SEU BEBÊ TEM 5 SEMANAS E 2 DIAS
Dividindo tarefas

Atualmente, os pais participam muito mais da criação do bebê. Quem ganha é o bebê, com pai e mãe mais descansados e confiantes.

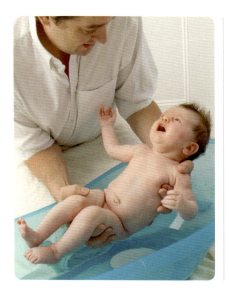

Vez do papai. Tendo uma participação igual nos cuidados do bebê, você e seu companheiro dividem a carga de trabalho e desenvolvem novas habilidades.

É bom dividir os cuidados do bebê com seu companheiro. Isso dá ao bebê tempo igual com os dois e assegura que nenhum se sinta excluído ou menos confiante que o outro. O bebê gostará do toque do pai tanto quanto do seu, e dividir os cuidados significa que ele está familiarizado com ambos, que os dois descobriram as maneiras próprias de cuidar dele e de tranquilizá-lo.

Dialoguem a respeito da melhor maneira de dividir a carga de trabalho para cuidar do bebê e administrar a casa. Ele pode tomar conta do bebê, enquanto você faz o supermercado, ou se encarregar da hora do banho e da hora de dormir enquanto você prepara o jantar. Procurem distribuir os afazeres menos agradáveis de forma razoável, para que ninguém fique ressentido. Quando seu companheiro estiver cuidando do bebê, evite criticá-lo se ele fizer as coisas de maneira diferente, mas dê alguns palpites se souber como fazer algo melhor.

Se você estiver usando mamadeira, poderá dividir as alimentações entre vocês (apenas vocês dois nos primeiros dias, pois é o momento do primeiro vínculo emocional). Se estiver amamentando, depois que tiver se organizado poderá tirar algum leite para que seu companheiro possa alimentar o bebê de vez em quando.

SEU BEBÊ TEM 5 SEMANAS E 3 DIAS

Usando a mamadeira

Se você está utilizando fórmula infantil ou tem tirado leite, eis o que fazer para a alimentação com mamadeira ser bem-sucedida.

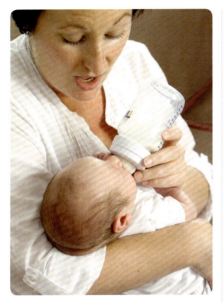

Angulação da mamadeira. Para o bebê não engolir muito ar, mantenha a mamadeira inclinada, de modo que o leite encha o gargalo e o bico da mamadeira.

Se você estiver amamentando, a maioria dos especialistas aconselha evitar oferecer mamadeira antes de 4 a 6 semanas, para evitar uma "confusão de bicos". Sugar da mamadeira requer menos esforço, e os bebês podem se acostumar a beber o leite com mais rapidez. Porém, se você tiver sucesso em amamentar nas primeiras 6 semanas, o bebê desenvolverá as habilidades necessárias e será mais fácil fazer a troca entre o seio e a mamadeira.

Lembre-se de que sua oferta de leite está associada às demandas do bebê. Se ele estiver sendo alimentado com mamadeira, não estará "demandando" de você, e sua oferta se reduzirá. Se estiver planejando voltar ao trabalho, introduza a mamadeira ocasionalmente. O bebê pode rejeitá-la se deixar isso para mais tarde.

Assim que você tiver leite coletado (ver p. 28, informações sobre bombas, e p. 85, informações sobre tirar manualmente e armazenar leite materno), ofereça ao bebê uma mamadeira uma vez por semana, para facilitar a transição para a alimentação com mamadeira. Aqueça o leite de modo que uma gota sobre seu pulso pareça quente e descarte o leite não consumido. Jogar fora leite coletado parece desperdício, mas há risco de desenvolver bactérias, que podem provocar infecções intestinais.

Mesmo bebês alimentados com mamadeira desde o nascimento podem enfrentar problemas. Se o bebê sentir dificuldade ao se alimentar, verifique o fluxo do bico. Se levar mais de vinte minutos para terminar uma mamadeira, use um bico mais rápido. Se engasgar ou respingar leite, o fluxo está muito rápido.

COMO...

Fazer o bebê adotar a mamadeira

Escolha um momento em que o bebê está calmo e sem muita fome. Alguns bebês adotam as mamadeiras com facilidade, outros não. Se seu bebê resistir, tente o leite tirado – não a fórmula infantil – e espalhe um pouco de seu creme para mamilos em torno do bico da mamadeira. Escolha um bico de fluxo lento, com formato de mamilo e abra sua blusa para que o bebê sinta sua pele e seu calor. Podem ser necessárias algumas tentativas para ele aceitar a mamadeira.

Se você não estiver tendo êxito, peça a seu companheiro que assuma o controle. Às vezes os bebês cheiram o leite da mãe e sabem que estão lhes oferecendo algo diferente, possivelmente não tão agradável. Se você não estiver por perto, o bebê pode aceitar o "diferente" como uma experiência nova. Se ele ficar aflito, deixe a mamadeira para outro dia e o amamente como de costume. A última coisa que você quer é que a mamadeira provoque associações desagradáveis.

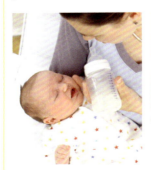 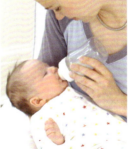 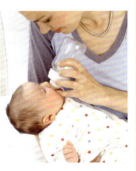

Oferecendo a mamadeira. Toque na bochecha dele, para provocar o reflexo perioral, e insira o bico com cuidado (à esquerda). **Durante a alimentação.** Converse com ele e deixe-o fazer uma pausa no meio da alimentação. Troque de lado, para dar um descanso a seu braço (no centro). **Removendo a mamadeira.** Deslize o dedo mindinho sobre o canto da boca dele, para que ele pare de sugar o bico (à direita).

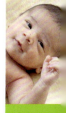

5 semanas

89

SEU BEBÊ TEM 5 SEMANAS E 4 DIAS
Pausa para o bebê

Uma criança tranquila depende de quanto você se mantém serena; é importante incluir momentos de descanso quando ele está acordado.

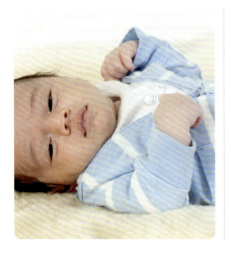

Nenhum recém-nascido deve ser ignorado, mesmo por um curto período de tempo, mas isso também não significa que você tem de estimulá-lo durante cada minuto em que ele está acordado. É saudável para ele passar algum tempo do dia olhando ao redor, absorvendo o mundo sem seu controle. Caso contrário, você terá um bebê muito estimulado e rebelde. No início, talvez seja difícil alcançar um equilíbrio entre a atividade e o ócio, mas quando você aprender a ler os sinais do bebê, isso se tornará mais fácil. Todos os dias, passe um pouco de tempo – mesmo que apenas quinze minutos – com seu bebê no mesmo aposento, mas deixe-o se distrair sozinho com alguns brinquedos seguros e bem escolhidos. Mantenha-o deitado de costas durante essa pausa, mas garanta que também se deite de bruços em alguns momentos. Você pode observá-lo em silêncio de uma cadeira próxima, ou se arriscar a ler algumas páginas de um livro. Esse tipo de atividade silenciosa permite que o bebê investigue o mundo dele e aprenda a gostar de fazer isso. Também proporciona um pouco de descanso para você.

Tempo só dele. Dê ao bebê um período de pausa para ele investigar o mundo por conta própria.

SEU BEBÊ TEM 5 SEMANAS E 5 DIAS
Sua rede social

Encontrar as amigas melhora o ânimo, possibilita uma mudança da rotina e introduz o bebê à ideia de companhia sociável.

Encontrando com amigas que são mães, você desenvolverá uma rede útil de apoio. Compartilhar histórias e experiências, trocar dicas e conselhos e se dar a oportunidade de desfrutar de conversas com adultos pode ser inestimável. Os cuidados maternais têm seus altos e baixos. Ter amigas ou conhecidas no mesmo barco pode ajudá-la a enxergar o lado engraçado de algumas de suas experiências e perceber que suas preocupações tendem a ser comuns. Melhor de tudo: você pode procurar soluções na companhia de mulheres com ideias afins ou, no mínimo, colocadas em situações parecidas. O bebê também se beneficiará da experiência e será estimulado pela conversa dos adultos e pelas atividades dos outros bebês. Ainda levará um bom tempo para ele brincar com outras crianças, mas ficará deslumbrado com o que estiver acontecendo ao redor nessa nova experiência.

Passe o tempo com pessoas simpáticas e positivas, que respeitem suas ideias. Se você sair se sentindo como se não tivesse correspondido às expectativas coletivas, talvez seja o grupo errado para você. Deve ser uma experiência edificante, que aumente sua confiança e lhe dê grandes ideias para enfrentar os problemas triviais da maternidade.

> **TIRA-DÚVIDAS**
>
> **Meu bebê detesta ficar deitado de bruços. Há algum jeito de incentivá-lo?**
> Bebês precisam ficar deitados de bruços cerca de trinta minutos por dia, para desenvolver músculos importantes, mas não precisam ser todos de uma vez. Planeje três sessões de dez minutos; se ele começar a choramingar, distraia-o com uma música ou um brinquedo (ficando mais forte, ele se acostumará). Escolha um tapete de atividade estimulante e também deite de bruços, acaricie as costas do bebê e converse com ele.

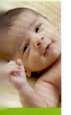

O BEBÊ TEM 5 SEMANAS E 4 DIAS DE VIDA

É hora de dormir

Agora que o bebê tem quase 6 semanas de vida, provavelmente responderá bem à rotina de dormir e se sentirá mais feliz ao ficar sozinho.

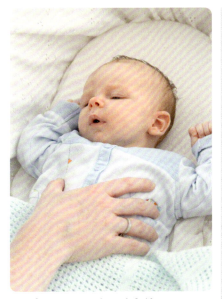

Sono bom. Ter uma hora definida para dormir ajudará o bebê a relaxar e adormecer.

Provavelmente ainda levará algum tempo para o bebê dormir durante toda a noite, e ele continuará a acordar com frequência para mamar ou ser aconchegado à medida que as semanas passam. Mesmo cansada ou frustrada por causa desses despertares noturnos, procure ficar calma e responder às necessidades dele com o máximo de rapidez e silêncio. Um bebê que sabe que seus pais aparecerão quando precisa é mais seguro, tendo mais propensão a desenvolver a habilidade de se reconfortar sozinho.

Bons padrões de sono dependem de uma rotina de hora de dormir pacífica, que ajuda o bebê a relaxar e antecipar a série de eventos que acabarão levando a períodos mais longos de sono repousante. Desvarios com o pai, quando ele retornar do trabalho, não relaxarão o bebê; mantenha as coisas calmas e tranquilas, lavando o bebê, amamentando-o delicadamente e cantando uma canção de ninar antes de acomodá-lo no berço. Os bebês gostam de repetições; cante a mesma música todas as noites, para ajudá-lo a entender o que vem a seguir e antecipar isso com prazer.

Fique com o bebê se ele precisar de você e tranquilize-o com sua presença. Não ande na ponta dos pés enquanto ele está adormecendo; deixe-o ouvir os sons conhecidos de sua voz e as atividades domésticas normais. Ele saberá que você está ali e se acostumará a dormir com ruídos, não acordando assustado por causa de sons muito baixos.

Todos os bebês precisam de cochilos durante o dia, e os que tiram sonecas regulares dormem melhor e com mais facilidade à noite, pois estão descansados e acostumados a ser acomodados. Se você o deitar ao primeiro sinal de sono (ver p. 76), perderá a segunda onda de energia dele.

Finalmente, ainda não treine o sono do bebê, nem o deixe chorar. Nesse estágio, ele precisa de uma rotina amigável, amorosa, que o deixe confiante para adormecer e sossegado para dormir de novo quando acordar, sabendo que você está ali se ele precisar.

OS CABELOS DO BEBÊ

Quando o bebê nasce, os cabelos dele podem ser abundantes ou escassos, escuros ou claros, desalinhados ou penteados primorosamente como se ele acabasse de sair de um salão de beleza. Como serão os cabelos do bebê no nascimento é tão imprevisível como qualquer outra coisa. Mesmo que você e o pai do bebê sejam loiros, ele pode nascer com cabelos escuros, e vice-versa. Com muita frequência, se seu bebê nascer com cabelos, eles cairão durante os primeiros meses de vida e aparecerão cabelos mais de acordo com o resto da família.

O bebê pode desenvolver uma área calva na parte posterior da cabeça, onde a cabeça repousa quando ele está deitado. Isso é perfeitamente normal; assim que os cabelos "corretos" aparecerem, a área calva desaparecerá.

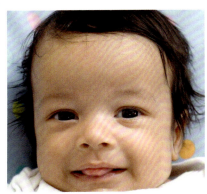 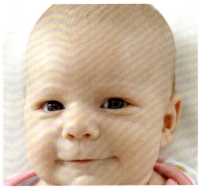

Cabelos abundantes. Os cabelos que o bebê tiver no nascimento podem cair nos primeiros seis meses e, em seguida, crescerem numa cor ou textura diferente (à esquerda). **Cabelos escassos.** Bebês que nascem sem cabelos, ou com escassez de cabelos, podem permanecer assim no primeiro ano (à direita).

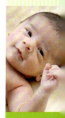

6 semanas

ENTRE 6 E 8 SEMANAS, A MAIORIA DOS BEBÊS COMEÇA A DORMIR DURANTE MAIS TEMPO À NOITE QUE DURANTE O DIA

Nessa época, é comum os bebês terem um surto de crescimento, o que os deixa com fome e exigentes. Prepare-se para amamentações extras durante esse período. Se você tiver sorte, o bebê poderá sorrir pela primeira vez durante essa semana. No entanto, muitos não sorriem até a oitava semana, aproximadamente.

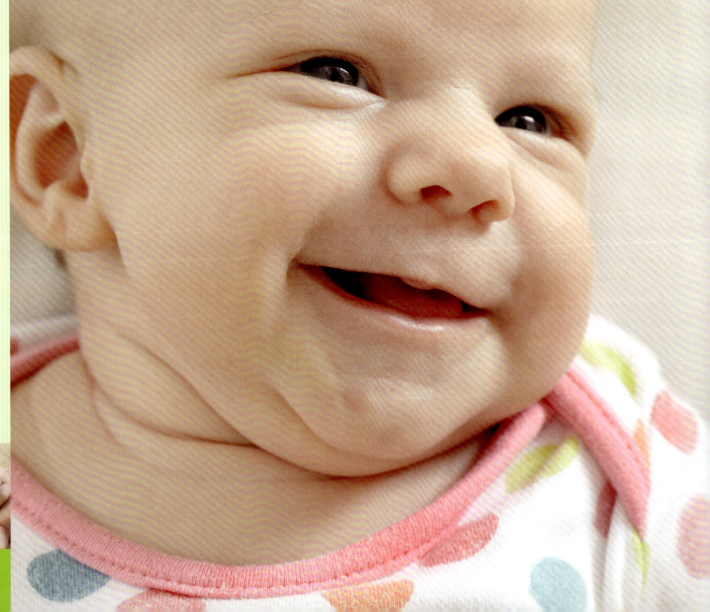

SEU BEBÊ TEM 6 SEMANAS

Crescimento acelerado

Agora, você pode esperar um período de crescimento rápido e intenso. Às vezes, pode parecer que o bebê ficou maior do dia para a noite.

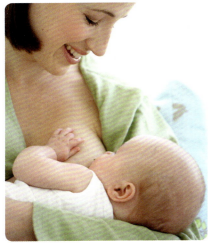

Demanda maior. Amamente o bebê com a frequência que ele quiser. A quantidade de leite que você produz depende de quanto ele mama.

A inquietação durante o sono, os maiores períodos de sono e, sobretudo, uma demanda maior por alimento são sinais de que o bebê pode estar tendo um surto de crescimento, especialmente quando todas essas coisas aparecem misturadas. Inúmeras mães que amamentam confundem a maior inquietação e as maiores demandas de alimentação com a sensação de que não estão produzindo bastante leite; no entanto, se esses sinais ocorrem na sexta semana de vida do bebê, aproximadamente, é mais provável que a causa seja um surto de crescimento.

Num período de crescimento acelerado, pode ser difícil estabelecer uma rotina fixa de alimentação do bebê, e qualquer rotina que você imagina que estabeleceu pode desaparecer no momento em que ele parece sempre faminto. Sua oferta de leite responderá à demanda do bebê; assim, é importante que você o alimente quando ele pedir comida, de modo que seu organismo aumente a produção de leite para satisfazê-lo. Também é importante estimulá-lo a esvaziar completamente cada seio, para que ele consuma muito leite maduro, rico em gordura. Em geral, o padrão de amamentação do bebê volta a se estabilizar rapidamente quando passa o surto de crescimento, frequentemente depois de poucos dias.

Se você alimenta o bebê com mamadeira, pode ser o momento de aumentar a quantidade, mas somente 25 mililitros por vez. Em caso de dúvida, procure seu pediatra.

TIRA-DÚVIDAS

Meu bebê sempre dá a impressão de estar com fome. Posso alimentá-lo com mamadeira e também dar o peito?
Embora nesse momento sua oferta de leite possa estar estabilizada, aumentará nos próximos meses, para satisfazer as necessidades do bebê – que estará passando por um surto de crescimento e vai querer se alimentar com mais frequência. A amamentação aumentará sua oferta de leite, correspondendo às novas demandas dele. Assim, é importante trazê-lo a seu peito sempre que ele quiser. Nessa fase, não é uma boa ideia oferecer mamadeiras, pois seus seios não serão estimulados a produzir mais leite. Portanto, se você quiser continuar amamentando com sucesso, procure evitar isso. Em geral, são necessários poucos dias para seus seios recuperarem o terreno perdido. Seja paciente e o amamente muitas vezes.

MUITO GRANDE PARA UM RECÉM-NASCIDO?

Se o bebê nascer com mais de 3,6 quilos, talvez não consiga vestir as roupas para recém-nascidos. No entanto, o bebê típico geralmente passa a usar roupas maiores que os menores tamanhos entre 5 e 8 semanas de vida; às vezes, antes. Se as coisas estiverem começando a parecer um pouco apertadas (em particular, nos pés), mantenha-o confortável com um tamanho maior. Roupas para bebês de zero a 3 meses devem servir até este mês, mas seja flexível. Leve-o quando for fazer compras e prove as roupas nele, considerando os encolhimentos nas lavagens e o surto de crescimento que virá. Em caso de dúvida, compre um tamanho maior. Ele vai usar roupas para bebês de 3 a 6 meses num piscar de olhos.

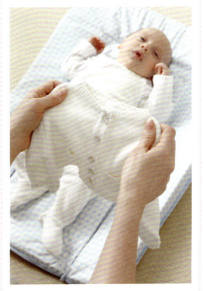

Escolha roupas largas. Leve em conta o surto de crescimento dele e prefira tamanhos maiores ao comprar roupas para bebê.

DESTAQUE PARA...
Sua saúde e a do bebê

Com o bebê mais crescido, você tem maior tranquilidade para verificar como andam não só a sua saúde como a dele também. É uma oportunidade para conversar com os especialistas sobre suas dúvidas e preocupações.

TIRA-DÚVIDAS

O umbigo do meu bebê salta para fora. Há algum problema? Os umbigos têm todos os formatos e tamanhos. E de que modo o coto umbilical do bebê vai se separar e qual vai ser a aparência do umbigo são coisas imprevisíveis. No entanto, se o umbigo se projeta acentuadamente, sobretudo quando o bebê se esforça ou chora, ele pode estar com hérnia umbilical. Essa condição inofensiva ocorre quando há fraqueza nos músculos em torno do umbigo, onde o cordão estava preso. A maioria das hérnias umbilicais desaparece no primeiro ano de vida do bebê sem intervenção médica. Ocasionalmente, porém, os bebês precisam de uma cirurgia simples. Vale a pena mencionar um umbigo saliente para seu médico, de modo que, caso seja uma hérnia, a condição possa ser diagnosticada e monitorada.

Quando minhas hemorroidas desaparecerão? Elas são comuns na gravidez e também podem ocorrer como resultado do empurrão durante o trabalho de parto. Em muitos casos, desaparecem num período de até dois meses após o parto, e você pode estimular isso fazendo uma dieta rica em cereais integrais, frutas e legumes, muita água e exercícios regulares (incluindo exercícios para o assoalho pélvico; ver p. 65). Colocar os pés sobre rolos de papel higiênico pode ajudar a soltar o intestino. Se for doloroso, não melhorar ou estiver sangrando, consulte o médico.

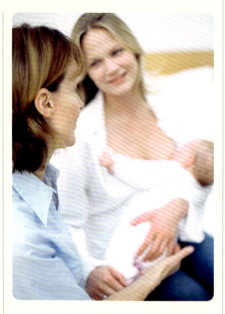

Dúvidas esclarecidas. Elabore uma lista de perguntas que você tenha sobre sua saúde e o desenvolvimento do bebê, para não se esquecer de nenhum detalhe.

Sua saúde física. Uma visita ao médico cerca de um mês e meio após o parto é como as consultas pré-natais: o especialista deverá medir sua pressão e solicitar exame de urina. Seis semanas depois do nascimento do bebê, a pressão arterial deve ter voltado aos níveis normais (abaixo de 140/90), mesmo se você teve pressão alta ou baixa durante a gravidez.

Se você estiver amamentando, é importante também verificar como anda a saúde do seio – se você sente alguma dor ou tem mamilos rachados, etc. Se for se sentir mais tranquila, peça ao médico que examine as mamas.

Cada vez mais os especialistas se preocupam em orientar que mães adotem uma alimentação adequada e pratiquem exercícios físicos depois de dar à luz, para acelerar a recuperação e ajudar a alcançar a perda de peso apropriada. Por esse motivo, o médico pode pesá-la e aconselhá-la, se necessário, a respeito da dieta e da atividade física que a ajudarão a recuperar seu peso pré-gravidez. Antes de iniciar um programa significativo de exercícios físicos, é aconselhável esperar até a realização desse exame, pois seu organismo leva no mínimo seis semanas para se recuperar adequadamente do parto.

Também é o momento de examinar os pontos e a cicatrização de seu períneo, caso tenha havido cortes ou você tenha feito episiotomia. O médico deve perguntar se sua hemorragia ou secreção vaginal se estabilizou e se você já menstruou. Ele também deve indagar se já teve ou não uma relação sexual após o parto e, em caso positivo, se sentiu alguma dor.

Procure conversar a respeito de contracepção e de qualquer coisa que a deixe preocupada. Se você não fez um exame de Papanicolau nos últimos três anos, o médico a incentivará a agendar um teste para quando o bebê tiver mais de 3 meses.

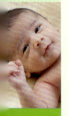

Sua saúde emocional. Seu médico vai querer saber como você está se sentindo emocionalmente depois do parto. Perguntará se você sentiu algum abatimento, como está seu sono e como está lidando com as exigências de ser mãe, incluindo indagações a respeito de sua rede de apoio. Nenhuma dessas perguntas é feita para constrangê-la; responda honestamente, expressando suas preocupações (de caráter físico ou emocional) acerca de você mesma ou do bem-estar do bebê. Seu médico estará atento a sinais de depressão pós-parto, de modo que, se você parecer suscetível, possa receber o apoio necessário o mais rápido possível.

Saúde do bebê. Além de examinar a saúde física do bebê, o médico vai querer saber acerca dos hábitos alimentares dele, e se você tem ou não alguma preocupação com o bem-estar dele. Também lhe perguntará se o bebê faz xixi e cocô regularmente e se já começou a sorrir. Se você tiver sorte, o bebê fará um favor e responderá a essa última pergunta por si mesmo. Se o médico tiver alguma preocupação ou dúvida, sugerirá exames e retornos para assegurar que quaisquer possíveis problemas sejam percebidos e tratados, ou descartados, na primeira oportunidade.

> **DEPOIS DE UMA CESARIANA...**
>
> Seu médico verificará o estado da cicatriz da incisão, e se você não sente nenhum desconforto. Com seis semanas, a maioria das mulheres pode fazer a maior parte das atividades diárias básicas, como tomar banho, realizar os serviços domésticos, cuidar do bebê e erguer coisas leves. No entanto, algumas mulheres continuam achando difícil erguer coisas pesadas e até manter relações sexuais. Não faça nada que pareça desconfortável. Você poderá voltar a dirigir assim que seu médico lhe disser que não há problema.

CHECK-LIST
Exames do bebê

É recomendável fazer alguns exames mais minuciosos no bebê, similares aos realizados por ocasião do nascimento, para verificar a evolução da criança.

■ **Ossos, articulações e músculos.** O médico deve deitar o bebê de costas e manipular delicadamente cada uma das pernas dele, verificando se as articulações do quadril permitem a amplitude de movimento. Ele endireitará as pernas dele, para garantir que têm o mesmo comprimento, e observará se a espinha dorsal está reta e se as outras articulações estão trabalhando corretamente. Vai avaliar ainda se as moleiras têm uma aparência saudável (ver p. 99) e poderá examinar como os músculos do pescoço e o controle da cabeça estão se desenvolvendo, observando o bebê enquanto você o segura sobre seu ombro ou colocando-o de bruços.

■ **Coração.** O médico deve examinar sons e batimentos do coração do bebê, para ajudar a descartar problemas cardíacos congênitos.

■ **Reflexos.** O médico poderá fazer alguns exames simples, com o intuito de verificar como os reflexos do bebê estão se desenvolvendo.

■ **Olhos.** O exame do interior dos olhos do bebê com um oftalmoscópio é capaz de revelar possíveis problemas congênitos, como catarata. O médico também deve examinar se o bebê é capaz de rastrear objetos (ver p. 81).

■ **Outros exames.** O médico deve tocar no abdome do bebê, para exame de hérnias. Se for um menino, será verificado se os testículos desceram corretamente na bolsa escrotal.

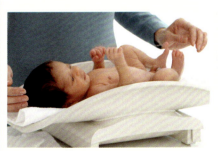
Peso. Pesar o bebê e registrar a leitura na curva de crescimento dele ajudarão a assegurar que ele está ganhando peso numa taxa correta para a idade.

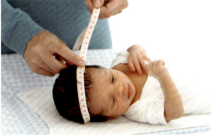
Cabeça. A circunferência da cabeça do bebê fornece um indicador de que o crescimento dele é normal e não há problemas no crânio.

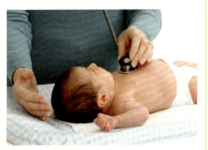
Coração. Escutar o coração do bebê com um estetoscópio permite ao médico verificar se há sons ou ruídos anormais.

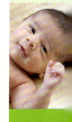

SEU BEBÊ TEM 6 SEMANAS E 1 DIA

Uma pessoinha risonha

O primeiro sorriso do bebê é um momento precioso, pois demonstra que as coisas estão caminhando conforme o planejado e que ele está feliz.

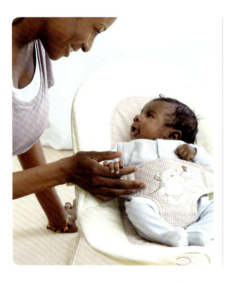

Os bebês não sorriem até estarem prontos para isso; mesmo os mais felizes só dão seu primeiro sorriso com cerca de 7 semanas de vida; às vezes depois disso. Porém, há indícios de que conversar com o bebê, sorrir para ele e estabelecer muitos contatos visuais ajuda o processo. Bebês do sexo masculino podem demorar mais para sorrir que bebês do sexo feminino, mas são igualmente abertos ao estímulo. Depois que o bebê der o primeiro sorriso, ele ficará tão estimulado com sua reação que sorrirá repetidas vezes.

Primeiro sorriso. Quanto mais você sorrir para o bebê, mais ele tentará imitá-la e sorrir de volta.

Os primeiros sorrisos do bebê acontecem em resposta à estimulação da audição familiar, como o som de sua voz. Com 2 meses de vida, quando a visão dele melhora, ele começa a sorrir em reação às coisas que vê; em geral, suas pessoas favoritas: mamãe e papai.

Aprendendo a sorrir, o bebê alcança o primeiro progresso em se comunicar de uma maneira diferente do choro. O primeiro sorriso parece uma linda recompensa para todo o seu trabalho! Em pouco tempo, ele estará sorrindo para outros rostos conhecidos, como irmãos e avós. Quanto mais estardalhaço você fizer para os sorrisos dele, mais ele os repetirá.

SEU BEBÊ TEM 6 SEMANAS E 2 DIAS

Ganhando controle

O bebê ainda tem pouco controle sobre os movimentos dele, mas tentará agarrar algo que você coloque ao alcance dele.

O bebê vai agarrar automaticamente qualquer coisa que seja colocada na palma da mão dele, pois o reflexo de preensão de recém-nascido ainda está em vigor. No entanto, ele também está ficando mais consciente do que há ao redor dele. Assim, se perceber algo que o atrai, poderá tentar se estirar ou agitar os braços, e agarrar.

Em vez de só observar aquele brinquedo, o bebê pode erguer um braço na direção dele, num movimento descoordenado. Levará um bom tempo antes de ele conseguir realmente abrir a mão e depois fechá-la em torno do objeto, num movimento consciente, mas pode agarrar algo por acaso e não intencionalmente, mesmo se muitos dos movimentos dele são realizados com o punho cerrado. Agora é um bom momento de verificar se não há nada ao alcance que ele possa derrubar sobre si. Ele também pode tentar agarrar cabelos, joias ou xales; portanto, tome cuidado!

Os chutes e os movimentos do braço ainda são um pouco abruptos, mas, lentamente, vão se tornar mais graciosos e intencionais, conforme os músculos e o sistema nervoso continuem a se desenvolver. O bebê também pode começar a mexer as pernas e agitar os braços, como forma de empolgação ou prazer.

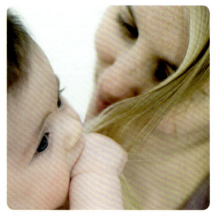

Mãos tenazes. Quando seus cabelos estiverem ao alcance do bebê, poderá sentir um puxão repentino.

SEU BEBÊ TEM 6 SEMANAS E 3 DIAS

Aprimoramento da visão

Quando o bebê tiver 6 semanas de vida, a visão dele terá melhorado muito em comparação a como era no nascimento.

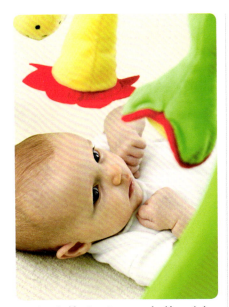

Mundo colorido. Com 6 semanas de vida, o cérebro do bebê começa a decifrar as cores vermelha, verde e amarela e, pouco tempo depois, também a azul..

No nascimento, o bebê conseguia focar objetos que estavam a uma distância de cerca de 30 centímetros; aproximadamente, a distância entre seu seio e seu rosto. Agora, ele é capaz de focar objetos a uma distância de até 60 centímetros, aproximadamente. Em grande medida, esse aumento significativo tem a ver com o desenvolvimento cerebral, pois o cérebro dele se torna mais eficaz na interpretação de dados e no processamento deles em imagens claras. Você também pode constatar que ele começa a descobrir e focar partes do seu próprio corpo, sobretudo suas mãos (ver p. 110).

Com 6 semanas, o bebê desenvolveu algumas células específicas, denominadas células binoculares, que ajudam a melhorar a capacidade de reconhecer profundidades. No entanto, ele ainda não consegue mover os olhos em sincronia perfeita, e sua capacidade de perceber profundidades corretamente só se manifestará dentro de um mês, aproximadamente.

Cores e formas. Leva um tempo para o cérebro reconhecer cores diferentes, e, sobretudo, diversos tons de uma única cor; por isso os bebês tendem a preferir branco e preto ou contrastes intensos de claro e escuro quando são muito novos.

Com 6 semanas de vida, o cérebro do bebê começará a decifrar as cores vermelha, verde e amarela, e, pouco tempo depois, a azul. Ele prefere formas singulares e não linhas retas, e estudos sugerem que uma parte específica do cérebro do bebê está sintonizada intensamente no reconhecimento facial, motivo pelo qual os bebês tendem a gostar de desenhos de linhas simples de um rosto e por que se fixam sobre um rosto e aprendem a sorrir em resposta a ele.

TIRA-DÚVIDAS

Os testículos do meu bebê não desceram. Ele terá de fazer uma cirurgia? Em geral, os testículos se desenvolvem no interior do abdome do bebê e depois caem dentro da bolsa escrotal, na segunda metade da gravidez. No momento do nascimento, os testículos do bebê devem ter descido para dentro da bolsa escrotal. Às vezes, eles permanecem na virilha – fala-se então de "testículos não descidos". Se não estiverem na bolsa escrotal, não serão capazes de produzir esperma na vida adulta, e representam maior risco de desenvolvimento de câncer. Via de regra, procure não se preocupar. Em certos casos, os testículos descem por sua conta própria, geralmente em doze meses. Caso contrário, o bebê pode precisar de uma cirurgia, conhecida como orquiopexia, em geral realizada quando o bebê tem 2 anos de idade. Seu médico acompanhará a situação e lhe explicará o procedimento cirúrgico.

Às vezes, quando estou lavando ou trocando o bebê, percebo que ele tem uma ereção. Isso é normal? Sim, é normal. O pênis é muito sensível, e todos os bebês do sexo masculino apresentam ereções de vez em quando; alguns mais que outros. Foram observadas ereções até mesmo no útero.

HORA DE PENSAR EM...

Passaporte para o bebê

Ter o passaporte do bebê significa que você está livre para viajar com ele a hora que quiser; talvez para tirar proveito de sua licença-maternidade ou para apresentar o bebê a parentes ou amigos no exterior. A emissão desse documento para crianças possui regras especiais. Informe-se no site da Polícia Federal, responsável pela emissão do passaporte: http://www.dpf.gov.br

Movimentos. O bebê deve ser capaz de seguir os movimentos com os olhos, mesmo se por curto tempo (ver "Rastreando objetos", p. 81).

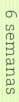
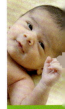

SEU BEBÊ TEM 6 SEMANAS E 4 DIAS

A vida íntima

Nesse momento, o assunto pode não estar no topo de sua lista de prioridades, mas retomar as relações sexuais fortalece a união do casal.

Entre seis e oito semanas após o parto, seu corpo deve estar quase totalmente recuperado, com cicatrização dos pontos ou cortes e fim dos sangramentos (lóquios). Além disso, a vagina já poderá ter voltado às dimensões pré-gravidez. Se você passou por cesariana, o local da incisão deve estar se recuperando bem.

Mas o fato de seu corpo ter se recuperado não significa necessariamente que seu desejo por sexo retornou. Durante muitas semanas, até meses depois do parto, muitas mulheres apresentam uma queda significativa dos níveis de estrogênio, o que pode levar à secura vaginal. Para a maioria das novas mães, porém, a falta de desejo tem mais a ver com cansaço e adaptação às novas funções maternas.

Se você estiver receosa de que a relação sexual seja dolorosa, diga a seu companheiro o que você está sentindo. Se você não se sentir apta para uma relação sexual completa, considere as carícias preliminares. Os dois devem ser sensíveis às necessidades mútuas e pacientes entre si. Se você quiser manter uma relação sexual, pratique-a com delicadeza, em princípio, e procure usar um lubrificante vaginal para facilitar a penetração.

Finalmente, tenha consciência de que o sexo pode ativar seu reflexo de ejeção, e você talvez comece a gotejar leite durante o ato sexual. Além disso, você precisará utilizar uma forma de contracepção, a menos que confie apenas na amamentação como método contraceptivo.

SEU BEBÊ TEM 6 SEMANAS E 5 DIAS

Período de pico do choro

Se o bebê parece estar choramingando sem parar hoje, não desanime: estudos afirmam que o choro está em seu ponto máximo nessa época.

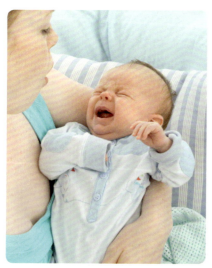

Choro frequente. Com cerca de 6 semanas, o choro é mais incômodo que nunca e deve se tornar um problema menor quando ele tiver 3 meses.

Há muitos motivos pelos quais os bebês choram (ver pp. 68-69), mas geralmente é porque querem atenção (um abraço, talvez), mamar ou ter as fraldas trocadas. Com 6 semanas, há poucas outras causas prováveis.

Alguns médicos acreditam que a cólica (ver p. 68) chega ao ponto máximo na sexta semana, provocando ataques de choro perturbadores, muitas vezes durante a noite. Se a cólica é a maior causa do choro do bebê, há pouco a fazer, exceto esperar e se tranquilizar, sabendo que em geral o choro se reduz significativamente quando ele tem 3 meses de vida, aproximadamente.

O surto de crescimento (ver p. 93) deixa o bebê com mais fome e propenso a se alvoroçar. Algumas teorias sugerem que isso acontece porque o choro ativa seu organismo a produzir mais leite e satisfazer as maiores demandas do bebê. Desenvolver novas habilidades, como sorrir e ficar mais alerta, pode ser cansativo para novos bebês, e o choro lhes proporciona um alívio. Conforme o bebê fica mais exímio em processar o que está acontecendo, o choro diminui.

Carregue o bebê num *sling* ou balance-o em seus braços para tranquilizá-lo. Fique certa de que essa fase passará. Conte com a ajuda de amigas e familiares se você está se esforçando para fazer as coisas ou precisa fazer uma pausa para descansar ou tomar ar fresco longe do barulho.

Se você está achando difícil enfrentar a situação, seu pediatra pode apoiá-la e, se necessário, prescrever um antiespasmódico suave. Entre 12 e 13 semanas, a cólica melhora.

SEU BEBÊ TEM 6 SEMANAS E 6 DIAS

Começando a se exercitar

Se você estiver plenamente recuperada do parto, este é o momento para fazer exercícios, a fim de recolocar seu corpo em forma.

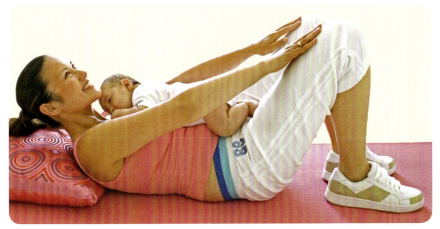

Adaptando-se aos exercícios. Algumas aulas de ioga pós-parto também incluem ioga para bebê. A ioga pode ajudá-la a recuperar a força nas costas, no estômago e nos músculos do assoalho pélvico, em particular.

Em primeiro lugar, lembre-se que cada corpo é único e reage à gravidez à sua maneira; assim, seja realista. Se você estava em forma e tonificada antes de ficar grávida, e se teve uma gravidez ativa, pode recuperar a condição física com mais rapidez; mas não é uma conclusão óbvia. Independentemente do nível de condição física subjacente, estabeleça objetivos alcançáveis e não espere muita coisa tão cedo; a verdade é que você talvez nunca recupere o mesmo corpo de antes, mas, no devido tempo e com um pouco de esforço, poderá voltar a ficar em boa forma, tonificada, saudável e forte.

Vá com calma. Como a gravidez e o parto são as coisas mais naturais do mundo, é fácil esquecer que causaram um trauma importante em seu corpo. Exercite-se com calma, começando num ritmo lento. Suas articulações e seus ligamentos ainda ficarão soltos por cerca de três a cinco meses, então faça exercícios de baixo impacto e evite qualquer coisa vigorosa ou abrupta que possa causar lesões.

Passe algum tempo antes e depois de se exercitar fazendo alguns alongamentos suaves para se aquecer e se resfriar. Se durante a sessão de exercícios algo doer, interrompa-a imediatamente.

Quanto e com que frequência?

Inicialmente, tenha por meta de cinco a dez minutos de exercícios de tonificação, todos os dias, e vinte minutos de atividade aeróbica, três vezes por semana, se você conseguir. Você pode aumentar as duas atividades quando ficar mais em forma e mais forte. Nunca vá além do que parece confortável ou alcançável.

Você terá de descobrir maneiras de adaptar os exercícios à vida com o bebê: faça no fim de semana, quando seu companheiro está em casa, ou compartilhe os cuidados do bebê com uma amiga, para que possam se revezar para se exercitar. Você pode até levar o bebê com você para fazer exercícios de empurrar carrinho, muitas vezes realizados em parques locais.

> **POR FALAR NISSO...**
>
> ### As moleiras
>
> Os dois pontos macios entre os ossos do crânio do bebê chamam-se fontanelas, mais conhecidas como moleiras. Elas permitem que os ossos do crânio deslizem uns sobre os outros quando a cabeça do bebê passa pelo canal do parto. Na parte de trás da cabeça, a fontanela posterior triangular fechará em cerca de 4 meses; já a do topo da cabeça (a fontanela anterior em forma de diamante) leva de nove a dezoito meses. O cérebro do bebê é protegido por uma membrana espessa, mas deve-se tomar cuidado com esses pontos macios.
>
> É normal ver a cabeça do bebê pulsando em sincronia com a circulação dele. As moleiras podem inchar um pouco quando ele chora e depois voltar ao normal. Se elas incharem mais que o normal ou ficarem afundadas, entre em contato com o pediatra. Uma moleira afundada pode ser sinal de desidratação, indicando que o bebê precisa ser alimentado com mais regularidade. Uma moleira inchada precisa ser examinada para verificar se existe alguma pressão no cérebro.

Não se esqueça de incluir as inclinações pélvicas e os exercícios de Kegel (assoalho pélvico) (ver p. 65), para ajudar a impedir a incontinência pós-parto.

Por fim, uma das melhores maneiras de tonificar seu corpo é praticando ioga. As aulas de ioga pós-parto adaptam as posturas tradicionais à situação da nova mãe.

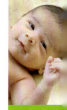

99

7 semanas

OS PRIMEIROS SONS DE LINGUAGEM QUE OS BEBÊS FAZEM SÃO VOCÁLICOS, COMO "OH" E "AH"

Ainda que o bebê possa sorrir e acenar com os braços quando a vê, ele talvez não seja tão amistoso com estranhos. Isso ocorre porque ele está começando a desenvolver a capacidade de se lembrar de pessoas e coisas. Quando não são familiares, ele pode demonstrar alguma ansiedade e precisar se tranquilizar.

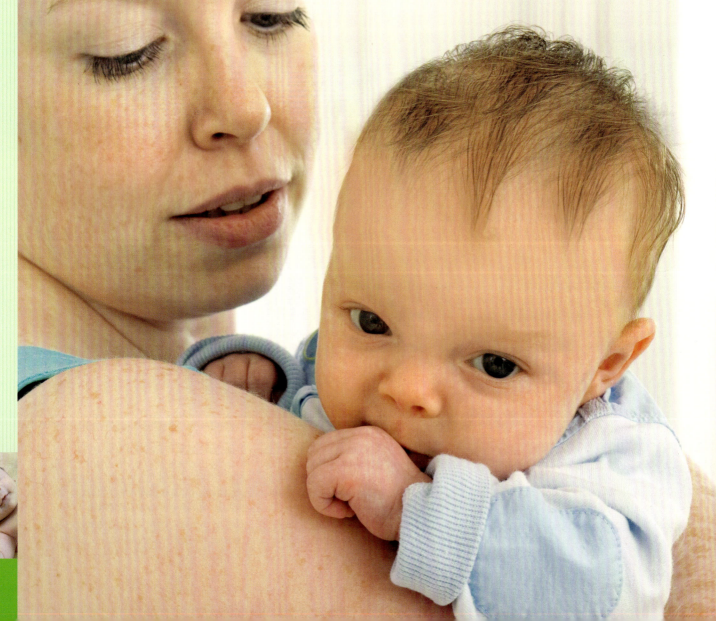

SEU BEBÊ TEM 7 SEMANAS

De olho na segurança

O bebê tem um pouco mais de controle dos movimentos e você precisa manter fora do alcance dele o que pode machucá-lo.

As sugestões a seguir a ajudarão a tornar sua casa um lugar tão seguro quanto possível para seu pequeno explorador em crescimento.

O bebê deve estar sempre firmemente apoiado, posicionado e seguro, para que não possa se safar de repente de seu domínio ou cair da cama.

Afaste dos espaços do bebê (área da cama, de brincadeiras, de trocas ou de alimentação) os cabos elétricos e os cordões pendentes de cortinas e venezianas.

Nunca deixe ao alcance do bebê medicamentos, objetos pequenos que possam asfixiá-lo, plantas domésticas ou sacos plásticos.

Sempre aperte os cintos da cadeirinha de descanso e da cadeirinha para carro, mesmo quando o bebê está dormindo ou imóvel.

Evite deixar o bebê sozinho, mesmo por pouco tempo, a menos que esteja sobre uma superfície horizontal e segura (idealmente, o piso) ou preso em sua cadeirinha ou carrinho.

Mantenha a roupa de cama do bebê enfiada de forma segura, para que ele não a puxe e cubra o rosto. Da mesma forma, coloque-o para dormir no fundo do berço, para que não se retorça sob as cobertas.

ITENS DE CONFORTO

O bebê tem a capacidade de se lembrar de objetos familiares; assim, é uma boa hora de introduzir um item de conforto. Um brinquedo macio ou uma manta aconchegante é ideal; compre dois, caso perca um. Se apresentar o item sempre que for acalmá-lo, ele o associará com conforto. Isso o estimulará a aprender a se reconfortar sozinho, recorrendo a um instrumento que proporcione sentimentos alegres, positivos e relaxantes.

SEU BEBÊ TEM 7 SEMANAS E 1 DIA

Produzindo novos sons

O bebê pode já ter aumentado o vocabulário dele, passando para sons com duas sílabas com uma consoante ocasional.

Os murmúrios e os balbucios – e até as risadinhas – podem representar uma novidade até mesmo para o próprio bebê, e ele ficará empolgado de se comunicar com você, com o pai e outros membros da família. A tagarelice dele representa as primeiras tentativas de falar, e você perceberá grandes saltos no vocabulário do bebê nas semanas e meses seguintes, conforme ele praticar os sons que aprendeu a fazer.

O bebê está aprendendo os fundamentos da conversação e da arte de escutar e responder. De acordo com os linguistas, bebês podem perceber a diferença entre sílabas similares, como "mã" e "nã", com cerca de 4 semanas de vida. Você pode apoiar esse aprendizado repetindo para o bebê os sons que ele faz. Ele vai gostar de saber que você entende o que ele está tentando dizer, ou a emoção que está procurando comunicar. Você constatará que ele é mais receptivo quando está com pessoas conhecidas, ou quando falam com ele em manhês (ver p. 88).

Sons vocálicos como "ah", "uh", "ooh" e "oh" são os primeiros (e mais fáceis) sons que o bebê emite. Eles evoluem para sons vocálicos duplos, como "ah-uh" e "ooh-ah", antes de uma consoante como "g" ou "m" aparecer. "Ahh-guuu" pode se tornar o meio favorito do bebê para expressar prazer, mas, provavelmente, você terá de esperar ainda algum tempo até escutar aquele primeiro "mamã".

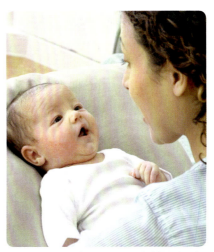

Falando o manhês. Estimule as habilidades de comunicação do bebê "batendo papo" com ele.

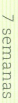

SEU BEBÊ TEM 7 SEMANAS E 2 DIAS
Bebê ativo

O bebê começa a praticar o novo controle muscular: contorcendo-se muito mais, mexendo as pernas e virando o corpo de lado a lado.

Esse é o momento perfeito para introduzir uma barra de atividades, se você ainda não fez isso. O controle do bebê sobre o corpo melhorou e agora ele consegue bater nos brinquedos suspensos de vez em quando. Ele gostará de estender as mãos para as coisas, e poderá até conseguir agarrá-las, embora só será capaz de fechar intencionalmente as mãos em torno delas dentro de algum tempo. Se você puser algo na mão dele, ele vai segurar – e provavelmente não largará.

Os braços e as pernas do bebê se agitarão violentamente durante os momentos de excitação – ou até de raiva –, e as trocas de fraldas serão muito mais difíceis. Você talvez constate que ele reage à música: ele pode desacelerar os movimentos quando a música é tranquila, e armar confusão quando é mais animada. Agora, ele está em sintonia com o ambiente e disposto a ser o mais ativo possível.

O novo interesse do bebê em usar o corpo pode mantê-lo acordado à noite, aprimorando as habilidades e, inadvertidamente, chutando as cobertas. Alguns pais adotam então um saco de dormir para bebê, para que ele permaneça aquecido ao longo da noite. Se houver um móbile suspenso ao alcance dele, desloque-o um pouco para cima, pois ele pode decidir golpeá-lo.

TIRA-DÚVIDAS

Tudo bem deixar o bebê ter uma chupeta? Uma chupeta não vai prejudicar a saúde ou o desenvolvimento do bebê, desde que você a ofereça com responsabilidade e para ajudar a acalmá-lo. Mas, se estiver amamentando, cuidado para não dar ao bebê que chora uma chupeta quando o que ele realmente quer é ser amamentado, pois isso pode afetar sua oferta de leite. Procure não oferecer chupeta o tempo todo; só a use quando estiver tentando acalmá-lo.

SEU BEBÊ TEM 7 SEMANAS E 3 DIAS
Estudando formas e cores

O bebê está demonstrando muito mais interesse em desenhos e formas complexas, e agora consegue reconhecer mais cores.

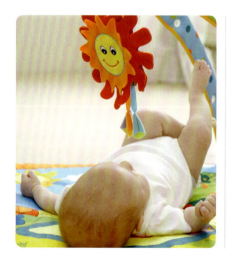

Nesse momento, o bebê pode focar os dois olhos num objeto, e demonstrará preferência por desenhos, cores e formas mais complicadas. Ele ainda gosta muito de rostos, mas ele ficará muito curioso por objetos de contraste acentuados e coloridos, que conseguirão mantê-lo hipnotizado por muitos minutos de cada vez.

Estimulá-lo a observar os objetos que

Objetos coloridos O bebê vai se divertir olhando para objetos coloridos e brilhantes, principalmente aqueles com faces. Um móbile na linha de visão da criança ajudará a mantê-la entretida

o interessam ajudará a fortalecer as vias neurais do cérebro dele e a desenvolver ainda mais a visão. Procure pendurar um novo móbile sobre o berço, ou prenda um sobre o tapete de atividades, perto o suficiente para ele ser capaz de focar.

O bebê ficará acordado por períodos mais longos, tendo assim mais oportunidades de explorar o ambiente. Se ele só era capaz de focar coisas em branco, preto e cores brilhantes, agora consegue identificar padrões e uma grande variedade de cores, motivo pelo qual os brinquedos para bebês são bastante coloridos.

DESTAQUE PARA...
As vacinações do bebê

Uma parte importante dos cuidados preventivos de saúde envolve a imunização do bebê contra doenças que podem prejudicá-lo num momento posterior da vida. O bebê terá um calendário de vacinação que deve ser seguido.

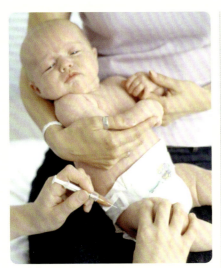

Alivie o sofrimento. Segure o bebê com firmeza para tranquilizá-lo enquanto recebe a vacina.

Embora o sistema imunológico do bebê desenvolva imunidade permanente contra doenças ao contraí-las, muitas têm alto risco de complicações ou morte. As primeiras vacinas já deverão ter sido tomadas logo após o nascimento, mas é a partir dos 2 meses de vida que se tornam mais frequentes, obedecendo a um cronograma (ver quadro ao lado). O calendário apresentado é a recomendação da Sociedade Brasileira de Imunizações (SBIm) para os 12 primeiros meses da criança, para os anos de 2013 e 2014 (para informações dos anos seguintes, visite o site da SBIm: http://www.sbim.org.br).

A imunização prepara o organismo para combater doenças que podem ser contraídas no futuro. Por exemplo, a vacina antipólio estimula a produção de anticorpos contra o vírus da poliomielite, e quando ela ingressar no organismo da criança estarão prontos para combatê-la.

Com a imunização, ele pode apresentar sintomas moderados de algumas doenças, mas o risco de complicações é menor. É natural a preocupação de que a combinação de diversas vacinas possa sobrecarregar o bebê, mas pense que seu sistema imunológico vem se tornando mais maduro a cada dia, sendo capaz de protegê-lo de vários organismos que provocam infecções com os quais ele entra em contato o tempo todo. O sistema imunológico do bebê pode enfrentar com facilidade essa combinação.

Há pequeno risco de efeitos colaterais, como febre baixa e alguns sintomas fracos das doenças contra as quais o bebê está sendo vacinado. Não é comum haver reação alérgica, mas ele talvez experimente alguma sensibilidade, como inchaço e vermelhidão no local da picada da injeção. Ele pode ficar irritado e dormir mais que o habitual. Uma dose de analgésico e uma amamentação tranquila devem acalmá-lo, mas sempre converse com o médico antes de partir para a medicação.

Fique de olho. As imunizações do bebê serão registradas na carteirinha de vacinação, mas você pode querer manter seu próprio registro da data da imunização e de quaisquer sintomas ou efeitos colaterais. Alguns pais gostam de anotar a marca registrada da vacina, para ter acesso a essa informação em caso de necessidade – por exemplo, mudança de país.

Confortando o bebê. Alimente-o antes de ele receber a vacina. Mantenha a calma, converse com ele e tranquilize-o com voz carinhosa ou com uma chupeta. Tudo acaba em poucos segundos, e ele talvez nem perceba o que aconteceu. Caso chore, segure-o e converse com ele delicadamente. O bebê voltará ao estado habitual num piscar de olhos.

CHECK-LIST
Calendário

Ao nascer:
▪ BCG ID; ▪ Hepatite B (1ª dose)

2 meses:
▪ Hepatite B (2ª dose); ▪ Tríplice bacteriana (1ª dose); ▪ *Haemophilus influenzae* B (1ª dose); ▪ Poliomielite – vírus inativados (1ª dose); ▪ Pneumocócica conjugada (1ª dose)

Entre 2 e 6 meses:
▪ Rotavírus (duas ou três doses)

3 meses:
▪ Meningocócica C (1ª dose)

4 meses:
▪ Tríplice bacteriana (2ª dose); ▪ *Haemophilus influenzae* B (2ª dose); ▪ Poliomielite – vírus inativados (2ª dose); ▪ Pneumocócica conjugada (2ª dose)

5 meses:
▪ Meningocócica C (2ª dose)

6 meses:
▪ Hepatite B (3ª dose); ▪ Tríplice bacteriana (3ª dose); ▪ *Haemophilus influenzae* B (3ª dose); ▪ Poliomielite – vírus inativados (3ª dose); ▪ Pneumocócica conjugada (3ª dose)

A partir de 6 meses:
▪ Influenza e poliomielite oral (campanhas de vacinação)

9 meses:
▪ Febre amarela (1ª dose)

12 meses:
▪ Hepatite A (1ª dose); ▪ Tríplice viral (1ª dose); ▪ Varicela (catapora) (1ª dose); ▪ Início de reforço da pneumocócica conjugada e da meningocócica conjugada

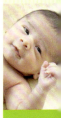

SEU BEBÊ TEM 7 SEMANAS E 4 DIAS

Alimentações mais regulares

O desenvolvimento do bebê deverá estabelecer um padrão: ele poderá consumir mais leite em cada sessão, com um intervalo maior entre elas.

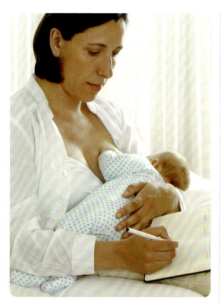

Alimentação frequente. Nessa idade, bebês que mamam no peito precisam se alimentar de sete a nove vezes por dia.

O leite ainda é – e será pelos próximos meses – a única fonte de nutrição de líquido do bebê; é importante não "programá-lo" numa rotina que o deixe com fome ou sede. O leite materno é digerido mais rápido do que a fórmula infantil. Assim, se você estiver amamentando, o bebê poderá se alimentar mais vezes que os bebês alimentados com mamadeira, mas a diferença entre as alimentações aumentará ao longo do tempo. Frequentemente, bebês alimentados com mamadeira dormem mais tempo durante a noite que os que mamam no peito, mas isso não é motivo para não dar mais o seio.

Todas as mães desejam que, a cada sessão, os dois seios sejam esvaziados para o bebê obter o equilíbrio correto de líquido e nutrição (ver p. 27), mas então constata que ele fica satisfeito após mamar em apenas um seio. Tome nota das vezes que você o amamenta e do seio em que ele deixa leite, para lembrá-la do seio a oferecer na amamentação seguinte, e também verificar se há um padrão. Se não estiver ganhando peso como esperado, o bebê talvez esteja mamando pouco e com muita frequência, em vez de muito e longamente.

Se você estiver usando mamadeira, tome nota dos horários e da quantidade bebida pelo bebê; isso a ajudará a descobrir quanto ele está consumindo por dia. Nessa idade, a maioria dos bebês está tomando de seis a oito mamadeiras de 120 a 180 mililitros por dia. Se ele estiver consumindo muito mais ou muito menos, consulte seu pediatra.

Você pode ajustar os horários do bebê. Por exemplo, alimentá-lo de acordo com a demanda durante o dia; então, acorde-o antes de você ir dormir, para alimentá-lo e conseguir para si tempo extra de sono antes do próximo despertar dele. Alimente-o antes de começar uma viagem longa ou alie à rotina familiar, e evite ter de alimentá-lo em horários menos convenientes.

TIRA-DÚVIDAS

O bebê parece desconfortável após uma alimentação e está com diarreia. Devo trocar a fórmula infantil? Se o bebê tem diarreia ou vômito recorrente e não parece estar se desenvolvendo com a fórmula que você tem dado, vale a pena considerar as possíveis causas. Algumas crianças são alérgicas às proteínas do leite de vaca, outras são incapazes de digerir açúcares (o que é completamente diferente, e conhecido como intolerância à lactose; ver quadro abaixo). Seu médico pode prescrever leite de soja, "hidrolisado" ou sem lactose, que contém todos os nutrientes necessários ao bebê para crescimento e desenvolvimento normais, sem desencadear uma reação alérgica.

INTOLERÂNCIA À LACTOSE

Bebês intolerantes à lactose sofrem de desconforto digestivo, como diarreia, vômito e cólica, que provocam choro e dor constantes.

A intolerância à lactose ocorre quando há falta da uma enzima, a lactase, que ajuda o organismo a digerir os açúcares do leite (incluindo o materno). O gene é transmitido pelo pai e pela mãe, e o bebê com essa herança genética sofre de diarreia grave desde o nascimento como resultado da incapacidade de tolerar a lactose no leite materno ou na fórmula infantil. A intolerância à lactose é um pouco mais comum em bebês prematuros, pois o nível de enzima não foi capaz de se desenvolver normalmente no último trimestre da gravidez.

Às vezes, os bebês desenvolvem intolerância à lactose por um período curto, depois de sofrerem infecções estomacais. Se isso acontecer, o médico poderá prescrever um leite sem lactose, que dará ao bebê alívio para o desconforto digestivo durante a recuperação da mucosa do estômago.

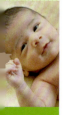

SEU BEBÊ TEM 7 SEMANAS E 5 DIAS
Banhos divertidos

Se até agora o bebê relutou em tomar banho, alguns brinquedos e brincadeiras podem fazê-lo começar a gostar.

Tornar divertida a hora do banho traz um final feliz ao dia do bebê e coloca-o na disposição de espírito correta para a hora de dormir. Agora que o interesse dele no que está acontecendo é muito maior, você pode pôr alguns brinquedos na banheira para ele chutar e bater. Ele vai ficar surpreso e empolgado por conseguir provocar uma série incrível de ondas simplesmente esperneando.

Agite delicadamente a água com as mãos e utilize um copinho ou um brinquedo para despejar água quente sobre ele. Ele gostará da experiência e ficará interessado no movimento da água. Cante, sorria e fale num tom de voz gentil e alegre, para incentivá-lo a considerar a hora do banho algo positivo. É mais provável que ele sorria e se divirta se vir sua expressão sorridente. Cantar uma música que o relaxe ou achar uma que ele possa começar a associar à hora do banho, pode ajudar a mantê-lo calmo e contente.

Agora que o bebê tem um pouco mais de mobilidade, verifique se você tem um bom domínio sobre ele, pois o bebê estará muito escorregadio, especialmente se estiver determinado a se colocar numa posição diferente. Não promova uma sessão de banho muito longa; nesse estágio, apenas alguns minutos são suficientes. Tire-o do banho e o agasalhe rapidamente numa toalha quente, para ele não sentir frio.

SEU BEBÊ TEM 7 SEMANAS E 6 DIAS
Dormindo bem à noite

Nas primeiras semanas, tirar uma soneca enquanto o bebê dorme pode ser uma opção, mas ao longo do tempo você vai querer uma boa noite de sono.

Ser acordada à noite pode ser frustrante, independentemente de quanto você goste de amamentar o bebê, e muitas mulheres têm dificuldade para voltar a dormir. Se o bebê estiver perto de sua cama (ou dormindo com você), você poderá amamentá-lo rápida e eficientemente enquanto ainda estiver meio adormecida. Se a fralda dele não estiver muito molhada, provavelmente poderá ser trocada mais tarde. Pode parecer difícil de acreditar, mas você logo passará para o "piloto automático" à noite e o amamentará sem nem mesmo acordar de verdade.

Se você acordar e não conseguir voltar a dormir, faça alguns dos exercícios de respiração e relaxamento que praticou durante a gravidez, e procure não se concentrar na ideia de quantas horas de sono você está perdendo. À noite evite álcool e cafeína, que podem perturbar seus padrões de sono. Tente um copo de leite quente, uma fatia de queijo ou mesmo um pouco de peito de peru antes de dormir; esses alimentos contêm o aminoácido triptofano, que estimulará um sono repousante. Se você estiver amamentando, esse aminoácido poderá penetrar em seu leite, e o bebê também dormirá bem.

Finalmente, cerca de uma hora antes de ir dormir, tome um banho quente (não muito quente, pois pode ser excessivamente estimulante) e reserve algum tempo para relaxar. Envolver-se com afazeres domésticos não é uma rotina ideal pré-sono.

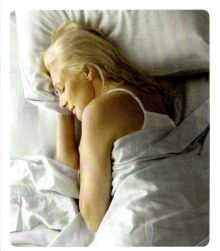

Repouse para recarregar. rotina de sono adequada é essencial para todas as mães.

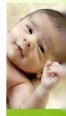

8 semanas

O REFLEXO DE PREENSÃO COM QUE OS BEBÊS NASCEM PERSISTE NOS PRIMEIROS MESES

Com o fortalecimento dos músculos, o bebê consegue se virar quando está de bruços. Nesse momento, ele "descobre" as mãos e as considera fascinantes. Vai então querer estender a mão e agarrar coisas, mas talvez não tenha sucesso durante semanas.

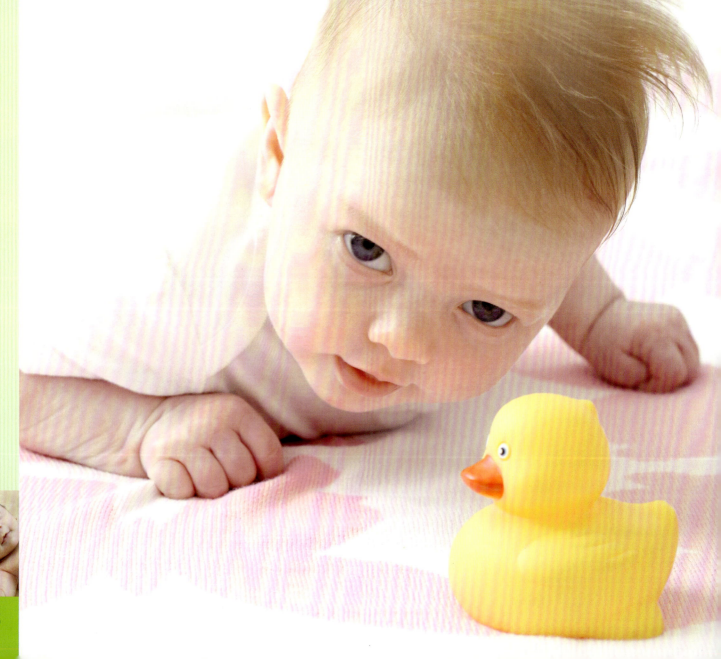

SEU BEBÊ TEM 8 SEMANAS
O sistema imunológico do bebê

Agora que alcançou a marca de 2 meses de vida, o bebê talvez precise um pouco mais de sua ajuda para protegê-lo de doenças.

Quando nasce, o bebê tem um sistema imunológico básico, que o ajuda a repelir muitas bactérias e vírus. Ele possui níveis elevados de anticorpos na corrente sanguínea, transmitidos de seu próprio sistema durante a gravidez, e se você estiver amamentando estará transmitindo ainda mais anticorpos. Assim que alcança 2 meses de vida, porém, a "reserva" de anticorpos do bebê começa a se esgotar, e ele ficará mais suscetível a doenças. Esse é o momento em que se estabelece o programa de imunização (ver p. 103), para protegê-lo de doenças que podem prejudicá-lo.

Se nesse momento você estiver amamentando, continuará protegendo seu bebê com os cinco tipos mais importantes de anticorpos. O leite materno também contém um tipo de glóbulo branco, denominado linfócito, que ajuda o bebê a repelir doenças. A imunidade que o bebê possui agora é conhecida como "imunidade passiva", pois lhe é transmitida, e não desenvolvida por ele. O bebê estará protegido contra diversas, se não todas, doenças às quais você está imune. De fato, bebês que mamam no peito demonstraram ficar enjoados com menos frequência, sofrer de menos infecções do sistema auditivo e padecer de sintomas menos graves quando doentes. O sistema imunológico próprio do bebê começa a entrar em ação nas primeiras semanas de vida, mas só amadurece muito tempo depois, na infância, motivo pelo qual as crianças pegam tantos resfriados.

Higiene. Manter limpo o ambiente do bebê ajudará a protegê-lo de doenças. Isso não significa embeber a casa com soluções antibacterianas, mas manter limpo e esterilizado tudo que ele possa pôr na boca (mamadeiras, mordedores, equipamentos para preparar o leite e chupetas). Isso impedirá o desenvolvimento de bactérias que podem causar distúrbios estomacais, como também evitará a transmissão de vírus de outros membros da família.

Examinar as visitas. Pode parecer absurdo evitar visitantes que estejam com gripe ou outra doença, mas é uma boa ideia nas primeiras semanas de vida do bebê. Como o

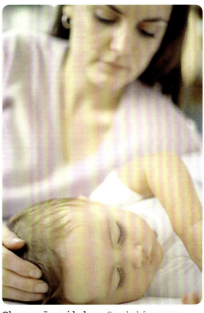

Observação cuidadosa. Se o bebê parecer indisposto, continue monitorando e converse com o pediatra se ele piorar.

sistema imunológico dele não é muito desenvolvido, algo tão simples como um vírus de gripe pode ficar muito mais sério, pois o bebê é menos capaz de combater a infecção. Infecções bacterianas também podem ser muito perigosas para os bebês. Peça às visitas (e aos membros da família) que lavem as mãos com regularidade, descartem lenços usados e evitem segurar o bebê até recuperarem a saúde.

Tomar essas precauções pode ajudar a manter bem o bebê até o sistema imunológico dele ficar um pouco mais forte. Bebês doentes tendem a não se alimentar bem, e mesmo uma pequena perda de peso pode afetar o crescimento e o desenvolvimento geral. Por precaução, qualquer bebê com febre deve ser examinado por um médico (ver p. 401).

TIRA-DÚVIDAS

Como descubro se o bebê está com infecção do sistema auditivo? É difícil descobrir sem consultar um médico. Infecções do sistema auditivo são comuns depois de um resfriado, mas não existem muitos sintomas específicos. A orelha não aparenta vermelhidão, e, embora alguns bebês esfreguem ou batam na orelha quando dói, muitos também fazem isso quando estão cansados. Choro, irritabilidade, temperatura alta, vômito e até diarreia podem ser sinais de infecção (ver p. 410). Pode haver uma secreção, o que sugere que a infecção pode ter perfurado o tímpano. Nesse momento, o bebê pode parecer melhor, mas ainda é importante consultar o médico. Normalmente, antibióticos não são receitados porque muitas infecções são virais, mas quanto mais doente uma criança, mais provável a necessidade de ela tomar antibióticos. Um analgésico e abraços podem ajudar a aliviar a dor, mas fale com o médico antes de fazer a medicação.

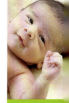

SEU BEBÊ TEM 8 SEMANAS E 1 DIA

A moda do bebê

Gastar uma fortuna em roupas para bebê não é conveniente, mas para uma ocasião especial é divertido e rende boas fotos.

Se até agora você conseguiu se conter no departamento de roupas infantis, uma ocasião especial pode lhe dar a desculpa de que você precisa para comprar algo bonito para seu bebê.

Antes de partir direto para a busca de roupas cheias de enfeites, considere a natureza da ocasião. Se o bebê for ficar no meio de muitas pessoas ou for passar um dia inteiro fora de seu ambiente habitual, fará sentido algo prático. Procure algo que não faça a pele dele coçar, ou que não o leve a se sentir desconfortável, e certifique-se de que a roupa possa ser abotoada e desabotoada para trocas rápidas. Botões trabalhosos, colarinhos ou cinturas apertadas, ou qualquer coisa que limite os movimentos do bebê ou lhe cause calor excessivo não são ideais.

Evite roupa muito cara, pois pode acabar no fundo de sua bolsa algumas horas depois de ser vestida, graças a uma fralda mal vedada ou um vômito intenso. Por isso, escolha sempre algo lavável. Pode ser uma boa ideia escolher peças individuais de roupa, que poderão ser combinadas no local se for necessária uma troca rápida. Traga junto um par de peças para a parte superior e inferior do corpo; assim estará preparada para o que vier.

> **GÊMEOS**
>
> ## Vestindo gêmeos
>
> Se você tiver de vestir gêmeos para uma ocasião especial, dois trajes afetarão seu saldo bancário em dobro. Geralmente esses trajes elegantes são usados apenas uma ou duas vezes antes de os bebês ficarem maiores, essas roupas são frequentemente dadas como presentes e nunca usadas. Assim, vale a pena tentar encontrar algo novo ou quase novo por um preço baixo.

SEU BEBÊ TEM 8 SEMANAS E 2 DIAS

Desenvolvendo a memória

O bebê está desenvolvendo a "memória de reconhecimento", o que significa que ele pode recordar e identificar pessoas e objetos conhecidos.

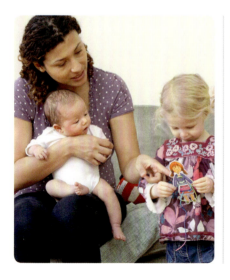

Desde o nascimento, ou pouco depois, o bebê conseguiu reconhecer sua voz e seu cheiro e, em pouco tempo, demonstrou preferência por rostos conhecidos. Nesse momento, ele será capaz de fazer algumas associações genéricas. Por exemplo, se o irmão mais velho sempre faz a mesma careta, o bebê poderá tentar imitar essa careta quando a vir. Ele pode parecer ansioso com o chocalho que você exibe, esperando que o instrumento faça seu som conhecido. Além disso, ele começará a associar você a leite e conforto.

Sintonizado. O bebê identifica objetos e pessoas e se lembra das coisas mais do que você imagina.

Nesse momento, o bebê está desenvolvendo associações baseadas na ligação repetida entre uma ação e uma sensação; por exemplo, você estende suas mãos na direção dele e ele antecipa uma sensação de ser confortado. Nos próximos meses, essas associações se desenvolvem rapidamente, e ele reagirá reconhecendo as histórias e as canções conhecidas.

Esse tipo de memória é um instinto natural, protetor, que estimula os bebês a criar ligações fortes com seus cuidadores primários. Lembrar e preferir rostos e objetos conhecidos é um método para mantê-los a salvo de perigos.

SEU BEBÊ TEM 8 SEMANAS E 3 DIAS
Alimentação saudável

Você pode começar a se sentir frustrada por causa dos quilos extras da gravidez, mas não há pressa para entrar numa dieta.

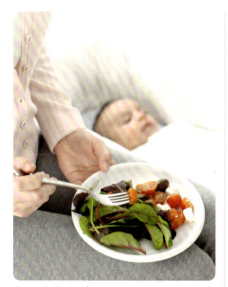

Comendo direito. É importante comer muitas frutas e legumes frescos, que são ricos em nutrientes.

Todas as novas mães precisam de alimentos saudáveis e nutritivos. Nesse momento, fazer uma dieta, sobretudo se você está amamentando, pode deixá-la com falta de nutrientes, o que favorece doenças, fadiga e oscilações de humor. Se estiver preocupada com seu peso, isso afetará o prazer da maternidade. Procure basear sua dieta em frutas e legumes, cereais integrais (como pão integral e arroz ou massa integral), proteínas (como carnes magras, produtos lácteos, ovos, peixes, nozes, sementes e leguminosas) e gorduras saudáveis (azeite de oliva e girassol, abacates e pescados oleosos). Esse tipo de dieta saudável proporcionará os nutrientes básicos necessários à saúde ideal. Eles, por sua vez, ingressarão em seu leite materno e assim você também melhorará a dieta do bebê.

TIRA-DÚVIDAS

Quantas calorias devo consumir por dia durante a amamentação? Quem amamenta gasta cerca de 500 calorias extras por dia, mas você não precisa necessariamente repô-las. Se sua dieta for bastante parecida com a da pré-gravidez, você perderá naturalmente cerca de 450 gramas por semana sem fazer nenhuma alteração, por estar recorrendo às suas reservas de gordura. Se estiver se exercitando um pouco, provavelmente perderá ainda mais. É melhor não pensar em calorias: se você se concentrar em fazer uma dieta saudável, perderá peso sem muito esforço.

REFORÇANDO SEUS NÍVEIS DE ENERGIA

Uma boa maneira de manter a energia e lidar com as demandas da maternidade é comer pouco e com frequência. Queijo *light* e fatias de maçã, um biscoito de aveia com um pouco de manteiga ou alguns damascos secos podem manter sua energia entre as refeições e seu metabolismo ativo. Tente o seguinte para ajudá-la a se sentir mais saudável e em forma:
- Faça um pouco de exercícios leves todos os dias. Caminhada, natação, exercícios aeróbicos e/ou ioga (com seu bebê, é claro) podem ajudar a desenvolver os músculos, queimando gorduras e estimulando o metabolismo.
- Fique hidratada. A amamentação é uma atividade que dá sede. Você precisará de cerca de 2,7 litros de líquido todos os dias, para repor o que foi perdido.
- Aceite todos os convites de refeições feitos por amigas e adquira o hábito de, quando tiver tempo, cozinhar diversos pratos e congelá-los. Com um bebê novo, ter algumas refeições de reserva é sempre uma boa ideia. Se você tiver um congelador cheio de sopas nutritivas, comidas cozidas ou até mesmo deliciosos bolinhos de aveia e frutas, terá mais probabilidade de comer bem e será menos propensa a depender de alimentos industrializados ricos em gordura ou sal. É tão fácil preparar uma salada rápida quanto colocar no micro-ondas um prato pronto, e você colherá as recompensas.
- Prefira petiscos saudáveis. Fatie algumas cenouras, aipos ou pepinos e os conserve em água com suco de limão. Compre molhos, pastas light ou homus. Se quiser algo doce, prepare um *smoothie* de fruta fresca, opte por pedaços de chocolate amargo ou uma tigela de cereal integral com compota de frutas e iogurte.

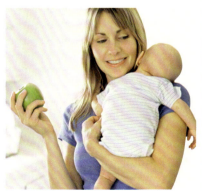

Reforço com frutas. Petiscos nutritivos e regulares ao longo do dia ajudarão a manter elevados seus níveis de energia.

SEU BEBÊ TEM 8 SEMANAS E 4 DIAS

Dormir como um bebê?

Nesse momento, o bebê está se alimentando em intervalos de tempo maiores e dormindo mais à noite. E você também conseguirá dormir mais.

Uma das melhores maneiras de estimular o bebê a dormir bem à noite é fazendo que ele se sinta confortável. É fácil cair no hábito de vesti-lo com o mesmo pijaminha e cobri-lo com as mesmas camadas de cobertores, noite após noite, mas deve-se levar em conta a temperatura. Um bebê com calor ou frio acorda frequentemente, ainda que cansado. Deixe o quarto de dormir agradável e fresco, mesmo no inverno, mantendo o bebê confortável com camadas de lençóis finos e cobertores, que podem ser facilmente removidos ou colocados, para esfriá-lo ou aquecê-lo. Igualmente, se a temperatura ambiente estiver alta, será bom colocar o bebê na cama somente com uma fralda e uma camiseta, coberto com um lençol de algodão. Um ventilador no quarto, apontado para longe da cama do bebê, pode ajudar a manter a circulação de ar e proporcionar uma brisa suave, que mantenha a temperatura agradável. Se quiser uma boa noite de sono, verifique se ele está confortável antes de você ir dormir.

Se o bebê está começando a chutar as cobertas à noite, prenda-as com firmeza sob a base do colchão e em torno das pernas dele. E, se você ainda não recorreu a um saco de dormir para bebê, ele pode ser útil agora para mantê-lo aquecido, independentemente de quão ativo ele seja. Escolha algum que seja feito de algodão acolchoado e feche facilmente na altura dos ombros, para trocas durante a noite. O tamanho do saco de dormir deve ser adequado à idade e ao tamanho do bebê; para definir o peso, leve em conta a temperatura do quarto.

SEU BEBÊ TEM 8 SEMANAS E 5 DIAS

Mãos fascinantes

Agora, os "brinquedos" favoritos do bebê são suas próprias mãos, que o entretêm ao se moverem para perto e longe da visão dele.

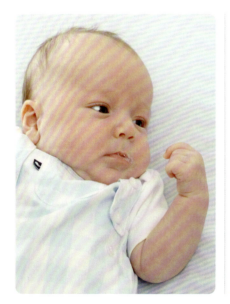

Agora que o bebê está começando a abrir e fechar as mãos, ele pode fitá-las, fascinado, por longos períodos de tempo, trazendo-as cuidadosamente para a boca dele ou até dirigindo-as para seu rosto ou seio. Ele pode até tentar golpear os objetos suspensos na barra de atividades, ou um chocalho, se você chamar a atenção dele para essas coisas. Também pode mover as mãos juntas na direção desses objetos para tocá-los.

O bebê é uma pessoinha tátil e gostará de sentir novas texturas. Involuntariamente, ele pode bater no próprio rosto, em sua camiseta, em seu seio, na coberta dele ou em qualquer outra coisa com que entre em contato. Ele pode erguer os olhos, admirado, no momento em que você põe algo com uma textura nova e empolgante nos dedos dele; um pouco de pele macia de animal ou um mordedor texturizado, por exemplo. Tudo é novo e interessante, e as mãos dele (e a boca) são os melhores instrumentos para explorar isso.

Dê espaço ao bebê para ele olhar as mãos dele e ver o que elas são capazes de fazer. Dê um chocalho para ele segurar por um momento (ele poderá deixá-lo cair) e prenda um chocalho de pulso no bracinho dele para chamar a atenção. Embora as mãos dele sejam fascinantes, ele pode ficar bastante frustrado ao descobrir que o golpe ou o agarramento dele ainda não é exato.

Maior destreza. Nesse momento, o bebê tem melhor controle dos movimentos da mão.

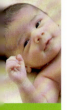

SEU BEBÊ TEM 8 SEMANAS E 6 DIAS

Roupas para amamentação

Se você amamentou desde o nascimento, provavelmente estará pronta para abandonar as camisetas folgadas e atualizar sua aparência.

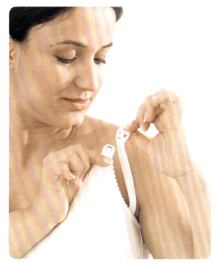

Sutiã de amamentação. Um sutiã de amamentação básico dá conta do recado, mas há modelos mais elaborados e com estilo.

Sutiã de amamentação. A maioria das mulheres que amamentam começa usando sutiãs de amamentação sem enfeites, laváveis e lisos. Inicialmente, não há razão para comprar algo diferente, principalmente quando você está usando cremes para os mamilos, está gotejando leite e tentando se acostumar com a mecânica do processo de amamentação. É preciso considerar, porém, que seus seios mudam de tamanho durante esses primeiros meses. Dessa maneira, vale a pena procurar uma medição profissional de vez em quando, para não ter dúvida de que você está usando o tamanho correto. Se precisar de novos sutiãs, atualmente há uma grande variedade de roupas íntimas coloridas e femininas para novas mães. Pode ser uma boa oportunidade para se cuidar.

Roupas para amamentação. Ocorre algo similar com as roupas para amamentação. Inicialmente, o mais importante é o conforto, mas, assim que você começa a voltar a se sentir como era antes da gravidez, pode querer comprar roupas "normais", em suas lojas favoritas. Você ainda pode seguir a moda enquanto amamenta; escolha blusas tipo casaquinho ou camisetas de gola canoa ou de cintura larga, que podem ser erguidas e colocadas sobre o bebê que está sendo amamentado. Escolha tecidos de algodão e de outras fibras naturais, que não vão lhe esquentar demais. Não tenha pressa de experimentar as roupas; sua silhueta pode ter mudado. Também existem lojas *on-line* que vendem roupas confeccionadas especificamente para mães que amamentam. Pode ser uma boa ideia consultá-las.

ATIVIDADE

Diversão com sons

O chocalho é algo maravilhoso para os novos bebês. Quando passam a se interessar mais pelo mundo ao redor, eles ficam hipnotizados pela visão e pelo som que esse brinquedo emite.

Quer você escolha um chocalho que fique preso no pulso dele, quer modelo de mão, você estará dando ao bebê um primeiro brinquedo perfeito. Ele aprenderá a coordenação óculo-manual e desenvolverá o controle muscular enquanto descobre como usar o chocalho.

Prefira um modelo que seja vivamente colorido e produza sons com facilidade. A ideia é que o bebê consiga fazer o brinquedo trabalhar sozinho; mesmo que não seja com esforço consciente. A maioria dos brinquedos acabará na boca do bebê; então, escolha algo macio e fácil de limpar. O cabo deve ser adequado para o bebê segurar. Tome cuidado: os movimentos do bebê ainda são bastante abruptos; na empolgação ele pode facilmente bater o chocalho na cabeça.

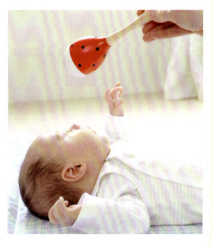

Estimulação sensorial. Sem dúvida, o bebê também vai querer saborear o brinquedo (acima). **Diversão com um chocalho.** Dê ao bebê um chocalho bem leve, para ele poder segurar (à direita).

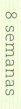
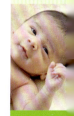

8 semanas

111

9 semanas

NESSA IDADE, O BEBÊ ENXERGA BEM OS CONTRASTES E PODE ATÉ DISTINGUIR UMA CAMISOLA BRANCA SOBRE UM LEITO BRANCO

Você pode esperar que o bebê ganhe cerca de 150 a 200 gramas por semana. Ele precisa dormir adequadamente para crescer; estudos mostram que 80% do hormônio de crescimento é secretado durante o sono. Se ele estiver crescendo muito rápido, pode ser o momento de começar a fazer a transição para um berço.

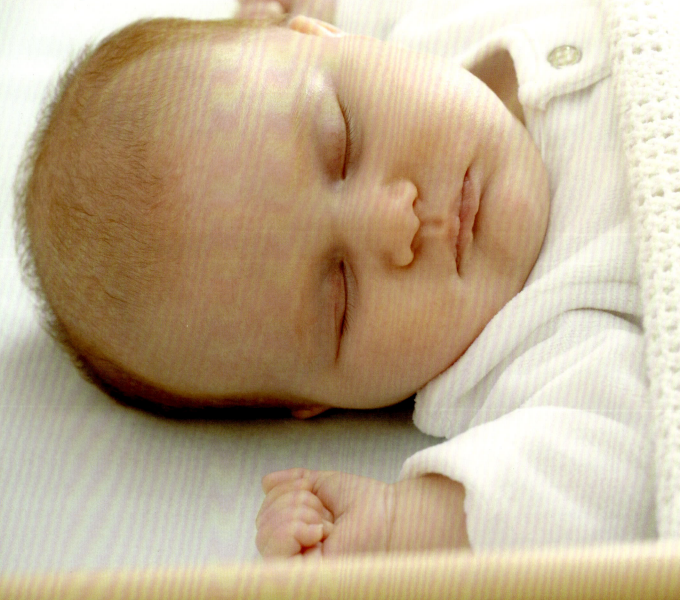

SEU BEBÊ TEM 9 SEMANAS
Adaptando-se ao berço

Antes de transferir o bebê para o berço, você pode colocá-lo para dormir ali, mas dentro do moisés, para que se familiarize com o novo espaço.

O bebê pode se sentir confortável no moisés até os 3 meses, mas, a essa altura, ele talvez já esteja encostando nas laterais da cesta, e até acordado quando isso acontece. Se esse for o caso, talvez seja a hora de transferi-lo para um berço.

Um berço grande pode ser intimidante para um bebê acostumado a um ambiente bem menor e mais aconchegante; é uma boa ideia, então, adaptá-lo gradualmente, antes de você realmente colocá-lo para dormir ali pela primeira vez.

Se o berço já foi comprado, ele pode ser um lugar seguro para o bebê brincar enquanto você está ocupada com outras coisas no quarto dele; por exemplo, arrumando ou até mesmo passando as roupas. Um móbile e alguns brinquedos espalhados, ou um espelho para bebê preso num canto, capturarão o interesse dele. Ele se acostumará com o espaço e, quando chegar o momento de dormir ali, vai achá-lo familiar.

Antes de fazer a transição, experimente colocar o moisés dentro do berço (ou do lado) por algumas noites. Se, quando você decidir transferir o bebê, ele parecer angustiado no início, procure deitá-lo no berço somente para cochilos durante o dia. Dessa maneira, ele conseguirá observar o que está ao redor dele e ficará mais confiante. Quando ele estiver se acomodando bem durante o dia, você poderá pensar em também deitá-lo no berço durante a noite.

TIRA-DÚVIDAS

O que preciso considerar quando posiciono o berço do bebê? Você deve manter o berço do bebê em seu quarto nos primeiros 6 meses, para reduzir o risco de síndrome da morte súbita infantil (ver p. 31). Tanto aí como depois, no quarto do bebê, posicione o berço fora da luz solar direta e bem longe de janelas, fios, barbantes, aquecedores, lâmpadas, estantes de livros e enfeites ou quadro pendurado na parede.

Posso usar um colchão de segunda mão? Sempre compre um colchão novo, mesmo se o berço do bebê for de segunda mão. Ele deve se encaixar no berço firmemente, para não haver risco de o bebê ficar preso entre o berço e o colchão. Verifique se o colchão está de acordo com as normas de segurança.

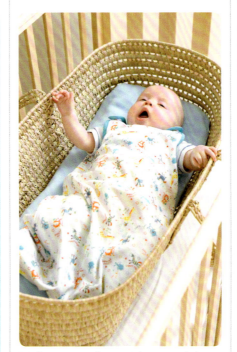

Mudança para o berço. Colocar o moisés no berço por algumas noites facilitará a transição.

CHECK-LIST
O berço do bebê

Se você ainda não comprou um berço, agora é um bom momento para fazer isso. Provavelmente, o bebê vai dormir num berço até os 2 ou 3 anos de idade. A estrutura e as ripas precisam ser fortes e resistentes, sem cantos irregulares ou vivos. Também tenha em mente o seguinte:

■ Verifique se o berço novo obedece às normas de segurança. As barras não devem ter menos que 2,5 centímetros e não mais que 5 centímetros. Evite recortes decorativos nas beiras da cabeça ou dos pés do berço que possam machucar os braços e as pernas do bebê.

■ A maioria dos berços possui grades laterais móveis e altura ajustável da base, para facilitar a elevação e o abaixamento do bebê.

■ Um parapeito mordível é um revestimento de proteção – geralmente, feito de plástico claro e não tóxico – que se estende pelas grades laterais do berço. Ajuda a proteger a gengiva do bebê (e o berço) quando ele começa a ter dentes e a morder as coisas.

■ Ao montar o berço, verifique se todos os parafusos e pinos estão bem fixados, para não haver o perigo de ele desmontar, de os pinos arranharem o bebê ou até mesmo se soltarem, representando risco de sufocamento.

■ Se o berço for antigo, verifique se a tinta com que ele foi pintado é atóxica. Procure saber se há necessidade de repintá-lo.

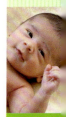

9 semanas

113

SEU BEBÊ TEM 9 SEMANAS E 1 DIA

Problemas pós-parto

Se você não consegue se livrar da melancolia pós-parto e se sente desanimada ou descontente, talvez esteja com depressão pós-parto.

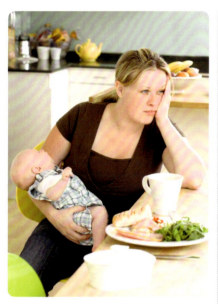

Melancolia que não passa. Se você ainda está transtornada, chorosa ou deprimida, consulte um profissional de saúde.

A melancolia pós-parto, também chamada de *baby blues*, afeta a maioria das mães cerca de três dias depois do nascimento do bebê, como resultado de mudanças hormonais que devastam as emoções (ver "Tira-dúvidas", na p. 49). Normalmente, a melancolia pós-parto diminui em algumas poucas semanas. Portanto, se você continuar se sentindo desanimada ou esgotada, poderá estar sofrendo de depressão pós-parto.

O que é a DPP? Sentir-se angustiada conforme as semanas passam, ter a sensação de que as outras mães estão enfrentando com sucesso a situação e você não, ou ficar desanimada durante o primeiro ano do bebê significa que talvez você esteja sofrendo de depressão pós-parto. A DPP pode durar algumas semanas ou meses; mas, quanto antes procurar ajuda profissional, mais rapidamente você tenderá a se recuperar.

Alguns sinais típicos de DPP:
- Sentir-se exausta mesmo quando acabou de acordar.
- Chorar com frequência; sentir-se vazia e triste.
- Sentir culpa e vergonha por não estar feliz ou não amar o suficiente seu bebê.
- Sentir-se demasiadamente ansiosa ou apreensiva em relação ao bebê.
- Sentir medo de ficar sozinha ou de sair.

Uma ou duas mães entre dez sofrerão de depressão pós-parto. O importante é reconhecer que você não está bem e conseguir ajuda o mais breve possível. Seu médico identificará a situação e saberá como ajudar, muitas vezes a vinculando a serviços locais de apoio. Ele poderá recomendar medicação, como antidepressivos, e encaminhá-la para orientação psicológica.

Psicose pós-parto. Um número muito pequeno de mulheres (cerca de uma a três em mil) desenvolve uma condição denominada psicose pós-parto; entre os sintomas, incluem-se depressão grave, delírios (acreditar que todos estão conspirando contra elas, ou que elas ou outras pessoas estão possuídas), alucinações e incapacidade de pensar com clareza. Procure um psiquiatra se você se sentir assim. Em geral, medicação, como antidepressivos, e terapia permitem tratar esse problema em semanas.

MUDANÇAS HORMONAIS PÓS-PARTO

O hormônio da gravidez, a relaxina, amolece o colágeno e a elastina dos tecidos. Ele fica em seu corpo por até cinco meses após o parto. Se você estiver amamentando, a prolactina, hormônio que produz leite, tem efeito parecido. Como consequência, suas gengivas podem amolecer e ter sangramento, podendo provocar cárie dentária. Consulte seu dentista para tratamento dos dentes e para avaliação do estado de sua saúde oral.

Depois da gravidez, os folículos capilares ingressam numa "fase de repouso", provocando perda excessiva de cabelos (muda). Isso pode ocorrer entre a sexta e a trigésima semana após o parto. Depois da volta dos hormônios aos níveis pré-gravidez, a muda cessa, e os cabelos voltam a crescer.

A amamentação afeta seus ossos. As mães perdem de 3% a 5% de sua massa óssea durante a amamentação – embora essa perda seja recuperada até seis meses depois do reinício de suas menstruações ou do desmame. Isso não significará algum mal-estar; ao contrário, a amamentação previne a osteoporose (diminuição dos ossos) mais tarde. Mas as mães que amamentam precisam de muito cálcio na dieta; cerca de 1,250 miligrama por dia.

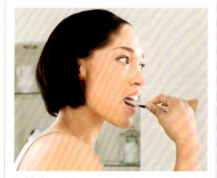

Cuidado oral. Escovar os dentes e usar fio dental ajudarão a proteger seus dentes e suas gengivas.

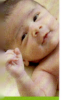

SEU BEBÊ TEM 9 SEMANAS E 2 DIAS
Envolvendo a família

Valorize as relações com seus familiares. Eles representarão uma rede de apoio para você e o bebê por muitos anos.

Nos últimos dois meses, você talvez tenha visto mais seus parentes do que em qualquer outra época; é natural aparecerem para admirar o novo membro da família e celebrar o nascimento com você. Não importa quão independente você foi até agora, recorrendo pouco aos familiares e talvez só os encontrando em ocasiões especiais; tudo isso está prestes a mudar. Você já pode ter sentido que o vínculo com seus pais se fortaleceu. Agora talvez perceba quão importantes os outros membros da família serão na vida do bebê. O vínculo que seu bebê desenvolver com seus parentes – próximos e distantes – enriquecerá a vida dele em todos os níveis.

Procure estimular esses relacionamentos e crie oportunidades frequentes para visitas. As relações podem ficar estremecidas se vocês tiverem pontos de vista conflitantes a respeito dos cuidados do bebê, e você pode ouvir muitos conselhos não solicitados; mas, com delicadeza, você pode levar os parentes bem-intencionados a respeitar suas ideias e abordagens, mesmo se eles não concordam. Permitir-lhes desenvolver um relacionamento amoroso com o bebê é a coisa mais importante.

Se você for mãe solteira, sua família será mais importante do que nunca, para apoio, orientação e amor. É difícil criar um filho sozinha. Você pode sentir a falta de oportunidades de falar sobre o desenvolvimento de seu bebê, ou até mesmo de suas preocupações. Pode ser um prazer dividir com parentes os progressos feitos pelo bebê, pois eles também amam seu filho e sentem orgulho dele.

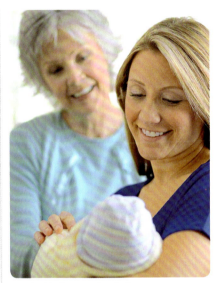

Proximidade. Um vínculo forte com seus parentes enriquece a vida de seu bebê.

SEU BEBÊ TEM 9 SEMANAS E 3 DIAS
Bebê distraído

O bebê está fascinado com tudo que está acontecendo ao redor, e atrair a atenção dele durante a alimentação e a troca pode ser difícil.

Nesse momento, é fácil que a atenção do bebê seja atraída para outro lugar, e pode ser um problema quando está tentando alimentá-lo. Se ele vira a cabeça constantemente e você procura mantê-lo em seu seio, talvez precise alimentá-lo num aposento silencioso, com menos distrações.

Desligue a tevê durante a alimentação e converse com o bebê calmamente, para que o foco dele permaneça em você e não no que está acontecendo ao redor. Segure a cabeça dele com sua mão livre, para mantê-lo na posição correta, e, delicadamente, mas com firmeza, reposicione-o se ele virar a cabeça. Procure estabelecer horários de alimentação quando ele está realmente com fome e vai adorar uma alimentação boa e longa. Se ele estiver se alimentando somente por bem-estar, poderá perder o interesse, e você talvez tenha de recolocá-lo em seu seio ou oferecer a mamadeira repetidas vezes.

Verifique se o bebê está sobre uma superfície segura na troca de roupas ou fralda, pois ele pode se contorcer para ver o que está acontecendo em outro lugar. O bebê também pode se opor a ser trocado por estar interessado em alguma outra coisa.

Procure envolvê-lo transformando a hora da troca em algo mais interessante: pendure um móbile sobre a mesa troca-fraldas, ou prenda um chocalho no pulso dele, para que ele tenha algo para observar durante a limpeza e a troca da fralda. Converse com ele, faça cócegas e trabalhe rápido, para não ter de lidar com as contorções dele por muito tempo.

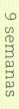

SEU BEBÊ TEM 9 SEMANAS E 4 DIAS

Vendo em cores

O bebê pode agora distinguir diversas cores e também está começando a desenvolver a percepção de profundidade, para então enxergar em 3D.

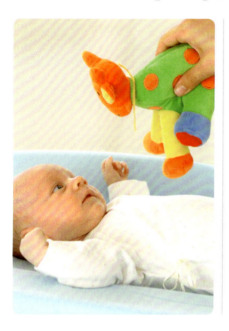

O fascínio e a capacidade do bebê em ver diversas cores significam que ele estenderá a mão instintivamente na direção dos brinquedos – ou até mesmo de sua camiseta – se forem bastante chamativos. Ele é atraído pelas cores primárias e gosta de observar imagens nítidas e altamente contrastantes.

A percepção de profundidade só estará plenamente desenvolvida dentro de quatro meses, mas, com o desenvolvimento do cérebro e da coordenação do bebê, ele conseguirá distinguir a posição, o tamanho e o formato do objeto. Isso acabará permitindo que estenda a mão e pegue o objeto com sucesso. Ele também será capaz de julgar se

Brinquedos coloridos. Os brinquedos divertidos, bem coloridos, chamam a atenção do bebê num instante.

os objetos estão mais próximos ou mais distantes que outros. Antes de isso acontecer, os olhos dele precisam conseguir atuar juntos. Nesse momento, o que o bebê pode ver são traços individuais em seu rosto, então talvez estenda os braços para tocar sua boca ou seus olhos.

Você notará a percepção de profundidade do bebê melhorando devagar. Os olhos dele se movem juntos, mas nem sempre estão coordenados nas primeiras semanas. Leva um tempo para ele enxergar o mundo como um quadro completo.

A percepção de profundidade oferece aos bebês alguma segurança, podendo impedi-los de se deslocar na beira da varanda, por exemplo. Mas não dependa disso para mantê-los totalmente seguros, pois a curiosidade deles supera quase tudo.

SEU BEBÊ TEM 9 SEMANAS E 5 DIAS

Higiene e alergias

A boa higiene previne doenças, mas não exagere com os lenços umedecidos antibacterianos: algum contato com germes é importante.

O uso excessivo de produtos de limpeza antibacterianos já foi associado a uma maior incidência de alergias. Isso talvez porque, não tendo o que combater, o sistema imunológico do bebê não tem a oportunidade de se desenvolver adequadamente. Alergias são um sinal de sistema imunológico disfuncional, e qualquer coisa que impeça o desenvolvimento desse sistema no bebê – e na infância – pode deixá-lo mais suscetível. A regra geral deve ser: mantenha as coisas limpas, em vez de

esterilizadas. Isso assegurará que o ambiente do bebê fique livre de germes nocivos, mas adequado para permitir que seu sistema imunológico se desenvolva.

Água quente e barras de sabão comuns são adequadas para a limpeza dos brinquedos do bebê (embora ainda devam ser esterilizados até ele ter cerca de 6 meses). Sempre que possível, mantenha produtos de limpeza naturais espalhados pela casa. Encher o ambiente do bebê com diversos produtos químicos também pode

desencadear uma reação alérgica, ou mesmo sobrecarregar o sistema sensorial dele. Produtos de limpeza normais, sabão e água são suficientes para manter sua casa limpa de forma natural.

Não se preocupe com a presença de um pouco de pó; estudos constataram que a exposição precoce a ácaros pode prevenir alergias nos bebês – o que ainda tira de você a pressão de limpá-los. O mesmo acontece com a descamação do pelo de animais de estimação (ver p. 128).

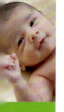

SEU BEBÊ TEM 9 SEMANAS E 6 DIAS
Os papéis na relação

A vida mudou drasticamente, e vocês podem ficar surpresos ou confusos com a nova dinâmica do relacionamento.

Independentemente de quanto goste de seu bebê, se você trabalhava antes do nascimento dele, poderá ficar perplexa ao perceber como sua vida mudou, assim como ressentida porque seu companheiro pode sair para trabalhar enquanto você cuida do filho de vocês. Sua carreira pode estar em compasso de espera e, embora possa ser até financeiramente vantajoso permanecer em casa até o bebê ficar mais velho, você talvez se preocupe com os impactos dessa pausa em sua vida profissional.

Além disso, como você está em casa, provavelmente faz sentido que você assuma mais os afazeres domésticos. Isso pode provocar um desequilíbrio na maneira como você interpreta a relação de vocês e a igualdade dentro dela. Além disso, se você não está trabalhando, pode não desfrutar da mesma independência financeira, algo muitas vezes difícil de enfrentar.

É importante estabelecer funções. Você poderá voltar ao trabalho em algum momento, portanto assumir a maior parte dos afazeres domésticos e dos cuidados do bebê pode criar um cenário insustentável. Descubra como distribuir as tarefas para que vocês dois sintam que estão dividindo a carga. Os parceiros podem não ter consciência de quão difícil é a vida com um bebê novo, e de que os dias podem passar só sendo dedicados aos cuidados do bebê. Conversem a respeito de dinheiro e sobre como vocês podem ter igual acesso a ele. Ponham para fora o que estão sentindo, de maneira que os descontentamentos possam ser solucionados antes de virarem problemas insolúveis.

TIRA-DÚVIDAS

Passei por uma cesariana e, embora o corte tenha cicatrizado, ainda estou me sentindo desanimada e cansada. Quanto tempo vai levar para eu voltar ao normal? As mulheres se recuperam de um parto com cesariana de forma diferente, e, embora o corte possa cicatrizar em seis semanas, algumas precisam de até seis meses para readquirir plena energia. Também é bastante comum que áreas entorpecidas de sua pele persistam muitos meses depois da cirurgia. Procure enfrentar um dia de cada vez, assim como qualquer nova mãe, e descanse um pouco quando necessário. Se sentir alguma dor na área pélvica, ou se estiver muito desanimada e cansada, consulte seu médico: pode haver uma causa (como anemia ou depressão pós-parto) que pode ser tratada.

Percebi algumas manchas leves de sangue depois da relação sexual. Devo ficar preocupada? Às vezes, apenas a manipulação do colo do útero, que ainda está se recuperando, ou o orgasmo (que faz o útero contrair) pode provocar uma mancha leve. Isso também pode estar relacionado com flutuações hormonais ou com o uso de pílulas anticoncepcionais, caso as esteja usando no momento. Ocasionalmente, pequenas ondulações de pele se formam no local de cortes ou incisões, que podem sangrar com a fricção. Certas infecções, como clamídia, também podem provocar sangramento após o sexo; marque uma consulta com seu médico.

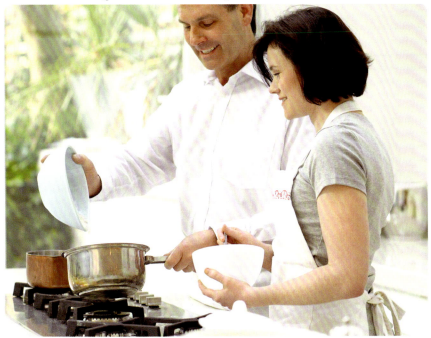

Sentindo-se valorizados. É importante vocês dois sentirem que estão compartilhando as responsabilidades da vida familiar da maneira mais justa possível, ainda que suas funções possam ter mudado.

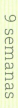
9 semanas

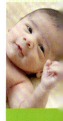

DESTAQUE PARA...
O retorno ao trabalho

É importante pensar em quem vai cuidar do bebê quando você voltar ao trabalho. Essa é uma decisão que não deve ser feita às pressas.

A melhor maneira de começar seu planejamento é elaborar uma lista: peça às amigas que recomendem creches, berçários, escolinhas, cuidadoras. O bem-estar de seu bebê está acima de tudo, e os cuidados com ele podem passar a ser sua maior despesa depois da volta ao trabalho. Portanto, é fundamental acertar.

Cuidadoras. Contratar uma cuidadora – também conhecida como babá – significa que você vai ter alguém para tomar conta do bebê em sua própria casa. Peça indicações confiáveis e entreviste pessoalmente cada cuidadora de sua lista. Tenha uma série de perguntas prontas, procurando saber como a cuidadora lida com a disciplina e com que tipo de jogos ou brincadeiras ela costuma entreter o bebê. Se você precisar que ela dirija um carro, pergunte sobre isso.

Comece formulando uma lista de atribuições, descrevendo cada aspecto dos cuidados diários do bebê e o que você gostaria de ver acontecendo no futuro. Converse a esse respeito com cada entrevistada, para verificar se as práticas de trabalho, os valores, as ideias e a ética dela são compatíveis com as suas.

Entreviste as cuidadoras na presença de seu bebê e observe como os dois interagem. É importante escolher uma pessoa que seja interessada, sinta carinho e goste de brincar com ele. Verifique as referências e peça uma certidão de antecedentes criminais.

Aborde também questões como nutrição, exercícios, estimulações e programas de tevê. Peça um exemplo de uma rotina diária e avalie quanto a cuidadora consegue ser flexível. Se ela tiver de sair no horário todas as noites, você talvez ache que o arranjo não vai funcionar para você. Também vale a pena perguntar onde ela se vê morando dentro de cinco anos. Se você estiver esperando uma continuidade nos próximos anos, será bom saber agora se ela está planejando mudar de cidade, por exemplo.

Você deve contratar a cuidadora com carteira assinada e cumprir suas obrigações legais como empregadora. Para obter mais informações, consulte o site do Ministério do Trabalho e Emprego (www.mte.gov.br).

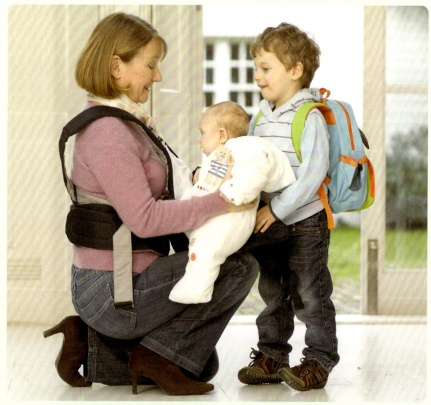

Contato com a cuidadora. Durante a entrevista, é importante notar como a candidata à cuidadora interage com o bebê

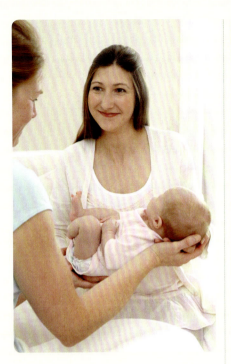

Mãos seguras. Ter afinidade com a cuidadora de seu bebê a deixará mais tranquila na hora em que sair para trabalhar.

Creches e escolinha. Mais uma vez, vale pedir indicações e referências para amigas e conhecidas, bem como procurar saber se o estabelecimento possui alguma reclamação registrada contra ele. É fundamental visitar o local, para sentir se tem ou não uma atmosfera carinhosa e um espírito compatível com o seu. Pergunte sobre a rotatividade de pessoal, pois uma equipe de funcionários antigos sugere um ambiente feliz e apoiador. (Para mais orientações sobre a escolha do estabelecimento, ver quadro à direita.) As melhores creches costumam apresentar listas de espera; portanto, nunca é muito cedo para começar a procurar.

Outras alternativas. Cada caso é um caso, e existem empresas que permitem que os pais trabalhem em horários flexíveis quando os filhos são muito pequenos. Procure se informar em seu local de trabalho, para poder fazer um planejamento a respeito, inclusive envolvendo o companheiro – por exemplo, ele poderá também adaptar os horários dele aos seus.

Os avós podem se sentir felizes em participar do processo e cuidar das crianças, mas essa alternativa precisa ser tratada com respeito e discutida antecipadamente. Por exemplo, conversem de forma franca sobre a possibilidade de o serviço ser remunerado. Também é importante que você tenha confiança de que seu modo de cuidar do bebê será respeitado. Essa é uma alternativa que pode funcionar muito bem desde que se estabeleça uma boa comunicação. Trate a questão com delicadeza e cautela.

Por fim, você talvez queira trocar definitivamente de horário de trabalho ou mesmo de emprego. Ou, então, trabalhar meio período. Existem as mães que aproveitam a chegada do bebê para colocar em prática a ideia de trabalhar definitivamente em casa, no esquema *home office*. Converse com seu companheiro sobre os diversos cenários e verifique se os dois estão de acordo.

CHECK-LIST

Escolhendo a escolinha

Ao selecionar uma creche ou uma escolinha, confie acima de tudo em sua intuição. Caso veja bebês felizes, e funcionários cordiais e atenciosos, provavelmente você está no lugar certo. Concentre-se em estabelecimentos com:

▪ Uma quantidade elevada de funcionários para o total de crianças. Você deve procurar estabelecimentos com proporções melhores que a média.
▪ Um arranjo em que crianças mais novas e mais velhas fiquem separadas; assim, os bebês recebem o cuidado correto, sem as distrações dos mais velhos.
▪ Uma política disciplinar justa e forte, de acordo com suas próprias crenças como mãe.
▪ Funcionários permanentes, com boa experiência em primeiros socorros e em lidar com doenças infantis. Se seu bebê tiver problemas de saúde, verifique que cuidadores poderão atendê-lo de maneira eficaz.
▪ Pessoal experiente e bem capacitado, que atualiza constantemente o conhecimento e entende de nutrição e desenvolvimento infantil, assim como dos problemas comuns da infância.
▪ Pessoal amoroso e cordial, com afeição e interesse por crianças.
▪ Uma política consistente e evidência clara de segurança.
▪ Uma boa seleção de brinquedos, limpos e arrumados, e livros adequados para a faixa etária.
▪ Diversas oportunidades para o bebê ser estimulado.
▪ Um lugar tranquilo para os bebês dormirem e um local limpo para eles se alimentarem.
▪ Uma política de atualização dos pais sobre o progresso diário de seus bebês.
▪ Uma boa política de portas abertas, para que você possa visitar seu filho a qualquer hora.

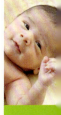

9 semanas

10 semanas

COMO OS BEBÊS DORMEM DEITADOS DE COSTAS, ELES TAMBÉM PRECISAM FICAR DE BRUÇOS PARA DESENVOLVER A FORÇA DA PARTE SUPERIOR DO CORPO

Quando algo interessante, como um brinquedo, chamar a atenção, o bebê vai estender a mão para ele. Embora ele ainda não seja capaz de mirar objetos perfeitamente, esse é o início da coordenação óculo-manual. Nesse momento, o bebê está mais sociável e pode estar começando a "falar" por meio de murmúrios e balbucios.

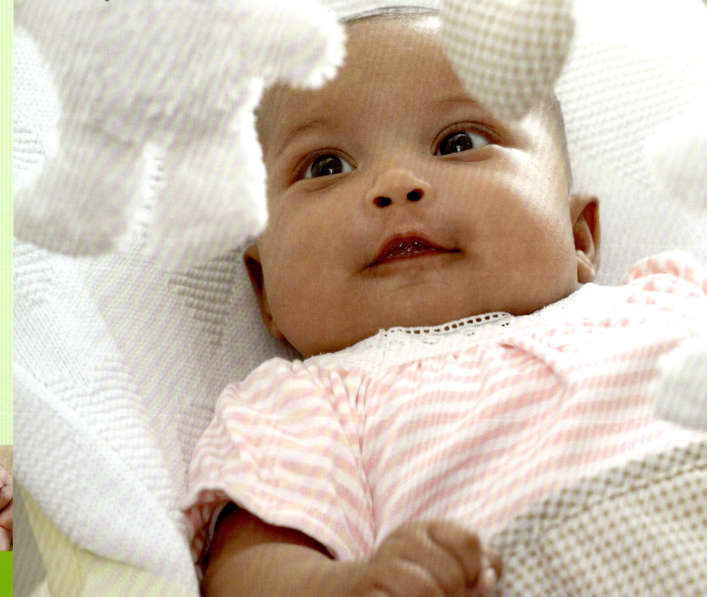

SEU BEBÊ TEM 10 SEMANAS
O ciclo de sono do bebê

Quando você acha que conseguiu fazê-lo dormir, o bebê se mexe e acorda. O que está acontecendo quando ele se acomoda para dormir?

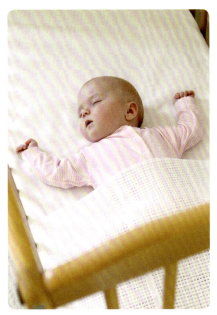

Doces sonhos. Atividades tranquilas ajudam a colocar seu bebê para dormir.

Os bebês, como os adultos, apresentam dois tipos de sono: sono profundo ou NREM (da sigla em inglês para "movimento não rápido dos olhos") e sono leve ou REM ("movimento rápido dos olhos"). No sono profundo, o corpo e a mente estão tranquilos, a respiração é superficial, e as pernas e os braços estão relaxados e soltos. No sono leve, os olhos se movem sob as pálpebras e o cérebro está mais ativo; é quando os sonhos se manifestam.

Sono e atividade cerebral. Adultos são capazes de cair num sono profundo poucos minutos depois de ir dormir, desde que estejam cansados e relaxados. Numa noite de oito horas, os adultos normalmente passam 75% do tempo no sono profundo e 25% no sono leve, que ocorrem em ciclos durante a noite. Nos primeiros meses de vida, bebês dormem cerca de dezoito horas por dia, metade das quais parecem passar no sono REM. Uma teoria é que muito sono REM é necessário durante a curva pronunciada de aprendizado e crescimento dos primeiros meses de vida, para que o cérebro desenvolva interconexões novas e complexas. O sangue circula pelo cérebro quase o dobro durante o sono REM, quando o cérebro ainda está ativo – ainda que o bebê pareça estar em repouso. Durante esse sono, o bebê pode ficar agitado, com as pálpebras tremulantes, movimentos faciais, e os braços e as pernas também podem se contrair e se mover.

É improvável que o bebê adote algum tipo de padrão regular de sono, com ciclos NREM/REM identificáveis, até cerca de 20 semanas de vida. A essa altura, ele provavelmente passará cerca de 35% do tempo de sono em REM e 65% em sono NREM.

O que fazer? Se possível, mesmo tão cedo na vida, é uma boa ideia tentar acomodar o bebê pouco antes de ele cair no sono leve, para que ele vá se acostumando a se acomodar sozinho. Assim que ele adormecer, procure evitar movê-lo de um lugar para outro, pois ele tende a acordar num instante.

Se ele der a impressão de que está prestes a acordar, tente resistir à tentação de começar a dar tapinhas nas costas dele ou de conversar com ele; isso talvez só vá perturbá-lo. Deixe-o tranquilo, pois há grande probabilidade de que ele volte a dormir. Se vocês estiverem dividindo um quarto, ele se sentirá tranquilo com sua presença.

Quando fica mais velho e tem ciclos de sono REM mais longos, o bebê passa a dormir mais profundamente durante esses períodos e se mostra menos propenso a acordar tão de imediato.

TIRA-DÚVIDAS

Meu bebê sonha? Indícios sugerem que bebês sonham não só desde que nasceram como também sonharam durante meses no útero. Os sonhos acontecem durante o sono REM (ver à esquerda), quando o bebê não está dormindo tão profundamente e o cérebro dele está ativo; como tem muito mais horas desse tipo de sono que nós, ele sonhará frequentemente. Em geral, os sonhos do bebê se baseiam em experiências do dia, consolidando o aprendizado, as emoções e o desenvolvimento. Ele pode ter sonhos perturbadores de vez em quando, mas será acalmado por sua voz reconfortante

Quando posso treinar meu bebê para dormir? O bebê dormirá tanto quanto precisar, sempre que quiser, e durante algumas semanas não conseguirá dormir ao longo da noite sem se alimentar. Em geral, as técnicas de treinamento de sono só começam quando os bebês têm alguns meses de vida (elas envolvem estimulá-lo a dormir mais tempo à noite, com atenção mínima dos pais – o que não significa deixá-los chorando, mas ajudá-los a se sentirem seguros o suficiente para adormecer, sabendo que os pais estão por perto). Seja como for, não é muito cedo para adotar uma rotina tranquila de hora de dormir, como banho, alimentação e uma história ou uma canção de ninar, para que o bebê comece a associar essa sequência reconfortante de eventos com o deixar-se adormecer.

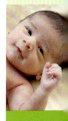

SEU BEBÊ TEM 10 SEMANAS E 1 DIA
Tiro ao alvo

A coordenação óculo-manual do bebê está em pleno desenvolvimento, e ele tem se esforçado para os braços e as pernas irem para onde ele quiser.

TIRA-DÚVIDAS

Por que meu bebê está ofegante? Pode ser um estreitamento das vias aéreas, mas é muitas vezes difícil dizer onde. Os bebês têm vias aéreas estreitas, então o estreitamento não é raro. Os resfriados são a causa mais comum, mas há outras, em particular a bronquiolite (ver p. 408), que é mais grave. Se a respiração ofegante do bebê persistir, ou ele parecer indisposto, tiver febre, não sentir fome ou estiver respirando com dificuldade, consulte o pediatra imediatamente.

Até agora, quando o bebê golpeava os brinquedos da barra de atividades, era provavelmente por um acidente feliz dos movimentos abruptos do recém-nascido. Com 10 semanas de vida, ele já começou a perceber que, quando bate em alguma coisa, aquilo se move; a ligação entre causa e efeito está começando a ser estabelecida. Cada vez que estende a mão a um brinquedo, o bebê está fornecendo informações importantes ao cérebro sobre os movimentos dos músculos e do corpo. Nesse momento, ele vai golpear e agarrar com maior significado.

Deite o bebê de bruços e coloque um brinquedo um pouco longe dele, para incentivá-lo a se mover. Isso lhe ensinará que ele pode se mover para obter algo que quer. Ajude-o a agarrar o brinquedo colocando-o na palma da mão dele. O reflexo fará seus dedinhos apertarem o brinquedo.

Ponha o bebê sob a barra de atividades de modo que ele possa alcançar com facilidade um ou mais brinquedos suspensos. A experiência será ainda melhor para ele se for bem-sucedido durante algum tempo. Quando ele estiver brincando deitado de costas, segure brinquedos ao alcance dele e atraia sua atenção. Nos próximos meses, ele conseguirá mirá-los perfeitamente e puxá-los na direção dele.

SEU BEBÊ TEM 10 SEMANAS E 2 DIAS
Hora de deitar de bruços

É mais seguro colocar o bebê para dormir deitado de costas, mas ele precisa de um tempo deitado de bruços para fortalecer a parte superior do corpo.

Com cerca de 10 a 11 semanas, o bebê provavelmente conseguirá deitar de bruços e tentará erguer a cabeça para olhar para cima ou para o lado. No começo, talvez tente erguer a cabeça usando os antebraços para se impulsionar para cima. Apenas dentro de um mês ou dois vai sentir confiança para fazer isso usando os braços e as mãos.

Esse importante progresso é o início das habilidades motoras que o levarão a se movimentar de um lado para o outro e, com o tempo, a engatinhar. É aconselhável que os bebês passem um tempo deitados de bruços quando estão alertas; estudos demonstram que, como eles dormem deitados de costas, o ato de deitar de bruços proporciona a prática

muito necessária de observar e se impulsionar para cima. Sempre fique por perto quando seu bebê estiver de bruços. Os músculos do pescoço dele ainda são relativamente fracos e incapazes de manter a cabeça erguida por muito tempo, portanto ele poderá se sentir ansioso ou angustiado se ficar deitado de bruços por muito tempo e precisará que você o resgate. Coloque brinquedos perto dele, para incentivá-lo a estender a mão e até começar a se mover (ver "Tiro ao alvo", acima). Se ele se opuser a ficar deitado de bruços sobre o chão, você pode tirá-lo dessa posição e, deitada, colocá-lo sobre seu peito sobre o seu. Tavez ele fique mais feliz se conseguir erguer a cabeça e ver sua expressão sorridente.

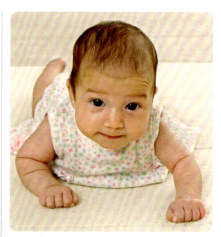

Músculos em ação. O bebê pode já conseguir erguer sua cabeça para ver o que há ao redor.

SEU BEBÊ TEM 10 SEMANAS E 3 DIAS
Passeando com o bebê

Ele consegue enxergar bem agora, e sua visão está em progresso constante. Ofereça-lhe diversas oportunidades de explorar o mundo ao redor.

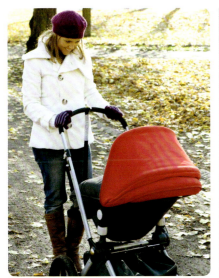

Uma voltinha. O bebê fica tranquilo quando, de dentro do carrinho, pode ver sua mãe.

Se você ainda não usou um carrinho de bebê, pode agora pensar em um que permita a seu bebê sentar ereto com apoio. Alguns modelos são projetados para que o rosto do bebê fique voltado para a frente; em outros, o rosto dele fica para trás, para que ele possa vê-la.

Alguns especialistas afirmam que carrinhos em que o rosto do bebê fica voltado para trás são melhores, por permitirem que ele continue se vinculando emocionalmente com você, aprenda com sua fala e expressões faciais e seja confortado por sua presença visível. Já um carrinho em que o rosto do bebê fica voltado para a frente tem a vantagem de estimulá-lo a olhar para o que está acontecendo ao redor. Nesse caso, se ele ficar assustado com sua ausência, você pode conversar com ele durante o passeio, estender o braço e tocar no rosto dele para lembrá-lo de que você está ali. Ocasionalmente, agache-se na frente do carrinho e tenha uma conversa tranquilizadora. Ele está recebendo informações sobre modo de falar, conteúdo, tom e ritmo durante a conversa, ainda que não consiga entender o significado das palavras.

Seja prudente. Sempre aperte os cintos de segurança do bebê com cuidado e verifique se ele está ereto de maneira confortável, e não inclinado para a frente. Ajuste o bumbum dele de modo que, se ficar um pouco mais para a frente, possa ajudá-lo a se deslocar para trás com conforto. Também deve investir num apoio para cabeça ou apoio para pescoço, para fazê-lo se sentir mais seguro. Um carrinho de boa qualidade reclinará totalmente, para que você o deite sem acordá-lo, se estiver adormecido. Não se esqueça de acionar o freio sempre que parar, mesmo se não houver um declive. Acidentes podem acontecer e acontecem. Evite carregar sacolas pesadas na manopla do carrinho, pois elas podem cair com facilidade. É melhor investir num carrinho que permita armazenar itens sob o assento, proporcionando uma base firme. Vale considerar, ainda, que carrinhos dobráveis com apenas uma posição de assento só são adequados para bebês com mais de 6 meses.

Para mais de um bebê, há muitos carrinhos duplos (e triplos), alguns mais práticos que outros. A configuração com um bebê sentado na frente do outro (para passar em espaços mais apertados), pode ser mais difícil de manobrar e requer mais força para ser virado.

Os carrinhos "gêmeos", em que os bebês sentam lado a lado, são mais populares, pois as crianças podem se ver, se escutar e se comunicar com facilidade. Essa forma de "entretenimento" é inestimável se o passeio leva mais tempo que o esperado. Entretanto, sua largura impede a passagem em algumas entradas e corredores.

ATIVIDADE

Hora da "leitura"

Livros supercoloridos e ilustrados com rostos de bebês e/ou animais são perfeitos para essa etapa do desenvolvimento, e ele vai gostar de contemplar as imagens.

Há produtos especialmente desenvolvidos para os pequenos, feitos de papel altamente resistente que pode ser limpo. Outra opção são os livros de pano, laváveis e que se convertem em brinquedos. Há também livros com texturas nas páginas; incentive o bebê a tocá-las e celebre com ele a sensação do toque.

Crie histórias enquanto folheia o produto, ou repita o nome do objeto na página, para ajudar o aprendizado.

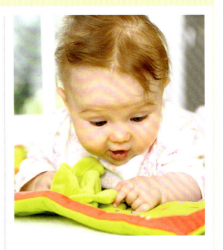

Diversão. Livros coloridos e com textura atrairão o bebê e o manterão entretido.

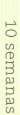
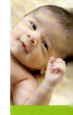

123

SEU BEBÊ TEM 10 SEMANAS E 4 DIAS

Lendo os sinais do bebê

Agitando as pernas? Enrugando a testa? Saber o que o bebê está lhe falando pode ajudar a evitar muitas lágrimas.

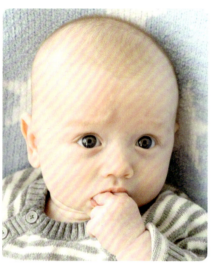 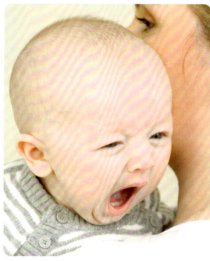

O que eu quero dizer? Chupar os dedos pode sinalizar cansaço, fome ou atenção (à esquerda).
Perdendo o ritmo. O bocejo do bebê significa que a hora de brincar terminou e ele está pronto para um cochilo (à direita).

Agora chegou o momento de prestar atenção a sinais vocais e não vocais mais específicos. Você deve observar sinais como esperneio, rosto avermelhado e aceno com a mão fechada; para o bebê, esses sinais ou ações podem significar que ele está excessivamente empolgado, frustrado ou com necessidade de uma troca de fralda. Procure por maneirismos que sugiram que ele está ficando cansado; talvez esfregue os olhos, boceje ou coloque os dedos na boca. Na próxima vez em que você perceber o início dessas ações, estará pronta para colocá-lo para dormir. Quanto mais entendimento dos sinais do bebê você obtiver, mais rápido preverá as necessidades dele.

Brincar ou não brincar? O bebê também pode lhe dar sinais que indiquem se está ou não com disposição para brincar, ou se precisa de um tempo para relaxar sozinho. São conhecidos como sinais de "afastamento" e "aproximação". Ficar em silêncio, contemplar seu rosto, estender a mão para você, movimentar os braços e as pernas tranquilamente, virar os olhos (arregalados e luminosos) ou a cabeça para você, murmurar, sorrir, balbuciar e erguer a cabeça são sinais clássicos de "aproximação"; informam que o bebê está com disposição para interagir. Já as ações de virar a cara, curvar as costas para trás, contorcer-se ou espernear, afastar-se, tirar os olhos de você, enrugar a testa, soluçar ou franzir a sobrancelha sugerem "afastamento"; são uma indicação de que o bebê precisa de um intervalo ou de um descanso do que está acontecendo. Ele pode querer parar de brincar, de comer ou até de ser segurado. Pode ser hora de uma mudança de atividade ou até de uma troca de fralda.

Aprender a ler os sinais físicos e faciais do bebê e responder a eles é a primeira forma valiosa de comunicação bidirecional entre vocês. Como você repetidamente oferece ao bebê o que ele quer assim que vê o sinal que ele dá, o bebê aprende que as necessidades dele serão satisfeitas sem ter de recorrer ao choro. Ele estabelecerá um maior repertório de sinais e gestos para transmitir uma mensagem e, nos meses seguintes, começará a prever sua resposta e sorrirá na expectativa. Dessa maneira, as habilidades de comunicação dele estão se desenvolvendo e a confiança de que você surgirá quando ele precisar está se consolidando.

Procurando os sinais. Nas primeiras semanas e meses, seu desafio é aprender a ler e interpretar os sinais do bebê. Provavelmente, você já consegue identificar a altura e o tom de um choro, que significa "eu estou cansado", em comparação com um que expresse que o bebê está com fome.

> **TIRA-DÚVIDAS**
>
> **Meu bebê parece estar com prisão de ventre. É isso mesmo?** As fezes dos bebês variam muito, mas uma alteração do que é normal para o bebê pode indicar um problema. Bebês conseguem soltar o intestino três vezes num dia e apenas uma vez no outro. Os que mamam no peito tendem a não ficar com prisão de ventre, pois o leite materno possui os ingredientes corretos para manter as fezes macias e fáceis de ser evacuadas. Muitos bebês forçam uma evacuação, o que é bastante normal. No entanto, os sinais de prisão de ventre podem incluir fezes duras, semelhantes a pelotas; esforço sem evacuação, ou dor na evacuação, ocasionalmente com uma pequena quantidade de sangue na fralda em razão de uma fissura pequena no ânus. Se ocorrer sangramento, consulte o pediatra.

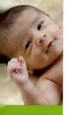

SEU BEBÊ TEM 10 SEMANAS E 5 DIAS

Massagem para o bebê

Esse toque consegue relaxar e acalmar o bebê, reduzir o desconforto dos gases e da cólica e até mesmo proporcionar um sono tranquilo.

Se você quiser aprender as técnicas corretas de massagem, poderá fazer um curso específico (seu pediatra pode recomendar um perto de você). No entanto, você também pode recorrer às carícias que pratica todos os dias quando fricciona as costas dele para acalmá-lo ou quando brinca com as mãos e os pés dele. O objetivo principal da massagem é que você se divirta junto com ele e que ele se deleite com seu toque carinhoso.

Procure achar uma hora em que o bebê está relaxado – portanto, não logo depois de uma amamentação ou quando ele está com fome – em um aposento aquecido, com o bebê deitado confortavelmente sobre uma superfície macia. Procure acariciar os braços e as pernas com firmeza para começar e, em seguida, massageie o abdome dele levemente, no sentido horário. Converse com o bebê enquanto o massageia e procure observá-lo: se ele estiver descontente em algum momento, interrompa a massagem. Tente uma mistura de carícias deslizantes, ondulantes e giratórias e veja de qual ele gosta mais.

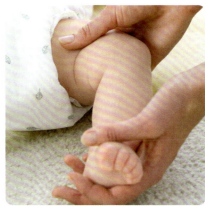

Pernas e pés. Comece apertando de leve a coxa e, em seguida, friccione o tornozelo e os pés.

SEU BEBÊ TEM 10 SEMANAS E 6 DIAS

Mais sociável

O bebê está sorrindo mais e pode estar murmurando e balbuciando para "conversar" com você.

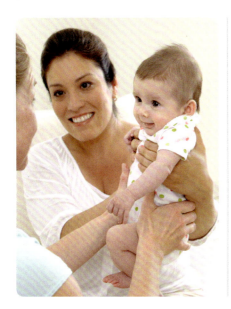

Você e seu companheiro exercem uma influência incalculável na sociabilidade em desenvolvimento do bebê: quando vocês conversam com ele, esperam a reação dele e, em seguida, reagem de volta. Ao fazer isso, estão lhe ensinando como se envolver numa comunicação bidirecional.

Nesse momento, os sorrisos do bebê estão ficando mais frequentes, e você perceberá que ele sorri não só em resposta a seu sorriso, mas até talvez em resposta à sua voz. Ele também começará a sorrir para outros adultos que podem sorrir para ele. São todos sinais de que agora o bebê está ampliando sua rede social. Passe boa parte do dia tendo momentos cara a cara. Olhe nos olhos dele, reflita de volta as expressões dele, converse e espere sua reação.

Por volta dessa idade, os bebês passam a saber quem é conhecido ou desconhecido e podem até começar a expressar preferências por certas pessoas. Você pode ajudar seu bebê a confiar no outro, possibilitando que avós e amigos lhe deem muitos abraços e tenham a oportunidade de lhe sorrir e lhe falar com ternura. Os bebês também são fascinados por outros bebês e, muitas vezes, ficam hipnotizados por eles, até sorrindo por conta disso. Ainda levará um bom tempo (até dois anos) para que o bebê estabeleça amizades firmes, mas a interação precoce é boa para a sociabilidade a longo prazo.

Interagindo. Incentive o bebê a ser sociável com os avós e amigos.

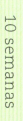

10 semanas

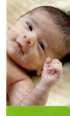

11 semanas

A BOCA DO BEBÊ TEM MAIS TERMINAÇÕES NERVOSAS POR MILÍMETRO QUADRADO QUE QUALQUER OUTRA ÁREA DO CORPO

Como a boca do bebê é extremamente sensível, ele explora o mundo colocando nela tudo o que consegue pegar. O bebê também aprende por meio da atenção: ele possui "neurônios espelho" no cérebro, isto é, células nervosas específicas que lhe permitem imitar as expressões faciais e os movimentos das outras pessoas.

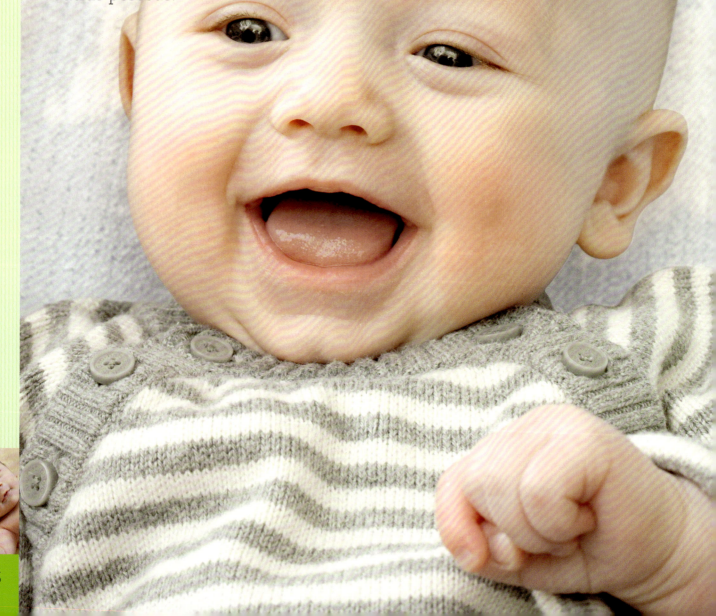

SEU BEBÊ TEM 11 SEMANAS

Escutar + observar = aprender

Tudo o que o bebê vê e ouve ajuda-o na adaptação ao novo ambiente. Assim, o que o distrai é também um bom estimulante para o cérebro.

O bebê nasceu com muitas células cerebrais já conectadas, para executar tarefas básicas, como sugar e engolir. Além disso, desde o nascimento, todos os sentidos dele absorvem informações. Tudo que ele vivencia gera conexões entre as células cerebrais, possibilitando-lhe aprender. Ele também começou a reagir a você, imitando suas expressões faciais e emitindo um som depois que você falou.

Imitar as expressões faciais do bebê ensina-o a expressar sem palavras os próprios sentimentos. Se você imitar as expressões ou os sons dele, ele aprenderá que os outros conseguem fazer o que ele faz; psicólogos acreditam que isso tem um papel fundamental no desenvolvimento da noção do eu, dos outros e do pertencimento. Com 11 semanas, o bebê está reunindo cada vez mais informações sobre o que acontece ao redor dele e criando um quadro detalhado do ambiente. Vendo os irmãos dançarem uma música, ou olhando para uma luz e depois tirando os olhos dela, inúmeros impulsos nervosos circulam por seu cérebro quando ele faz conexões entre, por exemplo, música e movimento, claro e escuro.

Procure tornar o ambiente dele visualmente estimulante. Cores brilhantes sobressaem nesse momento, mas suas escolhas não precisam ser onerosas nem elaboradas. Posicione-o perto de um espelho (desde que ele não consiga quebrá-lo), ou, num dia quente, sente-o num lugar sombreado, perto de um cata-vento de papel de cores vibrantes, que gire na brisa.

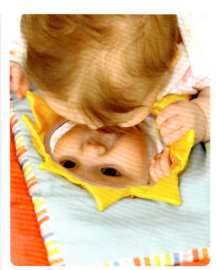

Brincadeira com o espelho. O bebê ficará fascinado pelo próprio reflexo.

SEU BEBÊ TEM 11 SEMANAS E 1 DIA

Tempo livre com a família

Um passeio em família pode ser uma mudança de cenário bem-vinda que dará ao bebê a experiência em ambientes diferentes.

Agora que o bebê está cada vez mais interessado nas visões e nos sons ao redor dele, um passeio poderia ser revigorante para você e para dar ao bebê novas sensações e estímulos. Procure experiências que sejam propícias para a família compartilhar; talvez o bebê esteja pronto para um dia na casa de praia de um familiar, por exemplo. Atente para que essas primeiras viagens sejam relativamente curtas, a fim de que o bebê não precise passar muito tempo no carro e esteja no humor certo para desfrutar do passeio.

Procure lugares que darão ao bebê novos cheiros, sons e visões. Talvez ele se divirta muito observando você fazer um piquenique e goste de se deitar com você em uma manta sob algumas árvores para observar as folhas e os galhos se moverem. Levá-lo ao parque ou até mesmo a uma rua tranquila oferece novas experiências para os sentidos dele, que o fascinarão de verdade.

Além disso, sempre que fizer coisas em conjunto, como uma família, em casa ou fora dela, você estará construindo um estoque de memórias e histórias compartilhadas para contar aos parentes, sobretudo detalhes das reações espertas ou divertidas do bebê às novas experiências. Você também estará começando uma tradição de atividades familiares, que se tornarão um hábito positivo conforme os anos passarem e suas vidas ficarem mais atarefadas.

Tire muitas fotos dessas primeiras experiências. Quando seu filho crescer, ele vai gostar de olhar para elas e observar o que fez quando bebê.

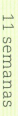

127

SEU BEBÊ TEM 11 SEMANAS E 2 DIAS

Animais de estimação e o bebê

Você deve ficar atenta aos animais de estimação, tanto os seus como os de amigos ou familiares.

Ainda levará um tempo para o bebê ter idade suficiente para desenvolver relações com animais de estimação. No momento certo, você poderá lhe transmitir alguma noção de responsabilidade nos cuidados com animais. Por ora, lembre-se de que até mesmo os animais mais bem adestrados podem ser imprevisíveis, de maneira que, com um bebê vulnerável por perto, não há garantias entre ele e o animal.

Animais, e cachorros em particular, podem ficar com ciúmes de um recém-chegado. Se você tem um cachorro, procure lhe dar atenção especial quando puder, para que ele não se sinta desprezado. Seu cão ainda deve manter uma rotina de passeios e refeições nos horários normais, para que a presença do bebê não abale muito a vida dele. Não deixe o cachorro subir para o andar superior da casa se é o lugar onde o bebê dorme; instale uma porta de escada, se necessário, para mantê-lo no andar de baixo.

Agora que o bebê tem quase 3 meses de vida, ele cresceu acostumado a poder agarrar e puxar os objetos ao alcance dele. Quando isso é o rabo ou a orelha de um animal de estimação, ele se expõe a um sinal de advertência que pode ser uma mordida de um cão ou uma dentada ou arranhão de um gato. Por esse motivo, nunca deixe o bebê sozinho perto de animais e mantenha-os fora do recinto quando o bebê estiver brincando. Um animal de estimação nunca deve dormir na cama do bebê. Gatos, em particular, podem ir procurar calor num berço (ou num carrinho de bebê), o que os torna especialmente perigosos. Use uma rede de proteção para impedir isso.

Quanto à saúde, os animais de estimação devem ser imunizados com regularidade e mantidos sem pulgas e vermes. Sobretudo filhotes de cachorro e gato podem ter parasitas que causam toxocaríase. Portanto, sempre mantenha a higiene correta para minimizar o risco de infecção. Nunca deixe que cães ou gatos lambam o bebê, principalmente no rosto. Nas visitas a amigos que têm animais de estimação, valem as mesmas precauções; não deixe o bebê fora do alcance de sua visão.

ATIVIDADE

Dança

Você tem uma música favorita que gosta de dançar? Em caso positivo, por que não converter essa canção no tema musical de uma atividade regular que você e seu companheiro podem dividir com o bebê? Ponha a música favorita, segure bem o bebê e movimente-se com ele de acordo com a música. Você pode fazer movimentos rítmicos e suaves ou um pouco arrojados, conforme determinado pela música, desde que o bebê esteja seguro. Ele vai gostar da sensação de ser movido nos braços musculosos do pai, e até poderá dar risadas conforme você se movimente com ele. No devido tempo, aprenderá a associar a música com uma experiência positiva com o pai ou a mãe, e escutá-la o fará se sentir bem, mesmo se você estiver fora de casa, no trabalho.

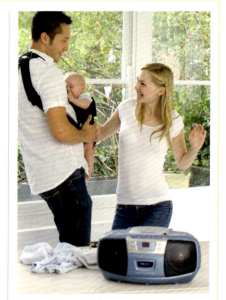

Cante e dance. Bebês costumam gostar de ser embalados ao ritmo da música – e nessa idade não ficarão constrangidos com sua dança!

CHECK-LIST

Segurança com animais de estimação

■ Se você tem um gato, compre uma rede de proteção e cubra sempre o berço do bebê.
■ Não deixe seu bicho de estimação sozinho com o bebê: o movimento mais leve ou uma pancada forte do bebê podem provocar uma reação do animal.
■ Lave as mãos após mexer com a ração ou as tigelas dos animais, para reduzir o risco de transmissão de doenças associadas com ração animal. Também lave as tigelas dos animais em pia ou balde distintos.
■ Répteis são associados com alta incidência de infecção por *Salmonella*, contraída pelo manuseio dos animais. Especialistas recomendam que répteis não devem ser mantidos como animais de estimação se as crianças tiverem menos de 5 anos.

SEU BEBÊ TEM 11 SEMANAS E 3 DIAS
Explorando com a boca

A boca e os lábios do bebê têm inúmeras terminações nervosas e papilas gustativas que lhe dão informações sobre sabor, textura e consistência.

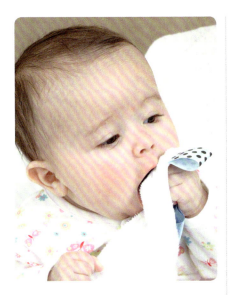

Nesse momento, o bebê está pondo os dedos na boca e tentando agarrar objetos e levá-los a ela. Ele vai gostar de explorar cada item, descobrindo o gosto, a sensação e a resistência à pressão enquanto o morde. Provavelmente, continuará explorando as coisas com a boca até ter, no mínimo, 2 anos ou até mais.

Esse hábito ajuda o bebê a praticar o movimento da língua, dos lábios e do maxilar, de modo que nos próximos meses ele conquiste um controle motor melhor de cada um. Isso ajudará no desenvolvimento da fala, da mastigação e da deglutição.

Momento de exploração. O bebê colocará objetos na boca para conhecer o gosto deles e experimentar uma nova sensação.

O bebê não discriminará o que põe na boca; portanto, verifique se não há nada ao alcance que você não gostaria que ele mastigasse. Há diversos brinquedos que são projetados especialmente para a mastigação dos bebês; atualmente, até mesmo livros de pano muitas vezes possuem cantos duros emborrachados, que são perfeitos para o bebê colocar a gengiva. Os mordedores também são bons, sobretudo quando conseguem conjugar chocalhos ruidosos. Além disso, são estreitos, muito fáceis para a mãozinha dele segurar.

Bebês gostam de chupar os cantos de brinquedos macios ou de panos de algodão; frequentemente, fazem isso em busca de conforto, como uma espécie de alternativa para a chupeta.

SEU BEBÊ TEM 11 SEMANAS E 4 DIAS
Cuidando da pele do bebê

Bebês costumam sofrer de pele seca, manchas e erupções; por isso trate a pele dele com cuidado e assegure o conforto do bebê.

Se a pele de seu bebê estiver ressecada, procure não dar banho nele com muita frequência (uma vez a cada três dias é o suficiente, e limpeza da cabeça aos pés no resto do tempo) e evite o uso de sabonete ou banho de espuma. Você pode usar só água quente, ou uma gota de sabão líquido infantil orgânico ou de baixa reação alérgica, se necessário. Quando der banho nele, não o deixe na água por muito tempo; isso pode secar ainda mais a pele. Depois do banho, seque-o com cuidado e aplique um pouco de creme hidratante ou emoliente de baixa reação alérgica. Ou, se preferir seguir a rota do natural, passe um pouco de óleo de semente de uva ou azeite de oliva ligeiramente aquecido.

Resíduos de sabão em pó podem causar irritação; portanto, use detergentes e amaciantes amigáveis ao bebê e ponha as roupas dele num ciclo extra de lavagem. Para ajudar a prevenir irritação da pele, evite vesti-lo com roupas de lã ou de fibras ásperas, ou de tecidos sintéticos como náilon.

As manchas ou as espinhas minúsculas no rosto do bebê são conhecidas como acne neonatal, que são comuns e podem aparecer a qualquer momento entre 2 semanas e 6 meses de vida. Mesmo se tiver má aparência, não mexa, pois isso pode piorar a situação. A acne neonatal desaparecerá sozinha. Se o bebê tiver uma erupção vermelha viva no pescoço, na axila ou na área da fralda, talvez esteja com miliária (brotoeja), sobretudo se o tempo estiver quente. Retire a roupa para o ar circular e resfriar a pele dele. Às vezes, uma erupção vermelha é sinal de fungo (ver p. 405), o que seu pediatra pode confirmar.

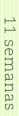
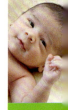

SEU BEBÊ TEM 11 SEMANAS E 5 DIAS
Monitorando o peso

Nesse momento, talvez o ganho de peso do bebê seja constante; é melhor pesá-lo na clínica infantil de vez em quando.

Embora cada bebê seja diferente, a maioria ganha em média de 120 a 200 gramas por semana, aproximadamente, até completar cerca de 6 meses de vida. Nessa idade, em geral, apresentam o dobro do peso do nascimento, e o ganho de peso desacelera gradualmente.

Durante os três primeiros meses, em média, os bebês que mamam no peito tendem a crescer mais rápido que os alimentados com a fórmula infantil, mas depois crescem mais lentamente e, quando completam 12 meses, têm 1,5 quilo a menos, em média, que os bebês que utilizam a fórmula.

Procure acompanhar a evolução do peso da criança. Se o percentil não apresentar grandes variações, a taxa de crescimento será perfeitamente saudável. Ocasionalmente, surtos de crescimento ou episódios de doença podem provocar alguma variação maior para cima ou para baixo, mas o que deve ser buscado é um padrão regular de crescimento geral. Desde que o bebê esteja se desenvolvendo bem, o conselho geral é pesá-lo numa clínica ou no pediatra uma vez por mês, aproximadamente.

Se o ganho de peso do bebê não diminuir ou aumentar significativamente ao longo de um período prolongado, converse com o pediatra. As variações de peso podem ocorrer por uma infinidade de motivos, e ele será capaz de avaliar a existência ou não de um problema.

SEU BEBÊ TEM 11 SEMANAS E 6 DIAS
Prestes a sentar

Provavelmente, nesse momento os músculos do pescoço do bebê estão fortes o bastante para apoiar o peso da cabeça dele por alguns segundos.

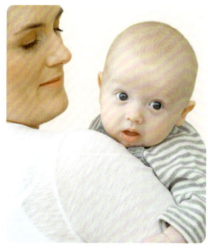

Músculos do pescoço mais fortes. Carregar o bebê de modo que ele consiga ver por cima de seu ombro estimula-o a erguer a cabeça e olhar ao redor.

Conseguir se sentar ereto requer força e equilíbrio. O bebê precisa ser capaz de apoiar o pescoço e as costas, assim como descobrir como utilizar as pernas para se firmar e os braços para impedi-lo de cair para a frente. Provavelmente, isso tudo só acontecerá quando ele tiver cerca de 7 meses, mas sem dúvida ele pode começar a praticar.

Mesmo se o bebê conseguir se impulsionar para cima com confiança, ele precisará desenvolver maior estabilidade do pescoço para se sentar. Para isso, deitar-se de bruços é ótimo, assim como carregá-lo acima de seu ombro, de onde ele pode erguer a cabeça para olhar para trás de você.

Todos nós precisamos de estabilidade da coluna em troca de costas fortes. Você pode ajudar o bebê a desenvolver essa força apoiando-o numa posição sentada reclinada. Verifique se ele está bem almofadado nas costas e nas laterais, de modo que se cair para a frente não se machuque. Além disso, nunca o deixe apoiado e desacompanhado. Ele se cansará facilmente de ficar nessa posição; portanto, volte a deitá-lo de costas assim que ele começar a mostrar sinais de desconforto.

Deitar-se de bruços (ver p. 122) é perfeito para fortalecer os braços do bebê. Procure deitá-lo desse modo por um breve período de tempo, todos os dias.

Assim que o bebê estiver bastante forte para manter a cabeça erguida com firmeza por períodos prolongados, obter o equilíbrio correto é realmente apenas uma questão de prática – e de muitas almofadas para cair.

DESTAQUE PARA...
Viagem com o bebê

Nesse momento, o bebê está mais forte e também muito adaptável. Se você estava pensando em viajar, pode ser uma boa hora. Com um pouco de planejamento, não há por que não desfrutar uma pausa relaxante, que não dê trabalho.

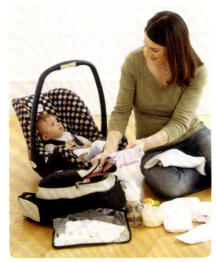

Fazendo as malas. Estar preparada para todas as eventualidades é a chave para uma viagem bem-sucedida com o bebê.

A maioria dos novos pais prefere evitar viajar com um recém-nascido; afinal, se já é difícil lidar com as necessidades dele em casa, imagine numa viagem ou numa temporada de férias. No entanto, agora que o bebê tem quase 3 meses, ele talvez seja um bom viajante. Ele está menos frágil e, provavelmente, não vai se importar muito com o lugar de dormir. Além disso, ainda é muito novo para ter uma rotina definida; um pequeno distúrbio na agenda habitual dele não deverá incomodá-lo muito.

Planejando de antemão. Se você for ficar num hotel e o bebê dorme num berço, precisará levar um berço de viagem ou reservar um berço para seu quarto. Se for alugar um carro, será importante reservar uma cadeirinha durante o processo de locação. Em se tratando de uma viagem ao exterior, também precisará requerer o passaporte do bebê. Caso esteja planejando uma viagem a um país onde imunizações são necessárias, consulte o pediatra para saber se o bebê tem idade suficiente para tomar as vacinas. Algumas, como para febre amarela, não são seguras para bebês com menos de 6 meses.

Viajando de carro. Sob certos aspectos, as viagens de carro são as mais fáceis – desde que seu porta-malas ou seu bagageiro tenham uma boa capacidade –, pois você pode levar tudo o que é necessário. É uma boa ideia instalar cortinas nas janelas para proteger do sol os olhos e a pele do bebê. Dentro do carro, o bebê não deve usar chapéus nem roupas pesadas. A cadeirinha deve estar bem presa no assento traseiro, e os cintos de segurança devem estar afivelados. Se a viagem for longa, evite viajar no horário de grande movimento e considere viajar à noite, quando o bebê está mais propenso a dormir e se alimenta em intervalos de tempo maiores.

> **TIRA-DÚVIDAS**
>
> **Quando é seguro para o bebê voar?**
> É seguro desde os dois dias de vida, mas na prática é improvável que você voe com ele até o bebê ter 2 semanas, pois ele precisará de um passaporte. Se passou por cesariana, você será incapaz de voar até dez dias após o parto. É aconselhável consultar a companhia aérea para se informar da política dela.

Viajando de avião. Verifique a política de bagagem da companhia aérea antes da viagem. Fraldas, cremes, roupas de bebê, leite em pó, equipamento para alimentação e outras necessidades acrescentam muito peso extra; se você não estiver pagando um assento exclusivo para o bebê, talvez valha a pena negociar franquia extra de bagagem antecipadamente, em vez de pagar tarifas extorsivas por excesso de peso no *check-in*. Se possível, pese sua bagagem antes de viajar.

Você tem permissão para levar leite e água esterilizada em quantidade suficiente (que devem estar numa mamadeira) em sua bagagem de mão. Em alguns casos, essa quantidade pode ser maior que 100 mililitros. Você pode ser solicitada a experimentar o líquido (ou comida para bebê, para um bebê mais velho).

Frequentemente, você pode levar o bebê no carrinho até a porta do avião, onde precisará dobrá-lo para colocá-lo no bagageiro. Ou pode usar um canguru.

Alimente o bebê durante a decolagem e a aterrissagem: a deglutição ajudará a evitar o desconforto auditivo devido a mudanças na pressurização da cabine. A maioria dos aviões possui mesa trocadoras-fraldas nos banheiros e, nos voos de longa duração, até moisés especiais, para que o bebê possa dormir durante o voo.

> **MALÁRIA**
>
> A Organização Mundial da Saúde (OMS) recomenda não levar bebês a áreas com malária. Se decidir ir, procure médico especializado para saber como melhor proteger o bebê e você, sobretudo se estiver amamentando. Procure socorro médico imediato se o bebê tiver febre durante ou depois de uma viagem a uma região com malária, mesmo se você tomou todas as precauções.

11 semanas

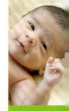

131

12 semanas

TRAÇOS DE CARÁTER PRESENTES DESDE O NASCIMENTO SÃO PARTE DA PERSONALIDADE DO BEBÊ

Nesse momento, os olhos do bebê já atuam melhor juntos, e a visão está ficando mais tridimensional. Os músculos estão mais fortes, e ele pode ficar surpreso ao constatar que consegue se virar da posição de bruços para a de deitado de costas. O bebê gosta de espernear, o que fortalece os músculos da perna na preparação para os atos de engatinhar e de caminhar.

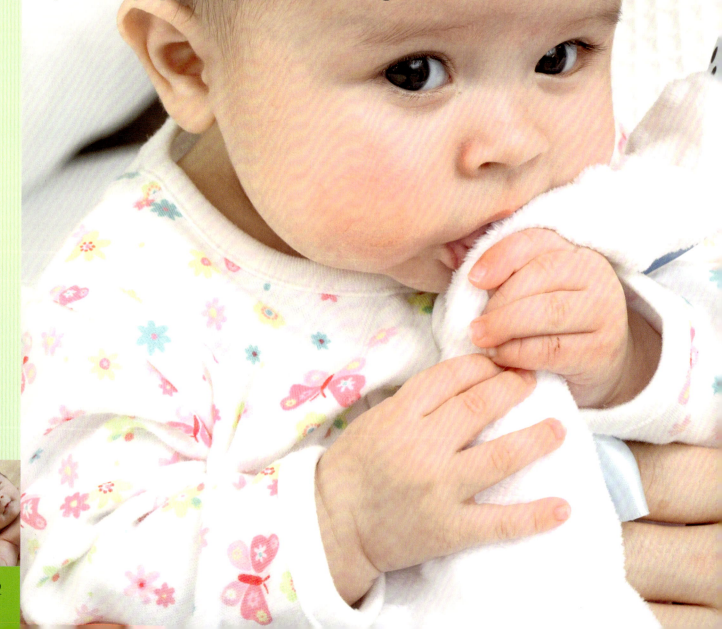

SEU BEBÊ TEM 12 SEMANAS
Novo surto de crescimento

O bebê terá um segundo surto de crescimento por volta dos 3 meses. Prepare-se para outro frenesi alimentar e uma noite ou duas em claro.

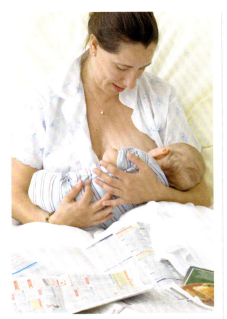

Oferta e procura. As procuras frequentes de seu bebê por leite são a maneira natural de fazer seu organismo aumentar a produção de leite.

Há seis semanas, quando o bebê passou pelo primeiro surto de crescimento (ver p. 93), você deve ter passado muitas horas amamentando ou lhe oferecendo fórmula infantil para satisfazer o maior apetite dele. Provavelmente, ele também ficou mais inquieto ou dormiu mais que o normal; sinais clássicos de um surto de crescimento.

Agora que você está mais sossegada, o surto de 3 meses não deverá surpreendê-la tanto. O bebê pode demandar leite a cada duas horas, durante alguns dias, o que pode ser exaustivo para você, mas não há pressão nisso. Assim, na medida do possível, procure seguir a corrente. Se estiver amamentando, estoque petiscos saudáveis, beba muita água, leia um bom livro enquanto amamenta e se prepare para ser mais procurada por um tempo.

Seu organismo aumentará a produção de leite para satisfazer às necessidades do bebê.

Alimentação com mamadeira. Você talvez precise preparar uma mamadeira extra para o bebê durante o dia, ou aumentar a quantidade de cada mamadeira em 30 mililitros. Oriente-se pelo apetite de seu bebê e tome cuidado para não alimentá-lo em demasia. Ele não deve consumir mais que 150 mililitros de leite por quilo de peso, por dia. Assim, caso pese seis quilos, ele não deve consumir mais que 900 mililitros durante 24 horas. Mantenha no armário algumas mamadeiras prontas para emergências; isso também pode proporcionar um bom apoio.

Sono. O bebê pode estar dormindo mais durante o dia e se agitando à noite; talvez acordando mais que o habitual. Ou pode estar acordando mais cedo dos cochilos por sentir fome. Essa perturbação do sono pode durar de dois a sete dias, mas passará, e os padrões de sono do bebê voltarão ao normal. Procure repousar enquanto o bebê dorme.

GÊMEOS
Lidando com surtos de crescimento

Dois bebês passando pelo surto de crescimento ao mesmo tempo, ou um depois do outro, é muito exaustivo. As rotinas tendem a ser perturbadas, pois um bebê pode acordar frequentemente para se alimentar (ingressou no surto de crescimento), enquanto o outro não acorda. Para aliviar o fardo, tire leite e guarde para outra pessoa dar alimento extra ao bebê que está passando pelo surto.

Se um gêmeo acordar mais vezes para se alimentar, você também poderá acordar o outro, mesmo se for para uma alimentação menor. Muitas mães de gêmeos acreditam que o bebê com menos fome come pouco e frequentemente, mas fica bem. Essa atitude pode levar a uma rotina de alimentações frequentes dos dois bebês que, no fim do surto de crescimento, precisará ser quebrada.

Durma quando seus bebês dormirem e peça ajuda de amigos e da família para manter a vida doméstica sem percalços.

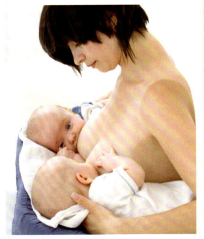

Trabalho duplo. Alimentar dois bebês quando ambos passam por um surto de crescimento exigirá muita paciência de sua parte.

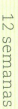

12 semanas

133

SEU BEBÊ TEM 12 SEMANAS E 1 DIA

Olhando cada vez mais longe

Tudo o que o bebê vê é novo e excitante para ele, que começará a focar atentamente os objetos que estão mais longe.

O bebê ficará fascinado com móbiles, murais e quadros na parede, com os irmãos mais velhos e os pais e com o gato da família. Com 3 meses de vida, os olhos estão mais coordenados e funcionando bem juntos. O bebê já não parece tão estrábico. Também consegue rastrear um objeto com movimentos de olhos muito mais suaves, desde que o movimento não seja muito rápido. A percepção de profundidade também está melhorando, conforme as células nervosas dos olhos e do cérebro se desenvolvem, e o mundo está ficando mais tridimensional. A visão de longe está começando a se desenvolver, e agora o bebê consegue distinguir o formato de seu rosto quanto você entra no quarto. De fato, você o verá observando coisas a metros de distância.

Prover o bebê com muitas coisas para observar estimulará a visão dele e o entreterá. Segure-o virado para fora, para que ele veja o que está acontecendo ao redor, e aponte coisas para ele. Chame-o do outro lado do aposento e observe a alegria dele quando percebe seu rosto familiar. Sacuda brinquedos barulhentos um pouco mais longe que o habitual, para que ele se vire e observe.

Até cerca de 12 semanas, muitos bebês exibem certo estrabismo à medida que a visão se desenvolve. É uma fase normal de crescimento e não deve ser motivo de preocupação. Se o bebê continuar estrábico depois dos 3 meses, você deverá consultar o médico. É fundamental que qualquer estrabismo além dos 3 meses seja tratado corretamente assim que seja diagnosticado, para evitar problemas de visão mais tarde.

SEU BEBÊ TEM 12 SEMANAS E 2 DIAS

Fazendo a virada

O bebê pode estar prestes a se virar da posição de bruços para a de deitado de costas. Fique alerta, no caso de alguma acrobacia começar a acontecer.

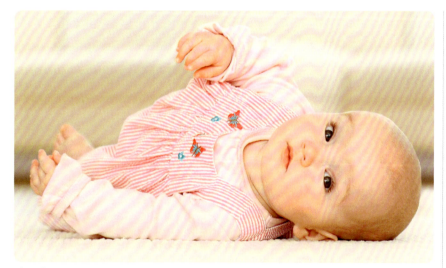

Virando-se. Aos 3 meses, os movimentos do bebê ficarão mais suaves. Ele pode erguer a cabeça e os ombros para alto, talvez se virar e chegar mais perto de você ou examinar um brinquedo.

O ato de deitar de bruços (ver p. 122) ajuda o bebê a fortalecer os músculos que ele usa para se virar. É mais fácil virar da posição de bruços para a de deitado de costas; assim, em geral, essa virada acontece primeiro. Na maioria dos casos, não é nenhum esforço consciente do bebê; simplesmente acontece. É incomum o bebê virar-se com 12 semanas de vida, mas, assim que ele se virar pela primeira vez, será capaz de fazer isso repetidas vezes, em sequência. Dessa maneira, fique atenta para ver aonde ele pode chegar e o que está ao alcance dele. Deixá-lo sozinho sobre a cama ou na mesa troca-fraldas, mesmo por um segundo, está totalmente fora de questão. Tenha em mente que alguns bebês nunca se viram. Pular esse estágio não é motivo de preocupação.

SEU BEBÊ TEM 12 SEMANAS E 3 DIAS

A personalidade do bebê

O bebê terá um caráter único, mas saber o tipo de personalidade dele pode ajudá-la a trazer à luz o melhor de seu filho.

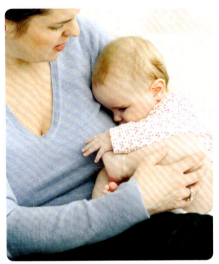
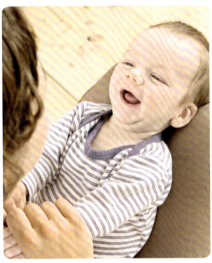

Alma sensível. Bebês menos ávidos por conhecer novas pessoas precisam de confiança adicional (à esquerda). **À vontade.** Alguns bebês gostam de mais interação e lidam melhor com visitas (à direita).

Nas primeiras semanas e meses, a personalidade do bebê começará a se mostrar. Ele pode ser fácil de agradar, estimulável ou até um pouco amuado e difícil de acalmar. Se você já tem um filho, talvez fique surpresa ao constatar que o bebê pode ter um temperamento muito distinto.

A personalidade do bebê é formada por uma combinação de traços herdados, necessidades e ambiente, incluindo sua reação a ele. Pode ser interessante perguntar a seus pais se você era parecida com seu bebê nessa idade; talvez você fosse tranquila ou difícil de confortar, da mesma forma que é seu bebê. Sua reação ao bebê e seu estado de espírito no dia a dia também podem afetar a maneira como ele reage.

Se o bebê for calmo, receptivo e sorridente, talvez seja mais fácil criá-lo e reagir a ele; já se for menos sossegado, talvez aflito por causa de dificuldades como cólica, você terá de ficar bastante alerta às necessidades dele, dedicar mais tempo a reconfortá-lo e adotar atividades como massagem (ver p. 125), que podem relaxá-lo.

Alguns bebês são menos sociáveis e sentem-se facilmente oprimidos e excessivamente estimulados por grupos de pessoas e ambientes barulhentos e agitados. Se eles tiverem oportunidade de conhecer novas pessoas de maneira cordial e receptiva, logo superarão os temores naturais.

O bebê pode ser ativo e gostar de exercícios físicos, ou ser calmo e descontraído e aceitar tudo sem dificuldade. Pode ficar confuso com facilidade e precisar de uma rotina para se sentir seguro. Todos os bebês são únicos. Conhecer e entender a personalidade de seu bebê pode ajudá-la a responder a ele e a decidir que atividades oferecer. Procure não rotulá-lo; tome-o por aquilo que ele é, e ele florescerá aos seus cuidados.

SOL E SEGURANÇA

Os bebês precisam de vitamina D do sol para ter ossos e dentes fortes, mas sua pele delicada pode queimar com facilidade, e eles podem sentir muito calor. Evite a luz solar direta e mantenha o bebê protegido durante a parte mais quente do dia (das dez da manhã às três da tarde). Utilize um protetor solar (fatores de 30 a 50 são os mais indicados) de baixa reação alérgica e bloqueie o sol, em vez de filtrá-lo. O protetor solar deve conter proteção contra raios e radiação ultravioleta. Aplique-o dez minutos antes de expor o bebê ao sol e reaplique em algumas horas ou após uma entrada na água. Vista um chapéu nele e mantenha-o sempre na sombra. Escolha um traje de banho que cubra as pernas e os braços e ofereça proteção contra raios UV. Ofereça-lhe muito leite se estiver amamentando; para bebês alimentados com mamadeira ofereça um pouco de água adicional para hidratar.

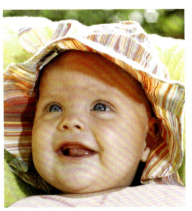

Segurança contra o sol. Para proteger do sol a pele delicada do bebê, use um chapéu e um protetor solar adequado.

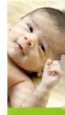

SEU BEBÊ TEM 12 SEMANAS E 4 DIAS

Mães que trabalham

Se precisar voltar ao trabalho, você terá de fazer malabarismos. Mas não é necessário ser uma supermulher.

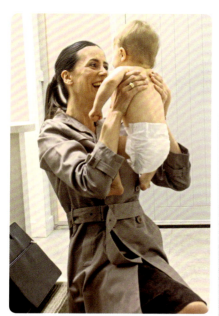

De volta ao trabalho. Dê tempo a você e ao bebê para uma adaptação.

Muitos pais têm empregos dos quais não podem se ausentar por muito tempo. Assim, o afastamento do trabalho pode ter uma duração menor, e talvez você tenha de tomar uma decisão pessoal acerca da volta às atividades profissionais enquanto seu bebê é muito pequeno.

Nesse caso, na medida do possível, tente ser pragmática. Qualquer que seja o momento de sua volta ao trabalho, você provavelmente se sentirá culpada, mesmo não tendo muitas opções. Você ficará mais tranquila assim que resolver a questão de quem (e como) cuidará do bebê.

Não importa se o dia de trabalho foi cansativo. Assim que chegar em casa, você vai dar prioridade ao bebê e passar um tempo cuidando dele, brincando e interagindo. Esses reencontros diários fortalecerão o vínculo entre vocês.

Procure se manter a distância dos afazeres domésticos até o bebê adormecer. Pode ser necessário conseguir algum auxílio pago para ajudar com o serviço doméstico, mesmo que seja apenas até você reestabelecer uma rotina de casa e trabalho. Tente não se preocupar muito em manter uma casa impecável; até o bebê ficar um pouco mais velho, devem ser sua prioridade as necessidades dele.

Fazendo concessões. Elabore um sistema com seu companheiro, ou até mesmo com um parente, em que os afazeres domésticos sejam divididos igual e justamente entre vocês e realizados num padrão aceitável, não exigindo muito esforço da parte de ninguém envolvido. Da mesma forma, evite pegar atalhos. Se não conseguir preparar uma refeição todas as noites, pesquise pratos prontos nutritivos e saudáveis, que podem ser colocados no forno quando você chega em casa. Passar um tempo com o bebê pode implicar abrir mão de alguns padrões habituais, mas são concessões das quais você, o bebê e toda a família se beneficiarão, no fim das contas.

Acima de tudo, vá com calma. Inicialmente, você pode se sentir ansiosa por achar que não está fazendo nada em sua vida conforme seus padrões habituais; sem dúvida, você não é a única a se sentir assim. Ao longo do tempo, as coisas vão se acomodar numa rotina, e você achará melhores maneiras de gerenciar tanto sua vida profissional como a pessoal. Nesse momento, reservar um tempo para seu bebê e seu parceiro trará recompensas nos próximos anos, e, com uma vida doméstica bem alicerçada e saudável, você será capaz de tudo e mais alguma coisa.

HORA DE PENSAR EM...

Vacinações

A partir das 12 semanas, o bebê deve passar por um nova rodada de imunizações, as segundas doses de várias vacinas. Consulte o calendário mostrado na p. 103 e faça contato com o pediatra para esclarecer mais dúvidas a respeito desse assunto. E procure não ficar ansiosa quando levar o bebê para tomar as injeções, ou ele captará isso e sentirá mais aflição.

TIRA-DÚVIDAS

Ainda estou me sentindo muito cansada e desanimada. Posso estar anêmica? É possível, mas muitas mães se sentem assim não como resultado de anemia por falta de ferro, mas porque estão procurando estar à altura dos desafios da maternidade com pouco sono. Também pode ser um sinal de depressão pós-parto (ver p. 114) ou de hipotireoidismo. A anemia também pode causar os seguintes sintomas:
- falta de ar;
- palpitações cardíacas;
- desejo por alimentos ou substâncias específicos, como legumes crocantes ou gelo;
- gosto da comida diferente do normal;
- língua dolorida;
- dor de cabeça.

Se você apresentar algum desses sintomas ou sentir-se excessivamente cansada, consulte seu médico.

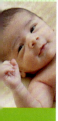

Seu bebê – O dia a dia ■ 1 a 3 meses

136

SEU BEBÊ TEM 12 SEMANAS E 5 DIAS

Cochilos e sono durante a noite

Nesse momento, o bebê pode ficar acordado mais tempo durante o dia, mas ainda precisa de três cochilos e uma boa noite de sono.

Com cerca de 3 meses, o bebê dormirá mais ou menos quinze horas por dia. Dez dessas horas serão à noite (provavelmente interrompidas por uma ou duas alimentações), e as outras cinco divididas em três cochilos ao longo do dia.

Algumas mães se queixam que seus bebês não cochilam, mas, se você introduzir uma boa rotina de sono, vai perceber que o bebê acabará se estabilizando num bom padrão de cochilos durante o dia e um sono longo à noite. Bebês que não repousam o suficiente durante o dia podem ficar excessivamente estimulados e levar muito mais tempo para se acalmar a noite. Deitá-lo regularmente durante o dia – mesmo que ele só fique mexendo as pernas e brincando no berço – vai fazê-lo contrair o hábito do cochilo, e em pouco tempo ele aprenderá a aceitar que esse tempo silencioso é para dormir.

Se o bebê dormir mais de dez horas por noite, você poderá acordá-lo de manhã para ajudar a "programar" o relógio biológico dele. Dessa maneira, ele também vai estar pronto para os cochilos durante o dia, que o revigorarão e melhorarão os níveis de energia e o estado de ânimo dele.

> **TIRA-DÚVIDAS**
>
> **Meu bebê nunca parece cansado; em particular, na hora de dormir. Como posso sossegá-lo?** É normal que os bebês adquiram um fôlego novo na hora em que são deitados. É sinal de que estão muito cansados e tirando energia da adrenalina. Tente mudar a hora de dormir para trinta minutos antes, para pegá-lo enquanto ele está verdadeiramente cansado, e preste atenção aos sinais de sono.

SEU BEBÊ TEM 12 SEMANAS E 6 DIAS

O pequeno chutador

Quando as pernas ficarem mais fortes e o bebê ganhar mais coordenação, passará a gostar de movimentá-las; até acordará à noite para praticar.

Os atos de agitar e de esticar as pernas preparam os músculos do bebê para ele engatinhar, andar e até se virar. Para estimular o desenvolvimento das pernas, ofereça brinquedos coloridos fora do alcance de seu bebê e proporcione um ambiente seguro para ele explorar. A curiosidade natural vai incentivá-lo a se mover mais no período de alguns meses, mas ele desenvolverá as habilidades e a força para fazer isso deslocando-se na direção de coisas que o interessam agora.

O ato de deitar de bruços estimula principalmente o desenvolvimento da parte superior do corpo, do pescoço e dos braços do bebê, como também lhe dá a oportunidade de dobrar as pernas para trás a partir dos joelhos. Quando passa o tempo deitado de costas, ele aperfeiçoa o chute de tesoura e uma grande variedade de movimentos da perna. Você pode estimulá-lo a pôr pouco peso nas pernas, segurando-o com cuidado de modo ereto. Ao fazer isso, ele pula naturalmente, mas, independentemente de quão firme ele possa parecer, não o solte.

Bebês mexem as perninhas quando estão excitados e também quando frustrados. Esse movimento proporciona um grande exercício e estimula o desenvolvimento da criança. Agora é um momento de cautela extra; ele vai se contorcer mais e usar as pernas para se mover continuamente. Ele pode até começar a "rastejar", lenta e regularmente, movendo-se de um lugar para outro.

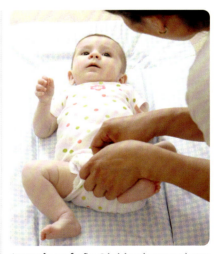

Armando confusão. O bebê pode tentar chutar as roupas dele durante a troca de fralda.

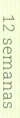

12 semanas

13 semanas

BEBÊS COSTUMAM OLHAR FIXAMENTE PARA OBJETOS DE INTERESSE, COMO SE MEMORIZANDO CADA DETALHE

No momento em que o bebê ingressa no quarto mês de vida, as habilidades sociais dele estão florescendo, e ele gosta de conversar com você. Embora o bebê tenha nascido com um conjunto completo de dentes de leite, eles estavam sob a gengiva. Nesse momento, os primeiros podem estar emergindo e causando dor na gengiva.

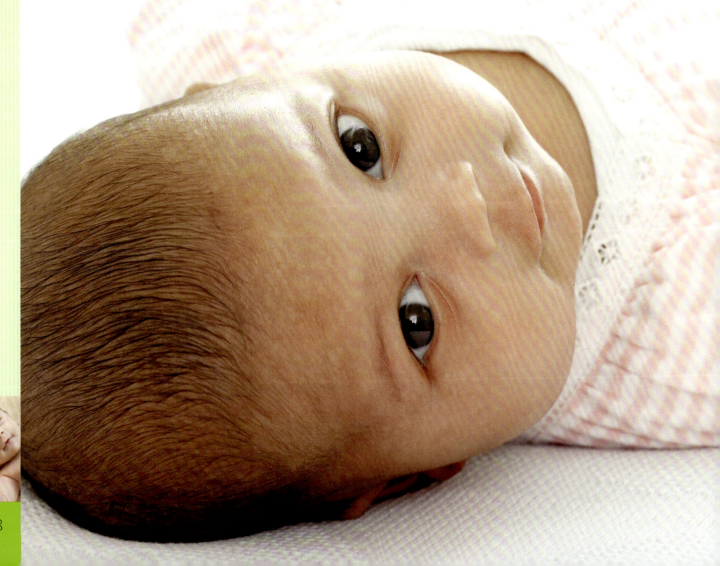

SEU BEBÊ TEM 13 SEMANAS
Bebê tagarela

As primeiras tentativas do bebê de falar representam sua nova maneira de se comunicar com você. Não deixe de lhe responder!

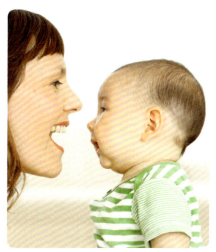

Falante. Incentive o bebê a usar a voz dele, dando-lhe oportunidades para falar e demonstrando prazer quando ele faz isso.

O bebê terá prazer em envolvê-la numa conversa, e você poderá perceber que ele escuta atentamente quando falam com ele. Mas, sobretudo, ele gostará de praticar todos os novos sons que aprendeu. A tagarelice é, de fato, um estágio importante tanto do desenvolvimento geral do bebê como da aquisição de linguagem. Ele vai tentar expressar os sons que compõem a linguagem ou as linguagens que escuta ao redor, sem realmente criar palavras que você possa reconhecer. É um pouco como percorrer o alfabeto foneticamente. Ele está reunindo e consolidando sons para utilizá-los de maneira efetiva quando estiver pronto.

Quando o bebê nasceu, a laringe estava no alto da garganta, para lhe permitir respirar durante a deglutição. Nesse momento, está em movimento descendente, e no primeiro ano a faringe vai se desenvolver. Isso faz parte do sistema respiratório e é importante para a vocalização. Com a laringe no lugar, o bebê conseguirá formar todos os sons usados na fala humana.

Incentive o bebê a desenvolver seu banco de memória de sons, conversando com ele sempre que puder. Talvez pareça que ele não está escutando, mas está absorvendo tudo. Dê-lhe muitas oportunidades de usar a voz e incentive-o quando ele fizer isso. Sorria, bata palmas e o elogie.

SEU BEBÊ TEM 13 SEMANAS E 1 DIA
Dentição e sono

Quando o primeiro dente do bebê começa a emergir, ele pode acordar à noite com desconforto e levar mais tempo para voltar a dormir.

Não resta dúvida de que a dentição é incômoda para a grande maioria dos bebês. Você percebe que ele acorda com frequência à noite, roendo o punho, batendo nas orelhas ou simplesmente choramingando.

Se ele mama no peito, talvez procurará seu seio em busca de consolo – e pode não se contentar com nada menos que isso, mesmo se estiver no meio da noite.

Embora não se tenha provado que a dentição pode provocar surtos de diarreia no bebê, a maioria dos pais acha que a evacuação fica mais solta por períodos curtos de tempo durante a dentição. Assim, trocas de fralda mais frequentes podem ser necessárias.

Em primeiro lugar, se você sabe que o bebê está começando a ter dentes, é importante assegurar-se de que ele está confortável antes de dormir.

Dê-lhe um banho quente e massageie o rosto dele de leve em torno da mandíbula e sob o queixo. Isso ajuda a relaxar a área e reduz a inflamação. O pediatra poderá recomendar um analgésico de uso infantil e gel para dentição na área afetada das gengivas dele. (Siga as recomendações médicas quanto à quantidade e não use mais do que isso, pois pode ser perigoso para a saúde do bebê.)

Alimente-o antes de ele ir dormir e assegure-se de que o bebê consuma o máximo possível, para que a fome não o acorde muito cedo.

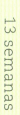
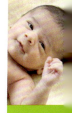

139

SEU BEBÊ TEM 13 SEMANAS E 2 DIAS

Cadê? Achou!

Logo o bebê vai saber que um objeto que não consegue ver pode estar ali. Brincadeiras do tipo "Cadê? Achou!" o ajudam a entender isso.

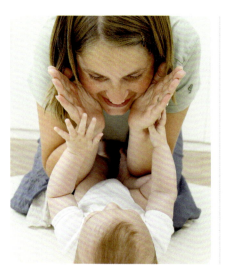

O entendimento de que os objetos continuam a existir mesmo quando não podem ser vistos, escutados ou tocados é um progresso importante no primeiro ano de vida do bebê. Conhecido como permanência do objeto, esse conceito foi usado primeiro por Jean Piaget, que acreditava que a maioria dos bebês passa a entendê-lo entre 8 e 12 meses. No entanto, todas as crianças são diferentes, e sabe-se que alguns bebês começaram a desenvolver esse conceito já com 4 meses de vida.

Agora você está me vendo... O bebê acha que você se foi quando não consegue vê-la – mas aos poucos está aprendendo que você não "sumiu".

As brincadeiras de "Cadê? Achou!" são muito divertidas, pois o bebê se surpreende agradavelmente cada vez que você cobrir seu rosto com as mãos e, em seguida, reaparecer "magicamente". Elas também testam a memória: o bebê aprende a prever, então esperará com ansiedade seu rosto aparecer para escutar "Achou!". Se você deixar suas mãos sobre o rosto por mais tempo que o normal, ele talvez estenda a mão para induzi-la a mexê-las. Aprender que as coisas – incluindo você – podem estar ali mesmo que ele não possa vê-las também é bom para a segurança emocional do bebê. Se depois você desaparecer por alguns momentos, ele não ficará preocupado.

SEU BEBÊ TEM 13 SEMANAS E 3 DIAS

Segure firme

O bebê não está pronto para se sentar sem apoio, mas vai adorar ser apoiado na posição de sentar e ter uma visão diferente do mundo.

Seu bebê está pronto para começar a ganhar força muscular e coordenação motora, que constituem a base para o ato de sentar ereto. Se ele conseguir erguer a cabeça quando deitado de bruços e se virar com segurança, você poderá fazer algumas brincadeiras que desenvolvam a aptidão dele para se sentar. Por exemplo, apoie bem o bebê sentado, deixando-o firme e estável, e então lhe ofereça um chocalho barulhento para ele tentar pegar, ou o incentive a se esticar para agarrar um pano colocado sobre as pernas dele. Cada vez que se inclina, ele está refinando o equilíbrio. Ele cairá para a frente, portanto prepare-se para segurá-lo e coloque almofadas para amortecer a queda.

Quando apoiá-lo, não o deixe sozinho nem um segundo. Enquanto os músculos, a coordenação e o equilíbrio não estiverem em ordem, ele se cansará com facilidade e poderá até ficar frustrado. Portanto, fique atenta a sinais de que seria mais adequada uma brincadeira menos árdua. Nessa idade, o bebê talvez não esteja pronto para esse tipo de atividade. A idade média para um bebê se sentar é de 6 meses, e alguns só conseguem isso com cerca de 10 meses.

Posição favorável. O momento em que o bebê está sentado e apoiado é uma boa hora de segurar um livro para ele poder vê-lo com facilidade.

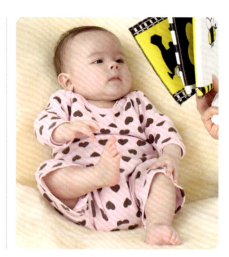

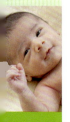

140

SEU BEBÊ TEM 13 SEMANAS E 4 DIAS

Aversões do bebê

Mesmo o bebê mais dócil passará por uma fase de expressar não apenas suas preferências, mas também suas aversões – e você ficará sabendo!

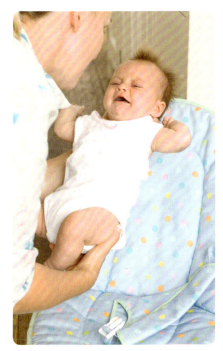

Hora de variar. Se o bebê não está gostando da cadeirinha de descanso, pode ter passado muito tempo nela. Talvez fosse melhor outro lugar, para variar.

Com o desenvolvimento da memória do bebê, ele começará a fazer associações positivas e negativas. Em pouco tempo se animará quando você entrar no quarto, sorrirá para o irmão mais velho e balbuciará ao ver a barra de atividades. No entanto, a cadeirinha para carro pode gerar um choro instantâneo de protesto; ele pode resistir muito a ser deitado de bruços e suas tentativas de deixá-lo sozinho na cama à noite podem acabar em lágrimas de frustração, e até de raiva. O bebê começa a saber o que quer e a expressar a opinião dele. Ao pesquisar qualquer fórum sobre bebês na internet, verá que bebês com 13 semanas de vida têm diversas aversões, incluindo o berço, o cachorro da família, a hora de dormir, o *sling*, o banho, o ato de se vestir e até de ser abraçado. Portanto, prepare-se para controvérsias!

Associações positivas. Nos primeiros dias, a melhor maneira de lidar com as aversões é tentar criar associações positivas. Talvez, no passado, o bebê tenha ficado na cadeirinha para carro por muito tempo. Assim, algumas viagens curtas com canções de ninar e o brinquedo favorito ou o livro perto dele podem fazer a diferença.

Mude um pouco sua rotina se o bebê demonstrar aversão ao banho ou à hora de dormir. Ele pode ficar furioso se souber que a hora de dormir está chegando; então, faça diferente do habitual. Você pode compartilhar um banho com ele, olhando nos olhos dele e o acariciando. Se ele não gostar de ser posto no berço, procure ficar por perto, colocando um braço em torno dele ou o enrolando na coberta. Verifique se não está sentindo muito calor, e solte ou remova a coberta depois que ele tiver se acalmado. Conte-lhe histórias ou cantarole para lhe passar a mensagem de que está seguro.

Frequentemente, a distração ajuda quando se trata de aversões no período diurno. Pendure um móbile sobre a mesa troca-fraldas; adorne a cadeirinha para carro com novos brinquedos; coloque-o num *sling* com o rosto para fora; vista-o num lugar diferente e cante uma canção de ninar enquanto isso; você pode até posicionar um espelho no berço dele, para que se veja na hora de dormir.

Orientação gentil. Esse é um estágio de desenvolvimento que você terá de passar. A maioria das atividades que os bebês contestam são necessárias, e você precisará orientá-lo de modo gentil, amável e paciente. Converse com ele, faça-o sorrir, mantenha contato visual e procure controlar sua própria frustração. Nos próximos anos, em diversas ocasiões você precisará confirmar que entende como ele está se sentindo e por quê (o que valida as emoções dele), mas deixe claro quando algo tem de acontecer. Até o bebê conseguir se expressar com palavras, negociar e entender por que ele precisa fazer as coisas de que não gosta, você terá de agir em situações problemáticas com o máximo de criatividade.

> **TIRA-DÚVIDAS**
>
> Meus gêmeos não gostam das mesmas atividades. Como posso manter os dois entretidos e satisfeitos? Procure incentivar a atividade individual. Deixe cada bebê desenvolver a atividade do gosto dele, posicionando um à sua direita e o outro à sua esquerda. Haverá algumas idas e vindas para manter os dois ocupados, mas provavelmente você conseguirá fazer isso. É bom que os bebês expressem seus traços pessoais, por mais difícil que seja promover dois conjuntos distintos de necessidades. Se um deles não gosta de tomar banho, limpe-o da cabeça aos pés e o coloque na cadeirinha de bebê; em seguida banhe seu irmãozinho. Se um se opõe à hora de dormir, ponha primeiro o gêmeo feliz no berço; então introduza um novo elemento na rotina da hora de dormir do outro bebê. Conforme forem ficando mais velhos, eles começarão a olhar com interesse para o que o outro está fazendo, e talvez queiram participar. Seja flexível e criativa com seus arranjos; essa é só uma fase.

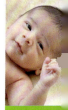

SEU BEBÊ TEM 13 SEMANAS E 5 DIAS

Rotinas para satisfazê-la

Com 13 semanas, os padrões de sono e alimentação do bebê são mais previsíveis; procure adaptar sua agenda para servir melhor a você.

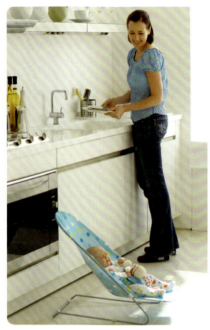

Trabalhar e brincar. O bebê pode se divertir com alguns brinquedos em sua cadeirinha reclinável, enquanto você cuida de alguns afazeres domésticos.

A essa altura, o bebê talvez seja um pouco mais flexível que antes, pois consegue ficar mais tempo sem se alimentar e, provavelmente, dorme durante períodos mais longos. Diversas mães consideram isso um desenvolvimento positivo. Significa que não estão tão amarradas ao bebê, e ele está muito mais receptivo a se encaixar numa rotina que a satisfaz um pouco mais.

Nesse momento, você consegue prever quando o bebê está propenso a sentir fome, podendo oferecer uma boa alimentação antes de sair para almoçar com amigas ou fazer compras. Em geral, quando ele está alerta e feliz, você pode colocá-lo na cadeirinha reclinável com um livro de papel-cartão, ou na barra de atividades cercado por brinquedos, para você executar alguns afazeres domésticos, telefonar ou pôr em dia os e-mails. Ajustar um pouco a rotina dele de vez em quando o ajudará a se tornar mais flexível, dando a você um pouco de liberdade. As rotinas são ótimas para dar segurança aos bebês novos, pois eles aprendem a prever o que vem a seguir; no entanto, podem ficar muito amarrados – a última coisa que você precisa é se ver numa posição em que todos os compromissos sociais da hora do almoço são adiados enquanto o bebê tira o cochilo dele. Também não hesite em criar um pouco de tempo para você, envolvendo as outras pessoas. Se você e seu companheiro podem se revezar na rotina da hora de dormir, ambos desenvolverão o dom de acalmar o bebê, e ele ficará igualmente feliz nas duas situações. Em pouco tempo, a vida ficará muito mais fácil.

POR FALAR NISSO...

Cólica

Se o bebê ainda estiver chorando com frequência, e você está certa de que ele sente cólica, anime-se, pois a maioria dos bebês se livra da cólica a essa altura, e a dor, o desconforto e os surtos de choro deverão cessar completamente em pouco tempo. Em certos casos, a cólica pode prosseguir até o bebê ter 4 meses ou mais. Se a cólica de seu bebê continuar muito além dos 3 meses, e nada ajudar a deixá-lo mais confortável, consulte seu médico, para garantir que não há outra causa para o problema.

ATIVIDADE

Hora de brincar

O bebê gostará de examinar os brinquedos dele enquanto estiver sentado em seu colo. Incentive-o a agarrar e examinar os brinquedos com texturas, sons e formatos diferentes. Brinquedos barulhentos chamarão a atenção dele, levando-o a ver, estender a mão e se virar. Aperte um brinquedo ou agite um chocalho um pouco acima e ao lado dele, e estimule-o a apanhar e agarrar. Essas atividades ajudam a coordenação óculo-manual, o controle motor e a capacidade do bebê de agarrar abrindo a mão e dobrando os dedos em torno do brinquedo.

Brincadeira nova. O bebê fica curioso quando você enche e esvazia um recipiente com brinquedos e ele também gostará de estender a mão em busca dos brinquedos.

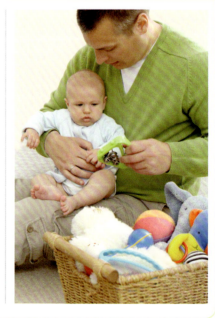

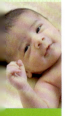

142

SEU BEBÊ TEM 13 SEMANAS E 6 DIAS

Brinquedos para bebês de 3 meses

O bebê está pronto para se divertir com brinquedos que pode segurar, sacudir e apertar; está pronto para um novo desafio!

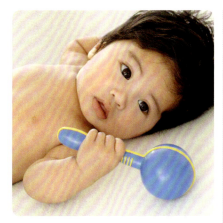

Hora do agito. Nesse momento, o chocalho é o brinquedo ideal, pois ajuda o bebê a aprender que, agitando-o, consegue fazer barulho.

O bebê está deixando para trás os reflexos mais antigos e tem maior controle sobre os braços, mãos e dedos. O móbile, a barra, o tapete de atividades e os brinquedos com textura ainda são importantes para seu desenvolvimento, mas podem ser adicionados brinquedos com novas texturas, sons e até botões, que você pode ajudá-lo a pressionar. Dê-lhe um chocalho ou um brinquedo estridente, e ele aprenderá que pode fazer as coisas acontecerem. Ele vai gostar de agitá-lo, apertá-lo e sacudi-lo para fazer barulho, e nos próximos meses acabará captando o conceito de causa e efeito.

Brinquedos com diversas cores, luzes e sons, como os projetores musicais para berço, ou brinquedos que fazem sons quando se pressiona um botão, também serão apreciados. Um bebê dessa idade também acha fascinantes os brinquedos com rostos. E reagirá bem a um rosto de brinquedo, sobretudo se ajudá-lo a identificar isso mostrando os traços faciais do brinquedo e, em seguida, os dele próprio, tocando de leve no rosto do bebê enquanto nomeia cada parte.

Seu bebê adora os brinquedos antigos, não os guarde. Faz bem para ele conseguir dominar um brinquedo com facilidade, ao mesmo tempo que aprende com os mais desafiadores. Vendo-se cercado de brinquedos que não domina, ele pode ficar desanimado.

BRINCADEIRA SEGURA

Sempre dê ao bebê os brinquedos adequados à idade dele. A indicação deve estar visível na embalagem, assim como o selo de qualidade do Inmetro. Brinquedos para crianças com mais de 3 anos às vezes têm pecinhas que podem provocar asfixia no caso de se desprenderem. Pontos de costura devem estar firmes e etiquetas, bem costuradas. Não use barbantes ou elásticos para amarrar brinquedos no cercadinho ou no berço, pois o bebê pode prender os dedos. É preciso considerar que o bebê ainda não consegue distinguir brinquedo de utensílio doméstico.

Verifique, então, se o que não deve entrar na boca dele está longe de seu alcance.

Se você tiver filhos mais velhos, guarde os brinquedos deles separadamente e os ensine a manter seus brinquedos longe do bebê, para evitar que se asfixie. Mas não imagine que eles sempre se lembrarão das regras.

Acima de tudo, nunca deixe o bebê sozinho com algo ao alcance dele ou alguém que não seja responsável o suficiente para assegurar que ele não vai colocar na boca algo que possa lhe provocar asfixia.

CHECK-LIST
Os favoritos

O brinquedo predileto do bebê sempre será você, e o tempo que você passa com ele é inestimável para o desenvolvimento emocional. Mas existem alguns brinquedos que farão sucesso e que são excelentes para essa fase de desenvolvimento.

- Os chocalhos ajudam o bebê a aprender a controlar os movimentos e sempre serão um dos favoritos.

- Livros de pano e com texturas são uma grande diversão, assim como os de papel resistente, com orelhas firmes.

- Peças de empilhar fazem um barulho estimulante quando batem entre si, e o bebê gostará de aprender a colocá-las uma sobre a outra.

- Brinquedos para banho que guincham, vazam e flutuam deixarão esse momento mais divertido.

- Brinquedos que podem ser presos no carrinho manterão o bebê entretido durante o passeio.

- Uma caixa de música que responda ao toque do bebê com canções de ninar ou com música animada o deixará interessado.

- Brinquedos que surgem de repente quando botões são pressionados estimularão o bebê a desenvolver a coordenação óculo-manual.

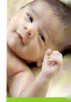

Seu bebê de 4 a 6 meses

SEMANA 1 2 3 4 5 6 7 8 9 10 11 12 13 **14** 15 16 17 18 19 20 21 22 23 24 25 2

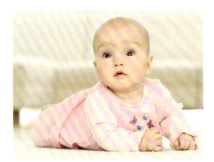

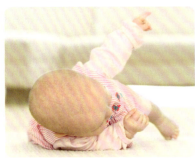

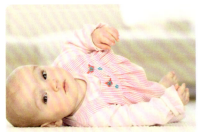

Rolar. O bebê pode aprender a rolar numa velocidade surpreendente. A maioria dos bebês faz isso com a barriga antes de dominar a técnica de rolar de costas.

Você sabia? Nem todos os bebês rolam – alguns pulam essa etapa para a de sentar e engatinhar.

Segurar objetos. Depois de muita prática, o bebê conseguirá alcançar e segurar coisas com muito mais precisão e facilidade.

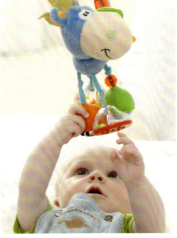

Vendo mais claramente. Aos 4 meses, a visão da criança aumenta em vários metros. Note como o bebê é atraído por cores e estampas.

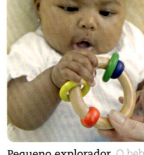
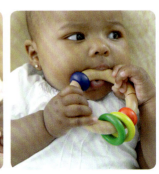

Pequeno explorador. O bebê vai examinar qualquer objeto de interesse dele, antes de instintivamente colocá-lo na boca para analisá-lo melhor.

Você sabia? A boca do bebê tem um grande número de terminações nervosas, sendo perfeita para explorar objetos e aprender sobre suas texturas.

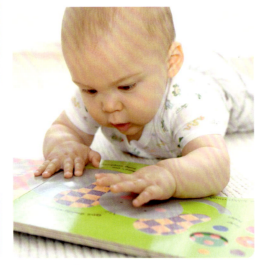

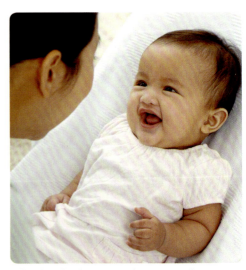

Primeira risada. Provavelmente, será em seu quarto mês de vida que seu bebê dará aquela primeira gargalhada gostosa. Em breve você descobrirá muitas maneiras de fazê-lo rir.

Esse é o momento em que ele passa a explorar mais, dar mais risadas e a interagir melhor com você, assim como a desenvolver mais mobilidade e coordenação motora.

7 28 29 30 31 32 33 34 35 36 37 38 39 40 41 42 43 44 45 46 47 48 49 50 51 52

Banho de gente grande. Quando a criança ficar grande demais para a banheirinha, compre uma banheira maior e coloque-a dentro do box para evitar respingo de água.

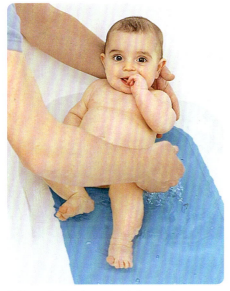

Bolhas e balbucios. O bebê desenvolve as habilidades linguísticas pela experimentação de novos sons, como bolhas de saliva e barulhos engraçados.

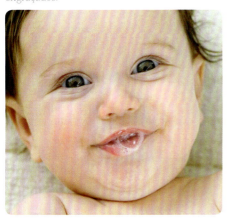

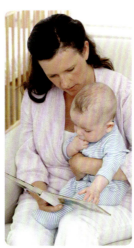

Rotina de sonecas. A essa altura o bebê já deve estar dormindo cerca de oito horas por noite, embora muitos ainda acordem para um lanche noturno. Uma rotina noturna suave ajuda a acalmá-lo e incentiva bons hábitos de sono.

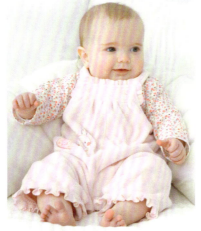

Sentar com apoio. No fim do quinto mês de vida o bebê já consegue sustentar bem a própria cabeça e é capaz de sentar-se caso você lhe ofereça o apoio necessário.

Início do desmame. O desmame começa aos 6 meses de vida, quando o bebê pode receber alimentos sólidos que complementem sua dieta.

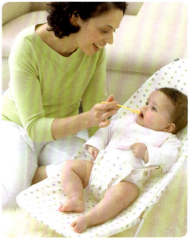

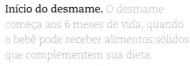

Você sabia? Agora, alguns bebês já conseguem suportar peso sobre as pernas; outros, preferem descansar e relaxar.

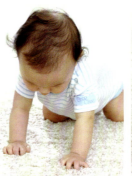
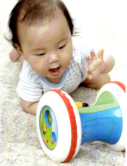

Em movimento. Por volta dos 6 meses a criança começa a se preparar para os deslocamentos testando a posição de engatinhar ou se apoiando sobre a barriga para alcançar um brinquedo.

14 semanas

ESTAMPAS CHAMATIVAS SÃO MAIS FÁCEIS DE O BEBÊ ENXERGAR, POIS A VISÃO DELE AINDA NÃO É NÍTIDA

Seu filho agora dorme por períodos mais longos, o que facilita a organização de uma agenda mais previsível e possibilita que você tenha mais tempo livre. Quatro meses após o parto o corpo recupera boa parte da força; então, por que não voltar (ou começar) a se exercitar?

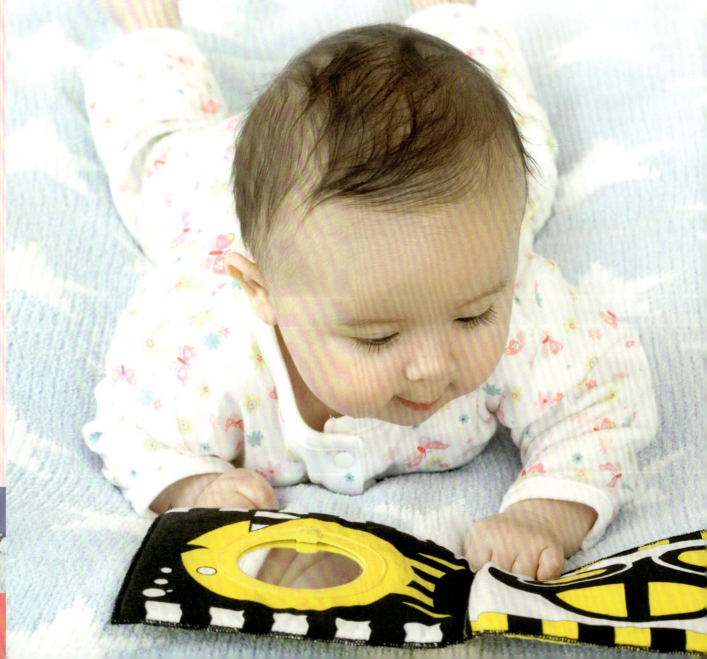

SEU BEBÊ TEM 14 SEMANAS

Por que é preciso ficar em forma

Talvez o bebê ainda não tenha começado a engatinhar ou a ensaiar passinhos por aí, mas quando acontecer você vai precisar de agilidade e força!

Nem sempre é fácil ter força de vontade para fazer exercícios, especialmente quando se teve uma noite de sono cheia de interrupções e pouco tempo para fazer o que gosta. Quando surge um tempo livre, a ideia de colocar o tênis e caminhar não parece das mais atraentes. No entanto, quanto antes você começar a fazer alguma atividade física regular, melhor vai se sentir. Entre os benefícios do exercício para as novas mães estão: ossos mais fortes, músculos e articulações mais saudáveis, redução da gordura corporal e melhor controle de peso, ganho de equilíbrio, de coordenação e de agilidade, melhora da autoestima, uma atitude mental mais positiva e menor probabilidade de sofrer de depressão pós-parto, ansiedade ou estresse.

Ainda que você nunca tenha se exercitado, ter um filho pode fazer você pensar sobre a importância disso, até para o bem dele. Mesmo que moderada, a atividade física regular traz benefícios para a saúde que são difíceis de ignorar.

Que tipo de exercício? Quatorze semanas após o parto, seu corpo vai ter recuperado força suficiente para permitir algum exercício aeróbico moderado. Ciclismo, natação, aulas de dança, pilates e ioga são boas opções. Tente alcançar um ritmo que deixe você ligeiramente ofegante, mas capaz de manter uma conversa. Não desafie os limites de seu corpo e, se sentir dores, pare e procure orientação de um profissional.

Leve o bebê para a malhação. Algumas academias e centros esportivos têm serviços de creche ou cuidadores que ficam com a criança enquanto você se exercita. A ideia de deixar seu filho com outra pessoa pode parecer temerária, mas as aulas não costumam durar mais que uma hora. O bem-estar que isso vai trazer pode ser uma recompensa bastante justa para uma separação de vocês dois por uma hora.

Caso não se sinta confortável com a ideia de deixar o bebê em uma creche, tente fazer uma aula quando seu companheiro ou alguém que more com você estiver em casa. Se mora com o pai da criança, essa é uma ótima oportunidade para que ele e o bebê tenham um tempo a sós – isso será bom para eles.

Se essa ideia não for viável para você, experimente participar de caminhadas com carrinhos de bebê, que podem ser organizadas por pais e mães em parques públicos. Lá você pode conhecer outros pais ao mesmo tempo que se exercita.

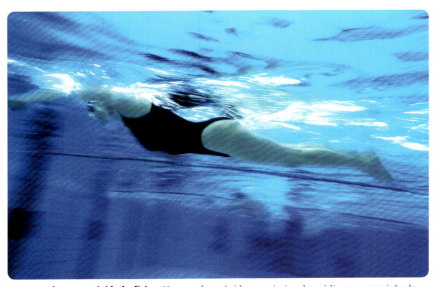

Retomando uma atividade física. Umas voltas rápidas na piscina do prédio, uma caminhada pelo parque ou um jogo de vôlei com os amigos são ótimas maneiras de se exercitar.

A QUESTÃO DO BEM-ESTAR

Nas primeiras semanas do bebê é fácil se envolver completamente com as questões da maternidade e esquecer suas próprias necessidades. Nesta semana, combine um horário com seu companheiro para que ele cuide do bebê, para você ir ao cabeleireiro, manicure, fazer uma massagem. Se esse tipo de mimo não faz seu estilo, procure uma atividade de que você goste bastante. Uma partida de tênis (com moderação, claro) ou um almoço especial. Uma ida ao cinema com os amigos também pode ser divertida. Seja qual for sua escolha, deve ser um presente, algo que faça você se sentir incrível. Procure o que exija horário marcado, para diminuir as chances de na última hora você desistir.

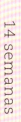
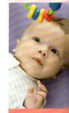

147

SEU BEBÊ TEM 14 SEMANAS E 1 DIA

Que risada gostosa!

Nas semanas anteriores o bebê já deve ter presenteado você com sorrisos, mas logo ele dará a primeira risada, e com certeza vai derreter seu coração.

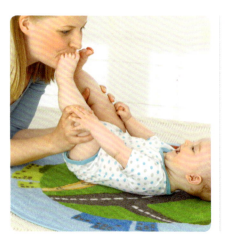

Encontrar algo que faça o bebê sorrir é uma coisa completamente viciante. Bebês respondem melhor ao contato visual; por isso, olhá-los nos olhos e sorrir é uma boa forma de começar.

Para transformar em risada o sorriso do bebê, tente fazer cócegas nos pezinhos e nas axilas dele ou apertar suavemente as carninhas das coxas. Ele provavelmente vai responder com um gritinho de prazer ou com uma gargalhada que denunciarão que ele acha aquilo tudo muito engraçado. Além disso, aproveite que o bebê está conseguindo manter interações faciais melhores com você e tente fazer uma cara engraçada, como um olhar exagerado de surpresa, enquanto faz cócegas nas perninhas ou nos dedos dele. Assim, o jogo fica mais alegre e o estimula a dar risadas.

Bebês tendem a se envolver com experiências que estimulem mais de um sentido. Se você emite um som engraçado enquanto lhe faz cócegas, por exemplo, são maiores as chances de ele soltar uma gargalhada gostosa.

Cócegas. Muitos bebês riem quando recebem cócegas. Faça um divertido jogo para que o bebê ria junto com você.

SEU BEBÊ TEM 14 SEMANAS E 2 DIAS

Estabelecendo vínculos

Agora o bebê consegue identificar seu rosto, sua voz e seu cheiro. Quando ele a ouvir falar ou cantar, vai saber que você está por perto.

No momento do nascimento, o olfato e a audição do bebê já estavam bem desenvolvidos. Por volta da décima quarta semana, a visão também melhora drasticamente. Nesta semana você pode notar que, enquanto anda ao redor do quarto, os olhos do bebê a seguem ainda mais, já que agora ele tem maior controle muscular dos olhos. Por estar mais consciente de seu ir e vir, ele poderá começar a chorar se você sair do quarto ou simplesmente se não conseguir mais vê-la.

Converse com ele em um tom calmo enquanto anda de um lado para o outro. Ao sair do quarto, diga que volta logo. Embora ele ainda não consiga entender as palavras, logo vai começar a fazer conexões entre o que você diz e suas ações. Quando voltar, sorria para que ele saiba que está tudo bem.

À medida que o bebê compreende que é uma pessoa separada de você, ou da pessoa que cuida dele, pode ser reconfortante ter algo para segurar e ajudá-lo a se sentir seguro. Um objeto de conforto pode tornar a vida mais fácil, sobretudo na hora de dormir, mas apenas na hora de dormir ou dentro de casa, a menos que vocês passem a noite fora. É aconselhável ter dois objetos de conforto idênticos para poder substituí-los sem problemas na hora de lavar. Ele também pode se apegar ao cheiro do objeto, por isso uma lavagem ocasional é útil para garantir que ele não o rejeite quando estiver cheirando a limpo.

> **TIRA-DÚVIDAS**
>
> **Por que os bebês babam?** Todos os bebês babam; uns mais, outros menos. Isso é normal, não há com o que se preocupar. Com o tempo, a criança para de fazer isso. A maioria dos bebês baba mais durante a fase de dentição, quando está resfriada ou tem o nariz entupido. A saliva contém proteínas protetoras que formam uma barreira contra germes e bactérias, de modo que babar pode ser útil na fase em que o bebê coloca na boca tudo o que vê pela frente.

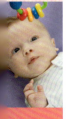

148

SEU BEBÊ TEM 14 SEMANAS E 3 DIAS
Rolamentos por acaso

Talvez o bebê comece a rolar logo com 14 semanas, mas muitas vezes isso acontece acidentalmente.

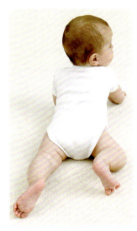
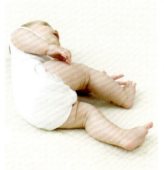
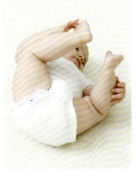

Hora de rolar de barriga. Basta o bracinho dar um impulso um pouco mais forte e o corpo se movimentar levemente para o lado para que o bebê vire completamente de um lado para o outro.

Assim que alcançar a proeza de rolar o corpinho de frente, começando pela barriga (ver p. 134), o bebê vai se empenhar em dominar a arte dos capotamentos e cambalhotas! A maioria começa a rolar aos 6 ou 7 meses, então não é comum que façam isso agora, mas pode acontecer.

Ter rolado uma vez não significa que ele tenha dominado a técnica: ele precisa de força muscular, coordenação e planejamento para repetir o movimento quando desejar.

Incentivando os rolamentos. O bebê pode estar pronto para tentar rolar. Deixá-lo de barriga para baixo por alguns minutos e encorajá-lo a levantar a cabeça e colocar as mãos para cima são boas formas de prepará-lo para o desafio. Como é muito mais fácil rolar de frente para trás, coloque-o de barriga para baixo. Se ele conseguir se sustentar bem com um braço, pegue um brinquedo de que ele goste e coloque-o ao lado dele, mas ligeiramente fora de alcance. Com sorrisos encorajadores, tente convencê-lo a inclinar a cabeça para trás, olhar para o brinquedo e tentar alcançá-lo. Assim que alcançar, mova-o mais para a frente e veja se consegue convencê-lo a se inclinar em direção a ele, incentivando-o a virar-se de costas. Se ele fizer isso, recompense-o com aplausos e sorrisos, especialmente se ficar meio confuso com o que aconteceu. E, claro, não deixe de lhe entregar o brinquedo. Encoraje-o a se virar para os dois lados, evitando que ele só consiga virar em uma direção.

Rolando com segurança. Uma vez que o bebê consiga rolar, não poderá mais deixá-lo sem supervisão em uma superfície alta como uma mesa ou cama. Troque a fralda em um tapete apropriado no chão. Mantenha uma das mãos sobre ele enquanto alcança algum objeto, para mantê-lo parado.

Nunca deixe seu bebê sozinho em um ambiente que não seja à prova de bebês, com as devidas medidas de segurança. Você ficaria surpreso ao ver a distância que um bebê consegue percorrer apenas rolando. Mantenha fora de alcance do bebê todos os brinquedos com peças pequenas e objetos domésticos. Caso tenha crianças mais velhas em casa, peça que sempre guardem os brinquedos deles longe do bebê.

> **ATIVIDADE**
>
> ### Rolamento de costas
>
> O rolamento de costas só acontece quando o bebê melhora a coordenação motora depois de praticar bastante o rolamento de frente. Ele também precisa desenvolver tônus muscular para suportar a própria cabeça, corpo e pernas, assim como coordenação para juntar as pernas de modo que elas não impeçam o giro. Para encorajar esse rolamento, coloque-o de costas e deixe um brinquedo ao lado dele, levemente fora de alcance. Convença-o a alcançar o brinquedo. Se ele se esticar o suficiente, o centro de gravidade do bebê se deslocará para que ele se movimente. Quando dominar esse movimento ele vai combiná-lo ao rolamento para a frente e conseguirá rolar livremente na direção que quiser.
>
>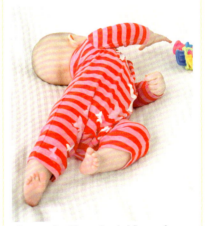
>
> **Alcançando objetos.** Se o bebê aprender a torcer o corpinho e se inclinar em uma direção, logo vai aprender a transformar esse movimento em um rolamento de costas.

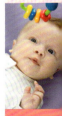

SEU BEBÊ TEM 14 SEMANAS E 4 DIAS

O futuro financeiro

Pode parecer cedo demais para pensar em uma poupança para seu filho, mas um pouco de planejamento agora pode trazer ótimos frutos depois.

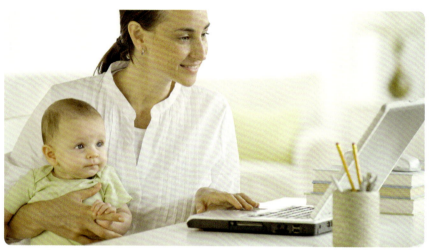

Faça seu dever de casa. Seja qual for o tipo de investimento que você escolher, pesquise bastante até encontrar o melhor plano.

TIRA-DÚVIDAS

O bumbum do meu bebê está dolorido, e a região genital, avermelhada. O que está acontecendo? Seu filho pode ter candidíase, uma infecção fúngica comum, também conhecida como sapinho, que pode ser agravada pelo ambiente quente e úmido da fralda. Isso pode ocorrer em meninos e meninas, causando coceira e dor. Às vezes, a erupção é acompanhada por pequenas protuberâncias brancas. Mantenha a região limpa com algodão úmido, em vez de lavá-la (o que pode aumentar a irritação). Aumente a frequência da troca de fraldas e deixe que a pele "respire" por alguns minutos antes de colocar a fralda nova. Se não melhorar dentro de dois dias, procure um médico. Ele poderá prescrever um creme antifúngico e conferir a boca do bebê para ver se também está infectada.

Por que você deveria pensar nos custos da universidade ou em ajudar seu filho a fazer um intercâmbio a essa altura do campeonato, quando ele tem apenas 14 semanas de vida? Bem, a ideia pode parecer precipitada, mas poupar um pouco agora pensando no futuro pode tornar as coisas bem menos onerosas. Um pequeno investimento regular pode se transformar em um montante bastante significativo quando ele completar 18 anos – quanto antes começar a investir, mais tempo seu investimento terá para crescer.

Há ainda a possibilidade de avós e parentes quererem contribuir com alguma quantia a ser investida em nome da criança, então você precisa pensar na melhor maneira de fazer isso.

Uma possibilidade é simplesmente guardar ou investir o dinheiro em fundos que você e sua família já possuem. Outra opção é abrir uma poupança em nome da criança. É importante ponderar se o dinheiro só poderá ser retirado por seu filho quando chegar à maioridade ou se os pais também podem sacá-lo.

Poupança. O jeito mais simples de guardar dinheiro para a criança é abrindo uma conta poupança. As principais vantagens estão no baixo risco e na isenção do Imposto de Renda. No entanto, vale considerar que esse tipo de investimento não possui retornos muito elevados.

Fundos de investimento e ações. Investir no mercado de ações pode ser uma boa forma de conseguir rentabilidade mais interessante, mas o risco de perder dinheiro é maior. É fundamental buscar orientação com especialistas e conversar sobre o assunto com gerentes bancários, para ter pleno conhecimento das regras da aplicação – por exemplo, por quanto tempo o dinheiro ficaria sem poder ser mexido e qual o prejuízo em caso de saque antes do tempo, entre outras questões importantes.

SEU BEBÊ TEM 14 SEMANAS E 5 DIAS

Horários de sono e alimentação

Os dias de alimentação constante e sonecas imprevisíveis devem acabar. Agora é hora de o bebê ter uma rotina mais regular.

O bebê já consegue armazenar uma quantidade de leite suficiente para deixá-la dormir por períodos mais longos e facilita o estabelecimento de uma rotina mais regular.

De manhã, não tenha medo de acordá-lo para a primeira alimentação. Se ele acordar no mesmo horário que você, será mais fácil que durma cedo, deixando-a livre para descansar à noite.

A maioria dos bebês dessa idade precisa se alimentar de seis a oito vezes por dia, incluindo café da manhã, lanche da manhã, almoço, lanche da tarde, jantar e ceia. Se seu bebê continua acordando durante a noite para se alimentar, experimente acordá-lo para amamentá-lo antes de você ir para a cama. Agite-o o mínimo possível; isso vai ajudá-la a voltar a dormir rápido e por mais tempo. De manhã, inicie uma brincadeira depois da alimentação para ele distinguir noite e dia.

Em média, bebês dessa idade dormem cerca de dez horas durante a noite e cinco durante o dia, mas cada bebê é diferente. Se isso for bom para o seu, tente fazê-lo cochilar no meio da manhã ou logo depois do almoço, ou introduza um supercochilo revigorante no fim da tarde. Se a ideia é que ele durma às 19 horas, procure fazer apenas dois longos cochilos diurnos.

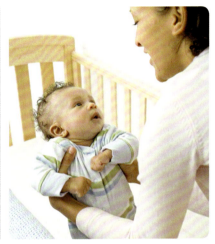

Bom dia. Acordar o bebê para a primeira alimentação dele vai ajudá-lo a se adaptar à sua rotina.

SEU BEBÊ TEM 14 SEMANAS E 6 DIAS

Brincando com o corpo

O bebê está mais forte, e brincadeiras que usam o corpo, como cócegas e corridas de joelho, deixam-no mais consciente sobre o próprio corpo.

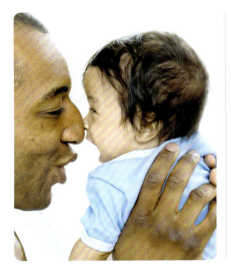

Estudos sugerem que o tempo que o bebê passa com o pai costuma ser mais focado em jogos e brincadeiras do que o tempo em que está com a mãe. Com brincadeiras de pular, fazer cócegas ou engatinhar, o bebê vai se beneficiar delas para ganhar mais consciência sobre o corpo dele.

Coloque o bebê em sua frente e role uma bola diante dele. Ele vai mover as pernas e o corpo para tentar alcançá-la. Sente-se no chão e ponha-o em uma cestinha de bebê ou segure-o entre suas pernas. Depois, comece a construir torres com blocos macios, adequados para crianças dessa idade. Ele tentará atingir os blocos e vai adorar vê-los caindo sobre seus pés.

O bebê também vai adorar ser embalado de um lado para o outro, numa brincadeira tipo aviãozinho. Basta segurá-lo bem firme para que não tenha medo. Caso perceba que isso o incomoda, pare ou continue de um jeito mais delicado. Se ele já conseguir sustentar bem a própria cabeça, experimente trazê-la em direção a seu rosto e dê um beijo de esquimó.

Você também pode tentar brincadeiras com água em uma banheira ou piscina infantil. Sente-se na água e segure-o firmemente nos braços. Deixe-o espirrar água e use um regador de brinquedo para borrifar água nos bracinhos dele. Nunca o deixe sem supervisão perto da água.

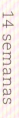
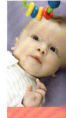

15 semanas

ATÉ QUE O BEBÊ COMPLETE 6 OU 7 MESES, OS ATOS DE ALCANÇAR UM OBJETO E AGARRÁ-LO ACONTECEM AO MESMO TEMPO

Agora que começa a desenvolver sua percepção de profundidade, o bebê consegue notar coisas que estejam mais ou menos longe dele. Ele fará menção de pegar qualquer objeto que estiver ao seu alcance, mas sem muita precisão ainda. Nessa fase ele deverá conversar bastante com você, mas poderá ficar mais tímido diante de pessoas desconhecidas.

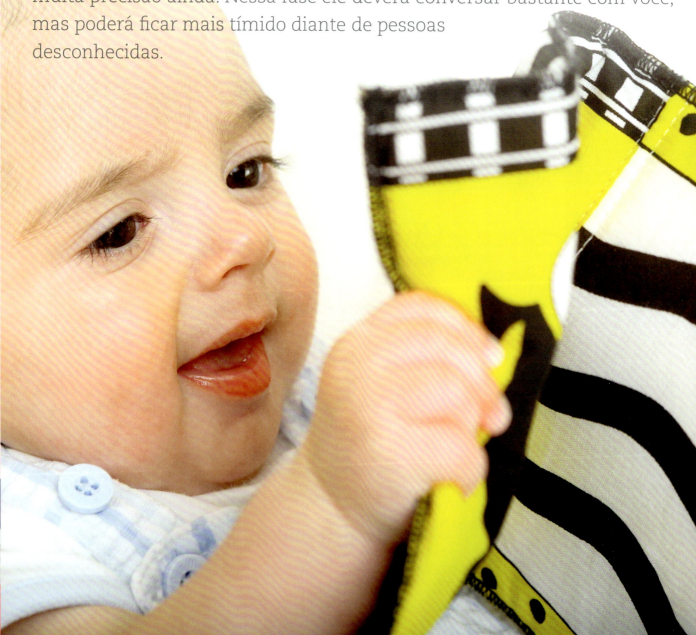

SEU BEBÊ TEM 15 SEMANAS
Alimentação e dentição

Embora ainda possa demorar um pouco para o primeiro dente aparecer, nesta semana podem começar a aparecer sintomas da dentição.

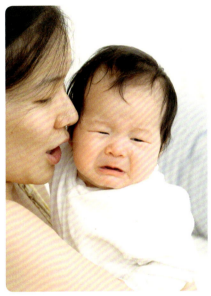

Incômodo. Quando os dentes começam a surgir através da gengiva, muitos bebês ficam irritadiços e inquietos; alguns sentem dor.

Além de afetar o sono do bebê (ver p. 139), a dentição pode mexer com a alimentação dele. Muitos bebês perdem o apetite quando os primeiros dentes começam a aparecer, porque a gengiva incomoda e fica dolorida. Se seu filho estiver com as bochechas ou as gengivas vermelhas, babando demais, mordendo os brinquedos e os dedinhos mais que o habitual ou com um sono agitado, isso pode indicar que os dentinhos estão nascendo. Algumas pessoas dizem que uma febre baixa pode surgir junto com a dentição, mas os médicos relutam em associar as duas coisas. Se o bebê está febril ou parece meio doentinho, evite já concluir que é um sintoma da dentição. Vá ao pediatra para conferir se não é uma gripe ou virose que precisa ser tratada

Cada dentinho precisa empurrar a gengiva até rompê-la e ficar visível na boca do bebê. Tocando a boca com o dedo (sempre limpo), talvez consiga sentir pequenas saliências lá dentro e ver como a região parece dolorida e inflamada.

Alguns bebês tentam compensar as dores da dentição enchendo a barriga de leite. Isso pode acabar com seu estoque de leite, mas é uma boa alternativa para acalmar seu filho. Outros bebês, nessa fase, sentem desconforto durante a amamentação, mas ainda assim pedem e depois empurram o peito várias vezes – embora ele cause dor, elas estão com fome. Isso pode ser frustrante e cansativo tanto para a mãe quanto para o filho, mas se ocorrer continue oferecendo o peito como de costume. Em muitos casos, essa chateação acaba dentro de dois ou três dias e a criança volta a se alimentar normalmente.

Bebês alimentados com mamadeira também podem ficar mais agitados na hora de comer. Passar um pouco de gel anestésico para dentição antes de alimentá-lo pode diminuir a dor pelo menos o suficiente para que você consiga encher um pouco a barriga dele. Mas fale com o pediatra antes de partir para a medicação.

HORA DE PENSAR EM...
Mordedores

Invista em alguns mordedores que não sejam de PVC e possam ser colocados na geladeira ou no freezer. Serão um verdadeiro tesouro para gengivas doloridas ou inflamadas. Mesmo que demorem semanas ou até meses para que os dentinhos apareçam, acostumar o bebê a morder esses objetos pode ajudar a prevenir os sintomas da dentição.

Alívio refrescante. Mantenha alguns mordedores na geladeira para ter sempre um à mão para aliviar os desconfortos da dentição.

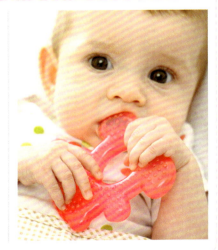

TIRA-DÚVIDAS

Meu bebê já tem um dentinho e me morde durante a amamentação. O que posso fazer para ele parar com isso? Muitas vezes, o bebê morde para testar os dentes novos. Se ele morder você, retire o peito e diga "Ai!", depois coloque-o de novo. Ele vai começar a entender o significado dessa expressão. Se sua reação natural for gritar de dor, isso poderá assustá-lo o suficiente para que ele pare de morder! O bebê é mais propenso a morder quando não está com fome, então tire-o do peito assim que ele tiver bebido leite o suficiente.

Será que o bebê está gripado ou com o nariz congestionado? Nesse caso, a mordida pode ser uma tentativa de manter o mamilo no lugar enquanto ele respira pela boca. O médico pode ajudá-la a resolver isso.

15 semanas

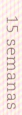

153

SEU BEBÊ TEM 15 SEMANAS E 1 DIA

O papel dos avós

Se seus pais ou sogros estão dispostos e aptos a ajudar, divida um pouco a responsabilidade pelo bebê e passe uma noite fora.

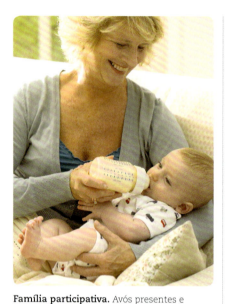

Família participativa. Avós presentes e amorosos tornam a vida do bebê mais agradável, especialmente se o vínculo é estabelecido desde o princípio.

Agora que a rotina está mais estabelecida, você já dominou a arte da amamentação e os cuidados com o bebê ficaram um pouco mais fáceis, deve querer fazer programas de adulto com seu companheiro. Se tem quem cuide da criança durante a noite, pode planejar uma ida ao teatro, um jantar a dois ou até mesmo passar a noite fora de casa. Essas são formas de ter um tempo livre para se concentrar em você mesma e em seu companheiro.

Alguns pais não se sentem confortáveis com a ideia de deixar o bebê com outra pessoa no início. Já outros acham que os benefícios desse tempo livre para o relacionamento superam os males da ansiedade. Deixar a criança com seus pais ou sogros permite que ela comece a desenvolver um relacionamento sólido e amoroso com eles. Os avós provavelmente vão adorar a oportunidade de passar um tempo com o bebê e estabelecer vínculos mais fortes com ele. No entanto, a decisão sobre quando deixá-lo com outras pessoas é muito pessoal e você deve fazer o que lhe parecer mais adequado.

Se você concorda que esse é o momento certo para dar uma escapada ou se precisa se ausentar para ir a um casamento ou a algum outro evento especial, é preciso decidir se os avós dormirão em sua casa com o bebê ou se ele vai para a casa deles. Nessa idade o bebê provavelmente vai dormir onde quer que seja. Converse sobre todos os cuidados necessários: sobre as horas de alimentá-lo, quando trocar a fralda, quando colocá-lo para dormir, como agir caso ele acorde no meio da noite. Certifique-se de que os avós saberão o que fazer para consolá-lo se ele ficar irritado. É importante você sentir que cobriu todas as eventualidades. Deixando os avós com instruções claras sobre o cuidado com seu bebê e números de contato para ligarem caso precisem, não há motivo para preocupação.

AVÓS A DISTÂNCIA

Se os avós moram longe, talvez sintam que precisam ser convidados para visitar o bebê, o que pode nem ter passado por sua cabeça. Mantenha-os envolvidos na criação do bebê. Uma boa estratégia é pegar o bebê no colo e conversar com eles via Skype, ou enviar e-mails semanais com notícias de seu desenvolvimento, sempre anexando fotos recentes. Não se esqueça de contar sobre todas as incríveis "primeiras vezes", para mantê-los a par de tudo. Mesmo com a distância, uma boa relação com os avós pode ser gratificante para a criança no futuro. Fazer as coisas direito nessas primeiras fases pode garantir que essa relação floresça.

HORA DE PENSAR EM...

Gravar a vozinha do bebê

Pode parecer impossível que um dia você se esqueça dos gemidos e murmúrios do seu bebê, mas, à medida que ele cresce, cada estágio de desenvolvimento a deixa tão absorta que você poderá acabar esquecendo esses momentos incríveis em que ele começou a tentar se comunicar. Esta semana, tente tirar um tempo para gravá-lo ou filmá-lo enquanto ele fala algo. Isso pode ser feito regularmente, sempre anotando a data das gravações! Você pode enviar esses arquivos por e-mail para amigos e parentes, ou apenas guardá-los como um valioso arquivo sentimental.

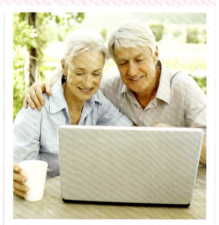

Inclusão digital. Fazer vídeos do bebê ajuda os avós a testemunharem o desenvolvimento da criança e a se sentirem perto dela.

SEU BEBÊ TEM 15 SEMANAS E 2 DIAS

Estimulando a sociabilidade

O bebê vai brincar, conversar e interagir bastante com você e ficará feliz em conhecer pessoas novas se for apresentado a elas com cuidado.

Bebês criam uma preferência natural pela pessoa que passa a maior parte do tempo com eles; é um favoritismo saudável. Mesmo assim, você pode facilitar as coisas para seu companheiro e outros membros da família, encorajando o bebê a desenvolver alguns dotes sociais. Com 15 semanas, suas habilidades sociais estão se desenvolvendo rapidamente, e você pode ensiná-lo a desenvolver essa sociabilidade de forma positiva.

Certifique-se de ser um bom exemplo para ele, interagindo de um jeito saudável com as pessoas ao redor. Depois de um dia inteiro tendo apenas você como companhia, o bebê vai adorar brincar com outra pessoa. Dê a seu companheiro um tempo para chegar em casa e relaxar um pouco, mas não fique com o bebê todo para você. Um abraço a três é uma boa forma de passar a bola para o pai, assim o bebê transfere seu foco de interesse para ele. Também é bom passar bastante tempo com a família; o bebê vê como vocês interagem bem e pode usar isso como modelo. A família da criança é sua primeira escola. É com ela que vai aprender lições para o resto da vida.

Estudos apontam que pais sociáveis costumam ter filhos mais propensos à sociabilidade. Conviver com um grupo que inclua outros pais e filhos dá ao bebê a oportunidade de conviver com outros bebês e permite que você também socialize.

Dependendo do temperamento do bebê, ele pode ser mais ou menos disposto a interagir com outros adultos. Se ele se mostrar relutante, apresente novas pessoas aos poucos, sem pressioná-lo com várias visitas de uma só vez. Se achar necessário, encurte o tempo de visita até ele criar confiança nas novas pessoas.

Lembre-se de sempre dividir com seu companheiro as tarefas com o bebê. É importante que o bebê tenha uma rotina, mas não importa se a mãe faz as coisas de um jeito e o pai de outro, desde que passe o maior tempo possível com os dois.

SEU BEBÊ TEM 15 SEMANAS E 3 DIAS

O hábito da leitura

A visão e a compreensão do bebê estão mais desenvolvidas. Agora ele vai gostar muito mais dos livros e das histórias que você contar.

Ler em voz alta para o bebê permite que ele desenvolva suas capacidades auditivas, sua memória e seu vocabulário, assim como introduz conceitos abstratos como a "noção de narrativa" – algo que será essencial para sua futura habilidade de leitura. Livros serão para ele uma janela para um mundo maravilhoso, cheio de cores, histórias, formas e mais um milhão de coisas que ele poderá ver de um jeito divertido e reconfortante.

Pelo menos uma vez por dia, sente com o bebê para explorar as imagens e o formato dos livros. Estimule-o a olhar as páginas e escutá-la enquanto você aponta para o livro e fala das imagens. Fale com emoção e de um jeito eloquente, para capturar a atenção do bebê e ajudá-lo a interagir de forma positiva durante a leitura. Isso é muito importante para o desenvolvimento emocional da criança.

Bebês adoram coisas repetitivas; não se surpreenda se ele quiser ver o mesmo livro muitas vezes. Repetir as mesmas histórias facilita o desenvolvimento da memória; então, faça isso!

Nessa fase o bebê tende a colocar na boca o que vê pela frente; portanto, escolha livros que resistam a uma boa mordida. Livros robustos e coloridos, com rimas, imagens de bebês e de animais e elementos interativos como abas, *pop-ups* e texturas o farão se envolver na história.

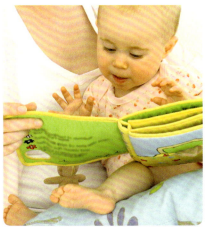

Hora da leitura. Estabeleça um hábito de leitura que seu bebê leve adiante quando for mais velho.

SEU BEBÊ TEM 15 SEMANAS E 4 DIAS

Segurando objetos

Agora que o bebê sabe que é dono das próprias mãos, vai começar a querer pegar tudo o que vê pela frente.

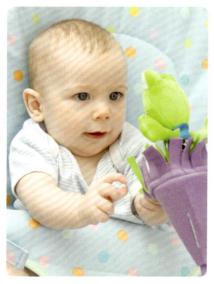

A prática leva à perfeição. Com a prática, suas tentativas de alcançar, tocar e agarrar as coisas vão ficando mais precisas.

Nas últimas semanas o bebê andou batendo nos objetos, tentando pegá-los em vão. Começou a perceber que pode controlar as mãos; o objetivo agora é direcioná-las a um objeto e pegá-lo.

Quando cria confiança em sua capacidade de dirigir a mão a um objeto e pegá-lo, o bebê passa a dominar esse gesto e usá-lo para apanhar objetos pequenos e de fácil aderência. O destino natural desses objetos é ir direto para a boca, mas o bebê também pode passar alguns minutos olhando para eles e estudando seu formato. Deixar as coisas caírem (geralmente por acidente) e depois tentar pegá-las também é bastante comum.

Nesse ponto do desenvolvimento, os atos motores de alcançar e agarrar um objeto ocorrem ao mesmo tempo. Ele ainda não é capaz de corrigir o movimento depois de tê-lo começado. Se tenta pegar uma coisa e não consegue, tentará de novo. A mãozinha se fecha quando o bebê sente que chegou até o brinquedo. A cada tentativa ele melhora a coordenação entre o olho e a mão, estabelecendo vínculos entre o que enxerga e o gesto que pode fazer como resposta.

Para encorajá-lo, você deve cercá-lo de brinquedos leves e resistentes que caibam em uma das mãos. Escolha brinquedos de várias formas, mas certifique-se de que todos eles são fáceis de manusear. Ofereça a ele tanto brinquedos estáticos quanto os que se movimentam. Parabenize os esforços dele para alcançar e pegar um brinquedo, e mova o objeto um pouco mais para perto se o desafio estiver difícil demais e ele começar a desanimar. Mas tente não interferir muito, pois ele precisa aprender com os próprios erros.

Já que agora ele consegue pegar coisas, você precisa tomar mais cuidado e deixar tudo que for perigoso fora de alcance. Preste atenção em bebidas quentes, alimentos, animais de estimação, cordas, cabos, objetos duros ou que possam estar sujos, fios elétricos, plantas e medicamentos.

ATIVIDADE

Bater palmas

Embora o bebê só seja capaz de bater palminhas entre o sétimo e o nono mês ou até mais tarde, você pode brincar de unir as mãozinhas dele, para que tenha essa experiência de ver as próprias mãos se movimentando diante do corpo. Cante uma música enquanto bate as palmas do bebê. Depois, largue suas mãos e bata você suas palmas enquanto canta.

Encoraje-o a tentar unir as mãos dele às suas, depois afaste-as e aproxime-as. É como se ele estivesse batendo palmas por você. Aquela música "Se você está contente, bata palmas!" é perfeita para essa atividade. Ele vai associar as palavras cantadas às ações e vai treinar a habilidade de bater palmas nos próximos meses.

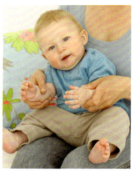 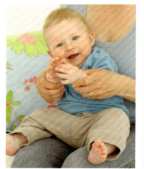 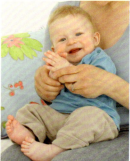

Cante e bata palmas. Bebês adoram bater palmas, e você também vai gostar de fazer isso com ele enquanto canta ou brinca.

SEU BEBÊ TEM 15 SEMANAS E 5 DIAS

O que o bebê consegue enxergar

A visão do bebê melhora a cada dia. Ele ainda fica encantado por cores brilhantes, mas agora consegue distinguir tons e contrastes mais sutis.

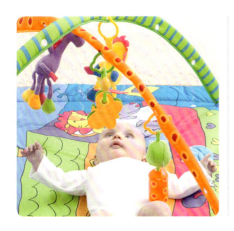

Depois de quase quatro meses, a visão do bebê melhorou bastante; agora ele é capaz de ver e identificar objetos do outro lado do quarto, embora ainda prefira olhar as pessoas bem de perto. Continue olhando-o bem nos olhos e de perto enquanto o alimenta.

Os olhos do bebê devem se movimentar ao mesmo tempo e de forma harmoniosa, seguindo pessoas e objetos. Se você notar algum problema, como um olhar vesgo, por exemplo, fale com o médico.

Agora o bebê já deve ser capaz de perceber a diferença entre cores parecidas, como o vermelho e o laranja-avermelhado. Já as diferenças entre tons pastéis ainda devem ser sutis demais para ele. Nessa fase os olhos também podem começar a mudar de cor. Bebês que nascem com olhos claros podem sofrer diversas mudanças de tonalidade até os 6 meses, quando a cor se estabiliza.

Amadurecendo a visão. A esta altura o bebê será capaz de ver mais cores e ter uma noção melhor de profundidade.

SEU BEBÊ TEM 15 SEMANAS E 6 DIAS

Mudanças nas amizades

Ter filhos transforma a vida e as prioridades drasticamente, e você percebe que algumas amizades mudam se suas necessidades são outras.

Pode ser que muitos de seus amigos e familiares estejam adorando passar horas discutindo as alegrias e preocupações da maternidade e da paternidade e compartilhem de seu entusiasmo. Outros talvez estejam em outra fase da vida e fiquem sem saber o que vocês têm em comum agora. Pode ser angustiante ver amizades antes sólidas se desestabilizarem ou mesmo chegarem ao fim.

É normal que ao longo da vida algumas amizades percam a força e deixem de existir. Você pode muito bem formar um novo grupo de amigos que tenha mais a ver com essa fase, que tenha mais coisas em comum com você neste momento. Mesmo assim, as amizades antigas não são descartáveis e você deverá se esforçar para mantê-las se achar que vale a pena. Arrume um tempo para sair com os amigos e converse sobre outros assuntos, demonstre interesse no que eles andam fazendo. Não fale tanto sobre o bebê e foque nos assuntos que vocês têm em comum, para a conversa não virar um monólogo. Seus amigos não são menos interessantes só porque não se empolgam tanto com o bebê – lembre-se de que você mesmo não devia ter o menor interesse por fraldas e dentes de leite algum tempo atrás!

Suas amizades vão continuar fortes no futuro, e pode chegar o dia em que você terá um papel importante apoiando esses mesmos amigos quando eles tiverem filhos.

TIRA-DÚVIDAS

Meu filho começou a chupar o dedo. Isso é um problema? Cerca de 80% dos bebês chupam os dedos dos pés ou das mãos porque assim o cérebro deles produz endorfinas, substâncias químicas que geram bem-estar e os fazem sentir-se mais calmos e relaxados. Chupar o dedo mostra que o bebê está aprendendo a confortar a si mesmo, uma habilidade bastante útil. Não se preocupe com os dentinhos: não serão afetados, desde que você faça seu bebê perder esse hábito quando os dentes de leite caírem, daqui a cerca de cinco anos.

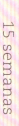
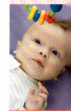

16 semanas

NESSA IDADE, OS BALBUCIOS DO BEBÊ SOAM SEMPRE OS MESMOS, NÃO IMPORTA QUAL SEJA O IDIOMA DA CRIANÇA

Agora que o bebê está mais forte, ele deve aproveitar os períodos que passa com a barriga no chão. Caso ele ainda não tenha feito isso, pode apostar que em breve vai começar a usar os bracinhos para sustentar o peso do corpo, mesmo que apenas por alguns instantes. O bebê vai emitir uma ampla variedade de sons e talvez consiga até formar sílabas.

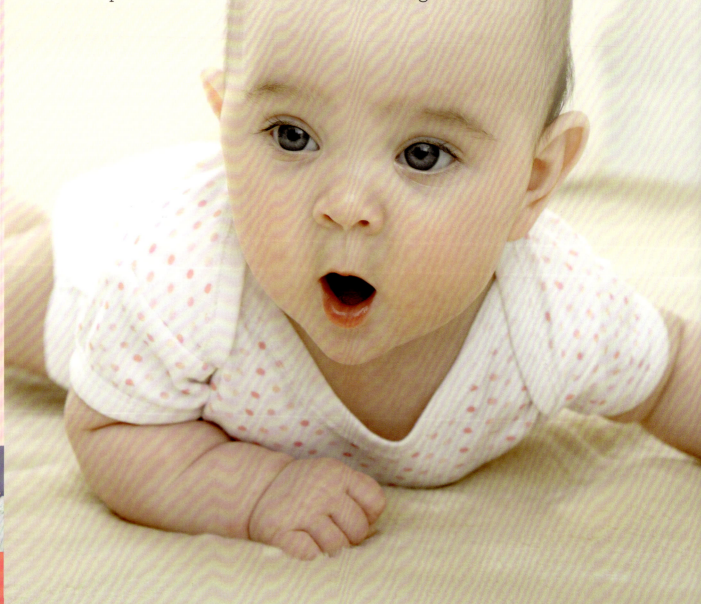

SEU BEBÊ TEM 16 SEMANAS

Olha quem está "falando"

O bebê pode começar a juntar sons e sílabas que às vezes até parecem palavras, mas esses sons ainda não têm um significado.

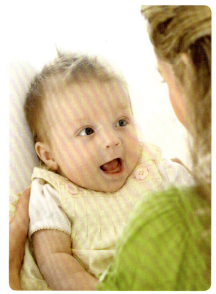

Conversa. Você pode incentivar o bebê a falar imitando os sons e as "palavras" que ele diz, assim como suas expressões faciais.

Esta semana você pode reparar como o bebê tem exercitado suas habilidades vocais e aumentado seu repertório de sons e vogais. Enquanto brinca sozinho, ele emite sons diferentes, fazendo barulhos engraçados com a boca e soltando gritinhos inesperados. Por serem mais difíceis de pronunciar, as consoantes ainda podem esgueirar-se de seu vocabulário, levando-o a formar "palavras" como "ibcooo" e "gipgooo". O bebê também pode começar a perceber que a forma como a boca das pessoas se move altera o som que elas emitem. É mais ou menos como se ele fizesse leitura labial!

Você pode estimular o desenvolvimento das habilidades verbais do bebê "respondendo" quando ele faz barulhinhos. Dessa forma, ele vai aprender os princípios básicos da linguagem e da conversação, que são o ato de falar e o de ouvir.

O bebê é exposto à linguagem desde o útero e nasce com uma compreensão muito básica dos padrões da fala e dos diferentes sons que a linguagem humana produz. Agora é a hora de ele tentar reproduzir esses padrões sonoros, por isso é que temos a impressão de que ele está imitando as frequências de voz altas e baixas que usamos para falar com ele, e é também por esse motivo que sua tagarelice agora soa muito mais como uma língua humana do que quando ele era mais novo.

Bebê bilíngue. Se em sua casa se fala mais de uma língua, use ambas as línguas regularmente. Pesquisas sugerem que a exposição a duas línguas logo no início da vida faz o bebê manter sua "porta da linguagem" aberta por mais tempo. Isto é: ele fica receptivo a aprender novos idiomas por um período mais longo. Essa exposição a mais de uma língua é particularmente eficaz durante o primeiro ano de vida e ajuda no aprendizado. Fale com seu filho em qualquer língua em que se sinta confortável. Se preferir, fale em uma língua com ele e peça a seu companheiro que fale em outra. Com o tempo a criança vai aprender a transitar bem entre os dois idiomas.

Algumas pessoas acham que o bebê exposto a mais de uma língua acaba demorando mais para aprender a falar. Isso não costuma ser verdade, a menos que ele tenha um problema de fala. Em caso de dúvida, converse com um médico.

ATIVIDADE

Balança, mas não cai

A parte do cérebro do bebê que detecta movimento e equilíbrio é conhecida como sistema vestibular. Conforme esse sistema amadurece, o bebê adquire a capacidade de manter a cabeça ereta, depois passa a conseguir manter o equilíbrio enquanto fica sentado ou em pé. Balançar o bebê de um lado para o outro, para cima e para baixo, ora de forma mais suave, ora de forma mais agitada, ajuda no desenvolvimento desse sistema, além de os bebês adorarem. Pesquisas sugerem que esse tipo de movimento favorece ainda a sensação de equilíbrio do bebê, assim como suas habilidades motoras e sua percepção do movimento antes de engatinhar e andar. Tente incluir esse tipo de movimentação nas brincadeiras diárias.

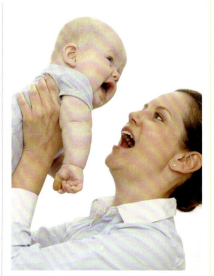

Sobe e desce! Brincar de "elevador", colocando o bebê para cima e para baixo, ajuda a melhorar seu senso de equilíbrio e movimento.

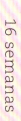

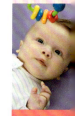

159

SEU BEBÊ TEM 16 SEMANAS E 1 DIA

Seu estilo de criação

Nas últimas dezesseis semanas, você e seu companheiro já pensaram no tipo de pais que pretendem ser. Agora conversem sobre isso.

Seguir ou não os conselhos dos outros costuma ser um dilema para os pais. Alguém diz que seu filho deveria ser educado com mais rigidez. Outra pessoa afirma que o bebê deveria ser treinado para usar o vaso sanitário quase desde o nascimento. Seu melhor amigo pensa que mesmo recém-nascidos deveriam aprender a dormir a noite inteira sem interrupções. Se você discorda dessas ideias, não se aborreça com isso. Em vez de discutir cada opinião, estabeleça uma cultura de respeito às diferenças. No fim, cada um cria os filhos como acha que deve.

Seja qual for seu modelo de criação, os alicerces devem ser uma família carinhosa e responsável. É muito cedo para introduzir regras ou punições, mas esse é o momento certo para discutir com seu companheiro que tipo de pais vocês gostariam de ser, já que essa decisão vai moldar suas atitudes em relação à maternidade ou à paternidade. Discuta o que deve e o que não deve ser feito: talvez um de vocês acredite em um modelo baseado em elogios e recompensas enquanto o outro defende uma educação mais rigorosa. Tente chegar ao melhor acordo possível.

Talvez você ache que as pessoas interferem demais na criação de seu filho – por isso, aprenda a negociar de um jeito educado. Sempre vale a pena ouvir as ideias dos outros, mas são os pais que dão a palavra final sobre a melhor forma de educar seus filhos.

> **VACINAS DOS 4 MESES**
>
> Nesta época, são aplicadas as segundas doses de várias vacinas: tríplice bacteriana, *Haemophilus influenzae*, poliomielite (vírus inativados) e pneumocócica conjugada (ver p. 103). Procure manter atualizada a carteirinha de vacinação do seu filho – você pode obter mais informações acessando o site da Sociedade Brasileira de Imunizações (http://www.sbim.org.br/). E, em caso de dúvida, consulte o pediatra do bebê.

SEU BEBÊ TEM 16 SEMANAS E 2 DIAS

Fome de leão

Seu filho pode estar mais faminto do que o habitual nesta semana. Prepare-se para mais mamadeiras ou amamentações mais longas no peito.

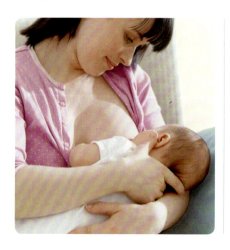

O bebê está cada vez mais ativo e precisa de mais combustível para seguir adiante. Você deverá notar que ele está mais faminto. Se estiver amamentando, ofereça o peito pelo tempo que ele requisitar. Se estiver usando mamadeira, ofereça 30 mililitros a mais de fórmula assim que ele secar a mamadeira. Se mesmo assim ainda não ficar satisfeito, dê-lhe outra dose de 30 mililitros. Mas lembre-se: o bebê não deve beber mais de 150

Mais leite. O bebê agora poderá pedir mais leite, por conta de suas brincadeiras cada vez mais aceleradas e seu rápido crescimento.

mililitros de leite por quilo de peso corporal por dia. Se tiver dúvidas sobre alimentação, consulte o pediatra. Você pode oferecer um pouco de água fervida esfriada entre as alimentações para verificar se ele não está com sede em vez de fome.

O melhor alimento para atender às necessidades nutricionais do bebê ainda é o leite. Não tente introduzir alimentos sólidos nessa fase, pois o sistema digestório não estará pronto para isso antes das 17 semanas. Se pensa em desmamá-lo antes dos 6 meses, consulte um pediatra para conferir se o bebê está pronto (ver pp. 162-163).

SEU BEBÊ TEM 16 SEMANAS E 3 DIAS
A importância das brincadeiras

Brincar com o bebê ajuda no desenvolvimento dele e cria alicerces para vocês terem uma relação saudável e se comunicarem bem nos próximos anos.

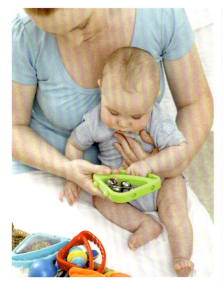

Brinquedos barulhentos. Bebês adoram brinquedos que fazem barulho. Quanto mais ruídos o brinquedo fizer, mais engraçado vão achar.

Fazer brincadeiras com seu bebê pode favorecer a autoestima e a confiança dele. Brincar é essencial para o desenvolvimento saudável de bebês e crianças; cria oportunidades para o aprimoramento motor, cognitivo, da percepção e das habilidades sociais; estimula a criatividade, a imaginação e a autossuficiência; e ajuda a descobrir coisas novas e, acima de tudo, a relaxar e se divertir.

Jogos e brincadeiras permitem que o bebê aprenda sobre o mundo ao redor. Sempre que ele ouve, vê, toca, sente o gosto ou o cheiro de alguma coisa, seu cérebro recebe mensagens que provocam conexões mentais importantes. Assim, ao sentar no chão e brincar com seu bebê, você o ajuda a moldar o cérebro. As atividades aumentam as conexões cerebrais que ele pode fazer, e repeti-las várias vezes vai tornando essas associações mais fortes. Brincadeiras de cunho mais corporal (ver p. 151) incentivam as habilidades motoras e a consciência espacial. Já livros, chocalhos, "conversas" com o bebê e brinquedos com mais detalhes que envolvem a noção de "causa e efeito" (pense nos brinquedos que têm botões, alavancas e dobradiças, por exemplo) promovem o desenvolvimento cognitivo, a coordenação entre os olhos e a mão e habilidades motoras finas. Oferecer atividades de vários tipos possibilita que seu bebê cresça saudável e bem estimulado.

Não pense que você precisa estimular o bebê o tempo todo ou transformar todas as brincadeiras em uma oportunidade única de aprendizagem; elas devem ser descontraídas, espontâneas. O bebê vai aprender seja com um ataque de cócegas no chão da sala, seja com um brinquedo caro que promete ser "adequado ao desenvolvimento" de suas habilidades. As brincadeiras não precisam ser calculadas; basta fazer o que tiver vontade e estimular o bebê a tentar coisas novas, desfrutar sua companhia, explorar o ambiente, relaxar e se divertir. Acima de tudo, dedique seu tempo a ele: o simples fato de você estar ali já incentiva o bem-estar emocional de seu bebê.

ATIVIDADE
Brincando com itens do dia a dia

Seu bebê não precisa de brinquedos caros. Na verdade, ele provavelmente vai gostar de brincar com o que você usa e imitar o que você faz. Copos de plástico são ótimos para empilhar e derrubar; uma colher de pau ou uma espátula limpa (escolha objetos leves, para que não se machuque caso acerte a própria cabeça) e uma tigela plástica para que ele possa usar como tambor. Torça uma folha de papel e deixe-o investigar sua textura e o som que ela faz. Até uma caixa de papelão ou colheres plásticas vão diverti-lo! Evite itens perigosos, como garrafas de plástico com tampas que podem ser engolidas e utensílios de madeira pintados com algum tipo perigoso de tinta.

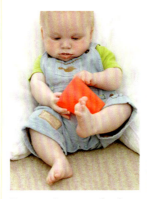 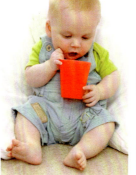 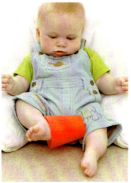

Um mundo novo e fascinante. Coisas que consideramos banais podem ser interessantes para o bebê. Quase tudo pode ser um bom brinquedo, desde que não ofereça riscos.

HORA DE PENSAR EM...
Fim do aleitamento

Não é de admirar que tantas mães fiquem confusas em relação ao desmame – há muitas opiniões diferentes e conselhos contraditórios sobre isso. Aqui está um guia simples sobre como decidir qual é a melhor hora e o que você precisa saber sobre essa fase.

> **CHECK-LIST**
>
> ### Itens úteis para o desmame
>
> ■ Um cadeirão ou um assento para ser fixado à mesa de jantar. Procure uma cadeira resistente, com cantos arredondados e aberturas para facilitar a limpeza. Ela deve ter um cinto de segurança ou outra forma de proteção, assim como um bom suporte para bebês menores. Se tiver uma bandeja que possa ser removida para limpeza (ver p. 200).
>
> ■ Um tapete fácil de limpar para ser colocado debaixo da cadeira.
>
> ■ Duas ou três tigelas de plástico pequenas, de preferência com uma ventosa na base, para dar estabilidade.
>
> ■ Duas ou três colheres de desmame fáceis de usar (colheres rasas, em que caibam pouca comida) e feitas de borracha ou de plástico macio.
>
> ■ Um copo de plástico com bico de fluxo lento (que não permita sair muito líquido).
>
> ■ Babadores fáceis de limpar.
>
> ■ Um multiprocessador. A centrífuga pode ser útil para alimentos que ficam glutinosos quando colocados em um processador e para alimentos mais duros, como ervilhas e grãos de soja.
>
> ■ Pequenos potes com tampas para congelar grandes quantidades dos purês.
>
> ■ Etiquetas para anotar o tipo de purê e a data em que foi feito.

O que é o desmame? É o processo gradual de introdução de outros alimentos além do leite na dieta do bebê. Às vezes é chamado de alimentação complementar, já que os outros alimentos, também considerados "sólidos", são dados junto com o leite. Oferecer esses outros alimentos não significa que você vá incentivar o bebê a parar de beber a fórmula ou o leite materno que ele vem bebendo até agora. O leite vai continuar sendo o pilar de sua dieta. Mas agora o bebê está ficando maior e mais ativo, e pode precisar de nutrientes extras vindos dos alimentos sólidos para garantir um crescimento saudável e um bom desenvolvimento.

Quando devo começar? Nas próximas semanas o bebê deve começar a dar sinais de que está pronto para receber alimentos sólidos: por exemplo, uma fome persistente, que não passa com a alimentação normal; ou começar a acordar no meio da noite para uma alimentação extra quando antes dormia a noite inteira. Talvez outras mães, com bebês da mesma idade que o seu, já estejam oferecendo alimentos sólidos e você se pergunte se devia fazer o mesmo. Ou talvez sua própria mãe lhe diga que o desmame era feito muito antes na época dela, e isso não fez mal a você! Tudo isso pode levá-la a iniciar um desmame precoce, mas será que está na hora? Ou deveria esperar?

O Ministério da Saúde e a Organização Mundial da Saúde recomendam que você espere, indicando o aleitamento materno exclusivo – seja no peito ou na mamadeira – durante os seis primeiros meses de vida.

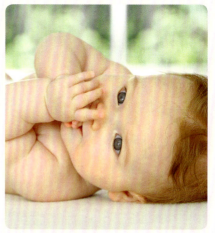

Chupando o dedo. Quando está pronto para receber sólidos, o bebê pode começar a chupar os dedos ou até mesmo os punhos.

Além disso, o bebê com 6 meses torna o processo mais fácil, pois ele já pode se sentar em uma cadeirinha e receber colheradas na boca ou pegar a própria comida.

No entanto, alguns especialistas discordam que esperar até os 6 meses seja uma boa ideia. Há evidências de que essa prática pode aumentar o risco de deficiência de ferro nos bebês, assim como o risco de alergias. É sabido que o estoque de ferro começa a cair a partir do sexto mês. Se nessa fase o bebê ainda estiver começando a comer purês de frutas, legumes e verduras, é improvável que receba todo o ferro de que necessita. A Associação Britânica de Diabetes (BDA), por exemplo, recomenda que se mantenha a amamentação até os 6 meses de vida e que a introdução de alimentos sólidos comece no mínimo no quarto mês e no máximo no sexto. A amamentação deve continuar durante o desmame, especialmente nos estágios iniciais. A BDA endossa pesquisas segundo as quais introduzir alimentos com glúten entre o quarto e o sétimo mês de vida, ao mesmo tempo em que o bebê continua sendo

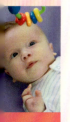

amamentado, reduz o risco de doença celíaca, diabetes tipo 1 e alergia ao trigo. Além disso, alimentos ricos em alérgenos, como ovos e peixes, não precisam ser evitados até os 7 meses de vida. Outras pesquisas sugerem que bebês desmamados antes dos 6 meses são mais propensos a apreciar uma ampla variedade de sabores (incluindo legumes e peixes), por conta de sua familiaridade precoce com alimentos sólidos. A explicação para isso é que, até os 6 meses, os bebês aceitam prontamente novos aromas, sabores e texturas, enquanto bebês mais velhos oferecem mais resistência.

O momento certo. Antes de tomar uma decisão, certifique-se de que a criança esteja pronta para isso. Cada bebê é único. Se o seu estiver saudável, feliz e crescendo bem com a dieta restrita ao leite, não há necessidade de mudar a dieta agora.

A introdução de alimentos sólidos nunca deve ser feita antes dos 4 meses (17 semanas). Antes disso o bebê não tem as enzimas digestivas necessárias para digerir e extrair nutrientes de alimentos sólidos, sua mandíbula e sua língua não são desenvolvidas para "mastigar" e engolir os alimentos, e os rins não são maduros para lidar com sólidos. Ele também precisa perder o "reflexo de extrusão" (um reflexo instintivo que o leva a usar a língua para empurrar para fora qualquer coisa que entre em sua boca) e desenvolver a capacidade motora necessária para mover o alimento da ponta da língua para o resto da boca.

Atingindo as 17 semanas de vida, talvez o bebê esteja pronto para os sólidos se:
■ consegue sentar-se sem ajuda, o que incentiva a digestão e ajuda a evitar a asfixia;
■ mostra interesse pela comida dos pais, chegando a tentar "roubar" um pedaço;
■ tem mais fome que o normal e parece insatisfeito após a alimentação;
■ acorda no meio da noite para um lanchinho extra; antes dormia a noite toda;
■ está com o dobro do peso que tinha ao nascer;
■ é capaz de controlar os movimentos da cabeça;
■ coloca e mantém as coisas na boca em vez de empurrá-las para fora com a língua;
■ faz movimentos de "mastigação".
Se notar algum desses sintomas, fale com o pediatra. Ele saberá se é o momento de inserir os sólidos e dará orientações.

No ritmo certo. Quem inicia o desmame antes dos 6 meses de vida consegue fazer todo esse processo em um ritmo calmo. Se esperar os 6 meses vai precisar correr um pouco com a introdução de purês de frutas, legumes, verduras e cereal de arroz (ver pp. 190-191 e 234-235) para chegar até os laticínios, carnes, peixes, ovos, grãos e cereais (ver pp. 254-255). Isso acontece porque nessa fase ele precisa de doses maiores de ferro, encontradas nos alimentos ricos em proteínas. Quando ele completar 10 meses, você já terá introduzido comidas com pedacinhos que precisam ser mastigados, e ele se encaminhará para uma dieta equilibrada (ver pp. 310-311).

O DESMAME DO PREMATURO

Se seu bebê nasceu prematuro (antes de 37 semanas), pode ser aconselhável desmamá-lo mais cedo. Bebês prematuros ou que nascem abaixo do peso perdem parte dos nutrientes que deveriam receber naturalmente no útero durante os últimos estágios da gravidez. Cada bebê deve ser tratado individualmente, e a decisão sobre quando iniciar o desmame deve considerar seu histórico, padrão de crescimento e ganho de peso. Normalmente, o desmame dos prematuros ocorre cerca de cinco ou oito meses depois da data de nascimento. É importante que eles tenham controle sobre os movimentos da cabeça antes do desmame. Se seu filho sofre de refluxo gástrico, pode ser interessante inserir alimentos sólidos um pouco mais cedo para ajudar a controlar os sintomas. Procure orientação médica sobre como fazer o desmame do prematuro.

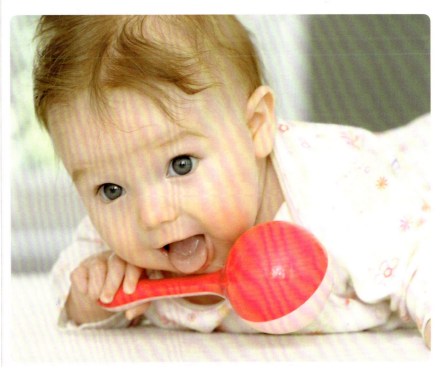

Morder objetos. Começar a morder e "mastigar" objetos pode ser um sinal de que está chegando a hora de introduzir alimentos sólidos na dieta do bebê.

SEU BEBÊ TEM 16 SEMANAS E 4 DIAS

Dormindo mais durante a noite

Agora que consegue estocar mais comida, o bebê pode dormir mais à noite... Mas nem sempre isso de fato vai acontecer!

A partir dos 4 meses, boa parte dos bebês é capaz de dormir toda a madrugada sem precisar de alimentação extra. Se seu filho continua acordando, pode estar precisando de algo. Certifique-se de que ao ir para a cama ele está exausto e de barriga cheia. Dessa forma, se acordar durante a noite, não vai ser por fome. Nesse caso, talvez ele apenas mame por alguns minutos e volte a dormir. Acordar durante a madrugada não faz mal ao bebê, mas o acúmulo de noites de sono quebrado pode ter um preço.

A amamentação curta durante a noite não é fome, mas um pedido de conforto. Para não incentivá-la, ofereça uma alternativa. Acaricie suas costas, cante uma canção de ninar, mostre que você está ali. Pode ser o suficiente para ele voltar a dormir. Em outros casos, o bebê está tão acostumado a essa alimentação noturna e a ser pego no colo e abraçado em intervalos regulares que pode não se satisfazer com outras formas de carinho. Pegue-o no colo, mas não o alimente a menos que ele pareça realmente faminto.

Você pode começar a incentivá-lo a se autoacalmar. Quando ele chorar, vá até ele. Dessa forma, o bebê sentirá que você estará lá quando ele precisar. Deixá-lo chorando só piora as coisas. Uma hora ele vai parar, mas não significa que estará seguro e feliz. Se tiver certeza de que você estará por perto e vai oferecer-lhe conforto quando for preciso, ele vai começar a aprender formas de se acalmar e voltar ao sono. Observe suas necessidades nessas próximas semanas. Provavelmente, ele vai conseguir dormir por mais horas.

SEU BEBÊ TEM 16 SEMANAS E 5 DIAS

Sentindo-se deixada de lado?

Vida agitada e noites sem dormir podem ter desestabilizado você. Ajuste seu estilo de vida para voltar à sua melhor forma.

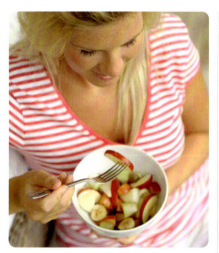

Dieta saudável. Faça três refeições balanceadas por dia, com carnes não processadas, produtos lácteos, frutas, legumes e carboidratos.

A falta de energia costuma estar relacionada à falta de sono, de exercício físico e de uma alimentação decente. Se parece ter chegado à exaustão, talvez você precise tomar atitudes. Levar o bebê para um passeio ao ar livre vai ajudá-la a se sentir mais bem disposta e talvez você durma melhor.

Comer bem também é muito importante. Muitas mães de primeira viagem ficam tão desesperadas para caber nas roupas de antes ou tão ocupadas com os filhos que acabam não comendo corretamente. Escolha alimentos saudáveis que lhe forneçam uma boa dose de energia, como batata assada recheada com atum ou sopa de legumes com pão integral. Comer bem durante o aleitamento é importante; a qualidade do leite é diretamente influenciada pela qualidade de sua dieta.

Para ter uma boa noite de sono, relaxe um pouco antes de dormir. Se seu filho é bastante agitado e acorda muito cedo, você precisa ajustar sua programação para fazer caber nela uma quantidade razoável de sono. Uma opção é ir para a cama mais cedo e fazer mais coisas durante a manhã. Se deixar muitas tarefas para o fim do dia, possivelmente vai se ressentir por não ter dado conta de tudo, o que não favorece um sono reparador. Cuide de si mesma para poder cuidar do bebê. Se a exaustão a debilitar e tiver dificuldade para lidar com isso, consulte seu médico. Talvez você esteja com baixos níveis de ferro (o que pode causar anemia), hipotireoidismo, com uma infecção leve ou mesmo com uma depressão pós-parto.

164

SEU BEBÊ TEM 16 SEMANAS E 6 DIAS
Preparando-se para engatinhar

A idade média para começar a engatinhar é entre 8 e 9 meses, mas agora o bebê já pratica os movimentos para essa empreitada.

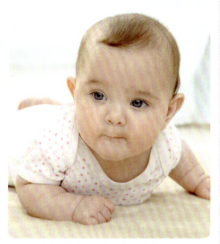

Em posição de largada. Ficar de bruços ajuda a fortalecer os braços e pernas e prepara o corpo para engatinhar.

Nas próximas semanas, o bebê vai começar a erguer a cabeça enquanto fica de bruços. Também vai cravar os pés no chão para impulsionar o corpinho para a frente e tentar empurrar seu peso para cima com os braços. Estará pronto para rolar e, em alguns casos, poderá dar cambalhotas de frente para trás. Ao se mover, o bebê aprende onde fica cada parte de seu corpo, para que elas servem e como podem se movimentar juntas.

Enquanto fica de bruços, o bebê pode mover os braços e as pernas simulando uma engatinhada. Embora ainda não tenha forças para impulsionar o corpo para a frente, ele pode se projetar para a frente usando a barriga. Isso ajuda a desenvolver a coordenação para engatinhar de verdade.

Ele pode contorcer o torso para conseguir se mover um pouquinho e vai olhar ao redor com a cabeça erguida e o peito semissustentado pelas mãos e pelos braços. Ele está muito interessado no mundo ao redor, mas não pode engatinhar até conseguir sentar-se sem apoio,

o que só deve acontecer depois do sexto mês.

Esse movimento ágil e sincronizado de braços e pernas que o bebê faz ao rastejar exige um desenvolvimento bastante sofisticado em termos de coordenação e habilidade motora; a maioria dos bebês não vai dominar essa técnica antes do primeiro aniversário. Não se preocupe se seu filho nem chegar a engatinhar – alguns bebês pulam essa etapa e decidem ir direto para os primeiros passos, usando os móveis como apoio em vez de se arrastar de quatro no chão.

É interessante notar que, desde 1994, quando os médicos passaram a orientar os pais a deixarem os bebês dormirem de costas para evitar a síndrome da morte súbita, eles começaram a demorar mais para engatinhar. É provável que, por terem passado tanto tempo de costas, demorem mais para praticar os movimentos que fazem quando estão de barriga para cima e por isso engatinhem mais tarde.

Você pode incentivar o bebê a passar algum tempo com a barriga no chão e a movimentar as perninhas. Brinque com ele enquanto ele estiver nessa posição. Outra dica é pendurar no berço ou na cadeirinha um móbile e incentivar o bebê a chutá-lo. Assim ele exercita as pernas mesmo quando está deitado com a barriga para cima.

ATIVIDADE

O brinquedo fujão

Coloque o bebê de bruços e deixe um brinquedo um pouco distante dele para incentivá-lo a praticar sua coordenação entre o olho e a mão e as habilidades para o engatinhamento. Ponha o objeto a uma distância que ele consiga alcançar. Caso se esforce bastante e não consiga, traga o brinquedo um pouco mais para perto e incentive-o a tentar novamente, para que ele não desista.

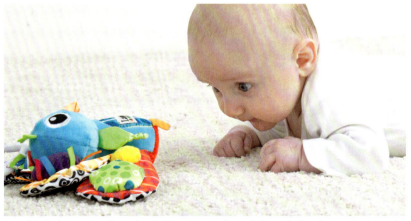

O poder da determinação. O desejo de se apossar de um brinquedo fora de seu alcance pode estimular no bebê o ímpeto de engatinhar. Você vai se surpreender com a perseverança dele!

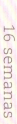
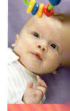

165

17 semanas

A ESSA ALTURA OS BEBÊS JÁ CONSEGUEM OBSERVAR E ACOMPANHAR UM OBJETO QUE SOBE E DESCE

Depois de muitas horas de bruços, os músculos do bebê estão mais trabalhados e você deve sentir que ele está menos mole para sentar. As mãozinhas estão bem mais hábeis e já conseguem segurar objetos por mais tempo. O bebê também está começando a demonstrar preferência por determinados brinquedos.

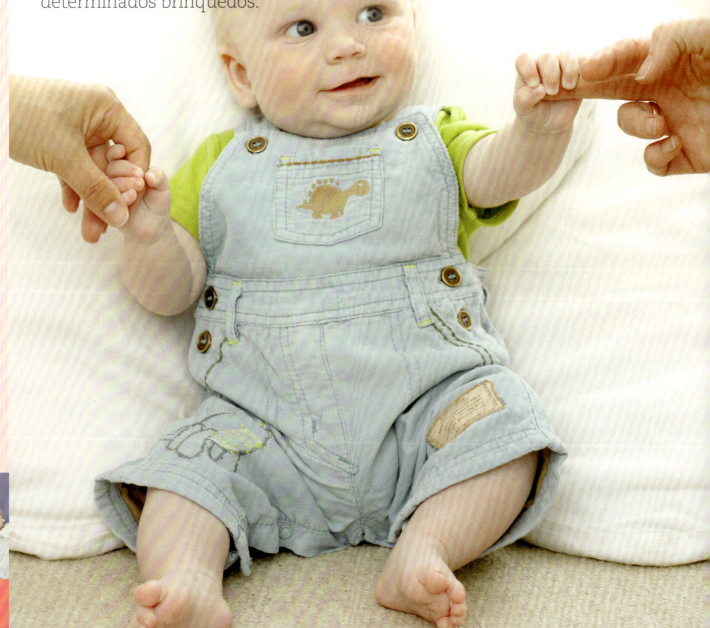

SEU BEBÊ TEM 17 SEMANAS

A ginástica do bebê

Os bebês agora têm mais força e coordenação, por isso já conseguem dobrar o corpinho e explorar outras partes dele!

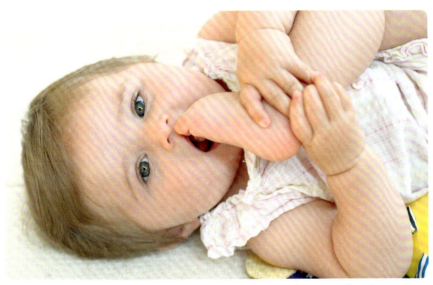

Dedo saboroso. A flexibilidade do bebê está em fase de desenvolvimento, por isso ele consegue fazer poses dignas de um iogue.

Os bebês nascem com uma flexibilidade incrível. A estrutura óssea deles, feita de cartilagem flexível, permite que se enrolem no útero e passem pelo canal do parto. Até agora, o bebê não tinha força suficiente nem controle das habilidades motoras para conseguir tirar grande proveito dessa flexibilidade. A partir deste momento ele fará contorcionismos cada vez mais complexos. Você pode ajudá-lo a desenvolver sua flexibilidade brincando de esconde-esconde com as perninhas. Para isso, mantenha as pernas dele unidas e use-as para esconder seu rosto. Em seguida, abra-as suavemente e diga "Achou!". Você também pode brincar de colocar os bracinhos dele para cima, fazendo um alongamento suave.

Força e coordenação. Os músculos do bebê estão mais fortes agora. Os do pescoço, por exemplo, já conseguem suportar a cabeça completamente, e a musculatura do peito e das costas já permite que ele consiga sentar com o devido suporte por até 15 minutos. Segundo alguns estudos, os bebês aprendem a controlar primeiro os músculos próximos ao tronco. Isso significa que conseguem colocar o bracinho nos ombros antes de serem capazes de dobrar o cotovelo e girar os pulsos. As habilidades motoras finas e a capacidade de mexer os dedos de forma mais precisa vêm por último. A essa altura, o bebê provavelmente tenta se esticar para pegar um objeto usando as duas mãos. Ele envolve o objeto com as mãos, estuda-o e depois coloca diretamente na boca.

Agora que tem músculos mais fortes no pescoço e nas costas, o bebê vai adorar brincar de cavalinho. Coloque-o em seus joelhos e cante músicas do tipo "Pocotó, pocotó, pocotó". Brincadeiras como essa ajudam a desenvolver músculos saudáveis.

HORA DE PENSAR EM...

Vitamina D

A fórmula infantil contém vitamina D – assim como o leite materno, desde que a mãe se alimente bem, inclua na dieta alimentos como peixes, ricos em gordura de boa qualidade, cereais fortificados e tome um pouco de sol.

Filhos de pais negros ou asiáticos podem ter deficiência de vitamina D, pois a pele escura dificulta a absorção dessa vitamina pela luz solar. Recentemente passou a haver uma preocupação com isso, porque bebês que mamam no peito podem não receber quantidades suficientes de vitamina D, o que pode causar raquitismo e enfraquecer os ossos.

Hoje se recomenda que bebês alimentados apenas com leite materno recebam suplementos de vitamina A e D a partir dos 6 meses. Se os níveis de vitamina da mãe durante a gravidez eram baixos, então os suplementos devem ser dados desde o primeiro mês.

Bebês que tomam apenas fórmula precisam de suplementos se estão com mais de 6 meses e bebendo menos de 500 mililitros da fórmula por dia.

Bebês prematuros que mamam no peito recebem o suplemento desde o nascimento. Já os alimentados na mamadeira geralmente recebem uma fórmula especial que já contém quantidades adequadas de vitamina, mas devem tomar suplementos se tomam a fórmula convencional. Em regiões com alta incidência de deficiência em vitamina D, os suplementos podem ser aconselhados desde o nascimento. Converse com o pediatra.

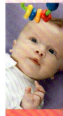

SEU BEBÊ TEM 17 SEMANAS E 1 DIA

Formando a autoestima

Ele só tem 4 meses, mas já começou a construir a autoimagem e a forma como enxerga a si mesmo e o mundo para o resto da vida.

TIRA-DÚVIDAS

Preciso voltar a trabalhar. Posso amamentar só quando estou em casa? Sim. Você pode até conseguir continuar alimentando seu filho apenas com leite materno, desde que tenha uma bombinha tira-leite no trabalho e possa levar o leite para casa em um isopor com gelo ou um recipiente térmico. Outra opção é usar uma fórmula prescrita pelo pediatra enquanto não estiver em casa. Seu corpo vai adaptar a produção de leite à demanda (ver p. 179).

Nessa idade, a melhor forma de o bebê saber que é amado e valorizado é atendendo às suas necessidades o mais depressa possível. Se ele estiver com fome, alimente-o. Se estiver com frio, cubra-o. Se a fralda está suja, troque-a. Não deixe para depois. Assegure-o de que, se estiver se sentindo sozinho, você vai dar um abraço. Se estiver entediado, vão brincar juntos. Algumas pessoas aconselham os pais a deixar o bebê chorar, mas há evidências suficientes de que um bebê com necessidades prontamente satisfeitas cresce e se transforma em uma pessoa segura e autoconfiante.

O bebê precisa saber que cada coisinha que ele aprende é importante e merece ser comemorada (assim ele vai se sentir estimulado a fazê-la novamente). Quando ele conseguir fazer as atividades que você propôs, dê um sorriso de recompensa. Quando conseguir passar um objeto de uma mão para a outra, mostre que está orgulhosa. Abraços, beijos e palmas por suas conquistas aparentemente pequenas dão ao bebê a sensação de que é uma pessoinha de sucesso, alguém capaz de fazer coisas merecedoras de comemoração. Tudo isso vai ajudá-lo a desenvolver a autoestima.

SEU BEBÊ TEM 17 SEMANAS E 2 DIAS

Brincando sozinho

É importante para o desenvolvimento do bebê que ele aprenda a se entreter sozinho por períodos curtos. Tente incentivar essa prática.

Embora o bebê adore sua companhia, ele também precisa de um tempo sozinho para começar a entender que é uma pessoa independente de você.

Encontre momentos em que você possa colocá-lo em seu tapete de atividades ou em um cobertor no chão com alguns brinquedos macios à mão. Deixe-o ali sozinho por alguns minutos, para que ele possa explorar o ambiente e se entreter por algum tempo. Ao longo de algumas semanas, vá tentando prolongar a quantidade de minutos que ele passa sozinho. Acompanhe de perto e leia seus sinais: você deve tentar apanhá-lo no colo antes que ele comece a chorar ou a ficar preocupado. Por razões de segurança, mantenha-o à vista. Ele pode muito bem aprender a brincar sozinho enquanto você senta em um lugar próximo. Sabendo que você está ali, ele aproveita mais a própria brincadeira e se anima a ficar "sozinho" por mais tempo.

Ensinar o bebê a brincar sozinho abre caminho para uma vida mais fácil durante a primeira infância (e mesmo depois disso), quando ele será capaz de pegar um brinquedo e se divertir sozinho sem precisar de sua constante ajuda e participação.

Desenvolvendo a autossuficiência. Dê ao bebê oportunidades para brincar sozinho.

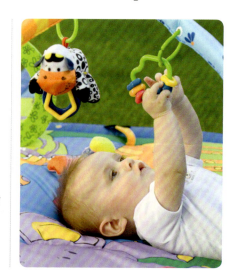

SEU BEBÊ TEM 17 SEMANAS E 3 DIAS
Natureza *versus* cultura

Estar ciente de que a personalidade do bebê é moldada pelos genes e pelo ambiente ajuda a oferecer a seu filho o melhor começo possível.

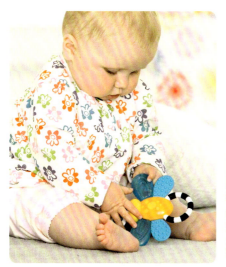
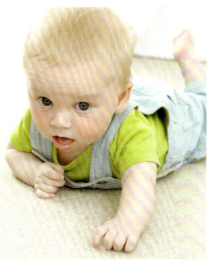

Habilidade natural. Mesmo que seu bebê pareça naturalmente curioso ou ativo, interagir com você de maneira positiva e diária pode ajudá-lo a prosperar e a desenvolver novas habilidades.

Será que a personalidade e o desenvolvimento de uma criança são geneticamente predeterminados ou influenciados por suas experiências diárias e pelo meio? Natureza *versus* cultura: é uma discussão antiga. No passado as opiniões tendiam a ser bem polarizadas; hoje é amplamente aceito que a interação entre genes e educação determina a forma como nos desenvolvemos. O ambiente em torno do bebê e seus cuidados diários são cruciais para definir como ele vai interagir com você e com os outros, com que grau de sucesso conseguirá desenvolver novas habilidades. Isso é especialmente verdadeiro nos primeiros anos de vida: acredita-se que os cuidados e os estímulos que o bebê recebe possam afetar o desenvolvimento do cérebro. O papel desempenhado pela mãe como principal cuidadora da criança, além de fonte de alimento, amor, conforto e estímulo, é de suma importância.

Os genes do bebê podem lhe dar vantagens em certas áreas. Talvez ele seja hábil com as mãos ou tenha um tino musical. Mas para que essas características floresçam ele precisa de um ambiente seguro e estimulante. Nessa fase, ele está desenvolvendo habilidades em um ritmo acelerado, e seus sentidos são constantemente bombardeados por novas informações. Você deve ajudá-lo a compreender cada nova experiência e garantir que ele tenha estímulo suficiente, mas sem se sentir cobrado. Acredita-se que interagir com o bebê todos os dias aumenta o desenvolvimento cerebral, assim como atender às necessidades dele ajudá-o a ter um bom aprendizado. Por outro lado, relegar a criança ou limitar demais o tempo de interação com ela pode fazê-la sentir-se insegura e mais propensa a desenvolver características negativas.

Conversar, brincar e interagir com o bebê são coisas fundamentais, mas é importante

TIRA-DÚVIDAS

Meninos e meninas se desenvolvem de formas diferentes no primeiro ano de vida? Meninos e meninas apresentam diferenças em seu desenvolvimento, mas elas só tendem a aparecer da primeira infância em diante. Se você comparar um menino e uma menina de menos de 1 ano de idade, perceberá muita variação de personalidade e de desenvolvimento, mas por se tratar de duas pessoas distintas; não é uma questão de gênero.

Há uma diferença significativa entre meninos e meninas no primeiro ano de vida que é útil saber: meninos são mais vulneráveis a tensões na família, como brigas e depressão dos pais. São mais propensos a reagir a isso, quer seja com tristeza ou mostrando um comportamento retraído ou agressivo. Já as meninas tendem a ser mais resistentes e se angustiam menos com essas questões. Por que essa diferença de comportamento tem relação com o gênero ainda não está claro. Se você está deprimida ou com tensões familiares, procure ajuda. Isso vai beneficiar em muito o bebê, especialmente se for um garoto.

não sobrecarregá-lo. Educar também significa entrar em sintonia com as necessidades dele, reconhecendo quando ele já teve estímulo suficiente e deixando que se desenvolva em seu próprio ritmo. Dessa forma ele terá tempo de processar cada informação nova e consolidar cada nova habilidade, seguro de que você estará ali para ajudar quando preciso.

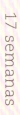
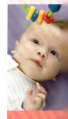

169

SEU BEBÊ TEM 17 SEMANAS E 4 DIAS

Cuidados odontológicos

O primeiro dentinho aparecerá entre o quarto e o sexto mês. Assim que começarem a surgir, você precisará começar a cuidar deles.

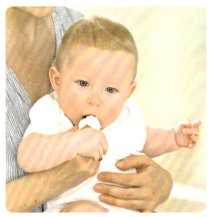

Início da escovação. Use uma escovinha infantil ou um pedaço de gaze umedecido para manter limpos os primeiros dentinhos.

O primeiro dente de seu filho pode aparecer a qualquer momento. Geralmente, os dentes inferiores da frente surgem primeiro, seguidos pelos superiores da frente. Embora os dentes de leite um dia caiam (um processo que se inicia por volta dos 6 anos), eles são importantes por permitirem ao bebê falar e comer (mastigar) corretamente. Por isso, é bom cuidar bem deles assim que aparecerem, evitando infecção e promovendo bons hábitos de higiene oral que deverão ser mantidos por toda a infância e na vida adulta. Não há necessidade de creme dental no começo. Em vez disso, use um pouco de água e uma escova de dentes apropriada para a idade e muito macia, ou mesmo um pedaço de gaze limpa, que deverá ser passado sobre o dentinho de manhã e à noite.

Troque a escova de dentes ou a gaze regularmente. Além disso, evite que o bebê adormeça com a mamadeira na boca; tanto a fórmula quanto o leite materno contêm açúcares que permanecerão nos dentes e poderão causar deterioração. Ofereça água fervida e gelada para o bebê em vez de refrescos e sucos de frutas açucarados.

SEU BEBÊ TEM 17 SEMANAS E 5 DIAS

Pegando objetos

Há pouco tempo seu bebê conseguia apenas enrolar os dedos ao redor de um objeto; agora ele pode segurá-los com confiança.

Nesta fase o bebê é capaz de agarrar objetos com bastante confiança. Ele ainda tem um instinto muito forte de fechar a mãozinha em torno dos objetos – um reflexo presente desde o nascimento que dura até os 6 meses, mais ou menos. Mas agora ele não apenas agarra as coisas: é capaz de mantê-las em suas mãos por mais tempo e até sacudir um brinquedo, por exemplo. Oferecer-lhe chocalhos, copos, blocos e outros objetos vai ajudá-lo a desenvolver suas habilidades manuais. Ele deverá ainda demonstrar muito prazer em pegar uma bolinha nas mãos, atirá-la no chão e vê-la rolar (escolha uma bola grande o suficiente para não caber em sua boca). Você pode encontrar uma dessas bolinhas especialmente projetadas para facilitar o encaixe das mãos do bebê, com buracos e material aderente para encaixar nos dedos.

Um detalhe curioso é que os bebês dessa idade têm mais facilidade para pegar as coisas que para soltá-las. Geralmente, só largam o objeto quando sentem que ele está sob uma superfície dura, como o chão.

Tudo que o bebê pega vai parar na boca; mantenha longe de seu alcance qualquer objeto que ofereça risco de asfixia.

Em desenvolvimento. O bebê aprimora sua capacidade de pegar objetos e agora os segura por mais tempo.

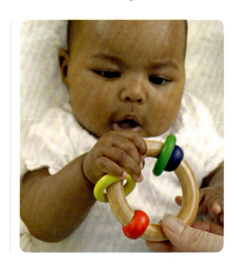

SEU BEBÊ TEM 17 SEMANAS E 6 DIAS

Aulas divertidas para bebês

Atualmente os bebês estão ficando mimados com tantas opções de atividades. Mas algumas delas podem ser bem divertidas!

Se você busca uma atividade extra para sair um pouco de casa e interagir com outras mães e filhos, que tal experimentar uma aula para bebês? O que não falta é opção; basta procurar na internet ou em uma revista local.

Ginástica infantil. A maioria dos programas começa a partir dos 6 meses de vida, mas é possível encontrar alguns logo no quarto mês. Atividades físicas para bebês, cada vez mais populares, são projetadas para fortalecer o corpinho, sobretudo o tronco, com exercícios de rolamento para a frente antes mesmo que comecem a engatinhar.

Desenvolvimento sensorial. Aulas que estimulam o desenvolvimento sensorial buscam oferecer aos bebês uma grande variedade de experiências visuais, auditivas e táteis. Shows com luzes de fibra óptica, sinos, bolhas de sabão, músicas e espetáculos de marionetes são algumas das atividades oferecidas às mães e aos bebês. Há muitas opções!

Música. A maioria dos cursos de música voltados para bebês envolve cantar canções e cantigas de roda, dançar e tocar instrumentos de percussão. Os bebês adoram ouvir novos sons, mas nessa idade eles não conseguem manter a atenção por muito tempo; então, é o tipo de atividade que a mãe tende a aproveitar mais que o filho.

Aulas de ioga. Dizem que aulas de ioga ajudam o bebê a dormir. Uma sessão típica envolve alogamentos e movimentos como balançar, rolar e levantar – atividades que vão ajudar a fortalecer o tônus muscular e a incentivar a coordenação e a flexibilidade. Pais e filhos podem praticar juntos algumas dessas aulas.

ATIVIDADE

De cima para baixo

O bebê agora segue objetos com os olhos enquanto eles se movem verticalmente. Para aprimorar essa capacidade, mova um brinquedo de cima para baixo. Para começar, segure o brinquedo imóvel diante dos olhos do bebê até que a atenção dele esteja focada no objeto. Depois, mova-o lentamente para baixo, observando se os olhinhos acompanham o movimento, até atingir o limite de seu campo de visão, e comece a levar o brinquedo para cima. Repita enquanto achar divertido. Vá descrevendo seus movimentos para o bebê.

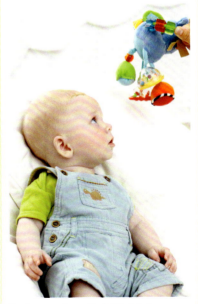

Rastreamento vertical. O bebê só consegue seguir um objeto para cima e para baixo depois que já dominou a técnica de acompanhá-lo lado a lado.

A DEPRESSÃO TAMBÉM PODE ATINGIR OS PAIS

Enquanto a depressão pós-parto (DPP) em mulheres é bem documentada e conhecida, pouca gente sabe que 1 a cada 10 homens sofre de depressão após o nascimento do bebê. Eles não têm os gatilhos hormonais que desencadeiam o problema nas mulheres; mas outros fatores que contribuem para o surgimento da doença nas mães são compartilhados pelos pais, como privação de sono, isolamento e mudança nos relacionamentos, que podem ser agravados por um aumento da responsabilidade financeira e dificuldades em conciliar a vida profissional e as tarefas paternas. Também poderão ficar ressentidos se a mãe começar a minar as habilidades dele no cuidado com a criança, dando a entender que o pai não sabe fazer as coisas direito. Os sintomas da DPP podem incluir cansaço, ansiedade, irritabilidade, falta de concentração e apetite, e preocupação excessiva com o futuro. Assim como as mulheres, os pais precisam de ajuda profissional.

17 semanas

171

18 semanas

MUDANÇAS SUTIS NA AUDIÇÃO DOS BEBÊS PERMITEM QUE AGORA DETECTEM MUDANÇAS NO TOM DE VOZ

O bebê agora vai mais longe quando quer pegar e analisar um objeto qualquer que chama a atenção de seus olhinhos curiosos. O sistema auditivo também tem trabalhado bastante: ele sabe de onde vêm certos sons e faz associações entre eles, como uma canção de ninar, e os movimentos que costumam ser feitos quando o som aparece.

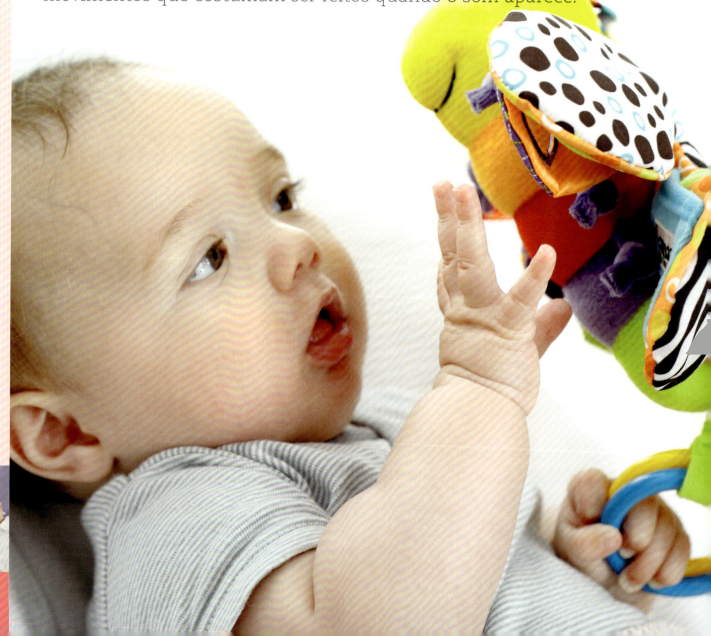

SEU BEBÊ TEM 18 SEMANAS
Mamãe narradora

Informe ao bebê o que está fazendo e o que se passa ao redor, para ajudá-lo a associar suas palavras com objetos e conceitos do mundo.

Enquanto sobe uma escada, conte os degraus. Na hora de colocar os brinquedos de volta no cesto, conte-os em voz alta. No banho, conte os dedos gordinhos do bebê. Apresente coisas novas a ele: o rabo de um gato, as folhas de uma planta. Aponte para a barriga dele e depois para a sua, para os olhos dele e depois para os seus. Nomeie as coisas ao redor. Tudo que você disser ao bebê agora será arquivado em seu cérebro e não vai demorar muito até que ele tenha a capacidade de acessar e usar esses arquivos.

A repetição é de longe a melhor maneira de consolidar a aprendizagem de seu filho. Se ele já ouviu você contar um milhão de vezes 1, 2, 3, 4 enquanto sobe as escadas, vai ter muito mais facilidade para aprender a contar quando for mais velho. Isso porque se lembrará dos conceitos, de que um número vem após o outro. Cada vez que você vestir o bebê, vá dizendo a ele o nome de cada parte do corpo. Uma hora ele vai começar a imitar os sons mais simples das palavras que você usa. Pode não entendê-las ainda, mas é um grande imitador e já começa a associar sons e objetos.

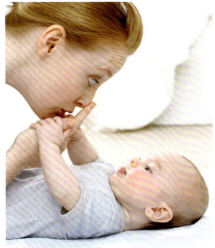
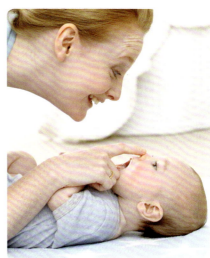

Aprendizado. Aponte para seu nariz, depois para o narizinho do bebê e diga "Nariz". Repita o movimento usando a mãozinha dele. Logo ele vai associar a palavra a essa parte do corpo.

Conversar com seu filho sobre suas tarefas ao longo do dia não apenas ajuda no desenvolvimento da linguagem como o faz entender a ordem dos eventos e a compreender, por exemplo, como funcionam atividades como cozinhar, limpar e fazer compras. Diga o que você está preparando para o jantar. Mostre os ingredientes, explique o que está fazendo. No banho, mostre como a torneira enche a banheira, como o interruptor acende a luz. Explique como as coisas funcionam, para que elas servem. Narre suas próprias ações enquanto arruma o quarto. Converse com seu bebê sobre a programação do dia, fale se vai chegar alguém em casa.

Descrevendo emoções. Ajude o bebê a desenvolver sua inteligência emocional fazendo caretas e expressões faciais e nomeando as emoções que correspondem a cada uma dessas caras. Experimente descrever as emoções que você acha que ele está sentindo. Se ele estiver chorando, diga "Triste"; caso esteja sorrindo, diga "Feliz". Os bebês sentem muitas emoções como sensações físicas em seu corpo. Dê-lhe um abraço e o acalme quando ele aparentar sentir emoções muito fortes. Isso vai ajudá-lo a entender que vocês podem lidar com esses sentimentos juntos.

TIRA-DÚVIDAS

Meu filho quer colo o tempo todo. Isso é normal? Seu filho está acostumado a ter muito contato físico e ser reconfortado no colo. Ele ainda precisa desse tipo de demonstração de afeto e segurança, mas você pode começar a ensiná-lo a lidar um pouco com as próprias emoções antes de ser levado ao colo. Com delicadeza, incentive-o a brincar com seus brinquedos. Sente no tapete de atividades junto com ele e brinque por algum tempo. Afaste-se um pouco, mas retorne caso ele queira. Acaricie as costas dele e, em seguida, afaste-se novamente. Vá se afastando aos poucos e continue conversando com ele para que sua voz o tranquilize. Ele logo vai perceber que, mesmo quando não pode ver, você está por ali e virá atendê-lo quando ele precisar. Se o bebê ficar angustiado e você não puder pegá-lo imediatamente, tranquilize-o com sua voz. Em um tom de voz suave, diga que você está ali; aos poucos ele vai conseguir ser menos dependente e precisar de menos colo.

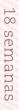
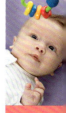

SEU BEBÊ TEM 18 SEMANAS E 1 DIA

A importância do leite

Se seu filho toma mamadeira e parece faminto o tempo todo, pense na possibilidade de usar uma fórmula específica, para reforçar a alimentação.

HORA DE PENSAR EM...

Vacinação contra a gripe

Deve-se vacinar contra a gripe crianças entre 6 meses e 2 anos, porque a probabilidade de desenvolverem complicações em decorrência dos vírus da influenza é maior. Para tomar a vacina no sistema público, durante o período estabelecido pelo governo, levar a carteirinha de vacinação e um documento de identidade original.

Se você está usando a mamadeira, e não o leite materno, seu bebê ainda deve estar na primeira fase da fórmula até agora – especialmente concebida para se assemelhar à composição do leite materno e ser fácil de digerir. No entanto, se você sente que o bebê não fica satisfeito depois da alimentação nem mesmo quando oferece um pouco mais de leite que o habitual, talvez seja bom pensar em usar uma fórmula específica para bebês comilões. Essa fórmula contém mais caseína que a normal; portanto, é menos fácil de digerir e tende a gerar uma sensação de saciedade por mais tempo, mesmo que o valor calórico seja o mesmo. Pergunte ao pediatra se ele aconselharia uma mudança de fórmula e use exatamente a que ele prescrever.

Se você for mesmo migrar para a fórmula mais "encorpada", siga cuidadosamente as instruções do fabricante e esteja ciente de que a transição pode causar prisão de ventre. Se o bebê ficar constipado, tente oferecer água fervida e resfriada, além da alimentação normal.

SEU BEBÊ TEM 18 SEMANAS E 2 DIAS

Música e ação

Brincadeiras com gestos e músicas são uma maneira de melhorar a coordenação, a memória, a linguagem e as habilidades sociais do bebê.

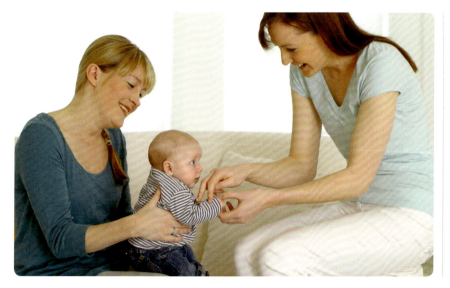

Cantar para o bebê pode ajudá-lo a identificar e a reagir a diferentes sons, timbres e padrões de linguagem. Além disso, é mais fácil envolvê-lo em uma música que em uma conversa. Musiquinhas curtas e com rimas são ideais para ensinar ao bebê e encorajá-lo a cantar junto e a fazer alguns gestos. Mostre a ele como mover as mãozinhas no ritmo da música e repita as rimas para ajudá-lo a memorizá-las.

Hora de cantar. Peça a um parente ou a alguma visita que cante uma canção que o bebê já conheça. Vai soar familiar, porque ele já conhece, mas ao mesmo tempo soará nova, pois outra pessoa estará cantando.

SEU BEBÊ TEM 18 SEMANAS E 3 DIAS

O sentido dos sons

Seu bebê agora é capaz de fazer conexões entre o que vê e o que ouve. Está reconhecendo mais sons a cada dia.

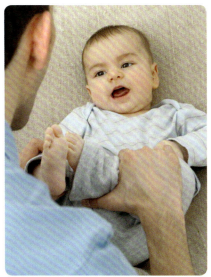

O vínculo entre sons e ações. Jogos com palavras e ações ajudam o bebê a aprender que trabalham juntas na construção do sentido.

Com 18 semanas, o bebê já produz e reconhece uma variedade maior de sons. Está acostumado com o barulho do chocalho, o som de sua voz e o ranger da porta abrindo e fechando. Também começa a associar objetos e sons, e a habilidade de antecipar ações está começando a emergir: talvez comece a dar gritinhos ao ouvir sua voz porque sabe que você vai chegar.

A audição do bebê já era boa desde o nascimento, mas essa é a hora do salto qualitativo, em que ele começa a processar melhor as informações obtidas pelo sistema auditivo, relacionando-as de uma forma mais complexa com o que sabe sobre o mundo. Ele pode, por exemplo, associar uma música a uma determinada atividade ou aos movimentos que a acompanham. Pode, ainda, ficar surpreso ao ver você fazer gestos diferentes dos que ele espera. Agora vai começar a observar atentamente seus lábios e sua língua enquanto você fala: começará a perceber que o som muda conforme você posiciona a boca de um jeito diferente. Deixar que ele veja seu rosto enquanto fala e cantar bastante para ele são atitudes que encorajam o desenvolvimento dessa habilidade.

Barulhos e ruídos altos ou súbitos podem angustiar o bebê, mas sons familiares terão efeito calmante. Quando estiverem em um lugar barulhento, experimente cantar uma musiquinha, assim ele poderá se concentrar no som de sua voz e abstrair do resto. É provável que o bebê associe sua canção de ninar favorita ao movimento de vaivém; então, quando quiser usar essa música para acalmá-lo, deverá também fazer esse movimento.

As recentes e sutis mudanças na audição do bebê implicam uma compreensão maior dos tons de voz. Quando você usar um tom alegre, ele talvez responda no mesmo tom. Se estiver estressada, poderá passar isso para ele. Usar uma linguagem corporal positiva – olhando nos olhos enquanto fala com ele – e uma expressão amorosa vai melhorar a comunicação entre vocês.

ATIVIDADE

Sons da natureza

Nada fascina tanto um bebê quanto sons estranhos, e ruídos de animais são ideais para estimulá-lo a aprender que bichos diferentes produzem sons diferentes. Mostre fotos dos animais e diga-lhe que a vaca faz "mu", a ovelha faz "bééé", a galinha faz "cocoricó", e assim por diante. Exagere um pouco na voz e deixe que ele veja os movimentos de sua boca na hora de formar os sons. Aponte para a imagem do bicho – ou mostre um bonequinho – para que ele associe o animal ao som específico. Embora não seja capaz de repetir os sons dos animais antes de completar o primeiro aninho, ele vai aprender e se divertir bastante nesses primeiros meses.

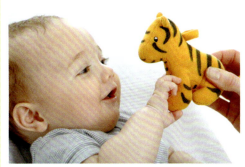
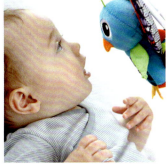

Ver e ouvir. Ao imitar o barulho de um animal, mostre ao bebê um brinquedo ou uma imagem para que ele possa associá-los.

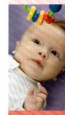

18 semanas

SEU BEBÊ TEM 18 SEMANAS E 4 DIAS
Máquina de dar risada

Primeiro a criança aprendeu a sorrir, agora o que ela quer mesmo é dar risada. As coisas mais simples podem fazê-la morrer de rir.

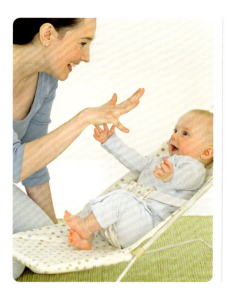

Brinquedos *pop-up*, caras engraçadas, cócegas suaves sob o queixo ou sob os bracinhos, ou mesmo tapar o rosto com as mãos e depois reaparecer com um "Bu!" podem desencadear um acesso de riso, e quanto mais você repetir a brincadeira mais animado o bebê vai ficar! Ele está começando a adquirir a capacidade cognitiva de antecipar ações, de prever o que acontece depois de determinado evento, podendo rir assim que você, por exemplo, coloca as mãos no rosto ou pega um brinquedo engraçado. Alguns bebês começam a rir entre a oitava e a décima semana, e a maioria dá pequenos risos por volta da décima segunda ou da décima quarta semana. Esse é um marco no desenvolvimento do bebê, prova de quanto ele está aprendendo. Primeiro aprendeu a se comunicar por meio do choro, do arrulho e dos grunhidos. Agora está aprendendo a interagir com o riso. Incentive essa descoberta. Às vezes, a melhor maneira de distraí-lo de um chorinho é vestir um chapéu daqueles bem chamativos ou fazer uma mágica, retirando de dentro do cobertor um brinquedo de que ele goste muito.

Em termos mais científicos, rir faz o cérebro produzir substâncias químicas que melhoram o humor e deixam o bebê mais feliz e seguro.

Diversão e risos. Incorpore momentos de diversão em sua rotina diária para que você e seu bebê tenham muita oportunidade de rir juntos.

SEU BEBÊ TEM 18 SEMANAS E 5 DIAS
Dormindo sozinho

Se o bebê está acostumado a ser embalado ou alimentado para dormir, é preciso ensiná-lo a pegar no sono por conta própria.

Muitos pais não conseguem estabelecer uma rotina de sono ideal quando os filhos ainda são pequenos e preferem embalá-los até que adormeçam. Esse método é bastante eficiente, mas faz que o bebê associe os pais ao sono e tenha dificuldades para dormir sozinho; quando acorda e percebe que não há ninguém por perto, volta a chamar os pais para conseguir adormecer novamente. Se você incentivá-lo a voltar a dormir sem sua ajuda, ele vai conseguir pegar no sono mais rapidamente a cada vez que acordar no meio da noite. O resultado é que tanto você quanto ele terão um sono muito melhor. Isso não significa que deva deixar seu bebê chorar, mas tente colocá-lo de volta no berço enquanto ainda está acordado, para que comece a associar a cama – e não você – ao ato de dormir.

Deite-o no berço logo depois do jantar ou de contar uma história e certifique-se de que ele está confortável. Reduza a iluminação e acaricie o bebê. Diga "Boa noite" ou "Durma bem" com um tom de voz calmo. Use sempre a mesma frase, para facilitar a associação entre a frase e o sono. Saia do quarto e veja como ele se comporta. Se demonstrar resistência, volte e faça mais carinho, falando com ele em uma voz tranquila para acalmá-lo com sua presença. Sempre vá até ele quando chamar, mas tente reconfortá-lo sem pegá-lo no colo e embalá-lo até ele cair de sono. Uma hora ele vai entender que dormir é seguro, certo de que você virá quando necessário. Se nada disso funcionar e ele continuar chorando, dê um abraço apertado e volte a colocá-lo no berço.

Se antes seu bebê conseguia dormir bem, mas passou a chorar à noite, ele pode estar com dor ou mal-estar. Nesse caso, converse com o pediatra.

SEU BEBÊ TEM 18 SEMANAS E 6 DIAS

Vazamentos na fralda

Um vazamento ou outro é inevitável, mas se isso acontece regularmente você precisa escolher uma fralda diferente.

Incidentes com fraldas fazem parte da vida com um bebê (todos os pais sabem o que é uma fralda estourada!). No entanto, se os vazamentos acontecem o tempo todo, você precisa conferir se é preciso trocar o tamanho, a marca ou o tipo de fralda que está usando.

Para começar, verifique se o bebê está usando o tamanho certo. A fralda deve se encaixar perfeitamente ao redor das perninhas do bebê, sem apertar as gordurinhas. Também precisa estar ajustada na cintura, sem espaços sobrando. Se o que anda vazando é urina, talvez você esteja usando uma fralda grande demais. Se o problema é o vazamento de fezes, tente um tamanho maior.

Em segundo lugar, verifique se está trocando a fralda com a frequência correta. O bebê provavelmente precisará de uma troca a cada duas horas e meia durante o dia nessa fase – um pouco menos que um recém-nascido. No entanto, se ele parece desconfortável ou se a fralda parece cheia, reduza esse intervalo. Uma fralda com fezes precisa ser trocada o mais rápido possível, para que o ácido nelas presente não prejudique a pele delicada do bebê.

O período da noite representa um desafio maior para as fraldas. A bexiga do bebê cresceu, ele consegue reter uma grande quantidade de urina e, consequentemente, faz xixi a noite toda. Se ele tem acordado encharcado, com o pijama e o lençol molhados, experimente usar fraldas ultra-absorventes, especiais para o período da noite. Se você usa fraldas descartáveis, uma boa opção é tentar outra marca.

TIRA-DÚVIDAS

Meu bebê tem diarreia. Como posso ajudá-lo? A diarreia em bebês tem várias causas. Uma das mais frequentes é a gastroenterite. Alguns bebês apresentam ainda o problema por intolerância ao leite. Logo depois de uma rodada de antibióticos, também pode ocorrer diarreia infantil, que pode ser perigosa por induzir rapidamente à desidratação. Consulte seu pediatra se notar fezes moles mais de uma vez no dia, sobretudo se o bebê vomitou, teve febre, está molinho e sonolento ou se recusou a comer naquele mesmo dia. Fezes com sangue são outro alerta de que o bebê precisa ser levado ao médico,. Enquanto não vai ao pediatra, amamente sempre que ele pedir e ofereça água fervida e resfriada na mamadeira: é importante que ele beba a maior quantidade possível de líquidos.

Meu bebê tosse muito durante a noite. O que devo fazer? Resfriados são a causa mais comum para a tosse. Secreções da boca escorrem para a parte posterior da garganta, provocando irritação e consequentemente tosse. Deixar a cabecinha do bebê um pouco mais erguida no colchão pode trazer algum alívio. Outra causa para tosses recorrentes que pioraram à noite é o estreitamento das vias aéreas causado por infecção como a bronquiolite. Alguns bebês precisam de uma curta estadia no hospital para melhorar a respiração. Consulte seu médico se seu filho se esforça para respirar, está com dificuldade para comer, tem febre, sonolência excessiva, indisposição ou tosse persistente por mais de uma semana. Siga seus instintos: se estiver preocupada, vá a um posto de saúde.

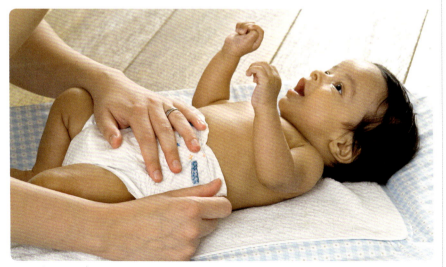

Tamanho certo. À medida que o bebê cresce e precisa de fraldas cada vez maiores, você tem de ficar atenta para escolher modelos confortáveis, sem apertá-lo, mas sem ficarem folgados demais.

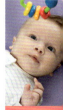

18 semanas

177

19 semanas

BEBÊS GOSTAM DE IMITAR EXPRESSÕES FACIAIS – ISSO OS AJUDA A APRENDER COMO EXPRESSAR EMOÇÕES

Seu bebê agora tem a energia de um foguete e ama todo tipo de brincadeira física, mas ele também vai gostar de brincar sozinho no berço ou no tapete de atividades. Conhecer a linguagem corporal dele vai ajudá-la a entender o que ele está com vontade de fazer.

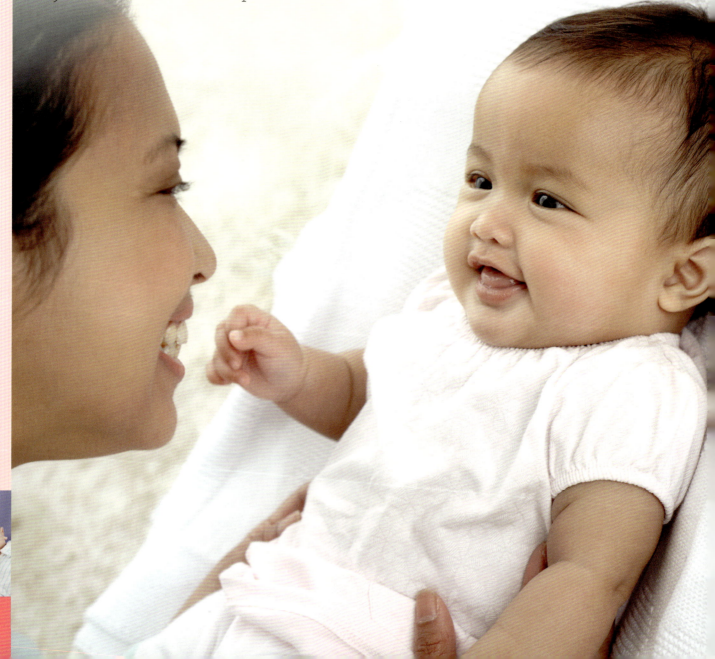

SEU BEBÊ TEM 19 SEMANAS
Vida profissional e aleitamento

Estar trabalhando não significa o fim do suprimento do leite materno. Com organização, é possível continuar fornecendo esse alimento ao bebê.

Se você deseja coletar seu leite para alimentar o bebê enquanto trabalha, procure conversar com o Departamento de Recursos Humanos da empresa, para se informar a respeito. Você precisa saber, por exemplo, sobre o local da retirada do leite (o banheiro não é adequado). Pense também na organização das tarefas, para que o período em que tira o leite não se torne um problema. A quantidade de vezes que você vai precisar fazer isso depende da idade do bebê e da frequência com que ele se alimenta. Discuta o assunto com seu superior, para planejar o trabalho. Também verifique o local de armazenamento do leite.

Se o plano é amamentar parcialmente e deixar que o bebê seja alimentado com fórmula durante o dia, você deve ter reduzido a frequência de amamentações progressivamente, para evitar o ingurgitamento (empedramento) do leite. O ideal é reduzir uma amamentação a cada cinco dias até que a quantidade do dia corresponda ao período em que você estará em casa. Essa rotina deve ser mantida mesmo durante fins de semana e feriados, para garantir que a produção de leite se ajuste às suas necessidades.

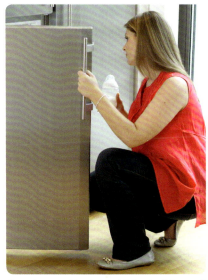

Organize-se. Além da bombinha tira-leite, você precisa de garrafas ou sacos esterilizados para armazenar o leite e de gelo para transportá-lo.

HORA DE PENSAR EM...
Criar uma caixinha de lembranças

A pulseirinha que o bebê usou no hospital, uma mechinha de cabelo, fotos do ultrassom, uma gravação com risadas e balbucios, um livro para anotar as "primeiras vezes" ou até mesmo a impressão de mãos e pés: muitos itens podem compor a caixa de lembranças de seu bebê. Ao longo dos anos, você pode colecionar pequenas coisas para criar um registro perfeito desses momentos tão memoráveis. Selecione objetos que evocam memórias, como a primeira roupinha, o primeiro chocalho, o boneco favorito. Tudo isso vai ajudar a recordar momentos especiais daqui a muitos anos.

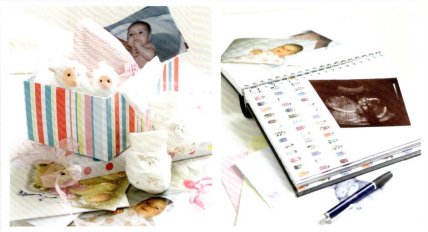

Caixinha de recordações. Comece a colecionar itens que vão ajudar a lembrar a infância de seu filho. Inclua um álbum com fotos e anotações de momentos especiais.

SEU BEBÊ TEM 19 SEMANAS E 1 DIA
O bebê e as infecções

É inevitável: bebês ficam doentes de vez em quando, um sinal de que o sistema imunológico está funcionando, e ele fica mais forte.

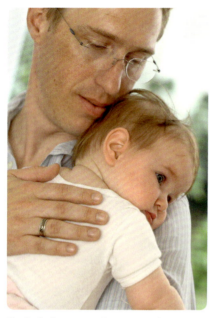

Sinais de doença. Mudanças na rotina alimentar, no sono e na resposta aos estímulos são um alerta de alterações na saúde do bebê.

Cada vez que o bebê contrai um vírus (o da gripe, por exemplo), seu sistema imunitário é estimulado a combatê-lo produzindo efeitos colaterais, como tosse, coriza ou febre, e conhecidos como sintomas. O corpo do bebê trabalha a todo vapor para se livrar da infecção. Mesmo assim, cabe aos pais redobrar a atenção enquanto o filho se recupera. A cada infecção, o sistema imunológico se torna mais maduro e eficiente, de modo que no futuro diminui bastante a frequência de doenças.

É normal que bebês sejam mais propensos a infecções durante o primeiro ano, já que a imunidade que recebiam no ventre vai embora após os primeiros meses. Bebês que mamam no peito têm imunidade por mais tempo, por conta dos anticorpos presentes no leite materno.

O sistema imunológico da criança nasce bastante imaturo e vai se desenvolvendo ao longo do primeiro ano de vida. Tente não se preocupar se seu filho parece pegar uma infecção atrás da outra. Desde que ele continue alegre, contente, ganhando peso, se desenvolvendo conforme o esperado e fique bem entre uma pequena doença e outra, está tudo bem. Mas, se a preocupação continuar, converse com o pediatra.

A melhor maneira de prevenir doenças é evitar multidões, onde é provável que o bebê pegue uma infecção atrás da outra, e pedir a amigos e membros da família que lavem as mãos antes de ter contato com a criança. Além disso, não permita que ninguém fume perto de seu filho.

Se estiver amamentando, melhor ainda: o leite materno aumenta a imunidade do bebê, pois o abastece de anticorpos.

Um sono reparador também é importante para um sistema imunitário forte; tente não pular os cochilos ou mantê-lo acordado até tarde. Nessa fase, o bebê precisa de pelo menos quinze horas de sono por dia.

Por fim, quando seu filho começar com os alimentos sólidos, certifique-se de que tudo que coma seja fresco, saudável e nutritivo. Ele ainda não é muito bom para sentir gostos, mas todas as vitaminas e minerais que recebe pela alimentação são importantes à saúde e ao bem-estar dele.

Sinais de que algo não vai bem. Se você acha que o bebê está doente ou tem dúvidas sobre como cuidar dele, consulte o pediatra, que pode orientar sobre uma ampla variedade de sintomas comuns. Se seu filho parar de comer, tiver erupção cutânea ou febre, não hesite em procurar ajuda, pois bebês podem piorar muito rápido.

CHECK-LIST
Meu bebê está doente?

Muitos pais sabem instintivamente quando seus bebês estão doentes. Bebês que choram sem motivo, que estão mais cansados e pegajosos que o habitual, que parecem chateados, não querem dar risada nem brincar, que alteram seus hábitos alimentares (parecem, por exemplo, não estar com vontade de mamar ou comem muito pouco) podem estar doentes. Conheça os sinais da doença, para tomar uma atitude assim que necessário.

Sinais óbvios:
- Febre (mais de 39 °C).
- Diarreia ou vômitos.
- Erupções cutâneas, manchas ou machucados.
- Pele úmida, pálida ou manchada.
- Um choro fraco ou de alta-frequência.
- Ficar estranhamente quieto.
- Sangue nas fezes.

Sinais menos óbvios:
- Dormir mais que o normal.
- Não dormir.
- Parar de sorrir como de hábito.
- Irritabilidade.
- Salivação excessiva.

Procure ajuda médica imediatamente caso o bebê:
- Apresente problemas respiratórios.
- Tenha uma convulsão.
- Fique com o redor da boca azulado.
- Esteja mole ou fraco.
- Esteja com alterações na moleira.

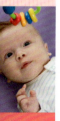

SEU BEBÊ TEM 19 SEMANAS E 2 DIAS

Firme nos exercícios

Largar os exercícios que fortalecem os músculos do assoalho pélvico pode ser tentador, mas são importantes para mantê-la saudável e em forma.

Se você pratica regularmente os exercícios para fortalecer os músculos do assoalho pélvico (exercícios de Kegel) e os exercícios de inclinação pélvica (ver p. 65), parabéns! Fortalecer seu assoalho pélvico e aumentar as doses de exercícios abdominais é a chave para deixá-la em forma e com tudo no lugar nesse momento. Carregar um bebê por longos períodos força a coluna, causando desconforto mesmo com o mais leve dos bebês. Quem tem um abdome mais forte vai certamente sentir menos dores e ter menos problemas.

Se você ainda não começou com os exercícios, não pense que é tarde. Comece hoje mesmo. Essas atividades vão ajudá-la a melhorar a postura, reduzir as dores nas costas, a melhorar sua circulação e a trazer a pélvis de volta a seu lugar de origem. Seus ligamentos, incluindo os da pélvis, tornaram-se mais elásticos durante a gravidez para permitir o nascimento do bebê. Para que os músculos do núcleo voltem a seus lugares, é preciso fazer exercício físico regular.

Os exercícios do assoalho pélvico devem ser praticados todos os dias para fortalecer os músculos que suportam o útero e a bexiga, deixando você em forma e pronta para outra gravidez, se for sua vontade. Também previnem vazamentos de urina quando você der risada ou tossir. Não existe um prazo para continuar praticando esses exercícios. Na verdade, se você os transformar em um hábito, vale a pena continuar por tempo indeterminado.

Continuar praticando seus exercícios de inclinação pélvica ajuda ainda a deixar os músculos da barriga em forma. Experimente, ainda, prender a barriga por alguns segundos como se tentasse colá-la nas costas e depois solte; é também um bom exercício para achatar a barriga e melhorar a postura, aliviando as dores nas costas. Use os horários de brincadeira do bebê para se exercitar. Coloque-o no tapete de atividades e aproveite para executar o exercício de oito a dez vezes uma vez por dia.

SEU BEBÊ TEM 19 SEMANAS E 3 DIAS

Tocar e sentir

Os sentidos do bebê continuam a se desenvolver, e o tato, em especial, vai ensinar a ele muita coisa sobre o ambiente ao redor.

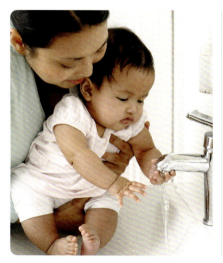

Mostre a seu filho como afagar suas pelúcias, como sentir o crepitar de um papel amassado, como deixar a água morna cair em seus dedos e experimentar as sensações que tudo isso evoca. Livros, jogos e brinquedos com diferentes texturas são bastante apropriados para essa idade. Ele vai gostar de sentir a textura de um patinho de borracha, as penas macias de uma galinha ou a pele lisa da serpente que aparece no livro dele. Deixe, ainda, que ele role na grama e sinta a textura de um tapete ou do cobertor macio. Use palavras para descrever o que ele está sentindo: macio, áspero, duro, liso, e assim por diante. Isso o ajuda a saber mais sobre o mundo dele.

Estimular a sensação de toque de seu bebê pode atiçar a curiosidade dele, a memória, o desenvolvimento do sistema nervoso e a atenção. Ele também vai ganhar confiança diante de situações desconhecidas, já que passará a ser guiado pela curiosidade, e não pelo medo do mundo ao redor. Em breve, será apresentado aos alimentos sólidos – toda uma nova gama de texturas. Experimentar a textura dos objetos agora faz que ele se sinta menos intimidado, depois, por um abacate molinho ou por um biscoito seco.

Brincadeiras com água. Lave as mãozinhas do bebê na torneira e deixe que desfrute da sensação de a água fluir por entre os dedos.

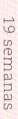
19 semanas

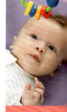

SEU BEBÊ TEM 19 SEMANAS E 4 DIAS

Tomando um tombo

Não importa quão cuidadosa você seja, acidentes acontecem. Se for uma queda menor, não se preocupe: os bebês são notavelmente resistentes.

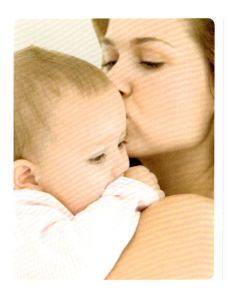

Há horas em que sua atenção está em outro lugar por alguns instantes, ou momentos em que você está segurando seu bebê quando de repente tropeça e cai. Não importa quão sem importância tenha sido o episódio: quando o bebê leva um tombo, a maioria dos pais se sente envergonhada, culpada pelos danos que podem ter causado àquela pessoinha que tanto amam.

No entanto, felizmente, a maioria dos bebês sai de tais incidentes quase totalmente ilesa. Sem querer menosprezar a importância de manter o bebê seguro em

Beijinho para sarar. Um abraço reconfortante e muitos beijos são o melhor remédio para que o bebê supere um pequeno acidente.

todos os momentos e estar sempre atento ao carregá-lo no colo, tente não se sentir tão mal por causa de uma queda. Se ele chorar imediatamente, é provável que esteja tudo bem, ainda mais se logo voltar a sorrir como de costume.

Ocasionalmente, as lesões podem ser mais graves e talvez exijam acompanhamento médico. Procure um hospital caso o bebê apresente um inchaço considerável, sobretudo na cabeça, ou tenha dificuldade para movimentar algum dos membros.

Se ele vomitar, ficar muito sonolento ou se você tiver quaisquer outras preocupações com a gravidade da queda, procure o hospital com urgência.

SEU BEBÊ TEM 19 SEMANAS E 5 DIAS

Trabalho em equipe

Adote um espírito de equipe na hora de enfrentar a pia cheia de louça suja, a enorme pilha de roupa para lavar e todos os cuidados com o bebê.

Você e seu companheiro nunca estarão empatados em cada aspecto da maternidade: um dos dois sempre vai fazer mais e melhor alguma tarefa. O objetivo, portanto, deve ser atingir um arranjo perfeito na divisão dos trabalhos domésticos. Uma boa estratégia é dividir as tarefas de forma que ambos façam o que gostam e fazem bem, e também tenham tempo para descansar e relaxar.

Estilos diferentes para cuidar do bebê não devem ser motivo de briga. Não seja crítico só porque seu companheiro faz as coisas de outro modo. Você vai acabar descobrindo que não existe uma única maneira "certa" de cuidar de uma criança. Respeito, carinho e celebração das diferenças: esse é o caminho. E esteja preparada para fazer pactos e assumir compromissos de vez em quando. O fruto disso será uma relação mais positiva.

Enfrentem juntos a lista de afazeres. Elaborem uma lista de tudo o que precisa ser feito na casa ou em relação ao bebê. O que você prefere fazer? Gosta de acordar bem cedo e acha natural brincar com o bebê nesse horário? Detesta lavar a louça ou aspirar a casa? Vocês podem se revezar na cozinha na maior parte da semana e pedir um *delivery* um dia ou outro, ou dar um para o outro dias de "férias do bebê" de vez em quando. Existem soluções para problemas comuns que os pais enfrentam, desde que os dois estejam dispostos a se planejar e a estabelecer uma boa comunicação. Resolver esses problemas agora evita um acúmulo de frustrações que podem afetar o relacionamento. Trabalhando em equipe, vocês podem oferecer ao bebê a melhor vida doméstica possível.

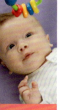

SEU BEBÊ TEM 19 SEMANAS E 6 DIAS

Linguagem corporal

Até o bebê ser capaz de se comunicar verbalmente, você contará com os gestos e linguagem corporal dele para descobrir o que quer dizer.

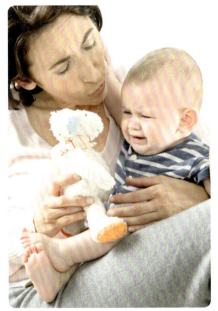

O corpo fala. A linguagem corporal do bebê ajuda a saber o que está errado com ele e qual é a melhor forma de auxiliá-lo.

A cada dia que passa, você e seu bebê se conhecem um pouco melhor. Não apenas a linguagem corporal dele vai ficando mais clara, como sua capacidade de interpretar os sinais vai melhorando. Aprender a ler os sinais do bebê (ver p. 124) pode ser um método valioso para antecipar as mudanças de humor, desviando a atenção dele antes que a crise se instaure.

Sim, eu estou aborrecido. Bebês podem ficar incomodados, irritados ou frustrados tanto quanto um adulto. Nessas ocasiões, costumam semicerrar os olhos, franzir as sobrancelhas e fazer caretas, formando um quadrado com os lábios. Se seu bebê fechar a carinha, pense no que pode estar causando incômodo. Talvez ele queira outro brinquedo, não o que você está oferecendo, ou pode estar querendo brincar de outra coisa. Talvez não esteja com vontade de trocar de fralda agora, ou de tomar banho. Distraí-lo ou fazer os truques de sempre para provocar risada deve ser o suficiente para ele ficar melhor.

Por vezes, bebês também torcem o nariz em sinal de desaprovação. O bebê pode não querer fazer aquele jogo bobo com o chocalho de novo, ou não querer ser carregado por alguém que ele não conhece. Talvez não tenha gostado de como estava o leite – o gosto muda conforme o que a mãe comeu. Observe o nariz dele!

Se ele arqueia as costas e flexiona os dedos das mãos e dos pés com os olhos bem abertos, isso pode ser sinal de dor. Verifique se ele não está precisando arrotar. Se ele se alimenta de fórmula, lembre-se da última vez que ele fez cocô: talvez esteja constipado (ver p. 177).

Chega de brincadeira? Se o bebê está evitando olhar nos seus olhos, inquieto e virando a cabeça para longe de você durante uma brincadeira, é porque pode estar precisando de um descanso longe de tantos estímulos e interação. Esse é um bom momento para tentar uma atividade mais quieta, que o ajude a relaxar. Colocá-lo em seu cercadinho pode ser uma boa opção, ou quem sabe deixá-lo um pouco a sós no tapete de atividades. Cobrir os olhinhos com as mãos também é uma forma de evitar o excesso de barulhos e estímulos – ele ainda não descobriu que pôr as mãos sobre as orelhas pode abafar os sons!

Se ele está se agitando de uma forma feliz e respirando rapidamente, no entanto, é porque deve estar bastante animado com a brincadeira e um ataque de cócegas será mais que apreciado. Da mesma forma, mãozinhas unidas na frente do peito significam que essa pessoinha está pronta para brincar.

ATIVIDADE

Faça o que eu faço

O bebê é um mímico nato. Imitando as caras que você faz, ele vai aprender a fazer expressões faciais que traduzem seu estado de espírito, a controlar os músculos do rosto, da boca e da língua. Coloque a língua para fora na frente dele. Em seguida, devolva-a para a boca lentamente. Repita várias vezes e veja como ele tenta copiar. Comemore seus esforços; às vezes ele nem se dá conta de que conseguiu fazer o que queria. Arregale os olhos e faça uma cara engraçada. Repita até ele começar a imitar. Em breve ele vai brincar de fazer caretas sozinho e até chamar você para participar.

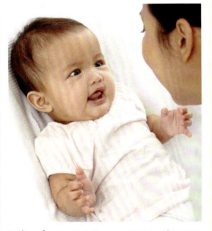

Imitando caretas. Faça caretas e veja como o bebê tenta copiar seus gestos.

19 semanas

20 semanas

O BEBÊ PODE ESTAR PRONTO PARA O DESMAME AGORA, CASO O LEITE OU A FÓRMULA NÃO ESTEJAM MAIS SACIANDO SUA FOME

Se seu bebê demonstra claramente preferir você a outros membros da família, não se preocupe. É um sinal de que os vínculos entre vocês são fortes e de que ele se sente seguro sob sua proteção. Alguns bebês ficam muito satisfeitos ao serem carregados por qualquer pessoa e ao conversarem com todo mundo; outros são mais reticentes. Deixe que o bebê expresse sua própria personalidade e individualidade.

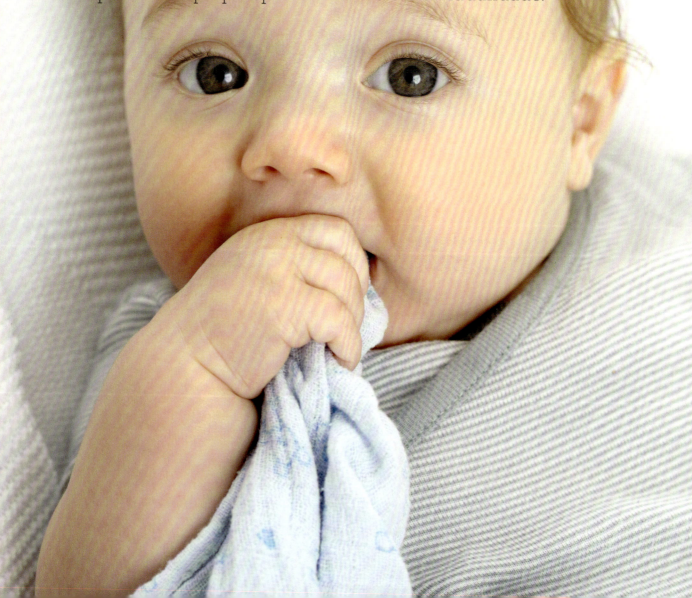

SEU BEBÊ TEM 20 SEMANAS
Pais competitivos

Criar os filhos não é um torneio, embora alguns pais ajam como se fosse. Cada bebê vai crescer e avançar em seu próprio ritmo.

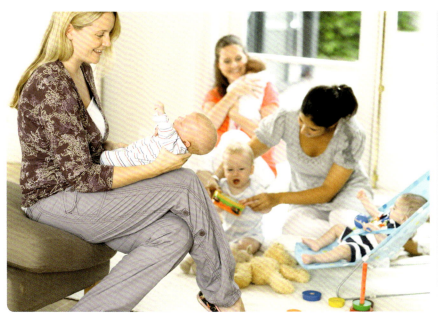

Aproveitando a vida em grupo. Conviver com outros pais e filhos pode ser uma experiência valiosa para você e para o bebê, desde que você não encare como uma derrota pessoal cada vez que vir um bebê dormir por mais tempo que o seu ou atingir determinada etapa de desenvolvimento antes.

BEBÊS PREMATUROS E GÊMEOS

Na hora de verificar se seu filho prematuro está cumprindo as metas nos momentos apropriados, considere sua idade corrigida. Os pequenos que tiveram um início de vida precoce podem levar um tempo para alcançar os demais, mas apenas isso. Na grande maioria dos casos, crianças prematuras chegam à idade escolar no mesmo passo que as demais, e a partir daí se equiparam.

Do mesmo modo, tente não fazer comparações entre um gêmeo e o outro. É comum que um deles se desenvolva um pouco antes do outro. Isso é fruto da partilha de recursos e espaços dentro do útero. Mais uma vez, celebre suas características singulares, a personalidade e os sucessos de cada um, e dê a eles o apoio necessário para que consigam fazer o melhor que puderem a seu tempo.

Desfrutar a companhia de pais com filhos em idade similar à do seu dá acesso a uma rede de suporte e é uma oportunidade para socializar e mudar de ares. Tudo isso é muito interessante, mas vez ou outra surge uma pitada de competição. É natural falar dos sucessos de cada bebê. Também não há nada de errado em ter orgulho do próprio filho. No entanto, não é adequado pais agirem como se o bebê fosse melhor que os outros por estar um pouco mais avançado.

Seu bebê vai se desenvolver no próprio tempo. Evite o contato com pessoas que minam sua confiança ou lhe dão a impressão de que seu filho não é tão bom quanto o deles. Ver e ouvir sobre o desenvolvimento de outros bebês pode ser um aprendizado e tanto, mas só se você focar no desenvolvimento do seu próprio filho, sem medi-lo pelos demais. Se notar uma diferença clara e consistente entre seu bebê e outros da mesma idade, procure aconselhamento de um profissional de saúde. Provavelmente, o diagnóstico será de que está tudo bem com seu filho, já que o número de bebês com desenvolvimento retardado é baixo. De qualquer forma, se for o caso de seu filho, não se preocupe: um diagnóstico precoce é sempre mais eficaz.

Seu filho é único: vai crescer, aprender e se desenvolver no ritmo certo para ele em algumas áreas vai brilhar mais que outros. Além disso, aprender a falar ou a engatinhar primeiro não significa que o bebê vai ser uma pessoa mais feliz ou mais competente. Celebrar a individualidade da criança é o melhor que os pais podem fazer para que ela cresça feliz, bem ajustada e com confiança.

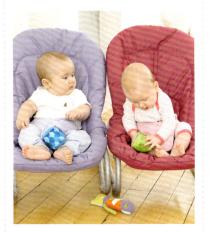

Indivíduos. Os gêmeos dominam habilidades em tempos diferentes. Desfrute as conquistas individuais.

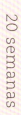

185

SEU BEBÊ TEM 20 SEMANAS E 1 DIA

Você está prestando atenção?

Por volta de 20 semanas, o bebê já pode estar usando sons para tentar dizer alguma coisa. Você só precisa descobrir o que é.

É comum que os bebês criem seu próprio vocabulário sonoro antes de começarem a usar as palavras de forma mais adequada. Descobrir o que esses barulhos significam é um desafio e tanto. Às vezes, o bebê pode fazer experiências sonoras tentando copiar sílabas que ouve. Por exemplo, se você sempre diz "Bom menino" ou "Boa menina" quando está trocando a fralda, o bebê pode começar a fazer um "ooo" no momento da troca. Em outros momentos, pode usar um som para avisar que está cansado – é comum emitir um grunhido ou um som meio choroso. Pode ainda tentar dizer que está com fome, ao fazer movimentos de balbucio com a boca e ajeitar o corpinho na posição em que costuma ficar para comer. Se está com vontade de brincar, pode fazer um gorgolejo ou um guincho para chamar a atenção.

Seu filho está usando a voz e a capacidade de criar diferentes sons para você saber do que ele precisa. É importante responder, ouvindo-o com atenção e procurando saber quais são as necessidades dele.

Entendendo a mensagem. Assim como os diferentes sons produzidos pelo bebê, o tom de voz e a linguagem corporal também lhe indicam se ele quer continuar brincando, se está ficando cansado ou com fome. Quando você responder de maneira rápida e conseguir decifrar seus sons, expressões e movimentos, ele terá certeza de que a comunicação entre vocês está funcionando. Responda com suas palavras e espere que ele fale novamente: ele está aprendendo a ouvir o que o outro fala e depois responder, uma habilidade essencial para a conversação. Ouça atentamente seus balbucios, e você vai perceber que há um padrão de repetições. Responda sempre; é um incentivo para ele se comunicar cada vez mais.

Nem sempre é fácil entender o que o bebê está querendo dizer. Preste atenção à linguagem corporal, siga o olhar, aponte para objetos que ele possa estar pedindo e veja se a expressão facial muda, se ele parece confirmar suas tentativas. Se, por exemplo, ele olha fixamente para um brinquedo específico e repete sempre o mesmo som, repita também esse som e dê o brinquedo a ele. Se você tiver mesmo adivinhado o que ele queria, provavelmente vai receber um sorriso de agradecimento. Nomeie objetos, atividades e até mesmo sentimentos. Você está abastecendo a memória do bebê com palavras que ele vai recuperar quando desenvolver as habilidades verbais. Agora mesmo ele já tenta fornecer interpretações acerca do sentido dessas palavras. As primeiras conversas são um passo importante para o desenvolvimento verbal e cognitivo dele, e quando ele completar o primeiro aninho você será recompensada por esses esforços ao vê-lo dizer as primeiras palavras.

10 VANTAGENS DE SER PAI OU MÃE

Quando estiver exausto, lembre-se de alguns dos motivos pelos quais ser mãe ou pai é tão maravilhoso!
- O orgulho de ter gerado uma vida.
- O êxtase que você sentiu a primeira vez que seu filho retribuiu seus sorrisos.
- A oportunidade de reviver sua infância. Ele ainda é tão pequeno, mas já é emocionante pensar em todas as coisas que vocês vão viver juntos.
- A certeza de que isso é para sempre – o que é assustador, mas também incrível!
- Colocar as necessidades de outra pessoa em primeiro lugar é libertador.
- Sentir aquele cheiro inebriante de bebê e os abraços mais deliciosos!
- Olhar para as coisas como se fosse a primeira vez, pelos olhos de seu filho.
- Redescobrir a arte da risada: como podem ser contagiantes os risinhos do bebê!
- Experimentar a sensação de estar próximo de seu companheiro de um jeito completamente novo.
- Ver seus pais se apaixonarem por seu filho.
- A primeira vez que o bebê diz "Mamãe" ou "Papai" e está se referindo a você!

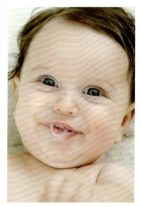 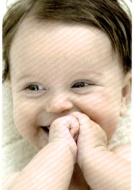 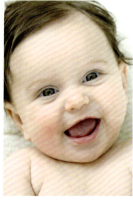

Derretendo o coração. Risinhos e barulhos engraçados: as tentativas cativantes de comunicação de uma pessoinha tão pequena derretem o coração de qualquer um.

SEU BEBÊ TEM 20 SEMANAS E 2 DIAS

Brincadeiras diurnas

Quanto mais o bebê aproveitar as brincadeiras que vocês fazem durante o dia, maior será o aprendizado e mais forte será o vínculo entre vocês.

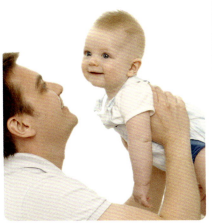

Programação para o divertimento. Toda boa rotina prevê um tempo para a diversão em família.

Quanto mais o bebê cresce, mais importantes são as sessões de jogos e brincadeiras durante o dia. É assim que ele gasta um pouco de energia, que usa os músculos, prática a coordenação e aumenta a consciência sobre os próprios membros e como eles se movimentam. Esses momentos também oferecem uma oportunidade única de aprendizagem e desenvolvimento descontraído e divertido. São ainda uma ótima maneira de reforçar os vínculos familiares.

Seu bebê vai aguardar ansiosamente a hora da brincadeira. Pense em diferentes maneiras de mantê-lo entretido, de estimulá-lo e de apresentar pequenos desafios. Você pode dançar e balançar o corpo com ele nos braços, segurar brinquedos um pouco além de seu alcance e desafiá-lo a chutá-los ou a bater neles (certifique-se de que o brinquedo não volte e bata no rosto dele). Ofereça diferentes aromas para ele cheirar, como um pouco de canela ou de lavanda em suas mãozinhas.

Manter esse momento de brincadeiras é importante, pois em um ambiente calmo e feliz o bebê aprende mais. Alguns pais temem que seus filhos não estejam atingindo as etapas de desenvolvimento na mesma velocidade das outras crianças e usam as brincadeiras para forçá-los a atingir habilidades para as quais ainda não estão prontos. Evite cair nessa armadilha. Brincar é estimular e se divertir, sem cobranças.

SEU BEBÊ TEM 20 SEMANAS E 3 DIAS

Modelos de comportamento

Os adultos não são apenas os primeiros professores de seu bebê; eles também fornecem os exemplos que vão pautar a vida da criança.

Você está sensível às necessidades de seu bebê e em sintonia para saber quando ele precisa de um afago, de um pouco de diversão, de comida ou de uma troca de fraldas. Você fornece ao mesmo tempo os cuidados do dia a dia e o amor incondicional para o desenvolvimento emocional saudável de qualquer pessoa. Além disso, outros adultos que participam da vida do bebê – avós, tios, padrinhos, amigos da família – fornecem modelos positivos extras. Ao longo do tempo, a criança vai aprender a espelhar seus hábitos, visões de mundo e atitudes. Embora possa parecer cedo demais para pensar que você é um exemplo de vida para seu filho e os resultados não apareçam agora, ele está aprendendo o tempo todo; por isso é importante começar a demonstrar agora todas as qualidades que você deseja ver nele depois. Ao se colocarem como bons exemplos para o bebê, todos os adultos que participam da vida dele podem ensinar-lhe qualidades fundamentais, como empatia e bons hábitos, fazendo que o bebê adote posteriormente uma perspectiva positiva e responsável, com interações sociais benéficas para todos. Seu bebê vai observar as características apresentadas pelos familiares e poderá copiá-las em sua própria vida. Se você é mãe solteira, recorra a um membro próximo da família ou a um amigo para que também desempenhem um papel relevante na vida de seu filho. É muito bom saber que existe alguém que se importa com ele, alguém com que você possa compartilhar suas preocupações e as realizações da criança.

Seu bebê aprende o tempo todo e absorve o máximo que pode sobre o mundo ao redor e como interagir com ele. Essas lições são aprendidas com as pessoas que o circundam. Fornecer-lhe um ambiente social coeso, responsável e amoroso vai lhe dar uma rede social de apoio e influências que vão guiá-lo durante toda a infância e na idade adulta.

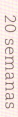

SEU BEBÊ TEM 20 SEMANAS E 4 DIAS

Cochilos do dia

Alguns bebês podem estar prontos para pular um cochilo agora enquanto outros continuam apegados às suas três sonecas por dia.

Você deve ter notado que seu filho já não cai no sono tão fácil na hora do cochilo do fim de tarde. Talvez ele venha usando o tempo do cochilo para brincar no berço em vez de cochilar. Mesmo quando ele adormece, você pode reparar que à noite ele não parece ter sono ou que não dorme tão profundo e demora mais para relaxar.

O bebê continua precisando de cerca de 15 horas de sono a cada período de 24 horas. Essa carga horária é dividida entre cochilos ao longo do dia e o sono noturno propriamente dito. Nessa fase ele pode estar pronto para fazer dois cochilos mais longos durante o dia em vez de três ou quatro sonecas mais curtas. As amamentações também devem estar mais espaçadas agora, o que significa que dá para deixá-lo cochilar um pouco mais. Em geral, o cochilo da tardinha é o primeiro a ficar para trás, e bebês dessa idade costumam trabalhar bem com um cochilo no meio da manhã e outro depois do almoço. Mas não se engane: embora sejam brincalhões nessa fase, eles não estão prontos para abrir mão da soneca. Talvez só precisem de uma boa rotina pré-soneca que os encoraje a dormir. Se seu filho não está dormindo, e sim brincando, é porque não precisa daquela soneca. Não há problema algum em passar um tempo acordado no berço. Na verdade, é uma boa oportunidade para ele se distrair sozinho e para vocês dois relaxarem.

Logo que ele começar a pular a soneca, sentirá que ele luta muito para ficar acordado até a hora de dormir ou que fica irritadiço. Nesse caso, vale a pena adiantar a hora de ir para cama em cerca de meia hora até que ele consiga ajustar seus horários.

SEU BEBÊ TEM 20 SEMANAS E 5 DIAS

Dar e receber carinho

Nessa idade, o bebê adora a atenção de vocês, mas também está aprendendo a retribuir seu amor e carinho. Aproveite!

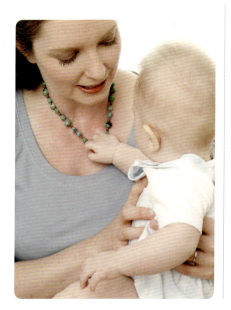

A simples troca de afeto entre pais e filhos é uma forma poderosa de demonstrar como esse relacionamento tem se fortalecido. No começo, as demonstrações de afeto vinham apenas de um lado, já que só você sabia como oferecer abraços, massagens e carícias. Agora o bebê aprende a ter controle do próprio corpo e passa a responder a toda essa atenção. Dar e receber carinho começa quando ele passa a colocar os bracinhos em volta de seu pescoço no meio do abraço, ou quando dá gritos de alegria quando você faz cócegas nele. Em breve começará a abrir os braços para que você o pegue no colo ou para lhe abraçar. Responder a seu gesto imediatamente mostra ao bebê que ele se comunicou com sucesso, que conseguiu expressar suas vontades e necessidades. Tudo isso o encoraja a continuar se esforçando para se comunicar.

Outra forma que o bebê encontra para demonstrar seu carinho é se aconchegar em seu corpo. Ele se sente seguro quando você o abraça com firmeza. Apoie a cabeça dele e deixe-o se aninhar em seu ombro. Deixe que veja o mundo a partir da segurança de seus braços.

Continue interagindo com seu filho de maneira saudável e amorosa, dando-lhe bastante atenção e atendendo às suas demandas. Em troca, você recebe afeto e um vínculo que se reforçará a cada dia.

De braços abertos. Seu bebê adora ficar perto de você e abre os bracinhos para alcançar você – ou os seus acessórios!

SEU BEBÊ TEM 20 SEMANAS E 6 DIAS

Sendo proativo

Seu bebê precisa de períodos para aprender a brincar sozinho, sem direcionamento de um adulto.

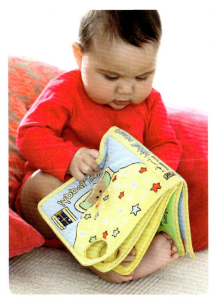

Brinquedos amigáveis. Para seu filho gostar de brincar sozinho, dê a ele brinquedos fáceis, como livros de tecido que façam barulhos.

Está na hora de dar ao bebê breves períodos para ele brincar sozinho. Seu trabalho é manter os brinquedos disponíveis, presos ao carrinho ou ao lado dele no tapete de atividades e supervisionar por alguns minutos sem interferir. Brincar sozinho permite que o bebê foque a atenção em um objeto ou atividade sem cobranças. Escolhe se vai passar muito ou pouco tempo brincando, se vai apenas observar ou colocar seus pertences na boca. Embora seja um momento importante, não deve ser sua principal modalidade de brincadeira, já que interagir e conversar com você é muito mais divertido.

Enquanto ele brinca sozinho, mantenha-o bem apoiado por almofadas, deitado de costas no tapete ou amarrado ao carrinho ou à cadeirinha. Coloque uma variedade de brinquedos à disposição dele, mas não muitos; isso pode intimidá-lo. Uma boa ideia é colocar em uma cesta alguns brinquedos pequenos, barulhentos e fáceis de brincar, para que ele possa pegar e explorar o som e a textura de cada um, assim como levá-los à boca. Forneça brinquedos que ele consiga manusear sozinho, como *pop-ups* ou bonecos de feltro. Evite brinquedos que possam rolar para fora de seu alcance, gerando frustração.

Ao brincar sem sua intervenção, ele vai tentar atingir seu objetivo, chutando para o alto para alcançar um brinquedo que pende de seu tapete de atividades ou apertando os botões de um jogo. Ele pode tentar com mais afinco quando você não está lá para ajudar, mas talvez acabe se frustrando; portanto, fique por perto e intervenha quando julgar necessário. Se a criança ficar angustiada ou em uma posição desconfortável, ajude-a imediatamente. Brincar sozinho deve ser uma atividade curta.

| COMO... |

Acalmar o bebê hiperestimulado

É importante ajudar o bebê que vem recebendo estímulos demais a relaxar quando necessário. Às vezes, ele só precisa de um tempo sozinho. Experimente deitá-lo de costas na cama. Dê corda no móbile do berço e deixe-o vê-lo girar, ou coloque à disposição dele livrinhos fáceis de manusear (ou de mastigar) e deixe que descanse um pouco.

O bebê também pode estar precisando de um pouco de conforto. Nesse caso, pode ser útil segurá-lo no colo e cantar a canção de ninar favorita, ou recitar uma rima que ele conheça bem e tenha palavras melódicas. Converse com ele calmamente, acaricie suas costas. O toque tem um impacto calmante sobre o sistema nervoso; portanto, um toque suave sempre será reconfortante.

Bebês hiperestimulados costumam responder positivamente a um ambiente escuro e fresco. Feche a cortina, mantenha o quarto bem ventilado, abra a janela ou tire um pouco da roupa para ajudá-lo a se refrescar (mas fique de olho, porque ele logo pode sentir frio).

Sinais de excesso. A criança evita contato, foge do olho a olho, arqueia as costas ou contorce os bracinhos para mostrar que precisa de paz.

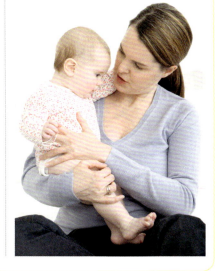

20 semanas

DESTAQUE PARA...
Os primeiros gostos do bebê

Então você decidiu que esta é a hora certa de começar a dar comidas sólidas para seu filho? Ir pelo caminho certo desde o primeiro dia ajuda a tornar a experiência mais agradável para você e para ele, e o incentiva a experimentar novos sabores.

CHECK-LIST
Início promissor

Todo bebê começa com um purê simples de frutas ou legumes e com um pouco de cereal, específico para bebês, que podem ser misturados ao leite. Comece pelos legumes e verduras – crianças que começam com frutas tendem a desenvolver uma resistência a salgados e ficar viciadas em doces. Experimente usar legumes e verduras de cores diferentes.

■ **Purês de legumes e verduras:** batata, cenoura, abóbora, nabo, couve, batata-doce, espinafre, brócolis.

■ **Purês de frutas:** maçã, pera, banana, pêssego, nectarina, manga, mamão.

■ **Arroz ou milheto** (podem conter glúten depois dos 4 meses de vida).

■ **Consistência:** os primeiros purês devem ser líquidos; depois disso pode-se ir engrossando gradualmente para ele ir se acostumando a esse tipo de comida.

■ **Frequência das refeições:** uma vez por dia nas primeiras duas semanas, caso o desmame seja feito antes dos 6 meses, e uma vez por dia durante os primeiros dias caso o desmame seja feito depois desse período.

■ **Melhor momento para a refeição:** após uma amamentação, com o bebê calmo.

■ **Tamanho da porção:** 1 a 2 colheres de chá logo no começo. Você pode dar mais quando o bebê quiser mais (ver pp. 234-235).

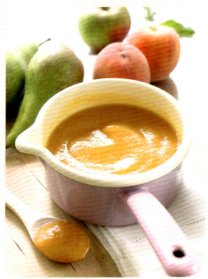

Novos sabores. Escolha alimentos saudáveis e saborosos para fazer um purê para seu bebê

Escolha um momento em que o bebê esteja alerta e não muito faminto, ou pode ficar chateado ao notar que o leitinho não vai chegar. Um bom momento para começar costuma ser cerca de uma hora depois de uma mamada. Coloque-o em sua cadeirinha e deixe tudo previamente preparado, para que ele não precise ficar esperando sozinho por muito tempo. O purê de frutas ou de legumes deve estar morno. Teste a temperatura sobre o interior de seu pulso, como faz com o leite.

Ofereça a colher. Use uma colher para pegar um pouco de purê e, chegando pelo lado que você usaria para levar a comida à sua própria boca, coloque a colher entre os lábios do bebê. Para ele abrir a boquinha, introduza a colher delicadamente. No início, ele vai "sugar" o alimento da colher em vez de usar os lábios para removê-lo. Mantenha a colher dentro da boca até que ele tenha chupado todo o seu conteúdo. Se ele não sugar o alimento, raspe a colher levemente contra as gengivas superiores para que o purê caia na boca. Não se surpreenda caso ele pareça um tanto quanto chocado ou cuspa a comida para fora. (Se ele fizer isso várias vezes, talvez seja porque ele ainda não perdeu o reflexo de extrusão que leva os bebês a empurrar com a língua qualquer corpo estranho depositado na boca. Nesse caso, você pode ter que esperar mais uns quinze dias antes de tentar novamente.) Se ele simplesmente não abrir a boca, passe um pouco de purê em seus lábios. Curiosa, a língua vai querer saber o que é aquilo.

Limpe eventuais vestígios de purê que foram parar no queixo ou na bochecha e recomece com uma nova colherada. A maioria dos bebês não vai querer mais de uma ou duas colheradas nas primeiras vezes; não espere que ele coma uma refeição inteira logo de cara. Se ele parecer relutante, pare. O importante é ir com calma e aproveitar o momento junto com ele.

Refeições sociáveis. Converse com o bebê enquanto lhe oferece a colher e abra sua própria boca para mostrar a ele como se faz. Se desejar, pegue outra colher para experimentar a papinha você mesma, para mostrar que aquilo é mesmo delicioso. A maioria dos bebês é "Maria vai com as outras" e está disposta a seguir o líder. Deixe-o brincar com a comida. Apesar da bagunça, isso faz parte do processo de desenvolvimento, de aprender a comer. Talvez ele queira mergulhar os dedinhos no purê e depois lambê-los, ou pegar a colher e comer sozinho. Pode levar algum tempo até que ele entenda que aquilo é comida e coma de verdade.

No início, ofereça uma ou duas colheres por dia, na mesma refeição. Tente oferecer um novo alimento a cada dois dias. Se ele não gostar de algo, basta apresentar novamente mais tarde.
Para mais informações, ver pp. 234-235.

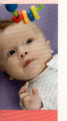

Comendo sozinho. Algumas mães pulam a fase de dar comida na boca e incentivam seus filhos a comer sozinhos desde o começo. Isso não costuma funcionar bem com bebês de menos de 6 meses, que não têm a capacidade (nem a motivação) para isso (ver pp. 234-235).

Faça um diário alimentar. Anote cada novo alimento que você apresentar ao bebê, a data dessa apresentação e a reação dele diante da comida. Introduza novos alimentos na parte da manhã ou na hora do almoço, porque fica mais fácil monitorar qualquer tipo de reação ao alimento no resto do dia.

COMO...

Fazer um purê

Para fazer seu primeiro purê, cozinhe o legume ou a fruta de sua escolha no vapor até o ponto de maciez. Legumes como cenoura podem ser fervidos em água ou cozidos no micro-ondas. Use uma panela a vapor ou a peça que se encaixa sobre a panela normal, parecida com um escorredor de macarrão.

Você pode escolher se vai colocar uma grande porção do alimento em um processador ou se prefere usar apenas um pouco em uma tigela pequena. Uma opção é usar um passa-purê para atingir a consistência ideal. Os primeiros alimentos devem ser semilíquidos, com uma consistência próxima à do leite, para que a criança não tenha dificuldade em engolir. Para afinar purês muito espessos, você pode adicionar um pouco do leite que o bebê costuma tomar ou água fervida.

Prepare os purês em lotes e congele-os em potinhos apropriados. Bandejas de gelo formam as porções do tamanho ideal para os primeiros dias. Cozinhar em lotes possibilita que o bebê tenha uma variedade de sabores todos os dias e que você disponha de um estoque para dias atribulados. Para preservar os nutrientes, cubra as formas de gelo ou os potes que levar ao congelador. Encha-os até o limite, coloque-os em um freezer a -18 °C ou menos por 24 horas. Você pode manter os purês congelados por até um mês.

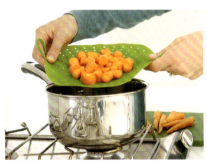

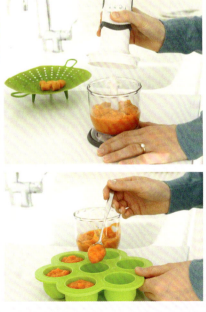

Cozinhando no vapor. Descasque e pique o alimento escolhido, coloque-o no recipiente próprio encaixando em uma panela com um pouco de água fervente até que esteja macio (acima). **Preparando o purê.** Coloque o alimento em uma tigela para esfriar. Em seguida, use um processador de alimentos para atingir a consistência correta (no alto, à direita). **Congelando.** Divida o purê em recipientes do tamanho de uma porção. Cubra-os e anote na tampa a data e o conteúdo. Em seguida, leve ao congelador (direita).

TIRA-DÚVIDAS

Posso oferecer suco de frutas ao bebê para começar o processo do desmame? Não. Bebês que mamam no peito ou são alimentados com fórmula não precisam de suco antes de se iniciarem nos sólidos. Até o primeiro ano de vida, suas principais bebidas devem ser o leite ou a água. Beber suco não ajuda a aprender a mastigar ou engolir, nem vai ajudar no desenvolvimento dos músculos da língua e da mandíbula. Além disso, oferecer suco na mamadeira pode prejudicar os dentinhos que começarem a emergir, uma vez que esse líquido deve ficar rodando pela boca antes de ser engolido. Se quiser oferecer sucos depois que a criança já estiver comendo sólidos, lembre-se de diluí-los em uma proporção de uma parte de suco para cada dez partes de água. Assim você reduz os níveis de açúcar da bebida. Também prefira dar o suco no copo, não na mamadeira.

Quais são os alimentos que meu filho não deve comer antes dos 6 meses de vida? Embora se aconselhe a evitar o glúten e outros alimentos potencialmente alergênicos antes dos 6 meses, os especialistas passaram a dar orientações diferentes de uns tempos para cá, com base em estudos segundo os quais oferecer alimentos com glúten antes dessa idade junto com a amamentação pode reduzir a incidência de doença celíaca, diabetes tipo 1 e alergia ao trigo. Além disso, os especialistas têm afirmado que mães que estão amamentando não precisam evitar o consumo de alimentos ricos em alérgenos durante os seis primeiros meses, pois não há evidências de que isso reduza a ocorrência de alergias (ver pp. 234-235).

Posso esquentar os purês no micro-ondas? Sim, mas mexa-os antes de servir para evitar que partes fiquem muito quentes. O micro-ondas também pode descongelar alimentos. Descongele os purês, depois aqueça-os com um pouco de água fervente e espere esfriar.

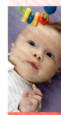

21 semanas

POR VOLTA DOS 5 MESES DE VIDA, OS BEBÊS COSTUMAM GOSTAR MAIS DE PASSAR UM TEMPO BRINCANDO SOZINHOS

Talvez você esteja surpreso com todas as habilidades incrivelmente sofisticadas que seu bebê passou a ter, mas ele ainda pode ficar bem chateado com tudo que ainda não pode fazer. Enquanto o apoia em seus altos e baixos, não se esqueça de cuidar de você também. Coma bem, durma o suficiente e arrume tempo para fazer algum exercício.

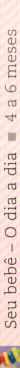

SEU BEBÊ TEM 21 SEMANAS

Aprendendo a usar o copo

Se seu filho consegue ficar durinho quando senta com apoio, apresente-o ao copinho, para ele não criar resistência mais tarde.

Introduzir o uso do copo agora em vez de esperar até mais tarde pode tornar o processo do desmame mais fácil. Isso acontece porque, quanto mais tempo o bebê passa usando a mamadeira, mais difícil será convencê-lo a usar qualquer outro apetrecho. Copinhos de treinamento também podem ser úteis para bebês que mamam no peito e se recusam a beber água ou qualquer outra coisa vinda da mamadeira. Embora os especialistas recomendem iniciar os bebês no uso do copinho aos 6 meses, algumas crianças estão dispostas a fazer essa transição já aos 5 meses e outras só dão o braço a torcer muito mais tarde – ainda que o uso de mamadeiras deva ser desestimulado depois do primeiro ano de vida. O principal pré-requisito para beber no copo é o bebê conseguir sentar-se bem com apoio. Se não estiver sentado numa posição vertical e adequada, poderá sufocar-se com o líquido. Oferecer um copo ao bebê não significa abandonar completamente o peito ou a mamadeira, e sim ter uma opção a mais de como servir líquidos para ele.

O copo certo. Escolha um copo de plástico com tampa e resistente, que não quebre quando o bebê jogá-lo no chão ou deixá-lo cair. Experimente alguns modelos até encontrar a combinação ideal de alças e bico. Alguns bebês preferem segurar um copo sem alças, outros acham melhor ter algo em que agarrar. Bebês alimentados com mamadeira desde cedo costumam preferir copos de bico macio, parecidos com o mamilo. Já os que mamaram no peito podem preferir bicos duros e dobráveis, que liberam o líquido mais facilmente. Muitos ficam incomodados com bicos que exigem muita sucção. Um bico que forneça um jato lento é uma boa pedida para o começo, pois evita que o bebê engasgue.

O que colocar no copo. Quando o bebê passar a comer comidinhas sólidas, talvez goste de um copo de água ou de um suco para acompanhar as refeições. Você não precisa servir o leite do peito ou a fórmula no copinho se ele estiver satisfeito bebendo no peito ou na mamadeira. Em vez disso, ofereça no copinho um pouco de água previamente fervida e deixe que o bebê beba apenas alguns goles de cada vez. Quando ele começar a comer sólidos, ofereça um copo pequeno de água durante as refeições e continue usando a mamadeira ou o peito para amamentar. Bebês não precisam tomar suco ou vitamina; os açúcares dessas bebidas podem danificar os dentinhos recém-saídos.

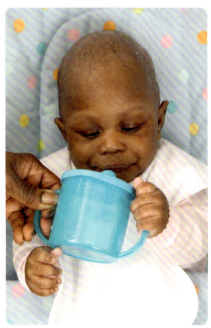

Segurando firme. Você vai ter que ajudar o bebê no início, mas ele logo se tornará mais hábil e poderá segurar o copo sozinho.

CHECK-LIST
O primeiro copinho

■ No começo, coloque pequenas quantidades de líquido no copo, já que o bebê não será capaz de tomar muito de uma vez. Isso também o ajuda a tomar um gole.

■ Ensine seu filho a levar o copo aos lábios e depois sugar para conseguir beber.

■ Coloque um babador no bebê. O mais provável é que ele só engula uma pequena quantidade de líquido. O resto deve ir parar no queixo e nas roupas!

■ Se ele não conseguir segurar o copo sozinho, ajude-o apoiando a parte inferior enquanto ele dá suas goladas.

■ Assim que o bebê virar o rosto para dizer que não quer mais, não force. Coloque o copo de lado e tente novamente no dia seguinte ou na próxima semana.

■ Copos, tampas e bicos devem ser esterilizados até que o bebê complete 6 meses. Depois disso, uma limpeza cuidadosa à mão ou na máquina já resolve o problema. No entanto, se você escolher servir o leite no copinho, será melhor continuar esterilizando até que o bebê complete 1 ano.

■ Nunca deixe o bebê sozinho enquanto ele está aprendendo a beber com o copo; existe risco de asfixia.

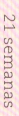
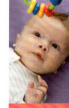

SEU BEBÊ TEM 21 SEMANAS E 1 DIA
Rolando em segurança

Aos 5 meses de vida alguns bebês já conseguem rolar de um extremo a outro da sala. É hora de deixar sua casa à prova de bebês.

Se seu filho de 21 semanas já consegue rolar pelo chão, você deve estar impressionada com a distância que ele é capaz de percorrer em poucos segundos. Tire obstáculos perigosos do caminho.

Mais importante ainda é fazer uma inspeção pelo chão da casa e retirar quaisquer objetos que você não gostaria de vê-lo colocar na boca, porque são sujos, porque apresentam risco de asfixia ou podem machucá-lo. Mantenha também longe do alcance do bebê objetos que possam ser puxados ou cair em cima dele, como luminárias e telefones com fios soltos. O bebê vê o mundo de uma perspectiva menor que a sua – fique de joelhos para ver os perigos que se escondem debaixo de mesas e sofás e talvez tenham escapado de seu radar. Caso tenha filhos mais velhos, peça que não deixem brinquedos espalhados.

Quando for trocar a fralda do bebê, secá-lo após o banho ou vesti-lo, procure fazer isso no chão, para que ele não saia rolando por um móvel e sofra uma queda. Se não houver outra opção senão colocá-lo numa superfície elevada (é o caso de muitos banheiros públicos, por exemplo), mantenha uma das mãos sobre ele o tempo todo.

> **TIRA-DÚVIDAS**
>
> **Preciso esterilizar os brinquedos de meu filho?** Você deve esterilizar mamadeiras, bicos e chupetas, e há quem aconselhe a esterilizar mordedores e brinquedos feitos para colocar na boca. No entanto, como a criança também precisa entrar em contato com germes para construir sua imunidade, o bom-senso deve ser a chave. Se o cachorro lambeu o brinquedo ou o irmãozinho doente pegou nele, convém lavar com água quente ou esterilizar.

SEU BEBÊ TEM 21 SEMANAS E 2 DIAS
Bebê frustrado

Alguns bebês querem ir longe na vida e fazer muito mais do que sua capacidade física permite. Não é à toa que ficam tão frustrados!

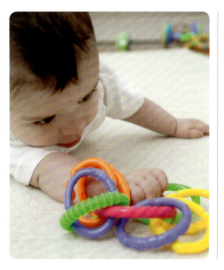

Enquanto uns ficam satisfeitos em sentar e ver o mundo passar, outros bebês querem simplesmente correr por aí antes de terem aprendido a andar! Se seu filho é do tipo explorador, você precisa ter paciência nessa fase mais complicada, até que ele aprenda a ter um pouco mais de mobilidade.

Alguns chegam a derramar lágrimas de frustração por não conseguirem sustentar o próprio peso nos braços e pernas. Eles bem que tentam, mas logo caem. Se seu bebê ficar "encalhado" com a barriga no chão, pode apostar que ele vai se rebelar.

Esforço e sucesso. A frustração do bebê ficará bem menor quando ele alcançar seu objetivo.

Pode ser complicado testemunhar esse tipo de cena todo dia, mas é uma parte essencial do processo de aprendizagem. Se não fosse assim, o bebê ficaria feliz e parado para sempre. Console-se com o fato de que seu filho ficará incrivelmente feliz quando aprender a engatinhar.

É claro que haverá momentos em que você precisará ajudar o bebê a se acalmar. Se ele ficar muito chateado, será melhor intervir. Se ele estiver penando muito para alcançar um brinquedo, aproxime-o sutilmente para que consiga pegá-lo sozinho. Se estiver "encalhado" e não conseguir sair da posição, ajude-o a se reposicionar.

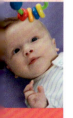

SEU BEBÊ TEM 21 SEMANAS E 3 DIAS

Compartilhando experiências

Ter um filho é ao mesmo tempo maravilhoso e estressante. Às vezes é duro encarar o que vem pela frente, mas há muitos recursos que podem ajudar.

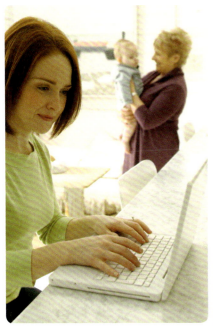

Na internet. Fóruns *on-line* são uma oportunidade de se conectar com outros pais em momentos convenientes para você.

Embora o desenvolvimento dos bebês siga um padrão – e neste livro procuramos apresentar o que ocorre ao longo dos doze primeiros meses –, a experiência de cada mãe é única.

E, por mais que as informações estejam disponibilizadas, o modo como cada mãe e cada pai as organiza para ir construindo o conhecimento exigido para criar o bebê também é único.

Nesta 21ª semana, a vida da família está particularmente corrida. A grande maioria das mães já retomou as atividades profissionais, aumentando a carga diária – além do expediente no trabalho, existem todas as tarefas domésticas e as relativas ao bebê. É um momento em que o sentimento de "culpa" se acentua: quem volta a trabalhar pode ficar ressentida por se afastar do bebê; quem fica em casa, pensa na carreira deixada de lado.

Manter contato com outros pais pela internet pode representar um auxílio e um conforto não apenas para quem acabou de ter filhos como também para pais de crianças mais velhas. Com o compartilhamento de experiências, é possível encontrar e fornecer ajuda sobre questões difíceis do dia a dia.

Há um sem-número de blogs e comunidades na internet. O perfil deles varia de acordo com a experiência da pessoa que o alimenta ou que o coordena – por exemplo, existe aquela mãe que teve um filho que passou o primeiro ano praticamente sem dormir e que chorava muito, e decidiu compartilhar o que viveu para ajudar outras mães em situação semelhante. Há aquela mãe que decidiu parar de trabalhar e utiliza o blog para expor as consequências dessa escolha; há a mãe que narra os malabarismos de conciliar carreira e maternidade; há a mãe cujo filho possui alguma particularidade, alguma condição de saúde que enseje a vivência de situações sobre as quais é bom conversar, trocar ideias.

Assim como tudo o que envolve a internet, é preciso ter discernimento e bom senso ao navegar. A troca de experiências é válida, mas a decisão sobre o que fazer em determinada situação deve ser refletida e conversada com as pessoas próximas, como seu companheiro.

O lado extremamente positivo desses sites é que eles criam um senso de comunidade entre mães e pais; então, quando seu bebê fizer algo que a deixe preocupada, ou quando não atingir uma das etapas de desenvolvimento no prazo esperado, você sempre vai encontrar outros pais e mães que passaram pelas mesmas experiências e podem compartilhar o que viveram, além de proporcionar compreensão e solidariedade. Se você não tiver computador em casa, recorra a bibliotecas e outros locais que disponibilizem acesso à internet.

Além da internet, comunidades de pais e filhos da cidade onde você mora podem ser uma boa opção. Alguns desses encontros acontecem em igrejas, outros em centros comunitários e escolas. Dê uma sondada pelo bairro, em revistas e jornais locais.

> **POR FALAR NISSO...**
>
> ## Mães e pais solteiros
>
> Sites voltados para mães e pais solteiros trazem orientações válidas, como a busca por uma cuidadora ou a forma de estabelecer e/ou manter contato com o pai ou a mãe do bebê.
> Tudo isso ajuda bastante pois, apresenta informações específicas para quem experimenta as reviravoltas particulares de criar um bebê sem um cônjuge.
> Muitos desses blogs fornecem amplo aconselhamento sobre direitos de mães e pais solteiros e benefícios, além de orientações sobre como lidar com os desafios desse malabarismo que é cuidar de tudo relacionado ao bebê sem alguém ao lado.

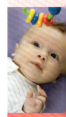

SEU BEBÊ TEM 21 SEMANAS E 4 DIAS

O desenvolvimento cerebral

As experiências de vida de seu filho erguem trilhões de redes neurais no cérebro dele, formando a base da forma que ele vê o mundo.

Bebês nascem com um conjunto completo de células cerebrais que devem durar a vida toda, mas no começo existem apenas umas poucas ligações entre essas células. A cada semana que passa, tudo que o bebê vê, ouve, toca, cheira ou prova cria uma nova conexão neural. O resultado disso é a criação de milhares de conexões logo nos primeiros meses de vida. Essas complexas conexões lançam as bases para o pensamento, os sentimentos e os comportamentos, sendo responsáveis por muitos progressos mentais do bebê, como a distinção das cores, a capacidade de pinçar um objeto e a forte ligação com os pais. O ambiente em que o bebê vive e os cuidados que você dedica a ele são fundamentais na formação dessas conexões. Quanto mais experiências forem fornecidas a ele, mais informações seu cérebro vai absorver. Conversar com seu bebê, por exemplo, planta as sementinhas necessárias para o desenvolvimento da linguagem. Do mesmo modo, atender às necessidades dele ajuda a desenvolver as partes do cérebro que controlam as emoções, formando os alicerces para relacionamentos saudáveis na vida adulta.

> **POR FALAR NISSO...**
>
> ### Células do cérebro
>
> Bebês nascem com mais de 100 bilhões de células cerebrais, também conhecidas como neurônios. A quantidade de células não aumenta, e não é preciso mais do que isso. O cérebro é formado por experiências vividas pelos cinco sentidos do bebê. Cada uma dessas experiências ajuda a formar conexões entre os neurônios.

SEU BEBÊ TEM 21 SEMANAS E 5 DIAS

Diversão, sim; disciplina, não

Há coisas que você não consegue explicar para um bebê; por isso, se ele está fazendo algo que não deve, a melhor atitude nessa idade é distraí-lo.

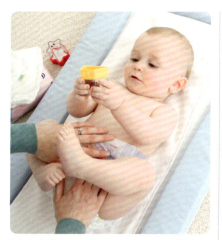

Brincadeiras para distrair. Ocupe seu filho com um brinquedo para mantê-lo calmo e colaborar nas tarefas de que não gosta tanto.

Seu filho de apenas 21 semanas não tem ainda nenhuma noção do que é uma má-criação – os erros que ele comete são resultado de uma cabecinha curiosa, que precisa investigar as relações de causa e efeito do mundo. Há certas lições básicas de segurança que você gostaria de lhe transmitir, mas, no momento, uma das maneiras mais eficazes de fazer isso é tentar distraí-lo. Se o bebê pegar algo que não deve e mastigar, ofereça-lhe algo mais seguro e tire o objeto original de seu alcance.

Do mesmo modo, se ele tentar pegar algo que você não quer que pegue, mova o objeto de desejo para longe dele e desvie sua atenção com um brinquedo. Bebês são criaturas inconstantes; você já deve ter reparado que trocam de interesse sem pestanejar.

A cada vez que seu bebê fizer algo proibido, diga "Não" de maneira calma, mas firme. Assim, ao longo dos meses ele poderá internalizar o significado dessa palavra. Seja coerente: não mude de ideia o tempo todo sobre o que merece um "Não" e o que não merece, pois ele ficará confuso.

Por fim, nunca se irrite com o bebê e, acima de tudo, evite palmadas ou correções físicas. Seu filho vai aprender mais em um ambiente propício, seguro e amoroso. Vai ouvi-la se confiar em você. Se você gritar, ele vai chorar. Se se mantiver calma, firme e for coerente, ele vai começar a entender os limites.

SEU BEBÊ TEM 21 SEMANAS E 6 DIAS
Restauradores de energia

É importante manter sua energia lá em cima. Confira algumas orientações para os momentos de exaustão.

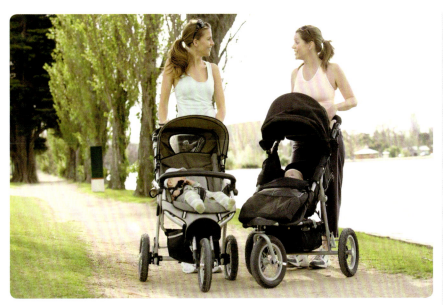

Andando por aí. Fazer uma caminhada no parque com o carrinho de bebê é um bom exercício para você e uma atividade interessante para ele. Marque com um amigo, assim o passeio ficará melhor!

Tome seu café da manhã. Arrume tempo para tomar café da manhã todos os dias. Cereais e pães integrais, frutas e laticínios mantêm a fome sob controle e dão energia. Caso não tenha tempo para comer em casa, embale uma banana ou um bolinho para comer em outro lugar.

Beba bastante líquido. Beba oito copos por dia ou mais, caso esteja amamentando. Sucos frescos (não mais que um copo por dia), leite, sopas e bebidas sem cafeína contam pontos. Frutas, legumes e verduras também fornecem líquido.

Faça algum exercício. Basta uma caminhada de 30 minutos em um ritmo que deixe sua respiração acelerada para elevar sua frequência cardíaca, melhorando a circulação e dando-lhe um gás de energia.

Respire fundo. Respirar profundamente permite uma ingestão mais eficiente de oxigênio, fazendo que você se sinta energizada. Sente-se sobre os calcanhares e descanse as mãos sobre os joelhos. Com as costas retas, mas relaxada, e a cabeça virada para a frente, respire lenta e profundamente pelo nariz. Em seguida, expire lentamente, forçando o ar de seus pulmões. Repita por três ou cinco vezes antes de retomar a respiração normal.

Tome um banho gelado. Se conseguir aguentar, tente alternar a temperatura do chuveiro entre o quente e o frio. Isso ajuda a acelerar o metabolismo e a aumentar a circulação, elevando o fluxo de oxigênio para o corpo e deixando você mais alerta.

Escolha bem seus lanches. Evite lanches ricos em açúcar. Em vez disso, que tal uma tigela de granola ou iogurte natural com frutas? Essas opções proporcionam uma liberação de energia mais equilibrada.

COCHILOS RESTAURADORES

Ser mãe é uma ótima desculpa para reviver a siesta! Pesquisas mostram que o corpo é projetado para ter um breve descanso à tarde e que isso melhora significativamente os níveis de energia e a função cognitiva. Quando você colocar o bebê para cochilar à tarde, aproveite e faça o mesmo. Uma hora ou uma hora e meia de cochilo deve ser o suficiente para restaurar suas energias e deixá-la bem disposta para a tarde. Se você tiver trabalho para fazer enquanto o bebê dorme, tente se permitir um cochilo de 20 minutos. Isso deve ser suficiente para uma relaxada, mas não tão profunda que a faça acordar atordoada. Coloque um alarme, assim você não precisa se preocupar em medir o tempo.

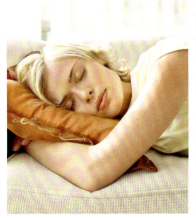

Descanso rápido. Se você tem se sentido cansada, restaure seus níveis de energia tirando uma soneca enquanto o bebê dorme.

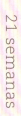

22 semanas

BEBÊS ADQUIREM FORÇA SUFICIENTE PARA SENTAR ANTES QUE CONSIGAM SE EQUILIBRAR, POR ISSO PRECISAM DE APOIO

Seu filho agora consegue erguer bem a cabeça e senta direitinho, desde que com bastante apoio. Ele está começando a entender que objetos animados (como você) podem se mover por conta própria, enquanto objetos inanimados (como no ursinho) só se movem quando empurrados, puxados ou carregados por alguém.

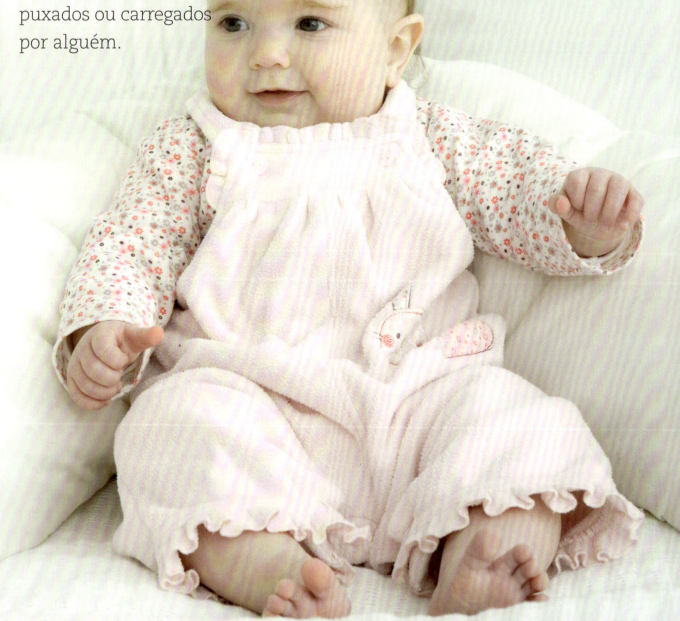

SEU BEBÊ TEM 22 SEMANAS
O leite ainda reina

O bebê começa a ingerir alimentos sólidos, mas o leite deve continuar sendo a base da alimentação dele no primeiro ano de vida.

A dieta do bebê está prestes a mudar durante o próximo mês, com novos sabores, texturas e alimentos. Isso coincide com a capacidade dele de dominar as habilidades necessárias para mastigar, engolir e digerir essas novidades. Não significa, porém, que o leite tenha passado para segundo plano. Ele continua sendo a parte mais importante da dieta.

Logo que iniciar sua empreitada pelo mundo dos sólidos, o bebê vai comer apenas algumas colheradas de um purê bem líquido (ver pp. 190-191), que, embora saudável e nutritivo, o bebê vai continuar contando com o leitinho de sempre para abastecê-lo de nutrientes essenciais, gorduras, proteínas e carboidratos.

À medida que o bebê vai passando desses primeiros experimentos com a comida para refeições propriamente ditas (ver pp. 234-235 e 254-255), reduza aos poucos o número de amamentações ou mamadeiras que dá a ele ou o tempo que o mantém no peito (e, consequentemente, a quantidade de leite que recebe em cada uma dessas sessões). Mas você também precisa prestar atenção e seguir seus instintos: se ele estiver com fome, precisará ser alimentado.

Até completarem o primeiro ano, os bebês precisam de cerca de 500 ou 600 mililitros de fórmula ou de leite materno por dia, ou seja, as amamentações regulares devem ser mantidas. A fórmula ou o leite materno que você porventura decida acrescentar aos purês contam nesse cálculo.

Fome de carinho. Para além da necessidade nutricional, o bebê gosta do conforto familiar de mamar no peito. Nessa idade, ele ainda requer muito contato físico para o desenvolvimento emocional. Continuando a amamentar seu filho ou dando mamadeira no colo, você o ajuda a estabelecer associações positivas entre o alimento e os sentimentos de amor e segurança.

Alguns bebês ficam um pouco relutantes quando começam o desmame, é verdade, por envolver algo completamente diferente da alimentação no peito ou na mamadeira. Mas eles logo começam a aceitar a diferença e a apreciar novos sabores e texturas. Seu filho vai se sentir mais seguro se o leite – o velho favorito – continuar disponível.

É melhor desmamar o bebê do peito ou da mamadeira gradualmente, assim mãe e filho se ajustam física (as que amamentam) e emocionalmente para a mudança. Reduza o número de alimentações, descartando as menos importantes – talvez a do almoço. A maioria das mães prefere manter a alimentação da manhã e a da noite pelo máximo de tempo.

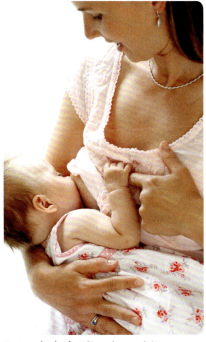

Prato principal. A fórmula ou o leite que vem do peito ainda são o alimento mais importante da dieta de seu filho.

TIRA-DÚVIDAS

Quando poderei dizer se meu filho é destro ou canhoto? Você vai ter que esperar seu filho completar pelo menos 18 meses para notar qualquer preferência. E talvez ele só faça a escolha final por volta dos 5 ou 6 anos. A pessoa se torna destra ou canhota quando um dos dois lados do cérebro passa a ser dominante. Se o lado direito prevalecer, o bebê será canhoto; se prevalecer o esquerdo, será destro. Mas os bebês raramente mostram uma preferência no uso de uma das mãos no primeiro ano de vida. Eles tendem a pegar as coisas com a mão que está mais próxima em vez de se contorcerem para usar uma mão favorita.

Cerca de 10% da população é canhota, uma característica que acredita-se ser geneticamente influenciada. Se você e seu companheiro são canhotos, seu filho tem entre 45% e 50% de chance de também o ser. Tente não influenciá-lo; isso pode afetar o bem-estar psicológico do bebê e interferir no aprendizado da escrita mais tarde.

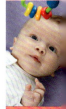

SEU BEBÊ TEM 22 SEMANAS E 1 DIA

Pequeno fujão

Com tantas coisas para fazer e habilidades para pôr em prática, fica difícil o bebê parar quieto. É hora de um pouco de distração!

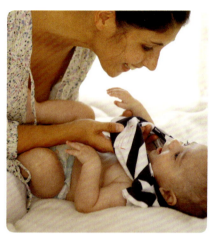

Aprendendo a distrair. Um pouco de diversão é tudo de que seu filho precisa para esquecer que não gosta de trocar de roupa!

Mudar a fralda, trocar a roupa e até alimentar o bebê pode se tornar uma tarefa mais desafiadora agora que ele começa a se contorcer mais e se distrai facilmente com o que há ao redor. Isso não apenas é normal como pode durar uns bons meses, a menos que você aprenda a tornar mais divertidas essas atividades de que ele não gosta.

Tente pegá-lo de surpresa. Troque a roupinha ou prepare-o para o banho em um local novo. Uma quebra na rotina pode intrigá-lo e fazê-lo esquecer seus planos de fuga. Coloque um móbile sobre o trocador e brinquedos por perto para chamar a atenção. Cante, converse com ele e olhe-o nos olhos. Conte os dedinhos dele, faça cócegas na barriga, ensaie um barulho engraçado no pescoço, compre um brinquedo novo para o banho. Enquanto o distrai com essa conversa, faça seu trabalho o mais rápido e da melhor maneira possível!

Se seu bebê foge quando você tenta alimentá-lo, escape para um lugar sem distrações. Crie um "clima de refeição" que seja prazeroso, confortável e relaxante. Cante para ele sempre que quiser acalmá-lo para uma amamentação, e ele logo vai perceber que aquela música indica um momento de ficar quietinho e aproveitar a refeição em silêncio junto com a mãe. Em ocasiões mais atribuladas, essa mesma canção pode ajudá-lo a se concentrar na tarefa do momento.

SEU BEBÊ TEM 22 SEMANAS E 2 DIAS

Hora de conferir o peso

É normal se preocupar em saber se o bebê está ganhando a quantidade certa de peso e crescendo na taxa ideal para a idade.

Diante das preocupações atuais com a obesidade infantil, talvez você ache seu bebê muito gordinho e receie que isso se transforme em um problema. Se ele for magrinho, talvez pense que ele esteja abaixo do peso e não vai crescer direito. A maioria dos pais acaba ficando mais tranquila depois que o peso dos filhos é constatado como normal.

Se você amamenta seu filho, ele está menos propenso a apresentar problemas de peso. Se ele está muito magrinho ou pequeno, provavelmente não há motivo para preocupação, também; as conferências regulares de peso detectariam potenciais distúrbios. Desde que ele esteja alerta e ativo durante o dia, durma bem, se alimente de acordo com o recomendado e encha as fraldas normalmente, não há problema.

Bebês alimentados com mamadeira têm mais tendência ao ganho de peso, pois podem ser superalimentados com mais facilidade. Quando começar o desmame, reduza a ingestão do leite (fórmula) de maneira adequada, tendo em mente que os bebês dependem do leite por conta da nutrição, da hidratação e do conforto que isso traz. O corte de algumas alimentações deve ser feito lenta e cuidadosamente nos próximos meses, para que o bebê tenha tempo de sobra para se adaptar física e emocionalmente.

Se você está preocupada com o peso de seu filho, visite uma unidade de saúde para verificar peso e altura. Os padrões de crescimento podem mudar durante o primeiro ano, mas geralmente seguem a taxa esperada. Alguns perdem a aparência "gordinha" à medida que se tornam mais ativos; outros, que eram magrinhos, ficam mais encorpados durante a infância.

SEU BEBÊ TEM 22 SEMANAS E 3 DIAS

Acordando com as galinhas

Justo quando o bebê começa a dormir a noite toda e você acha que vai poder descansar um pouco, ele passa a acordar cedo – e cheio de energia!

Se seu filho sempre acorda cedo, você deve avaliar os padrões e necessidades de sono gerais dele para ver se existe algo que você possa fazer para ajustar os horários. A quantidade de horas de sono que cada bebê precisa nessa idade varia bastante. Uns conseguem dormir 11 horas por noite, outros lidam bem com cerca de oito horas, e outros ainda acordam para uma refeição noturna. Se ele vai para a cama às 18h30 e acorda elétrico às 5 horas todos os dias, você pode tentar colocá-lo na cama um pouco mais tarde. Mas não caia na tentação de reduzir os cochilos diurnos; isso não vai fazê-lo dormir mais à noite, e o bebê ainda precisa de duas ou três soneriquinhas durante o dia. No entanto, é uma boa ideia manejar o horário desses chochilos para que eles não aconteçam depois das 16 horas, o que poderia – isto sim – interferir na qualidade do sono à noite. Será que ele não está acordando cedo porque algo no quarto não está bem? Será que a luz do sol o está acordando? Se for isso, pense em instalar uma cortina *black-out*. Será que outros membros da família também acordam cedo e acabam despertando o bebê? Nesse caso, tente reduzir o barulho.

Verifique se o bebê está fisicamente ativo durante o dia, brincando bastante e fazendo bagunça. Se ele passa muito tempo sentado na cadeirinha ou no banco de trás do carro, talvez não esteja ficando cansado o suficiente para dormir por períodos mais longos. Não é bom deixá-lo na cadeirinha ou no carro por muito tempo. Um bom equilíbrio entre estímulos e descanso deve ser o suficiente para garantir que ele esteja cansado o bastante para dormir bem à noite e tirar cochilos regulares, que vão manter os níveis de energia estáveis.

Se o bebê gosta de brincar sozinho por alguns minutos logo que acorda, deixe por perto algo com que ele possa se entreter, como um livro de tecido ou um brinquedo de pano. Escolha objetos seguros, sem fios ou tiras longas que possam causar asfixia.

No entanto, se ele já acorda carente de atenção, vá lá e lhe dê o café da manhã, a troca de fralda ou a brincadeira de que ele precisa. Se ele estiver apenas se mexendo e não acordando de verdade, use as técnicas de sempre para levá-lo ao sono, como embalar, acariciar, cantar ou simplesmente fazer um cafuné enquanto ele retoma o sono sozinho.

Mas, se tudo falhar, revezem-se para ver quem vai ficar com ele e aproveite essa energia contagiante… Mesmo que a vontade seja a de ficar debaixo do lençol!

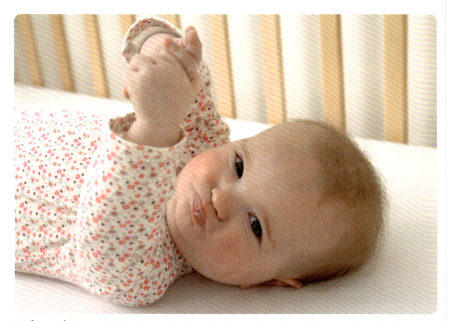

Madrugando. Se seu bebê está acordando mais cedo que de costume, talvez você precise fazer alguns pequenos ajustes na rotina dele, para incentivá-lo a acordar em um momento mais sociável.

GÊMEOS

Fora de sincronia

Mesmo que os dois gêmeos venham dormindo bem até agora, nas próximas semanas ou meses é de esperar que um deles passe a acordar mais cedo que o outro. Isso acontece quando um dos dois precisa de mais horas de sono ou se adaptou mais rapidamente a ter um padrão de sono regular. Embora seja importante para eles e para você sincronizar esses padrões o máximo possível, se um dos dois insistir em acordar muito mais cedo será mais fácil simplesmente separá-los. Se os gêmeos ainda estão dividindo o berço, talvez seja hora de colocar outro berço no quarto.

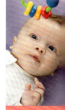

22 semanas

201

SEU BEBÊ TEM 22 SEMANAS E 4 DIAS

A beleza dos detalhes

À medida que a visão do bebê melhora, ele vai criando interesse por objetos menores – botões de camisa, florzinhas e até mesmo um brinco.

Esta semana você pode flagrar seu filho examinando detidamente e cheio de entusiasmo as bolinhas de seu macacão, os olhos do ursinho de pelúcia ou o fecho da bolsa onde você guarda os pertences dele. Itens menores passarão a chamar a atenção dele, e ele vai querer chegar perto para tocá-los e agarrá-los. Nessa fase, o bebê ainda não consegue usar o polegar e o indicador para pegar um objeto pequeno – esse movimento de pinça só aparece entre o oitavo e o décimo mês –, então essas tentativas serão meio desajeitadas. Mesmo assim, ele vai trabalhar duro para desenvolver as habilidades motoras finas. Nesse ponto, o bebê também pode esticar a mãozinha para agarrar brinquedos e outros objetos que serão devidamente inspecionados e chupados.

Incentive a curiosidade dele, fornecendo vários objetos diferentes para ele olhar e pegar. Bolas de plástico transparente com surpresinhas dentro, brinquedos com pequenos detalhes, assim como tabuleiros de atividades com vários botões e mostradores, vão fasciná-lo.

Por outro lado, essas novas habilidades exigem o dobro de cuidado. Mantenha fora de alcance tudo que for menor que o pulso do bebê, para evitar acidentes ou asfixia. Inspecione de perto as atividades do bebê. Verifique se os botões estão firmes nas roupas (tanto nas dele quanto nas suas) e evite deixar por perto sua bolsa ou qualquer outra coisa que possa oferecer algum risco.

SEU BEBÊ TEM 22 SEMANAS E 5 DIAS

Aprendendo rápido

Você vai se surpreender com a capacidade do bebê de aprender e lembrar de tanta coisa nova com apenas 22 semanas de vida.

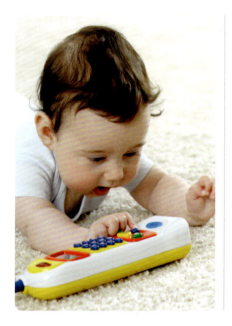

Você deve ter notado que o bebê repete a mesma atividade e os mesmos sons várias e várias vezes. A repetição é seu melhor método de aprendizagem. Além disso, as vias neurais do bebê exigem muita repetição para processar bem as informações e desenvolver a capacidade de raciocínio (a habilidade de enxergar um padrão de comportamento nos fenômenos do mundo e entender como as coisas funcionam). Embora nessa fase a interação social seja melhor para estimular os sentidos e fortalecer a segurança emocional, o bebê também vai adorar momentos de independência para explorar as coisas no ritmo dele, entender como elas funcionam, fazer experimentos. Se você, por exemplo, pega um brinquedo toda vez que ele cai, o bebê vai esperar que você sempre faça isso. Deixando que ele mesmo pegue, o bebê vai desenvolver uma série de habilidades valiosas, incluindo a coordenação entre o olho e a mão, habilidades motoras finas e, talvez a mais importante, algum senso de autossuficiência.

Encoraje o bebê dando-lhe brinquedos com os quais ele possa brincar por conta própria, sem muita ajuda – comprar brinquedos destinados a crianças mais velhas não vai acelerar em nada o desenvolvimento dele. Conseguir brincar mais e melhor com os brinquedos que ele já conhece bem ajuda a reforçar novos caminhos cerebrais e lhe dá a confiança necessária para partir para brinquedos mais desafiadores.

Trim, trim. O bebê ainda não estabeleceu uma conexão entre apertar um botão do brinquedo e ouvir determinado barulho, mas vai entender como funciona se repetir essa operação muitas vezes.

SEU BEBÊ TEM 22 SEMANAS E 6 DIAS

Novidades no banho

Se seu filho está ficando muito grande para a banheirinha, essa pode ser a hora de mudar a limpeza de lugar.

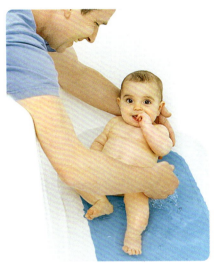

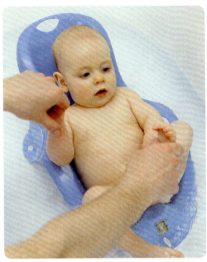

Tapete antiderrapante. Se tem banheira em casa, o tapete de borracha evita que o bebê escorregue, mantendo a cabeça dele fora da água, e deixa suas mãos mais livres para lavá-lo.

Com o bebê maior, a antiga banheirinha com suporte pode estar ficando pequena, e a área em volta, encharcada com os respingos d'água que a criança produz. Considere comprar uma banheira maior e colocá-la dentro do box. Assim, o bebê poderá fazer as brincadeiras com maior liberdade. Se você tem banheira em casa, quando for colocar seu filho pela primeira vez, certifique-se de que ele esteja seguro. Use um tapete antiderrapante no chão da banheira. Alguns bebês ficam contentes com a mudança e aproveitam para se esbaldar. Já outros ficam assustados com o espaço extra e precisam ir se acostumando aos poucos. Outra opção é entrar na banheira junto com ele, para passar segurança. Deixe tudo à mão, por perto, para você pegar o roupão assim que sair e poder secar o bebê rapidamente. Peça ajuda de seu companheiro para entrar e sair da água. A temperatura da água tem de estar adequada ao bebê – a pele dele é mais sensível que a sua. Ajuste a temperatura para cerca de 37 °C. Se seu chuveiro tiver uma torneira para água quente e outra para a fria, abra a da água fria antes e depois vá regulando a quente.

Supervisione seu bebê o tempo todo; não o deixe sozinho. Faça do banho um momento o mais relaxante e divertido possível: deixe os brinquedos à prova d'água num lugar de fácil acesso e compre alguns brinquedos novos. Mostre como eles borbulham na água ou como a água corre por eles. Converse com ele com uma voz suave que ecoará em todo o banheiro. Se ele demonstrar sinal de sofrimento, cante uma música.

Suporte para banho. Esse equipamento é destinado aos bebês menores e mais novinhos e para quem tem banheira em casa. O suporte mantém o bebê em segurança e deixa você com as mãos livres para ensaboá-lo. O ideal é um modelo ergonômico que recline para apoiar a cabeça, os ombros e as costas da criança. São adequados para bebês que ainda não conseguem sentar bem eretos.

COMO...

Lavar o cabelo de um bebê relutante

Se seu bebê, como a maioria deles, não gosta de lavar o cabelo, experimente passar um pouco de água quente na cabecinha dele mesmo que ele não precise lavar o cabelo. Assim vai se acostumando. Na hora de lavar o cabelo, tente distraí-lo com um brinquedinho e faça seu trabalho discretamente. Enquanto o segura com um dos braços, coloque um pouco de xampu no cabelo dele. Pressione delicadamente uma toalhinha úmida na testa para evitar que a água ou o sabão entrem em contato com os olhos. Massageie o xampu no cabelo e no couro cabeludo. Então, use uma esponja para espremer água sobre a cabeça dele e retire o produto aos poucos. Se ele continuar relutante, compre um baldinho próprio para tirar o xampu da cabeça, tomando cuidado para a água não escorrer sobre os olhinhos. Faça barulhinhos suaves para ajudá-lo a se sentir relaxado.

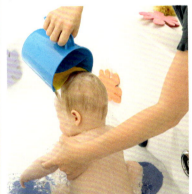

Sem lágrimas. Um baldinho próprio para banho pode ajudar a tirar o xampu sem irritar os olhos do bebê.

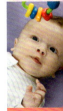

22 semanas

203

23 semanas

A PARTIR DE AGORA OS BEBÊS COMEÇAM A NOTAR A DIFERENÇA ENTRE TONS PASTEL

Seu filho agora consegue lembrar o que vem a seguir em uma sequência de eventos repetitivos e reconhece uma série de rostos familiares. Ele está craque em imitar expressões faciais e começa a imitar sons. Ele vai observar seus lábios atentamente para tentar copiar suas inflexões.

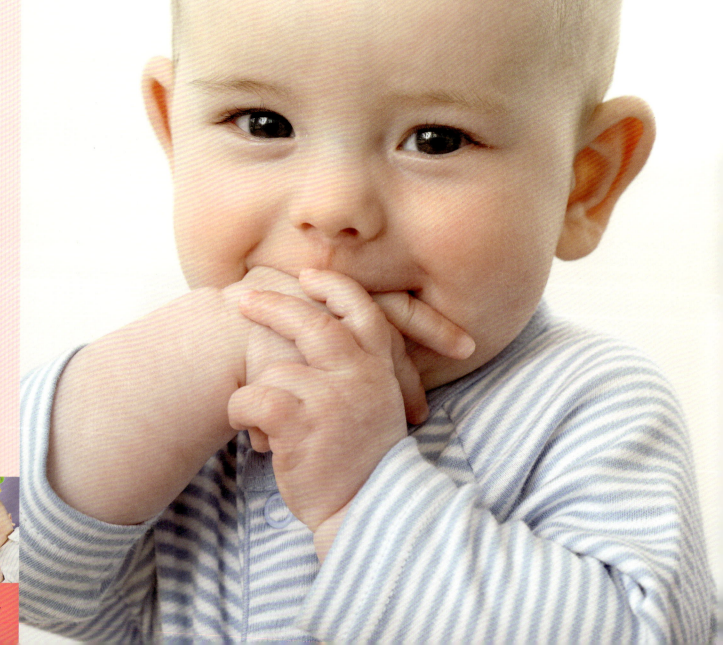

SEU BEBÊ TEM 23 SEMANAS
Aprendendo pela imitação

O que você faz fascina o bebê, que tenta imitá-la. Ele vai adorar ter versões infantis dos objetos e ferramentas que você usa no dia a dia.

Os bebês aprendem imitando os pais e as outras pessoas encarregadas de educá-los, e gostam de brinquedos que imitam objetos domésticos que eles veem os adultos usando. Chaves, tigelinhas, colheres, potes, panelas, telefones celulares e violões de brinquedo podem proporcionar horas de diversão. A melhor parte é que o bebê aprende muito com esses objetos.

Mostre para ele como mexer a tigelinha; faça de conta que está conversando com alguém no celular de brinquedo dele; ensine-o a tocar tambor ou a fazer barulho mexendo as chaves de brinquedo. Ele está tentando entender o mundo ao redor, e essas atividades permitem que ele experimente coisas novas de forma saudável e segura.

Você também pode escolher objetos domésticos reais, como tigelas e espátulas, que estejam limpos e sejam fáceis de manusear, para que o bebê não se machuque nem entre em contato com germes. As chaves, por exemplo, não são apropriadas: ele vai adorar, mas vai colocar na boca, o que é perigoso tanto pelos germes quanto por serem afiadas o suficiente para poder machucá-lo.

Quanto mais você repetir atividades e sons, maiores serão a compreensão de mundo e a memória do bebê, bem como a capacidade de recuperar informações armazenadas na memória.

Imitação vocal. Por volta dos 5 meses de vida os bebês adquirem a capacidade de imitar não apenas movimentos e expressões faciais como também sons. Talvez você flagre seu bebê fazendo barulhos enquanto brinca de mexer a tigelinha com uma colher, imitando os sons que você faz enquanto cozinha. Ele também pode dar gritinhos e fazer barulhos mais animados que o habitual enquanto "fala" ao telefone. Pode até "cantar" enquanto toca o violão infantil dele.

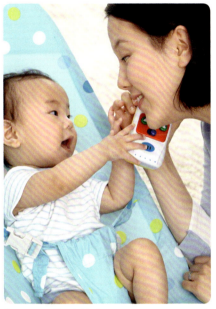 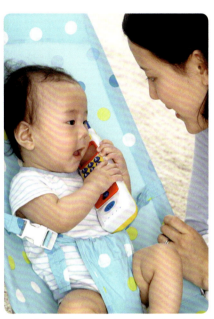

É para você! Atividades como uma conversa de mentirinha ao telefone podem encorajar o bebê a imitar as pessoas ao redor, estimulando a imaginação e aumentando a criatividade dele.

As tentativas de vocalização do bebê assumem um tom similar ao que você utiliza quando pratica determinada atividade. Note essas imitações ao longo do dia: o bebê pode, por exemplo, soltar um murmúrio tranquilo e melodioso na hora de dormir, em uma tentativa de imitar a suave canção de ninar que você canta para ele. Na hora de brincar, talvez solte gritinhos de empolgação. No banho, é possível que comece a imitar com murmúrios as coisas que você diz para tentar acalmá-lo enquanto ele está na água.

É interessante notar que o bebê começa a imitar o tom de voz de cada pessoa. Então, talvez ele use um tom mais fino com a mãe e um mais grosso com o pai, já que está tentando reproduzir a voz de cada um de vocês. Imite os sons que seu bebê faz, assim ele entra na brincadeira e começa a imitar você também.

TIRA-DÚVIDAS

Devo dizer "Não" para o meu bebê?
Sim, deve dizer "Não", mas use essa palavra com critério e associada a uma ação correspondente. Bebês começam a entender os conceitos de "Sim" e "Não" por volta dos 9 ou 12 meses de vida, mas começar a usá-los agora pode prepará-lo para atingir essa etapa de desenvolvimento. Ao associar a palavra "não" a uma ação, como evitar que ele toque o forno quente, você o ensina que a palavra "não" indica que ele deve parar de fazer algo. O bebê deseja sua aprovação, e os comandos "Sim" e "Não" em breve serão sinais claros do que você quer e não quer que ele faça.

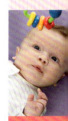

23 semanas

205

SEU BEBÊ TEM 23 SEMANAS E 1 DIA

Eu me lembro disso!

A memória do bebê está se desenvolvendo rapidamente. Ele agora se lembra de sequências de eventos repetidos e antecipa o que vem a seguir.

Você vai começar a notar que o rostinho do bebê se ilumina quando ele vê um livro familiar – e ele pode até tentar virar a página ou fazer você virá-la para ver o resto da história. Ele vai começar a memorizar sequências de eventos e a ficar animado ao ver você pegar os brinquedos dele, ou simplesmente ao ver um brinquedo que foi especial para ele em algum momento. Talvez comece a se acalmar logo que você o aconchegar no colo e pegar um livro, por entender que isso é parte da rotina antes de dormir.

O bebê vai reter primeiro aquelas coisas que são repetidas com mais frequência ou que atraem mais interesse e atenção dele. Ele vai lembrar e imitar ações que viu você fazendo várias vezes. Pela repetição, vai saber onde ficam os brinquedos, como ativar a musiquinha do tapete de atividades. Repetir é a maneira mais eficaz de incentivar um bebê a lembrar e a aprender. Não espere que ele recorde algo que só vivenciou uma vez.

As habilidades de memória de seu filho ainda são bem rudimentares; dependem muito de quantas vezes ele teve a mesma experiência. Ele pode demonstrar que reconheceu uma história muito familiar e então ficar ansioso, mas não vai reagir da mesma forma a uma história que ouviu poucas vezes. O mesmo ocorre com os brinquedos: ele vai dominar mais rapidamente os que estão ali todo dia. Essa necessidade de repetição significa que o bebê pode olhar com afeição para a avó que cuida dele regularmente, mas talvez fique menos satisfeito em abraçar um parente que o visita menos.

SEU BEBÊ TEM 23 SEMANAS E 2 DIAS

Bebê emotivo

O bebê não vai hesitar em expressar suas emoções, e ele ainda será capaz de adivinhar seus estados de ânimo também!

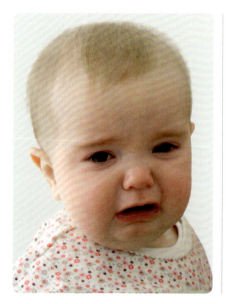

Seu filho pode atirar um brinquedo no chão para demonstrar frustração, ou ficar irritado, choroso ou ansioso quando você sair do quarto. Ele pode estar lá, todo animado e feliz, enquanto brinca com o pai ou com o irmão mais velho, rindo e soltando gritinhos. Então, quando a brincadeira acaba ou ele se cansa, vai parecer aborrecido e irritado do nada. É importante perceber que ele não é capaz de controlar ou entender suas emoções: elas simplesmente aparecem e podem ser esmagadoras. Portanto, ele não está sendo malcriado, e você deve tentar ajudá-lo a se sentir menos frustrado por essas

Fortes emoções. O bebê ainda não consegue entender ou controlar as próximas emoções. Ele pode estar feliz agora e abrir o berreiro no minuto seguinte.

explosões emocionais. Desde muito cedo o bebê tem sido muito sensível às suas emoções. Muitas vezes, a forma como ele responde às coisas é parecida com o jeito como você reage às adversidades. Se você é uma pessoa mais estressada e ansiosa, é possível que o bebê se torne irascível ou choroso. Se você está sempre alegre e de bem com a vida, é mais provável que ele também seja um raiozinho de sol.

É importante, portanto, tentar manter a calma mesmo chateada. Pesquisas apontam que as crianças sabem quando os pais estão estressados e também se estressam junto com eles. Se suas emoções estão afetando o bebê, a capacidade de memorização dele pode ser prejudicada e talvez ele se torne mais sensível a experiências adversas e não saiba lidar com situações estressantes na vida adulta.

SEU BEBÊ TEM 23 SEMANAS E 3 DIAS
Uma boa nutrição

As exigências nutricionais do bebê são diferentes das suas, por isso é bom saber o básico antes de começar a introduzir alimentos.

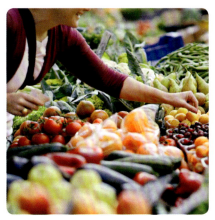

Naturalmente saudável. Uma variedade de frutas e legumes de cores diferentes torna a alimentação do bebê completa.

Agora é um ótimo momento para pensar em quais elementos serão essenciais na dieta do bebê, a fim de se preparar para quando decidir introduzir os alimentos sólidos. É preciso considerar, porém, que a alimentação saudável do bebê vai ser bem diferente de sua alimentação saudável, já que ele tem necessidades nutricionais específicas que precisam ser atendidas para ter energia e crescer saudável. Há quatro componentes principais para a dieta saudável do bebê na segunda fase desse primeiro ano de vida.

Gorduras. O bebê tem necessidades energéticas elevadas em relação ao tamanho do corpo dele. É por isso que tanto o leite materno quanto a fórmula fornecem uma alta percentagem de gordura, uma fonte concentrada de energia (calorias). À medida que você apresenta ao bebê os primeiros sabores (ver pp. 190-191), pode ser uma boa ideia combiná-los ao leitinho de sempre, não só pelo sabor familiar como também porque o leite contém mais energia proveniente da gordura e da lactose, açúcar naturalmente presente no leite. Durante todo o primeiro ano de vida da criança, introduza laticínios integrais na alimentação, porque o bebê tem uma barriga pequena, mas tem necessidades energéticas muito elevadas. Embora o bebê precise de gordura na alimentação, isso não significa que ele deva comer comida gordurosa ou frituras. A gordura de que ele precisa é a saudável, naturalmente presente nos alimentos; não a que vem de batatas fritas, salgadinhos, bolos e biscoitos.

Carboidratos. A lactose ou açúcar do leite é a principal fonte de carboidratos do leite materno e é justamente o que o faz tão doce. As fórmulas infantis também fornecem lactose. Conforme a alimentação do bebê vai se diversificando, ele também vai encontrar amidos e outros açúcares naturais em frutas, legumes, verduras, grãos e tubérculos. Embora os carboidratos não sejam uma fonte de energia tão concentrada quando a gordura, alimentos ricos em carboidratos contêm diversas vitaminas, minerais e fitonutrientes. Aos poucos, a dieta do bebê vai conter menos açúcares e mais amidos à medida que mais alimentos são introduzidos.

Proteínas. Todas as células do corpo contêm proteína, e o leite é uma excelente fonte desse nutriente. No entanto, é importante introduzir na alimentação do bebê outros alimentos ricos em proteína, por serem também fontes de vitaminas e minerais. A carne vermelha, por exemplo, fornece ferro e zinco, duas substâncias essenciais. Opções vegetarianas de proteína, como o tofu, fornecem ferro e cálcio.

Vitaminas e minerais. São essenciais para a saúde. Frutas e legumes são excelentes fontes tanto de vitaminas quanto de minerais – quanto mais colorido o prato, melhor. Inclua verduras escuras como brócolis e espinafre desde cedo, para que seu filho se acostume com o sabor.

> **CHECK-LIST**
> ## Cardápio equilibrado
> Confira exemplos de comidas que pertencem a cada um dos quatro principais grupos alimentares e devem ser incluídas na alimentação do bebê após o início o desmame.
>
> ■ **Gorduras.** Queijos, iogurte, manteiga, pastinhas de passar no pão; leite de vaca (uso culinário), ovos, óleos vegetais, peixes gordos (como salmão e sardinha); pasta de amendoim suave e sem sal.
>
> ■ **Carboidratos.** Arroz, batata, inhame e batata-doce, cereais e alimentos que contêm glúten, como trigo, centeio, cevada e aveia (geralmente após os 6 meses), seguidos por massas, pães e cereais matinais sem açúcar.
>
> ■ **Vitaminas e minerais.** Legumes frescos ou congelados, como cenoura cozida, feijão verde e milho e pepino cru. As frutas podem ser oferecidas frescas ou congeladas, sem açúcar. Algumas boas opções são banana, pera e abacate cortadinhos, uvas (cortadas ao meio para evitar a asfixia), além de frutas secas sem açúcar, como damascos, figos e ameixas.
>
> ■ **Proteínas.** Carnes vermelhas magras (cozidas), frango ou peru (cortes mais escuros, que contêm mais ferro), filetes de peixe branco, peixes gordos como o salmão, conservas de peixe em óleo, lentilhas, feijão e ervilhas cozidas com pouco sal e ovos (cozidos).

23 semanas

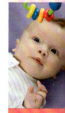

207

SEU BEBÊ TEM 23 SEMANAS E 4 DIAS
Brincando lado a lado

Ainda vai demorar para seu filho conseguir brincar com outras crianças da mesma idade, mas a essa altura ele já pode gostar de brincar lado a lado.

O bebê está fascinado por rostos e deve começar a olhar de outra forma para outros bebês e crianças, ainda que não consiga interagir muito bem com eles. Vai se interessar pelos sons e pelas coisas que as outras crianças fazem e pode aprender novos truques observando-as e imitando-as. Ele pode, por exemplo, decidir pegar um chocalho ou um livro só porque viu outro bebê fazer o mesmo. Pode chorar ao ver outros bebês chorando; pode sorrir e até "conversar" com outros bebês. Brincadeiras regulares com outros bebês ou com irmãos mais velhos são boas oportunidades de interação social, formando as bases das relações sociais futuras. Embora ainda seja cedo demais para desenvolver habilidades sociais, o bebê já começa a aprender ao observar como os vários tipos de relacionamento se articulam.

Quando está com outro bebê, é provável que seu filho fique absorto na própria brincadeira, sem se interessar muito pela outra criança. Talvez isso gere aquela dúvida: será que meu filho é tímido? Esse comportamento é apenas um reflexo do estágio de desenvolvimento em que ele se encontra. Além disso, novos rostos e experiências envolvem um período de adaptação. Quando seu bebê se acostumar a esse tipo de encontro social, vai lembrar quanto eles são divertidos e vai querer repeti-los.

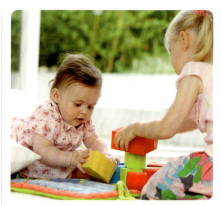

Hora da diversão. Brincar com outras crianças ajuda o bebê a desvendar novas atividades e a experimentar o ato de dividir as coisas pela primeira vez.

SEU BEBÊ TEM 23 SEMANAS E 5 DIAS
Quem é esse bebê?

Seu filho ainda não entende os conceitos de "você" e "ele" como duas coisas isoladas. Sua identidade ainda está intimamente associada a você.

> **TIRA-DÚVIDAS**
>
> **Meu filho chupa o polegar o tempo todo. Será que nunca vai perder esse hábito?** A sucção do polegar é reconfortante para os bebês; eles veem isso como uma forma de se acalmarem. A mania é mais irritante para os pais que prejudicial aos filhos; tente não se preocupar com isso. Seu filho vai parar assim que desenvolver outros métodos para se acalmar. Desde que o hábito não perdure depois dos 5 anos, não há evidência de que ele prejudique os dentes.

O bebê está o tempo todo fazendo experiências para saber como o corpinho dele se move: ele é capaz de copiar de uma forma simplificada movimentos que você e outras pessoas fazem e fica bastante interessado nas interações entre vocês, mesmo que ainda não se reconheça ou veja a si mesmo como uma pessoa separada de você. Coloque-o na frente do espelho e veja como ele fica animado com o "outro bebê" que aparece na imagem, sem ter a menor noção de que aquilo é um reflexo dele mesmo. Isso acontece mesmo quando ele reconhece você no espelho. Ele acha que está em seu colo do lado de cá e outro bebê do lado de lá. Nessa fase o bebê deve ficar olhando para o espelho e tentando alcançar o reflexo, tocar o "outro bebê". Apenas por volta do 16º mês de vida, no mínimo, é que a criança começa a reconhecer-se como um indivíduo independente. Só então o bebê finalmente percebe que é uma pessoa separada de você, capaz de fazer as próprias escolhas e até mesmo de desobedecê-la!

Quando ele atingir essa fase, entre o 16º mês e o segundo ano de vida, você será apresentada aos chamados "anos terríveis", quando a criança é enfática em suas vontades e demonstrações de personalidade. A resposta favorita de seu filho a todos os seus pedidos será "Não".

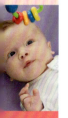

SEU BEBÊ TEM 23 SEMANAS E 6 DIAS
Você não é só uma mãe

Não importa o quanto você adore cuidar do bebê; todo mundo precisa de um pouco de tempo livre para cuidar de si mesmo.

Todo pai e mãe precisa de um tempo para se dedicar a seus interesses, curtir um pouco de vida social entre adultos e reestabelecer uma identidade individual, desvinculada da paternidade ou da maternidade. Na verdade, ter uma vida satisfatória para além da vida que você leva com seu filho vai torná-lo não apenas uma pessoa mais relaxada e feliz como também um pai ou uma mãe melhor. Estar sempre cansado, isolado e sem tempo para recarregar as baterias não ajuda em nada, nem a você, nem ao bebê.

Embora seja importante não se sobrecarregar de novos projetos e atividades que possam gerar cansaço e frustração, é bom alcançar um equilíbrio na vida que permita ter certo tempo e espaço para desempenhar atividades de seu interesse e manter uma identidade individual. Seu bebê está com quase 6 meses. Já dá para deixá-lo com uma babá de confiança, um membro da família ou um amigo por alguns períodos de tempo. Se você já tiver iniciado o processo de desmame, o bebê vai conseguir adiar um pouco as amamentações e aceitará com prazer uma papinha como lanche enquanto você estiver fora.

Talvez você só queira um tempo para sentar no sofá com um livro e relaxar. Ou esteja querendo ir um pouco à academia. Se tem aspirações de carreira ou está pensando em mudar de profissão quando voltar ao trabalho, talvez seja interessante investigar as oportunidades de estudo e qualificação. Mesmo um tempinho com amigos cujo foco não seja bebês pode ser gratificante para lembrar que, embora seu papel de mãe (ou de pai) seja fundamental, existem outros aspectos da vida que são valiosos e precisam ser mantidos.

Converse com seu companheiro sobre meios de garantir que cada um tenha tempo para correr atrás de seus interesses. Definam coisas que possam fazer juntos, sem o bebê, para ajudar a fortalecer o relacionamento. Assegurar que seus interesses também sejam satisfeitos não tem nada a ver com egoísmo. Em última instância, você é o modelo de vida de seu filho. Se você for um bom exemplo de como ter uma vida pessoal satisfatória, equilibrando interesses pessoais e familiares, ele será muito mais propenso a seguir seu exemplo e desenvolver boas amizades e interesses mais tarde.

TIRA-DÚVIDAS

Meu bebê faz drama quando dou atenção a meus outros filhos. Isso é normal? Você é o centro do mundinho do bebê, e nessa fase ele pensa que você pertence a ele. Não entende que você tem outras responsabilidades e interesses, como também ainda não aprendeu o conceito de dividir a atenção da mãe por um tempo. Enquanto fica com seus outros filhos, coloque o bebê no colo, converse com ele, incentive os irmãos a falarem com o bebê. Ele deve ficar contente, desde que receba atenção. Se for brincar com outra criança, deixe o bebê por perto e com alguns brinquedos, para que ele possa se divertir enquanto você está ocupada. Demonstre afeto por todos os seus filhos, sempre. Assim o bebê vai se acostumando. Aos poucos, compartilhar será algo natural para ele.

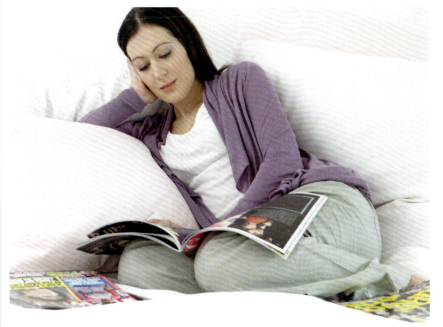

Tempo para você. Ter um tempo para relaxar e cuidar apenas de você mesma é revigorante e necessário. Assim, quando voltar a cuidar do bebê, você estará pronta para a ação!

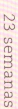

23 semanas

209

24 semanas

À MEDIDA QUE A MEMÓRIA DO BEBÊ SE DESENVOLVE, ELE CONSEGUE ANTECIPAR ACONTECIMENTOS QUE ESTÃO POR VIR

Se seu filho estiver perdendo o cabelinho que tinha quando nasceu – o que é muito comum –, talvez o penteado fique um pouco irregular por um tempo. Pedaços calvos no meio da cabeça podem ser resultado de sonecas sempre na mesma posição, mas o cabelo vai voltar a crescer agora que a criança passará mais tempo sentada.

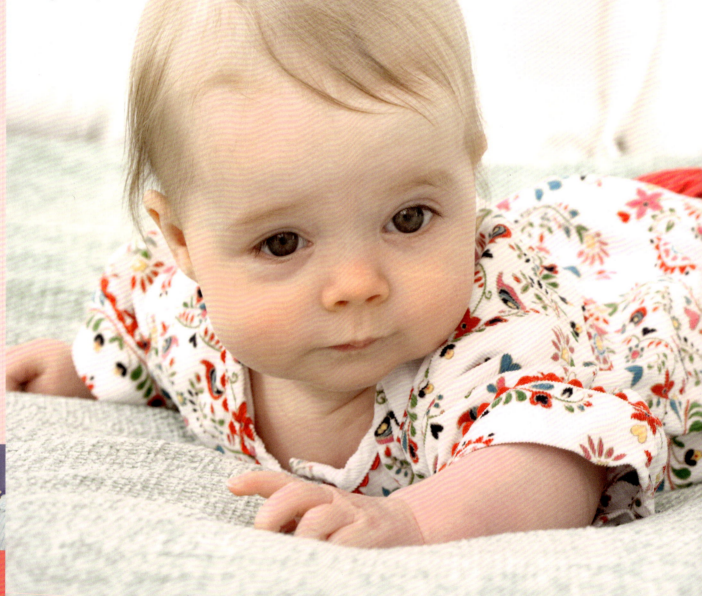

SEU BEBÊ TEM 24 SEMANAS
Hora de contar histórias

O bebê começa a demonstrar ansiedade perto da hora em que você costuma contar histórias. Agora ele vai querer participar mais.

Seu filho vai adorar ouvir as mesmas histórias várias vezes e vai se mostrar ansioso em relação aos próximos acontecimentos. Ele poderá tentar monstrar interesse dando tapinhas no livro ou tentando pegá-lo, assim como poderá ficar chateado e fazer cara de choro quando você parar de ler ou deixar o livro de lado. Além da diversão que isso proporciona, ler para o bebê é apresentá-lo a um vocabulário mais extenso, a diferentes tons. Ler com os pais oferece ao bebê o primeiro contato com a palavra escrita e o faz entender a lógica de uma sequência de eventos. Tudo isso ajuda no desenvolvimento da fala e é um ótimo treino para o futuro, quando ele começar a ler sozinho.

Se você teve gêmeos, talvez consiga ler para os dois ao mesmo tempo, colocando cada um em uma perna. No entanto, é bom achar momentos em que possa ler para cada um deles sozinho, podendo dar a possibilidade de cada um desenvolver suas preferências de leitura. Deixe um deles no chão, rodeado de brinquedos e livros, enquanto lê para o outro. Outra opção é pedir a seu companheiro que leia para um enquanto você lê para o outro.

Achar tempo para ler para cada filho é um pouco complicado para pais sobrecarregados, mas ajuda a desenvolver as habilidades de leitura e aprendizagem, sobretudo no caso de crianças prematuras.

Envolvendo o leitor. Encoraje o bebê a explorar os livros, a virar as páginas e sentir a textura delas e dos desenhos.

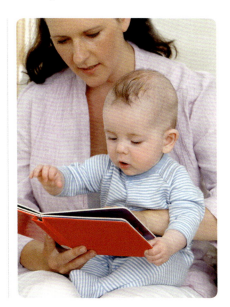

SEU BEBÊ TEM 24 SEMANAS E 1 DIA
Tentativa e erro

Quando o bebê estiver diante de uma tarefa difícil, resista à tentação de ajudá-lo prontamente! Dê-lhe a chance de aprender por tentativa e erro.

É natural querer resolver a situação quando seu filho se frustra por não conseguir algo. No entanto, bebês aprendem mais pela repetição, por tentativa e erro. Seu trabalho é orientá-lo nas novas atividades e apoiá-lo enquanto ele domina as habilidades necessárias para alcançar os objetivos dele. Alcançar o ponto de equilíbrio entre oferecer o apoio necessário e simplesmente fazer tudo pela criança é complicado. Seu filho pode deixar um brinquedo cair repetidas vezes ou parecer incapaz de fazer um brinquedo funcionar. Pode se atrapalhar ao tentar virar as páginas de um livro. Mesmo assim, resista à tentação de ajudá-lo o tempo todo. Quando ele estiver fazendo um movimento ou atividade pela primeira vez, procure guiá-lo: segure a mãozinha dele ou coloque seu corpo na posição correta. Quando ele tentar pela segunda vez ou quiser repetir a ação, ofereça menos ajuda ou deixe-o tentar sozinho. Faça sons de contentamento quando ele tentar algo novo e sons de incentivo do tipo "quase lá" quando não conseguir cumprir uma nova tarefa. Se ele ficar frustrado, vá ajudá-lo e veja se não está tentando fazer uma coisa complicada demais para a idade dele. Se for o caso, então vai precisar ajudar um pouco mais.

Se a criança percebe que você presta atenção e fica feliz com suas tentativas, vai ficar motivada a tentar coisas novas. A capacidade dela de resolver problemas será então estimulada, assim como a confiança, a eficiência e o orgulho próprio.

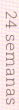
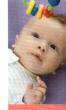

DESTAQUE PARA...
Os dentinhos do bebê

Os dentes do bebê já começam a se desenvolver dentro da gengiva no início da gravidez, mas é agora que os primeiros dos vinte dentinhos decíduos (de leite) começam a aparecer. Alguns bebês sentem desconforto nessa fase, outros têm poucos percalços.

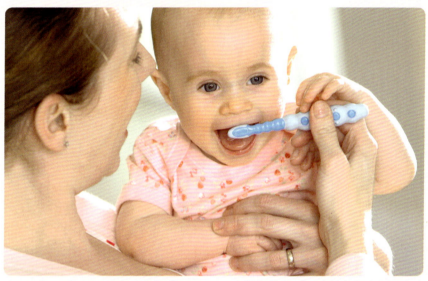

Limpando os dentes. Faça da escovação um momento divertido para o bebê e comece a escovar os dentinhos dele todas as manhãs e antes de dormir. Assim ele vai incorporar esse hábito.

TIRA-DÚVIDAS
É normal que o bebê tenha diarreia durante a dentição?
Não há por que a dentição causar diarreia no bebê, mas alguns pais relatam que seus bebês ficam com os movimentos intestinais mais frouxos nessa fase.
Se a diarreia for curta, não se preocupe – e não imagine que ela tenha sido causada pela dentição. Se for persistente, e o bebê parecer mal ou tiver febre, leve-o ao médico para ver se não há algum outro problema.

São raros os bebês que já nascem com dentes. A maioria entra na fase da dentição entre os 4 e os 8 meses de vida; uma minoria, só quando completa o primeiro ano. Os incisivos inferiores (dentes frontais inferiores) são os primeiros a aparecer, seguidos pelos incisivos superiores, que costumam aparecer um mês depois. Depois, por volta dos 9 ou 12 meses, surgem os incisivos laterais superiores (os dentes laterais superiores dos dois lados). Os incisivos laterais inferiores emergem cerca de um mês depois. Em seguida, vêm os caninos (os dentes pontudos que aparecem dos dois lados da boca, em cima e embaixo), por volta do décimo sexto mês. Os molares (dentes de trás) podem aparecer antes dos caninos, e os segundos molares, bem no fundo da boca, podem demorar a aparecer, talvez só depois do vigésimo mês. Com 2 anos e meio ou 3 anos, seu filho já terá todos os dentes de leite.

Cuidados com os primeiros dentes.
Assim que o primeiro dentinho despontar da gengiva, comece a limpá-lo regularmente (ver p. 170). Quando o bebê já tiver três ou quatro dentes, compre uma escovinha infantil. Procure um modelo especialmente projetado para bebês, com cerdas supermacias e cabeça pequena, capaz de alcançar todos os cantos da boca da criança. Use uma pequena quantidade de creme dental infantil com baixo teor de flúor: basta uma película bem fina na escova. Uma pequena quantidade de fluoreto é útil para fortalecer o esmalte dos dentes e deixá-lo mais resistente aos ácidos e bactérias, ajudando a prevenir a cárie. Não exagere na dose nem deixe o bebê engolir pasta de dente.

Depois de alimentá-lo, espere pelo menos meia hora antes de escovar os dentes dele, para que as propriedades antibacterianas da saliva possam trabalhar primeiro. Escove os dentinhos de maneira suave, com movimentos circulares. Dê atenção especial à área em torno das gengivas: é lá que a placa bacteriana costuma se acumular.

Se o bebê não gostar de escovar os dentes, anime-o com brincadeiras. Conte os dentinhos enquanto os escova. No fim da escovação, dê a escova para ele experimentar como funciona. Você vai ter que escovar os dentes de seu filho até os 7 anos, mais ou menos, então é bom que ele vá se acostumando.

Visitando o dentista. Pergunte a seu dentista quando você deve marcar a primeira consulta do bebê. Geralmente é aos 6 meses ou quando a criança completa o primeiro aninho; mas, se os dentes estiverem nascendo bem e saudáveis, talvez dê para esperar um pouco mais. Quando você tiver uma consulta com seu dentista, leve o bebê para ele se familiarizar com o procedimento. Dar algumas espiadas no consultório antes de ser atendido de verdade pode ajudar a criança a perder o medo.

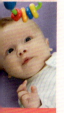

SEU BEBÊ TEM 24 SEMANAS E 2 DIAS

A mamãe é um bebê chorão

Dizem que uma vez que a mulher se torna mãe, ela chora por qualquer coisa.

Uma notícia no jornal, uma foto comovente, desenhos animados ou um episódio daquela novela favorita: talvez você esteja com a impressão de que tudo passou a ser um ótimo motivo para ir buscar a caixinha de lenços e desatar a chorar. Ficar hipersensível, sobretudo em questões relacionadas a crianças, é algo que pode fazer parte da maternidade. Talvez essa hipersensibilidade aconteça porque agora você sente mais empatia pelas outras mães e crianças do mundo. Sentir um amor imenso por seu próprio filho torna você mais consciente do sofrimento dos outros e da enorme vulnerabilidade de bebês e crianças. Conversando com outras mães você deve descobrir que várias delas são tão sentimentais quanto você.

No entanto, se sua propensão às lágrimas vem acompanhada de uma tensão pré-menstrual severa e se você está passando pelo processo do desmame, então essa sensibilidade toda provavelmente é resultado de variações hormonais. Quando para de amamentar, a mulher pode sofrer uma alteração em seus níveis de hormônio, especialmente na prolactina, que estimula a produção de leite e tem efeito calmante e relaxante. Quando a produção desse hormônio cai e a progesterona e o estrogênio sobem, é provável que você sinta na pele essas alterações. As sensações de raiva e mau humor associadas à TPM devem ir embora assim que seus hormônios se estabilizarem. Se persistirem, converse com seu médico.

SEU BEBÊ TEM 24 SEMANAS E 3 DIAS

Mãozinhas livres!

O bebê já consegue sentar-se apoiado, agora fica com as mãos livres para brincar e em breve deve usá-las de forma mais eficiente.

Podendo usar as duas mãos – agora que não precisa delas para manter a estabilidade –, seu bebê vai praticar mais facilmente a coordenação óculo-manual. Nas próximas semanas, ele vai desenvolver a capacidade de passar um brinquedo de uma mãozinha para a outra. Também conseguirá pegar um brinquedo em cada mão e bater um no outro, ou examinar os dois antes de escolher um deles e largar o outro.

A habilidade de usar as duas mãos para manipular um objeto – conhecida como coordenação bilateral – geralmente surge e evolui bastante durante o primeiro ano de vida. Quaisquer atividades manuais que o bebê faça o ajudarão a praticá-la. Brinquedos com mostradores, relógios, discos de telefone antigo para girar, cordinhas ou alavancas para puxar e botões para apertar são ideais, assim como blocos para empilhar e brinquedos anelados, como aquele boneco composto de vários anéis para montar, são brinquedos com potencial para se tornarem os favoritos do momento.

Nem todo bebê desenvolve essa habilidade tão cedo; então, não se preocupe. Se aos 6 meses seu filho consegue agarrar um objeto e colocá-lo na boca, levar os pezinhos à boca, segurar pequenos objetos e até soltar um objeto de propósito de vez em quando, ele está no caminho certo para desenvolver a coordenação bilateral.

Mãos à obra. Dê ao bebê brinquedos que exigem o uso das duas mãos, assim o estimula a desenvolver a coordenação bilateral.

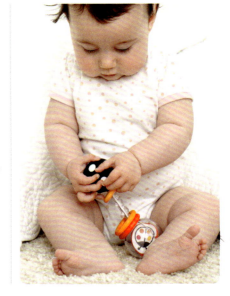

24 semanas

213

SEU BEBÊ TEM 24 SEMANAS E 4 DIAS

Também quero!

Seu filho deseja sua comida e até estende as mãozinhas para pegar o que parece gostoso. Mas será que ele está pronto para essas delícias?

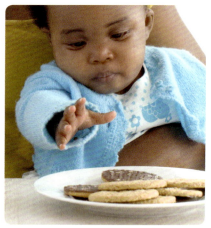

Tentador, mas não é para você! É melhor postergar o máximo possível a introdução de alimentos de adulto – por exemplo, biscoitos.

Observar as outras pessoas comerem e se interessar pela comida indica que a criança está pronta para começar o desmame ou a alimentação complementar, mas nem todo alimento é adequado para ela nesses primeiros meses – e alguns devem ser evitados pelo máximo de tempo possível. Um dos objetivos do desmame é incluir o bebê na rotina de refeições da família, mas terá de ajustar as refeições para garantir que elas sejam seguras e adequadas à criança. Muitos alimentos que um adulto costuma consumir contêm ingredientes impróprios para bebês.

Excesso de sal. Muitos alimentos – sobretudo os processados – contêm sal. Os rins do bebê ainda não estão totalmente desenvolvidos e não podem receber mais de 1 grama de sal (cloreto de sódio) por dia até o primeiro ano de vida. Essa cota inclui o sal naturalmente encontrado em grãos e vegetais e o presente no leite materno. Um pacote de salgadinhos médio contém no mínimo 0,5 grama de sal. Dar ao bebê alguns pedacinhos de pizza pode facilmente fazê-lo exceder a cota diária.

Pouca gordura. Iogurtes com baixo teor de gordura são ótimos para controlar o peso de um adulto, mas não contêm gordura e, portanto, calorias suficientes para que um bebê cresça saudável e ativo. Produtos lácteos integrais, incluindo o leite de vaca, que pode ser usado no preparo de alimentos, são importantes pelo menos até os 2 anos e devem ser reduzidos gradualmente até os 5 anos.

Muito açúcar. O bebê já nasce com uma preferência inata por alimentos doces, daí a importância da introdução de legumes, verduras e alimentos salgados desde cedo. Alimentos com adição de açúcar podem estimulá-lo a gostar muito mais de doce que de salgado, o que provoca um desequilíbrio dietético e aumenta o risco de cáries quando os dentes aparecerem.

Fibras de mais. Lanchinhos como torradas integrais e maçãs são saudáveis para você, mas em se tratando do bebê você precisa ficar de olho para ele não comer fibras de mais. Incentive-o a comer muitas frutas e legumes, mas sem excluir alimentos mais calóricos. Frutas, legumes e grãos tendem a encher a barriga muito rápido, e o bebê acaba não consumindo tantas calorias quanto precisa. Por isso é bom misturar um pouco do leite materno ou da fórmula nas primeiras papinhas e ir passando para alimentos mais calóricos assim que ele aceitar bem a ideia. Você vai desconfiar de que está dando muita fibra para ele assim que o consumo de fraldas aumentar.

Adoçantes. Adoçantes artificiais foram feitos para ajudar adultos e crianças mais velhas a reduzir seu consumo de açúcar e evitar cáries. Não são adequados para bebês e crianças na primeira infância; por isso, bebidas e alimentos que contêm adoçantes devem passar longe do cardápio.

Álcool. Algumas sobremesas de adulto podem conter álcool, uma substância que o bebê não é capaz de processar. Tenha cuidado e garanta que seu filho nem sequer prove alguma delas.

> **TIRA-DÚVIDAS**
>
> **O desmame precoce pode deixar meu filho mais propenso a alergias?**
> O sistema digestório da maior parte das crianças já consegue lidar com alimentos mais básicos desde a 17ª semana, mas o desmame só é recomendado a partir do sexto mês. Se você quiser introduzir alimentos sólidos antes disso, converse com seu pediatra. A recomendação atual dos especialistas é a de que alimentos alergênicos mais comuns, como trigo, ovo, amendoim, frutas secas, mariscos e peixes sejam evitados até os 6 meses de vida, já que a introdução precoce poderia aumentar o risco de alergias. Há controvérsias sobre essa resolução. Pesquisas recentes sugerem que bebês que têm contato com alimentos sólidos potencialmente alergênicos antes dos 6 meses têm menos chances de desenvolver alergias (ver pp. 162-163 e 241).

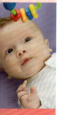

SEU BEBÊ TEM 24 SEMANAS E 5 DIAS

Sons repetitivos

Você pode encorajar o bebê a reconhecer sons e palavras conversando com ele constantemente e nomeando objetos do cotidiano.

Nessa idade, sua repetição de palavras e sons é um componente vital no desenvolvimento da linguagem do bebê. Ele vai brincar o tempo todo com vocalizações, balbuciando e vendo como sequências sonoras trabalham juntas. Seu filho está trabalhando para melhorar o controle da própria boca, lábios e língua e conseguir usá-los para formar sons. Seu trabalho é continuar conversando com ele, gesticulando, respondendo a esses balbucios, imitando os sons que ele faz – e então recebendo mais balbucios como resposta. Aos poucos, você poderá desenvolver a compreensão idiomática do bebê, mostrando-lhe no dia a dia como as palavras podem rotular pessoas e objetos. Poderá, por exemplo, dizer "Ursinho de pelúcia" sempre que ele pegar um ursinho de pelúcia, ou falar "Papai" sempre que o pai entrar no quarto. Assim ele vai criando uma conexão entre coisas do mundo e os sons que as nomeiam.

Familiarizar o bebê com os sons agora vai ajudá-lo a reconhecer palavras mais tarde, colaborando assim para o desenvolvimento dele.

> **TIRA-DÚVIDAS**
>
> **Posso deixar meu filho brincar na areia do parquinho?** Desde que supervisionado, sim. Ele vai gostar da experiência e poderá aprender muito observando outras crianças e sentindo a textura da areia. Escolha um parquinho com areia limpa e sem acesso de cães e gatos. Vigie de perto para ele não colocar a areia na boca e lave as mãos dele assim que acabar a brincadeira.

SEU BEBÊ TEM 24 SEMANAS E 6 DIAS

Passeio pela natureza

Seja deitado em um tapete no jardim, seja passeando no zoológico, o bebê vai adorar ver e ouvir a natureza.

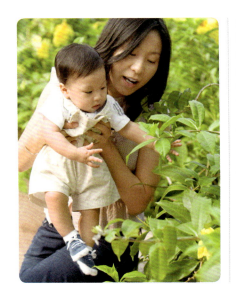

O mundo lá fora fascina e deslumbra os bebês. Coloque o bebê em uma manta à sombra no jardim ou em uma área segura de um parque público e deixe que ele experimente o ar fresco, a riqueza de texturas que o cercam, as coisas que acontecem ao redor. Mostre para ele um bichinho que salta por entre as árvores, um pássaro no céu, um pato na lagoa, a joaninha que anda sobre uma folha.

Incentive o bebê a tocar a grama, as pétalas de uma flor, um pouco de areia, o tronco da árvore. Tire as meias dele e

Amigo da natureza. Leve seu filho para explorar lugares interessantes, cheiros e texturas da natureza.

segure-o em posição vertical para que consiga sentir a grama ou a areia por entre os dedos dos pés.

Enquanto propicia a ele essas experiências, continue adicionando novas palavras ao seu banco de memória. Diga-lhe os nomes das coisas ao redor, refira-se a uma superfície como "Áspera", outra como "Macia". Descreva as texturas que ele encontra pelo caminho.

Alimente o interesse do bebê oferecendo-lhe muitas coisas diferentes para ver, cheirar e tocar no mundo exterior. Essas atividades estimulam os sentidos. Cada nova experiência aumenta o conhecimento de mundo dele e o diverte.

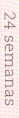

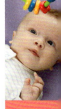

215

25 semanas

BEBÊS USAM A MÃO INTEIRA PARA PEGAR UM OBJETO ATÉ O OITAVO OU O DÉCIMO MÊS, QUANDO DESENVOLVEM A CAPACIDADE DE PINÇAR UM OBJETO COM OS DEDOS

O bebê vai ficar cada vez mais móvel e usar bastante suas habilidades manuais em desenvolvimento para correr atrás de objetos que despertem seu interesse. Ele também está experimentando as relações de causa e efeito e começa a aprender rapidamente que quando empurra uma bolinha, por exemplo, ela vai para longe.

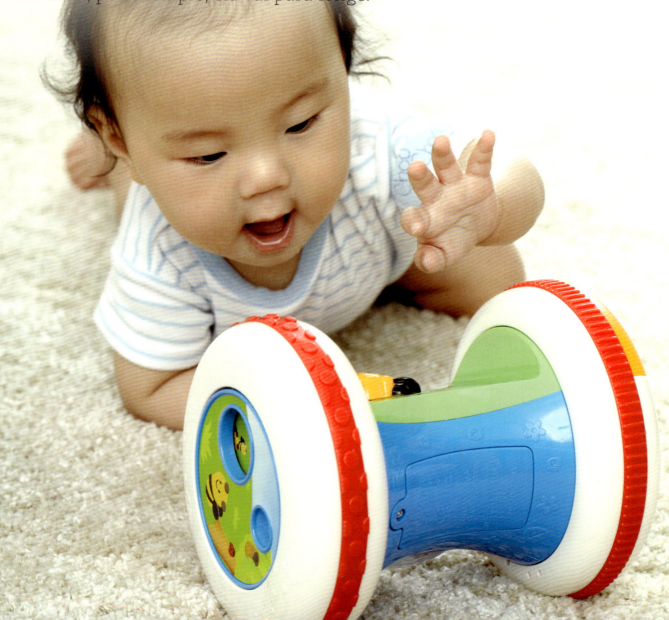

SEU BEBÊ TEM 25 SEMANAS
Novas aventuras

Agora que o bebê está interessado no entorno e é mais fácil planejar as refeições dele, vocês podem se aventurar em outras paisagens.

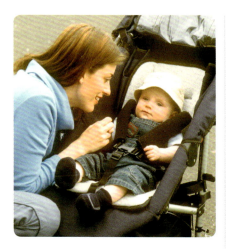

Pequeno viajante. Faça os passeios ao ar livre serem divertidos para o bebê, parando sempre para ele ver melhor o que chama a atenção.

TIRA-DÚVIDAS

Um amigo meu está com catapora, e nós o vimos recentemente. Será que o bebê pode pegar catapora por causa disso? Bebês dessa idade podem contrair varicela – nome popular da catapora –, mas isso é bastante incomum. A maioria recebe anticorpos no útero materno, o que garante imunidade durante os primeiros meses de vida. Quando o bebê contrai a varicela, os sintomas geralmente aparecem dentro de três semanas e duram entre cinco e dez dias. Se seu filho foi infectado, ele deve estar cansado, sem querer comer e um pouco febril, com pequenas manchas vermelhas no tronco e às vezes no rosto. A catapora em bebês costuma ser leve e geralmente não é motivo de alarde. Se você acha que seu filho está com a doença, procure o pediatra.

Aproximando-se dos 6 meses, o bebê fica mais consciente do que acontece ao redor e se torna bastante receptivo a novas experiências. Vocês podem então se aventurar em passeios mais longos de vez em quando, afinal ficou mais fácil saber quando ele precisa dar uma parada para comer ou trocar a fralda. Talvez essa seja a hora de visitar aquele amigo ou parente que mora mais longe, organizar um passeio coletivo com outras mães e bebês ou passar um dia na praia em família.

Visitar os avós ajuda o bebê a conhecê-los melhor: quanto mais familiarizado ele ficar com os avós e com a casa deles, mais fácil será deixá-lo lá uns dias, quando necessário. Além disso, vocês agora podem desfrutar melhor da companhia de outros pais e filhos; então, por que não planejar um passeio em grupo a um local turístico mais ou menos próximo?

Bebês nessa idade adoram grandes espaços ao ar livre e ficam fascinados por parques, *playgrounds* e praias (desde que haja um local abrigado de areia, sol e calor). Seu filho também vai apreciar atividades que incluam outras crianças para ele poder observar. Idas a áreas de lazer tranquilas e com um pedaço reservado para bebês podem ser divertidas. Se você planeja usar o transporte público com ele pela primeira vez, vale a pena verificar de antemão como são as instalações e como você vai fazer para levar o cestinho, o carrinho ou a cadeirinha.

PREPARATIVOS

Passear com seu bebê pode ser muito divertido para ambos, especialmente se você estiver preparada para qualquer eventualidade. Nada estraga tanto um passeio quanto ficar sem roupas limpas para trocar o bebê, caso a fralda vaze, ou sem brinquedos suficientes para distraí-lo em momentos de tédio. Saia de casa com tudo que precisa e um pouco mais, no caso de uma mudança inesperada de planos. Assegure-se de que sua sacola contenha tudo que você precisa: fraldas suficientes, comida para o bebê (se ele está em desmame), fórmula (se ele toma mamadeira), brinquedos, um cobertorzinho de conforto para ajudar a acalmá-lo, roupas para trocar (talvez você também precise disso).

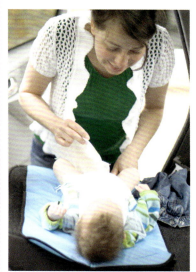

Troca rápida. Roupas fáceis de tirar e colocar tornam as trocas de fralda menos estressantes durante um passeio.

SEU BEBÊ TEM 25 SEMANAS E 1 DIA

Pernas-pra-que-te-quero!

Seu filho vai adorar dar pulinhos enquanto fica na posição vertical. Isso fortalece os músculos da perna e é uma preparação para andar e engatinhar.

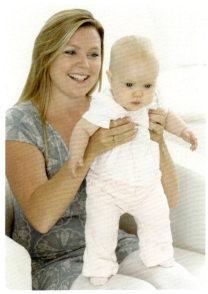

Na vertical. Segure o bebê de pezinho em seu colo para ajudá-lo a desenvolver o equilíbrio e a força dos membros inferiores.

Agora seu filho já pode aguentar a maior parte do peso de seu corpinho sobre as pernas quando você o segura de pezinho, o que fortalece os ossos e músculos da região. Você não deve forçá-lo a ficar nessa posição se ele ainda não estiver pronto, mas por volta do sétimo mês a maioria das crianças gosta de ficar em pé e se balançar nessa posição. Alguns bebês não gostam de carregar o peso do corpo sobre as pernas; preferem sentar e começam a andar um pouco mais tarde.

Muitos pais têm algumas preocupações comuns com segurar seus bebês na posição vertical. Questionam-se, por exemplo, se ficar com a criança nessa posição pode deixar suas pernas tortas (como suas avós diziam). Aqui você vai encontrar respostas para algumas dúvidas que podem surgir nesse momento.

Pernas tortas. Segurar o bebê numa posição vertical e permitir que se movimente desse jeito não vai deixar as pernas dele tortas. A maioria dos bebês tem pernas para fora até a curva do quadril e para dentro na altura do tornozelo. Isso remete à ideia de "pernas tortas". No útero, as pernas assumem esse formato para aproveitar ao máximo o espaço disponível para o crescimento.

Quando o bebê começa a ficar em pé e, depois, a andar, novos ossos começam a crescer e a remodelar as perninhas para conseguir suportar o peso da criança. O resultado desse processo são pernas mais fortes e retilíneas. Aos 3 anos, as pernas já devem assumir o formato retinho que terão na vida adulta. Se tiver alguma dúvida ou se notar que uma das pernas é mais curva que a outra, fale com seu médico. Ele vai ajudá-la a averiguar qualquer problema.

Pernas finas demais. Pais cujos bebês têm pernas fininhas, com coxas e panturrilhas estreitas, muitas vezes acham que seus filhos poderão não ser fortes o suficiente para suportar o próprio peso. Não há motivo para ansiedade: se o bebê consegue suportar o peso do corpo nas perninhas quando você o segura na posição vertical, está tudo bem. Os músculos da perna se desenvolvem à medida que ele brinca e se movimenta. Para incentivar isso, gire as perninhas dele simulando um movimento de pedalada com ele deitado de costas, e segure suas mãozinhas para que ele consiga se balançar de trás para a frente.

Pés chatos. Todos os bebês parecem ter pés chatos, por causa da "gordurinha de bebê" que mascara o arco de seu pé e porque o arco não se desenvolve por completo até os 2 anos, depois que a criança já andou por cerca de um ano.

> ### TIRA-DÚVIDAS
>
> **Uma das pernas do bebê parece mais curta que a outra. Quando o seguro na posição vertical, reparo que ele não gosta de colocar peso nessa perninha. O que pode ser?** Seu bebê pode ter um problema conhecido como displasia do desenvolvimento do quadril (DDQ) – uma anomalia no formato da cabeça do fêmur (osso da coxa), ou no encaixe do quadril ou de uma de suas estruturas de suporte. Essa anomalia pode ser leve (quando há um contato incompleto entre o fêmur e a articulação do quadril) ou mais aguda (quando esse contato simplesmente não existe). A DDQ afeta entre 1% e 3% dos recém-nascidos, é mais comum em meninas e é hereditária. Ocorre mais em partos pélvicos e múltiplos e em bebês com pés tortos (pés tortos congênitos).
>
> Quando nascem, os bebês passam por uma análise médica para ver se têm DDQ, e depois aqueles que apresentam mais risco costumam fazer uma ultrassonografia de quadril. No entanto, a DDQ pode se desenvolver depois desses primeiros exames. Caso esteja com dúvidas se esse é o caso de seu filho, converse com o pediatra. Informe-o caso o bebê não coloque o peso em uma das pernas até os 7 meses de vida e também se as pernas parecerem ter comprimentos diferentes ou se o pezinho fica para fora na hora de sustentar o peso em uma das pernas. Depois dos 4 meses, um raio X de bacia pode ser usado para confirmar um diagnóstico de DDQ. Quando o tratamento é precoce, o prognóstico é excelente, e a maioria desses bebês não demora mais que os outros para começar a andar.

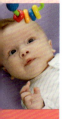

SEU BEBÊ TEM 25 SEMANAS E 2 DIAS

Sentindo algo errado

Seu bebê é afetado por seus sentimentos, por isso é importante tentar protegê-lo de emoções negativas e acentuar as positivas.

Repare como o bebê observa você atentamente quando nota um tom de tristeza ou de frustração em sua voz. Se você briga com alguém pelo telefone, por exemplo, ele pode parar o que está fazendo para olhá-la e ver se está tudo bem. Se percebe que você está triste, angustiada, estressada ou com raiva, ele pode começar a chorar e abrir os bracinhos pedindo colo. Ele não entende suas mudanças de humor, mas quer que você seja feliz porque isso o faz feliz. Ele continua se sentindo como uma extensão de seu corpo, e seu estado de espírito guia também o humor dele. Se você estiver triste e ansiosa, o bebê pode ficar pegajoso, querendo atenção o tempo todo para saciar a necessidade dele de conforto e segurança. O que seu filho quer é lembrá-la de que ele está ali. Alguns especialistas acreditam que esse "grude" todo seja um instinto primitivo do bebê para garantir que a mãe não fique absorta em preocupações e passe a ignorá-lo!

Seu filho está ficando mais sensível a seu humor e em sintonia com ele à medida que aprende as coisas da vida. Ele observa você para aprender como reagir em cada nova situação. Se você fica chateada e frustrada quando algo não sai como o planejado, ele vai aprender que essa é a resposta correta para uma situação desse tipo. Se você é uma pessoa feliz, alegre e sociável com os outros, ele ficará inclinado a adotar esse tipo de comportamento também. É impossível ser alegre o tempo todo, mas tente fazer um esforço para manter sua expressão facial e seu tom de voz de bem com a vida. Assim seu filho vai se sentir muito mais seguro e vai aprender a reagir de forma positiva diante das adversidades da vida.

SEU BEBÊ TEM 25 SEMANAS E 3 DIAS

Vidrado em tudo

É emocionante ver o interesse do bebê em explorar o mundo ao redor, mas preste atenção e mantenha objetos perigosos longe dele.

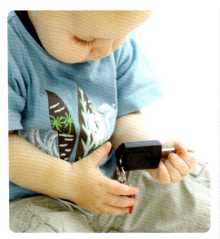

Objetos fascinantes. Seu filho pode se sentir atraído por objetos perigosos, como tesouras e chaves com arestas cortantes ou pontiagudas.

Bolsas exercem uma espécie de fascínio nos bebês: eles veem as mães remexendo suas bolsas constantemente e retirando dali todo tipo de objeto interessante: chupeta, chave do carro, celular e até alguns de seus brinquedos favoritos. Seu filho certamente vai querer investigar ele mesmo esse verdadeiro baú de tesouros. Na primeira chance que tiver, vai tentar pegar sua bolsa! Fique atenta, pois muito em breve ele já vai conseguir pegá-la.

Sua casa tem armários baixos com produtos de limpeza, ou gavetas baixas que possam conter objetos impróprios para uso do bebê, como tesouras, estiletes, equipamentos de jardinagem, cordões ou cola? Seu filho quer imitá-la, quer fazer as coisas que a vê fazendo. Mas, mais do que isso, quer satisfazer uma curiosidade natural e aumentar a compreensão do mundo dele.

Ele pode achar que é uma ótima ideia comer a terrinha do vaso de planta, empurrar um brinquedo para dentro do buraco do DVD ou quem sabe puxar o ferro quente pelo fio. Há muita coisa por aí para ser descoberta!

Supervisionar tudo é mais importante que nunca, e talvez seja o caso de repensar se sua casa está mesmo à prova de bebês. Ainda vai demorar muito para seu filho saber o que é e o que não é seguro; você realmente precisa tomar todas as precauções para garantir a segurança dele.

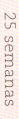

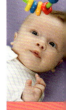

219

SEU BEBÊ TEM 25 SEMANAS E 4 DIAS

Mama, dada

Com 25 semanas de vida, o bebê já consegue repetir sons e usa mais consoantes. Ele vai começar a testar sons como "ma ma ma" e "da da da".

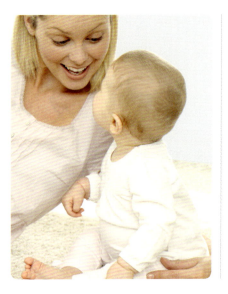

Embora você esteja clamando por ouvir essas palavras, os primeiros "mama" e "dada" que seu filho disser não terão significado algum. Ele apenas conseguiu imitar determinados sons na ordem certa. Mas sua empolgação diante da tentativa dele vai encorajá-lo a repetir; e se você responder a esse som ele vai entender, dentro de três ou quatro meses, que você é a mamãe!

O bebê vai adorar que você repita os balbucios que ele faz, fingindo que isso é uma conversa. Ajude-o a desenvolver suas habilidades linguísticas nomeando objetos e

Mamãe! Da primeira vez que seu filho falar "Mama", será meio acidental, mas ele vai repetir quando perceber que isso deixa você feliz.

pessoas ao redor. Isso reforça na cabecinha dele o conceito de que as coisas podem ser representadas por palavras, algo que ele vai começar a entender nos próximos meses. Falar é como um jogo, e seu bebê está experimentando o que é capaz de fazer com cordas vocais, língua e dentes. Bebês têm padrões similares de desenvolvimento da fala, vocalização e balbucios, independentemente da língua que seus pais falem. Significa que seu filho está fazendo os mesmos sons que milhares de outras crianças ao redor do mundo! Ele vai tentar produzir sons que achar interessantes e divertidos e repeti-los quando obtiver uma resposta a eles ou simplesmente gostar do resultado!

SEU BEBÊ TEM 25 SEMANAS E 5 DIAS

O cadeirão

Em uma cadeira alta para a alimentação, o bebê aprende o jeito certo de comer e se sente parte da família, pois pode ser incluído no ritual de refeição.

O cadeirão pode representar um grande investimento; por isso, pense no que procurar quando for comprar.

Praticidade. O cadeirão deve ser fácil de limpar (uma bandeja destacável é mais fácil de lavar e secar que uma fixa) e adequado ao tamanho de sua cozinha e da mesa de jantar. Se há pouco espaço, é melhor escolher um modelo dobrável ou que possa ser acoplado à mesa de jantar e não necessite de uma bandeja. Alguns modelos têm regulagem de altura, o que pode ser útil caso você não tenha uma mesa de jantar;

assim poderá abaixar um pouco a cadeira e usá-la na mesa da cozinha. Também há modelos que se transformam em mesa e cadeira infantis.

Conforto. O assento deve ser acolchoado, ou possibilitar a colocação de uma almofada que sustente o bebê na posição vertical. Se o acolchoado for removível e lavável, ótimo. Nesse caso, considere comprar um segundo acolchoado: assim você sempre terá um disponível. Uma cadeira com descanso de pés e altura ajustáveis pode ser útil à medida que o bebê cresce.

Segurança. Certifique-se de que a cadeira seja firme o bastante para não virar nem cair facilmente. Ela deve ter um cinto de segurança de cinco pontos, que deve ser usado sempre que a criança estiver sentada (bebês têm um talento incrível para deslizar de cadeiras). Por fim, a cadeira de sua escolha deve ter um assento dobrável, trava de segurança e não prender os dedinhos do bebê nem tombar enquanto ele estiver sentado. Comprar uma cadeirinha usada é uma boa ideia, mas verifique se ela atende aos padrões de segurança e é de uma marca confiável.

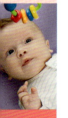

SEU BEBÊ TEM 25 SEMANAS E 6 DIAS

Mudança na alimentação

Neste momento talvez você deseje migrar para a fórmula, ou intercalar o uso dela com o leite do peito, ou experimentar uma nova fórmula.

Se desde o parto você está amamentando e deseja migrar para a fórmula (ou intercalar o uso dela com o leite materno) de um modo que se ajuste às suas necessidades e às do bebê, pode ter alguma dificuldade para fazê-lo se acostumar com a mamadeira. Experimente passar um pouco de seu creme protetor de mamilos no bico da mamadeira ou misturar um pouco do leite materno com a fórmula, para o gosto ficar mais atrativo. Você também pode comprar um bico novo, caso ele não goste do que você está oferecendo, ou usar um copo com tampa. Se estiver indo direto para a fórmula, talvez você precise experimentar algumas marcas até encontrar uma de que o bebê goste.

Fórmula nova. Se você resolveu migrar para a fórmula, ou se seu filho não parece satisfeito mesmo quando toma bastante dela, uma fórmula específica pode ser mais apropriada. Nas fórmulas infantis para lactentes (indicadas para suceder às destinadas aos seis primeiros meses de vida), há mais nutrientes (principalmente de ferro, que os bebês precisam cada vez mais) em uma quantidade menor de fórmula.

No entanto, o bebê será desmamado de modo lento e gradual. Conforme ele passa a comer mais alimentos sólidos, terá mais vitaminas e minerais provenientes desses alimentos. Isso significa que ele se tornará menos dependente do leite para conseguir ter uma boa nutrição; basta você ser cuidadosa e lhe fornecer uma variedade de alimentos saudáveis.

É bom acrescentar que, se seu filho for exigente e estiver demorando para aceitar alimentos sólidos, você deve considerar a ideia de comprar um leite especial para bebês mais velhos, porque esses leites costumam ser mais calóricos e, portanto, saciam a fome, e também têm mais ferro, óleos ômega e vitamina D.

Seja qual for o leite que você escolher, ele deverá satisfazer o bebê, que precisa continuar ganhando peso normalmente. O leite de vaca integral não é apropriado para crianças com menos de 1 ano, mas pode usá-lo no preparo de alimentos quando ele iniciar o desmame e começar a consumir produtos lácteos. Converse com o pediatra e peça orientação sobre os tipos de fórmulas infantis.

> **PLANEJANDO O FIM DA AMAMENTAÇÃO**
>
> Se você pretende parar de amamentar nas próximas semanas, é bom já começar a substituir o peito pela mamadeira, para que o processo seja gradual. Mudanças abruptas não costumam ser bem recebidas pelo bebê, que pode ficar angustiado com a retirada de sua principal fonte de conforto e sustento. Parar de amamentar abruptamente também traz consequências negativas para a mãe, que pode sofrer com seios inchados e mastite. Para evitar esse tipo de problema, reduza o número de amamentações do bebê e substitua-as progressivamente por mamadeiras durante algumas semanas. O ideal é diminuir uma amamentação a cada quatro ou cinco dias.
>
> Uma boa ideia é começar cortando a amamentação do início da noite. Se puder, peça a seu companheiro ou à pessoa que a ajuda a cuidar da criança que dê a mamadeira em outro quarto; assim, o bebê não sente o cheiro de seu leite. Normalmente, as últimas amamentações a irem embora são a do "café da manhã" e a do "jantar", por serem associadas a segurança, carinho e contentamento.
>
> Se você tiver que parar de amamentar de repente e ficar com os seios desconfortáveis e rígidos, experimente tirar um pouco do leite, mas retire apenas o suficiente para aliviar o desconforto, pois se retirar muito você vai continuar produzindo muito. Pode demorar alguns dias ou mesmo algumas semanas para que o desconforto passe e você deixe de produzir leite completamente (ver pp. 274-275).

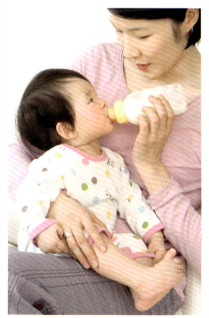

Novas experiências. Faça a transição do peito para a mamadeira gradualmente, para que o bebê tenha tempo de se adaptar.

25 semanas

221

26 semanas

OS OLHINHOS DO BEBÊ ESTÃO TRABALHANDO JUNTOS PARA FORMAR UMA VISÃO TRIDIMENSIONAL DO MUNDO

Mais do que nunca, seu filho precisa dos cochilos diurnos. Seja qual for o método que ele esteja usando para aprender a andar, isso está consumindo todas as energias dele e deixando-o esgotado! Ele já deve conseguir aguentar o peso do corpo nas perninhas se você o segurar em pé, mas não force.

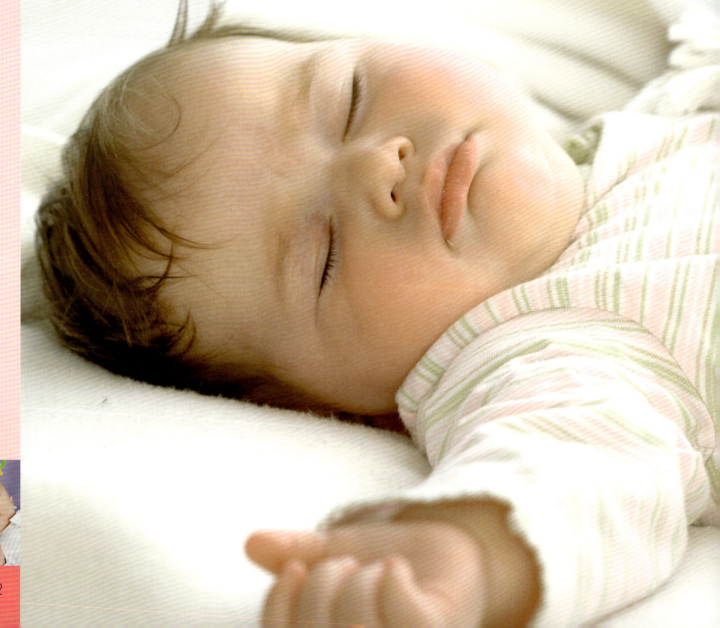

SEU BEBÊ TEM 26 SEMANAS

Preparando a largada

Seu bebê está prestes a começar a corrida! Rolando, rastejando ou engatinhando, ele inaugura agora uma fase de maior mobilidade.

> **TIRA-DÚVIDAS**
>
> **Posso dar para meu filho um desses centros de atividades?** Centros de atividades fomentam a coordenação motora fina, estimulam a habilidade de resolver problemas, a imaginação e a independência. Um centro de atividades robusto que permita que o bebê fique cercado de mostradores, abas, botões com sons diferentes e formas variadas pode ser útil para estimulá-lo e entretê-lo. Os centros de atividade fixos são mais apropriados: o bebê pode se sentar sem ajuda, e muitos têm ajuste de altura para que ele consiga alcançar as várias partes do brinquedo enquanto está sentado nele. Quando o bebê começa a ficar em pé ou a andar, esses centros deixam de ser seguros.
>
> **Quando meu filho começar a engatinhar, posso colocá-lo num cercadinho para ele ficar mais seguro?** O bebê começa a se movimentar justamente para andar por aí explorando o mundo. Colocá-lo num cercadinho impede que ele faça o que de fato quer fazer, então é possível que ele não fique muito feliz com a ideia. Nessa fase, é importante dar ao bebê o máximo de liberdade. Presenteie-o com uma boa área à prova de bebês, onde ele possa passear livremente (sob supervisão, é claro). Há momentos em que o cercadinho pode ser útil para deixá-lo ali quando for falar ao telefone, por exemplo.

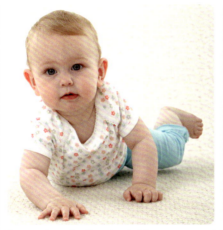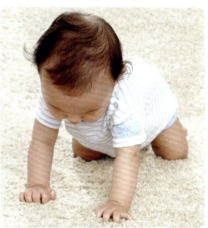

Em movimento. Quando o bebê começar a rastejar ou a engatinhar, use um tapete ou esteira no chão para amortecer seus treinos.

Ainda é cedo para o bebê começar a engatinhar de verdade – alguns só tentam fazer isso lá pelo oitavo ou nono mês, ou até mais tarde, como é comum no caso de bebês prematuros e múltiplos. No entanto, alguns começam a dar os primeiros "passos" agora – é bom estar preparado.

Bebês aprendem a se mover de diferentes maneiras. Embora haja uma série de etapas que precisam ser cumpridas entre sentar, rastejar, engatinhar e caminhar, muitos têm seus próprios métodos e acabam encontrando formas mais simples de se locomover.

Alguns se apoiam nas mãos e nos joelhos para conseguir se mover para a frente ou para trás. Outros desenvolvem um método eficiente de rolar de costas e nunca chegam a usar as mãos e os joelhos para engatinhar. Alguns rolam pelo chão contorcendo-se sobre a barriga, ou arrastam a barriga no chão. Uns engatinham para trás em vez de para a frente. Outros ainda pulam totalmente a fase do rastejamento e se apoiam em móveis para tentar andar. Se você tem gêmeos, já deve ter reparado que eles se movem de jeitos diferentes e em direções opostas!

Rumo à independência. O modo como seu bebê se movimenta não é tão importante quanto o fato de que ele se movimenta. A mobilidade é um passo fundamental rumo à independência física e emocional, além de ser um marco de desenvolvimento que precisa ser atingido antes que a criança aprenda a andar de verdade. Isso lhe permite explorar o mundo em seu próprio ritmo, saciar a curiosidade e se divertir, além de desenvolver equilíbrio e força muscular. Como se não bastasse, toda essa movimentação ainda ajuda a fortalecer o coração e o pulmão, e melhora a qualidade do sono.

Incentivar o bebê a se mover faz que ele pegue gosto pelo exercício físico, entenda como o corpo dele funciona e, claro, se divirta muito enquanto vai, literalmente, atrás de seus objetivos.

26 semanas

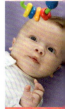

223

SEU BEBÊ TEM 26 SEMANAS E 1 DIA

Aprendendo a comer sólidos

Quando você começar a dar para o bebê outros alimentos, pense que ele precisa de tempo para aprender a lidar com essa "comida esquisita".

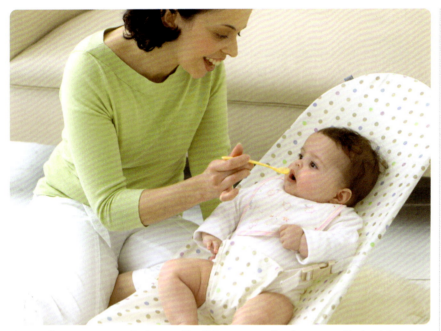

Novos sabores e texturas. Ganhar comida sólida em uma colher é uma experiência totalmente nova para seu filho, e ele vai precisar de um tempo para se acostumar com a ideia.

CHECK-LIST
Receita de sucesso

Confira algumas atitudes que podem facilitar muito o desmame.

■ Ofereça a papinha num momento em que a criança não esteja muito cansada nem faminta. A pausa entre duas amamentações é um bom momento.

■ Esteja você mesma feliz e relaxada na hora da refeição.

■ As primeiras tentativas podem envolver alguma bagunça; esteja pronta para as reações do bebê e não se irrite.

■ Elogie e incentive cada colherada.

No início, o bebê deve tomar papinhas superlíquidas de arroz infantil com leite, frutas e legumes. Esses primeiros purês terão uma consistência muito parecida com a do leite, e ele vai sugar a colher. Quando ele se acostumar com a ideia de tomar papinha na colher, você poderá começar a engrossar um pouco a refeição, usando menos leite ou colocando um pouco de cereal infantil na mistura. Arrozinho para bebê também é uma boa opção de comida para esse começo, pois é palatável, de fácil digestão e a maioria das marcas é enriquecida com vitaminas e minerais.

Dependendo de quando tiver início o processo de desmame e da disposição do bebê em receber alimentos, nos primeiros dias ele só comerá uma ou duas colheres em uma das refeições do dia. Se ele quiser mais que isso, deixe que coma. Ele vai virar o rosto, ficar chateado ou fechar a boca quando achar que já comeu o suficiente. Se ele não quiser experimentar a comida e fizer um dramalhão à mesa, não insista. Espere até o dia seguinte e tente novamente.

É importante que a hora da refeição seja agradável e alegre, para que a criança estabeleça uma relação saudável com a comida desde cedo. Dê a seu filho uma boa variedade de alimentos, mesmo aqueles de que você não gosta tanto. Não caia na tentação de colocar sal ou açúcar na comida para melhorar o sabor. O sal é perigoso para o bebê, e açúcar é desnecessário. Seu filho vai saber apreciar sabores mais naturais.

Bom começo. O fato de essas primeiras refeições serem apenas "testes" não significa que não devam ser nutritivas. Uma das partes mais importantes do desmame é apresentar ao bebê o sabor e a textura dos alimentos saudáveis. Quanto mais cedo ele aprende a comer legumes, maiores são as chances de continuar comendo esse tipo de alimento. Portanto, dar sempre o mesmo purê de maçã só porque o bebê não gostou muito da papinha de brócolis das primeiras vezes que experimentou não vai ensiná-lo a gostar de brócolis. Tenha em mente que a criança percebe se você gosta ou não de um alimento e pode copiar essa atitude; tente não demonstrar descontentamento diante do brócolis, por exemplo. Ofereça ao bebê um novo alimento a cada um ou dois dias. Se ele rejeitar, tente outro dia. A criança precisa de vários testes até criar familiaridade com um alimento, e pode levar certo tempo para ela aprender a apreciar algo de que inicialmente não gostou.

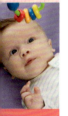

Seu bebê – O dia a dia ■ 4 a 6 meses

224

SEU BEBÊ TEM 26 SEMANAS E 2 DIAS

Cada um em seu quarto

Se você está planejando que o bebê agora fique no próprio quartinho, é bom que ele se acostume ao espaço antes da mudança.

A partir dos 6 meses de vida, o bebê já pode dormir sozinho em segurança. Ajude-o a fazer essa transição para o próprio quarto de forma lenta e gradual. Para começar, coloque-o para tirar cochilos no próprio quartinho, de modo que ele vá se familiarizando com a sensação de dormir nesse novo ambiente. Aos poucos, vá aumentando o número de cochilos que ele tira no quarto dele, até experimentar deixá-lo lá durante a noite.

Talvez você descubra que o bebê dorme até melhor quando fica sozinho no próprio quarto, pois lá ninguém perturba o sono dele com tosses e movimentações. Mas também é possível que ele passe a acordar mais vezes agora que já não ouve o som rítmico de sua respiração. Pode, ainda, se sentir sozinho e ficar com medo no início. Se o bebê chorar no meio da noite, vá lá acalmá-lo para que ele saiba que você continua ali, disposta a suprir as necessidades dele.

Dê a ele um objeto de conforto (ver p. 345) para ajudá-lo a se acalmar. Ver, tocar e cheirar algo familiar vai ajudá-lo a dormir e relaxar. Não deixe objetos espalhados pelo berço durante a noite. Talvez seja uma boa ideia comprar uma babá eletrônica, para sua própria paz de espírito. Muitos pais ficam sem dormir nas primeiras noites sem o bebê no quarto. Ter por perto a babá eletrônica e poder ouvir a criança respirar e chorar lhes dá segurança para dormir em paz. Se possível, compre um monitor que também permita ao bebê ouvir sua voz. Assim ele ficará tranquilo ao ouvir algumas palavras sussurradas pelo pai ou pela mãe de vez em quando.

SEU BEBÊ TEM 26 SEMANAS E 3 DIAS

Mais descobertas

Ao inclinar o bebê delicadamente e ir mudando o corpinho dele de posição, ele pode ver sob novas perspectivas o mundo que já conhece.

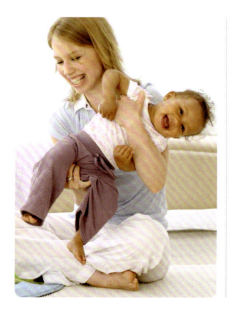

Embora as brincadeiras mais físicas do tipo sacudir a criança para cima e para baixo sejam melhores quando ela está um pouco mais velha, o bebê já pode aproveitar a sensação de ser carregado e balançado em várias posições. Por exemplo, coloque-o de costas sobre seus joelhos e faça cosquinhas ou assopre a barriga ou o pescoço, para que ele incline a cabeça para trás. Ele pode se contorcer de prazer ou ficar totalmente imóvel enquanto observa a vida desse ângulo incomum. O bebê vai se sentir seguro e protegido desde que você o segure com firmeza pelo tronco, e não pelos ombros. Procure também inclinar um pouco o

Com outros olhos. Segure seu filho de modo ligeiramente inclinado, para que ele veja o mundo sob uma nova perspectiva.

assento da cadeirinha do bebê no carro, para que ele possa olhar o céu e as árvores.

Manobras simples como essas aprimoram o sistema vestibular do bebê (aquele que controla o equilíbrio), à medida que ele entende como o corpo dele funciona em várias posições. Além disso, possibilitam que ele empregue diferentes movimentos musculares e faça vários esforços coordenados com os músculos para conseguir manter o equilíbrio e apoiar a cabeça e o pescoço.

Ver as coisas sob uma nova perspectiva enquanto você segura o corpo dele em diferentes posições traz benefícios para os músculos e para o desenvolvimento neural do bebê. Certifique-se, no entanto, de que ele está bem seguro; caso contrário, a brincadeira, em vez de diverti-lo, poderá deixá-lo aflito.

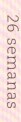

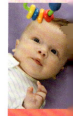

SEU BEBÊ TEM 26 SEMANAS E 4 DIAS

Olhos de águia

Nas últimas 26 semanas a visão do bebê melhorou. Ele acompanha seus movimentos como uma águia e observa mudanças sutis ao redor.

Os bebês começam a desenvolver a percepção de profundidade por volta dos 3 aos 5 meses de vida, e a essa altura seu cérebro já consegue interpretar de forma eficiente as imagens recebidas por cada um dos olhos e criar uma visão tridimensional e sofisticada do mundo.

A percepção de profundidade exige treino visual, uma boa coordenação do músculo ocular e bastante maturidade das células nervosas dos olhos e do cérebro. Nessa fase, o nível de visão de seu filho já está se aproximando do de um adulto.

Quando ele tiver cerca de 8 meses, a visão dele já será quase perfeita. Embora ele continue se interessando mais pelos objetos próximos, agora seu filho pode ver e reconhecer coisas do outro lado do cômodo. Ele vai notar o modo como as cortinas se agitam com o vento, um brinquedo deixado sobre o sofá e sua bolsa escondida em um canto. Agora que consegue ver melhor esses objetos, é claro que vai querer chegar mais perto e tocá-los. Se antes ele gostava de objetos familiares, agora tudo que ele quer é novidade.

> **POR FALAR NISSO...**
>
> Foi feita a seguinte experiência sobre a percepção de profundidade em bebês: cientistas criaram um "penhasco" com ilusão de ótica, usando superfícies de vidro posicionadas de modo a simular um declive. Depois, bebês foram colocados no chão perto desse penhasco. A maioria engatinhou normalmente pela "superfície", mas teve medo de engatinhar no "fundo" do penhasco.

SEU BEBÊ TEM 26 SEMANAS E 5 DIAS

O sol e a vitamina D

A vitamina D é importante para você e seu filho. É necessária para o desenvolvimento de ossos e dentes, a imunidade e o crescimento celular.

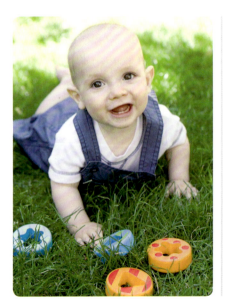

O uso desenfreado de filtros solares fez que mais pessoas apresentassem deficiência de vitamina D – produzida pelo próprio corpo quando a pele é exposta à luz solar e também obtida pela alimentação (ver p. 167). O ideal é que todo mundo tome pelo menos dez minutos de sol por dia sem filtro solar para manter bons níveis de vitamina D.

Talvez essa informação tenha deixado você confusa, já que a última coisa que você quer é queimar a pele delicada do bebê no sol forte. No entanto, um pouco de luz solar natural na sombra (debaixo de uma árvore, por exemplo) será tão eficiente quanto uma exposição direta ao sol. Nos meses mais quentes, vá brincar

Ao ar livre. Dez minutos por dia na sombra já permitem que o corpo da criança produza vitamina D.

com ele lá fora. Se puder, leve-o a um jardim por alguns minutos todos os dias. Mas no verão lembre-se de evitar o período entre 10 horas e 16 horas (ou entre 11 horas e 17 horas, no horário de verão), quando o sol está mais forte. No restante do dia, continue protegendo a pele do bebê com filtro solar fator 30.

No inverno, muitos bebês ficam deficientes de vitamina D; lembre-se de manter a exposição segura ao sol também nessa época mais fria. Além do sol, alimentos fornecem vitamina D. Tanto bebês que mamam no peito quanto suas mães devem tomar um suplemento dessa vitamina, que também é recomendada para crianças de pele mais escura, como negros e asiáticos, pois seus corpos não conseguem produzir tanta vitamina D (ver p. 167).

226

SEU BEBÊ TEM 26 SEMANAS E 6 DIAS
Separando-se com delicadeza

Com tato, é possível sair para trabalhar sem ficar angustiada ou fazer o bebê sofrer.

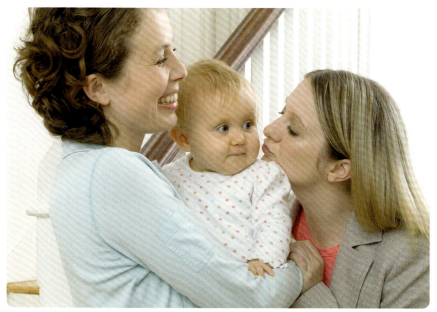

Despedidas felizes. Garantindo que o bebê esteja familiarizado com as pessoas que vão cuidar dele em sua ausência, a saída fica mais fácil para todos.

Seja para uma saída mais demorada, seja para ir trabalhar, a separação costuma trazer algum nível de estresse e angústia para o bebê. Piora um pouco dos 8 meses em diante (ver p. 283). Use de estratégias para tornar esse momento mais fácil.

Quando contratar uma cuidadora, apresente seu filho a ela, promovendo encontros entre vocês três; assim, o bebê pode se acostumar com a nova companhia na segurança de sua presença. A primeira vez do bebê sozinho com a babá ou a cuidadora deve ser breve, por apenas 15 minutos, por exemplo.

As primeiras tentativas de separação não devem ser feitas em momentos em que o bebê estiver cansado, com fome ou doente. Quanto mais feliz ele estiver, mais fácil será o processo. Para ajudá-lo a se sentir seguro, dê-lhe um objeto de conforto (ver p. 345) para segurar quando você for embora. Se ele ficar em uma escolinha ou outro lugar fora de casa, deixe com ele algo que lembre o lar.

Adote um ritual de despedida para que o bebê consiga antecipar o que está acontecendo: a rotina dá segurança a ele. Dê-lhe um beijo, um abraço e um firme adeus com uma expressão feliz. Se ele chorar, diga que vai sentir sua falta, mas que logo estará de volta. (Mais tarde você poderá dar a ele uma referência temporal para seu retorno, dizendo algo como "Logo depois do almoço" ou "Depois de sua soneca".) Dê tchau novamente e saia. Evite cair na tentação de ficar voltando várias vezes para consolar seu choro. Procure ir embora de uma vez. Se ficar preocupada, ligue para a cuidadora após uns quinze minutos e pergunte se o bebê já se acalmou. Na maioria dos casos, as crianças se distraem com facilidade.

CHECK-LIST
Desidratação

A desidratação pode acontecer quando o bebê não recebe líquido suficiente; por exemplo, porque está doente e não tem se alimentado direito. Ele então fica sonolento, sem fôlego nem vontade de comer. Outro motivo pode ser a perda de líquido, por exemplo, por conta de vômitos e diarreias causadas por doenças como a gastroenterite, ou ainda pela transpiração excessiva durante uma febre.

A desidratação é um problema que pode ser bastante perigoso; por isso, leve a criança ao pediatra assim que notar os sintomas. Continue alimentando-o o máximo que conseguir e ofereça ao bebê que toma mamadeira água previamente fervida entre uma mamadeira e outra. Talvez a criança precise tomar bebidas especiais e soluções de reidratação para repor os fluidos e sais necessários para o equilíbrio químico do corpo.

Caso não seja tratada, pode evoluir para um quadro de emergência, causando até mesmo danos cerebrais. Para evitar esse tipo de problema, chame uma ambulância ou leve o bebê a um hospital, para o pronto atendimento, assim que notar sinais de letargia e perda de consciência. Os indícios de desidratação incluem:
- Moleira afundada.
- Apatia.
- Olhos fundos.
- Boca, olhos e lábios secos.
- Urina com cheiro forte.
- Mãos e pés suados.
- Redução da urina (menos fraldas molhadas, menos de seis por dia).

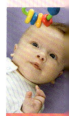

Seu bebê de 7 a 9 meses

SEMANA 1 2 3 4 5 6 7 8 9 10 11 12 13 14 15 16 17 18 19 20 21 22 23 24 25 2

Dieta sólida. O desmame já começou e as sessões no peito ou na mamadeira são menos frequentes, enquanto o bebê se acostuma com refeições sólidas.

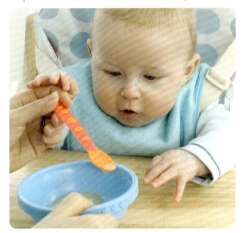

Sentando sem suporte. Muitos bebês já sentam sem ajuda entre 6 e 8 meses. Alguns sentam para brincar sem tombar.

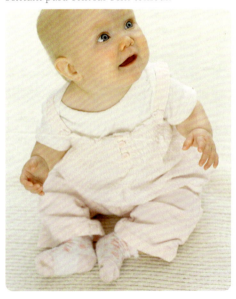

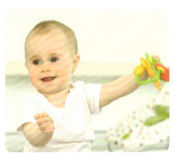 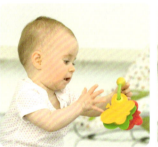 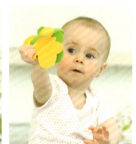

De um lado para o outro. Passar os objetos de uma mãozinha para outra é quase uma forma de arte para o bebê, pois requer excelente coordenação entre os olhos e as mãos e capacidade de abrir e fechar a mãozinha com eficiência. Quando ele finalmente conseguir fazer isso, passará bastante tempo aprimorando a técnica.

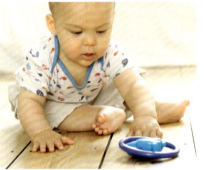

Você sabia? No começo, os bebês costumam usar os braços para se apoiarem e ficarem em pé, antes de levantarem colocando o peso do corpo nas pernas.

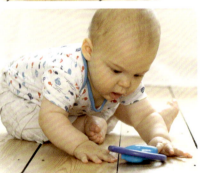

Alcançando brinquedos. Levantar o bumbum do chão para ir mais longe e alcançar um brinquedo é complicado, mas o bebê vai encarar esse desafio.

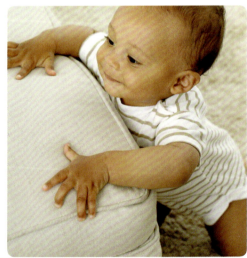

Uma ajuda do sofá. Talvez seu filho comece a tentar ficar em pé usando os móveis da casa como apoio.

Seu filho agora é uma pessoinha bastante ocupada. Ele já faz uma série de coisas, como sentar sozinho, ficar em pé, montar jogos e quebra-cabeças simples, experimentar novos alimentos...

| 27 | 28 | 29 | 30 | 31 | 32 | 33 | 34 | 35 | 36 | 37 | 38 | 39 | 40 | 41 | 42 | 43 | 44 | 45 | 46 | 47 | 48 | 49 | 50 | 51 | 52 |

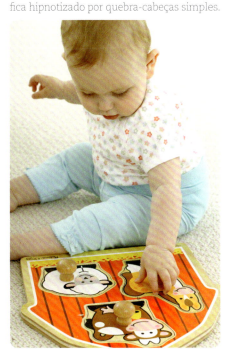

Resolução de problemas. A capacidade de resolver problemas e as habilidades motoras finas se desenvolvem a pleno vapor, e o bebê fica hipnotizado por quebra-cabeças simples.

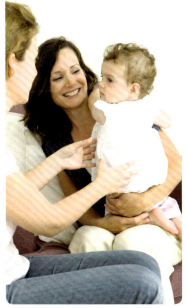

Medo de ficar sozinho. Por volta dos 8 meses o bebê fica mais nervoso com a separação e pode estranhar pessoas desconhecidas. Para reverter essa carência, você precisa assegurá-lo de que estará sempre ali.

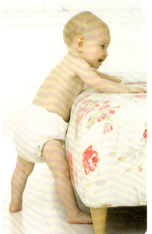 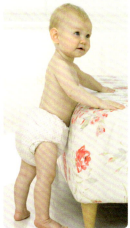

Um passo de cada vez. Quando a criança conseguir se apoiar nos móveis para ficar em pé, vai começar a tentar colocar uma perninha na frente da outra para praticar uns passos ainda com apoio.

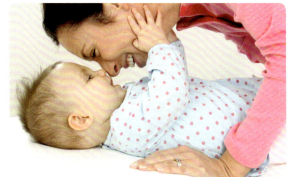

Imitador. Agora que a compreensão está aumentando, o bebê vai querer imitar os sons que você faz. Ele a observa para aprender mais sobre expressões faciais.

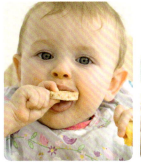

Brincando com a comida. Seu filho vai se divertir comendo sozinho alimentos fáceis de pegar com os dedos. Isso o ajuda a aprender a mastigar direito e a explorar novos sabores e texturas no próprio ritmo.

Você sabia? Tudo que um bebê vê, toca, sente, cheira, experimenta e ouve ajuda a formar conexões entre as 100 bilhões de células nervosas do cérebro dele.

27 semanas

COMER UMA AMPLA VARIEDADE DE ALIMENTOS NO PRIMEIRO ANO É UM HÁBITO QUE ESTÁ ASSOCIADO A UMA DIETA MAIS SAUDÁVEL NO FUTURO

A menininha ou o menininho dos seus olhos deve estar com o dobro do peso que tinha ao nascer e já pode transformar os alimentos mais espessos em uma parte importante de sua dieta. O bebê deve estar dormindo cerca de oito ou dez horas por noite. Se ele ainda acorda durante a noite, você pode começar a quebrar esse hábito.

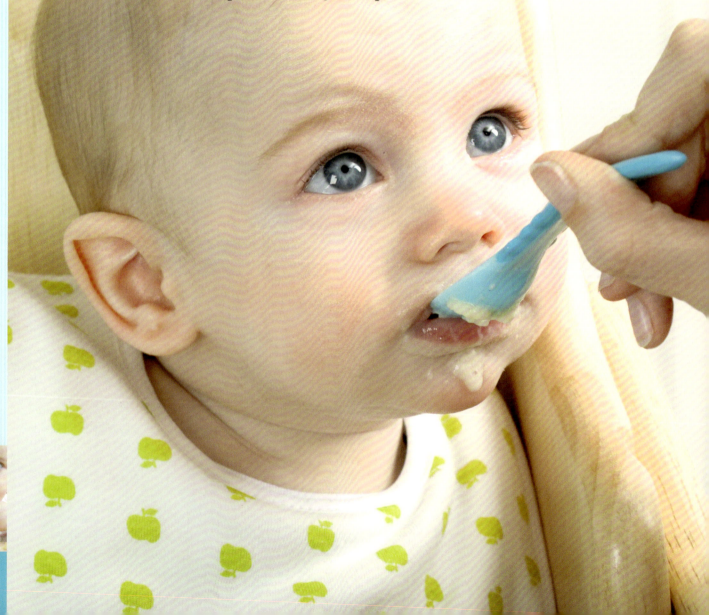

SEU BEBÊ TEM 27 SEMANAS

6 meses completos

Dá para acreditar em como ele cresceu? Seu filho já consegue sair rolando por aí e faz vistorias estratégicas pela casa.

Seu bebê chegou à metade de seu primeiro aninho e lembra pouco aquele recém-nascido frágil de seis meses atrás. Você e seu companheiro também devem ter mudado bastante: estão mais confortáveis e confiantes quanto às responsabilidades da paternidade e da maternidade. Você consegue se lembrar do que fazia com seu tempo livre antes de o bebê nascer?

Aos 6 meses de vida, seu filho está mais sociável que nunca e adora estar com outras pessoas. Ele deve ficar feliz na hora de andar com um grupo maior de pessoas, mas pode ser mais seletivo para escolher as companhias de um encontro mais intimista e a sós. Tire proveito dessa sociabilidade para apresentá-lo a todo mundo que você encontrar por aí, e incentive-o a dizer "Oi" e "Tchau" a cada pessoa que parar para conversar com vocês.

Nessa idade, o bebê sofre uma súbita explosão de consciência do mundo ao redor. É curioso e quer explorar tudo. Também começa a tomar decisões sobre, por exemplo, com que brinquedo gostaria de brincar. Ele vai adorar brincar com você bem perto, rosto com rosto, pois aumenta a intimidade e a confiança entre vocês. Vai querer estudar seu rosto e o de outras pessoas, tocando-os e até puxando-os. Ele está tentando entender o que o diferencia das outras pessoas.

Enorme e lindo. Aos 6 meses de vida, a maioria dos bebês já conseguiu dobrar de peso em relação ao nascimento, e estão fofos e lindos com todas essas carninhas a mais. Se você ainda não tiver começado o desmame, essa é definitivamente a hora certa (ver pp. 234-235 e 254-255). Talvez você esteja considerando a possibilidade de oferecer mamadeira para complementar a

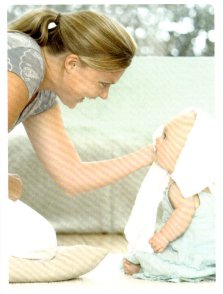 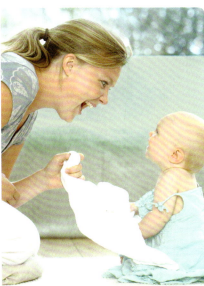

Rindo à toa. Seu bebê vai adorar brincadeiras que envolvam um elemento-surpresa. Esconda-o com um cobertor e, em seguida, "descubra-o" dizendo "Achei!". Ele vai explodir de tanto gargalhar.

amamentação ou migrar para as fórmulas infantis indicadas a bebês maiores (ver p. 221).

Seu bebê já deve conseguir sentar sem apoio e suportar algum peso nas pernas quando segurado em posição vertical (também deve estar adorando pular nessa posição). Talvez ele consiga até mesmo ficar de pezinho caso seja erguido e esteja apoiado, e deve estar rolando, rastejando ou até engatinhando pela casa toda.

Seu bebê deve estar usando a mão inteira para pegar um objeto e depois examiná-lo mais detidamente com os dedos. Seus movimentos de agarrar, sacudir e bater em um objeto passam a ser mais intencionais que antes. Já na hora de largar um objeto, ele ainda não consegue ser tão preciso: somente com cerca de 9 meses os bebês conseguem soltar objetos de maneira eficiente.

ANDADORES

Independentemente das decisões judiciais envolvendo esse brinquedo, o melhor é evitá-lo. Os andadores podem ser perigosos, pois deixam o bebê mais alto e ele passa a alcançar itens antes inacessíveis. Também podem provocar quedas, caso colidam com alguma coisa ou mesmo quando não são montados do jeito correto. É um brinquedo campeão de acidentes. O bebê precisa aprender a sentar, rolar, engatinhar e brincar de barriga para baixo para desenvolver habilidades para andar. Os andadores desestimulam todas essas atividades. Também não são recomendados por colocarem muita pressão sobre ossos, ligamentos, músculos e articulações numa idade prematura.

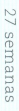
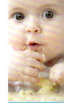

SEU BEBÊ TEM 27 SEMANAS E 1 DIA

Demostrando preferências

O bebê toma mais consciência de si mesmo e das pessoas ao redor, e já pode ter preferências sobre quem vai cuidar dele ao se sentir ameaçado.

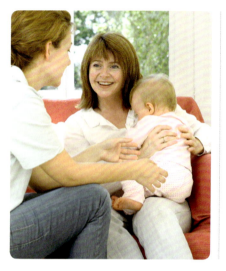

Tanto o pai quanto a mãe têm um papel fundamental na vida da criança, mas é natural a preferência por quem passa mais tempo com ela. Do mesmo modo, o pai ou a mãe que chega em casa cheio de amor para dar e quer logo ir brincar com o filho certamente vai conquistar um lugar no coração dele. Tente dividir os cuidados com a criança da forma mais igualitária possível, especialmente quando vocês dois estão em casa. Podem se revezar na tarefa de colocar o bebê para dormir; assim ele vai se sentir à vontade tanto com o pai quanto com a mãe. Uma das preocupações que surgem na cabeça dos pais que precisam deixar o filho com uma babá ou cuidadora é a de que ele venha a se afeiçoar mais a ela do que aos próprios pais. Vocês não precisam se preocupar com isso. Bebês sabem instintivamente quem são seus pais e, desde que o tempo que vocês passem com ele seja de qualidade, ele nunca vai trocá-los por outra pessoa.

Se seu bebê gosta da pessoa que cuida dele, fique grata, e não enciumada. Deixá-lo com uma pessoa de quem ele não gosta seria muito mais complicado.

Desconfiança de estranhos. Seu bebê pode ficar tímido diante de pessoas menos conhecidas e tentar "se esconder" em seu colo em busca de segurança.

SEU BEBÊ TEM 27 SEMANAS E 2 DIAS

O sono aos 6 meses

Em teoria, o bebê deveria dormir feliz durante oito ou dez horas por noite. Na prática, uma boa noite de sono ainda pode ser um sonho distante.

A quantidade de sono de que cada bebê precisa varia bastante. Na média, eles dormem entre doze e catorze horas por dia – dois terços (cerca de oito ou dez horas) durante a noite. No entanto, se o bebê continua levantando para comer, significa que suas noites serão interrompidas. Esse pode ser o momento certo para incentivá-lo a deixar de fazer isso. Se o bebê continua dormindo em seu quarto, pode estar sendo incomodado quando você vai para a cama ou faz algum barulho durante a noite. Considere colocá-lo em quarto próprio (ver p. 225).

Essa mudança pode ser complicada no começo, mas é o melhor a fazer a longo prazo.

Se você está amamentando e acha que o bebê acorda à noite porque sente fome, tente lhe dar uma alimentação extra antes de ele ir para a cama. Você também pode tentar amamentá-lo de forma bem suave e sem acordá-lo completamente logo antes de você ir dormir, entre as 22 horas e a meia-noite. Essa estratégia também pode funcionar com bebês que usam mamadeira e estão dormindo pouco por conta da fome (mas lembre-se de cortar uma mamadeira durante o dia para a criança não receber comida demais e ficar acima do peso). Não dá para garantir que essas estratégias vão funcionar, mas vale a pena tentar.

Aos 6 meses de vida o bebê pode começar a apresentar os primeiros sinais de ansiedade de separação (embora isso geralmente aconteça aos 8 meses). Um desses sinais é acordar no meio da noite com medo de que você tenha ido embora. Se isso acontecer, vá até o berço e tranquilize-o, colocando-o de volta ao sono (ver pp. 352-353).

232

SEU BEBÊ TEM 27 SEMANAS E 3 DIAS
Vez do pai, vez da mãe

Tanto faz se o pai fica em casa o dia todo ou se vocês dividem os cuidados com o bebê: fazer tarefas tradicionalmente atribuídas a um só gênero é um desafio.

A maioria dos pais que assumem um papel mais ativo na educação dos filhos descobre que isso é muito gratificante, mas podem surgir tensões por conta dessa mudança no papel tradicionalmente desempenhado pelos homens. Algumas mães chefes de família se sentem culpadas e ressentidas com essa separação do bebê. Já o pai que fica em casa pode se sentir isolado caso não conheça outros homens na mesma situação. Mesmo quando os dois têm trabalhos flexíveis e dividem os cuidados com o bebê de forma mais ou menos igualitária, é comum as mães sentirem que ainda carregam a maior parte da carga doméstica e ainda por cima precisam gerir uma carreira.

Quando os limites do papel de cada um não são tão claros, é fácil pisar no calo do outro ou ficar ressentido por achar que um dos lados está se doando menos. Por isso, é importante fazer o necessário para que os dois se sintam confortáveis com os papéis e responsabilidades que decidiram assumir. Conversem sobre cada aspecto do cuidado com o bebê, para que ambos saibam exatamente o que está acontecendo e quando. Divida as tarefas domésticas de um jeito justo; planeje o cardápio semanal do bebê, agora que ele começou a comer alimentos sólidos; certifique-se de que ambos respeitem os horários de sono e os cochilos do bebê; discuta o que fazer caso o bebê esteja chateado ou não queira comer e entrem em acordo sobre os limites de segurança que devem ser estabelecidos. É importante que ambos se envolvam igualmente nessas decisões. Desde que o bebê seja bem cuidado e receba muito amor e carinho, ele não vai ligar se é o pai ou a mãe quem mais cuida dele. Ele só precisa de um tempo de qualidade com cada um.

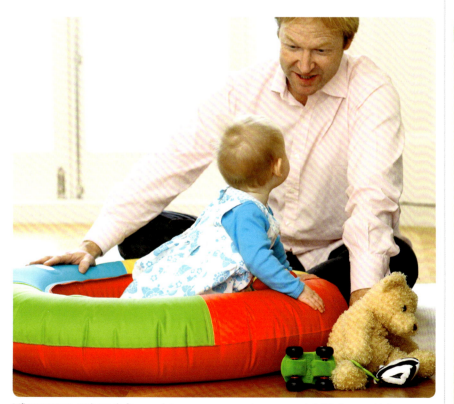

Mão na massa. Muitos pais ficam mais tempo em casa e aprimoram suas habilidades no cuidado com o bebê. A recompensa são laços mais fortes com o filho, brincadeiras em família e ver o bebê se desenvolver.

POR FALAR NISSO...

Estudos mostram que bebês que tiveram uma boa relação com os pais e brincaram um bom tempo com eles nos primeiros 5 ou 7 meses de vida têm mais facilidade na escola e formam relacionamentos mais fortes.

O mais importante não é quantidade de tempo, mas quanto o pai aproveita o momento com o filho e se envolve nas brincadeiras.

Segundo alguns estudos, mesmo que o pai só esteja livre nos fins de semana e no fim do dia, se ele der bastante atenção ao bebê nesse período o pequeno vai crescer mais autoconfiante. Além disso, o entusiasmo do pai para brincar e explorar as habilidades de seu bebê faz desenvolver a confiança que o bebê tem no pai e em si mesmo. Nos meses seguintes, brincadeiras que mexem bastante com o corpo vão ajudar a promover a força física e mental das crianças.

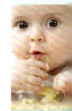

27 semanas

233

DESTAQUE PARA...
Desmame (1) – introduzindo os sólidos

Se você esperou seu filho completar 6 meses de vida para introduzir alimentos sólidos, essa é a hora certa para começar o desmame. Se seu bebê já vem fazendo as primeiras experiências com a comida, chegou o momento de ampliar o cardápio.

CHECK-LIST
Começando do começo

Assim que o bebê aceitar papinhas simples, com uma fruta ou um legume, você já pode fazer misturas de sabores.

Mix de frutas e legumes/verduras. Experimente misturas com ervilha e couve-flor, espinafre e batata-doce, pêssego e banana, maçã e pera, abacate e banana.

Legumes e carnes, peixes e aves. Tente cenoura com frango, brócolis com carne, bacalhau com batata, salmão com batata-doce.

Legumes e verduras ricos em amido com laticínios. Couve-flor com queijo, purê de batata com queijo ralado.

Frutas com cereais. Teste compota de damasco com cereal infantil, banana amassada com biscoitos de trigo.

Consistência. Comece com papinhas quase líquidas e avance depressa para purês mais grossinhos e comida amassada com o garfo.

Frequência. No início, ofereça os sólidos uma ou duas vezes por dia. Depois, passe para três vezes ao dia.

Quanto? Entre quatro e seis colheres de chá (ou mais, se estiver faminto) de dois ou três alimentos diferentes a cada refeição.

Leite. Nessa fase o bebê não precisa descartar nenhuma amamentação.

A partir dessa idade, o leite materno ou a fórmula já não são suficientes para suprir todas as exigências nutricionais de um bebê, e ele precisa de calorias e nutrientes de outros alimentos. Além disso, ele está mais propenso a aceitar novos sabores, gostos e texturas entre os 5 e os 7 meses. Portanto, se você aguardou os seis meses, comece a oferecer uma gama bem variada de alimentos para seu filho assim que ele se acostumar a comer com a colher.

Como começar. Ofereça ao bebê papinhas de um só sabor, com apenas um legume ou uma fruta e um pouco de cereal infantil e leite (use o que ele já toma normalmente). Tente introduzir cada alimento separadamente, assim fica mais fácil saber do que seu bebê gosta ou não e manter um controle disso. Não é necessário esperar para ver se o bebê apresenta alguma reação adversa, a menos que você esteja introduzindo alimentos potencialmente alergênicos (ovos, derivados do leite de vaca, trigo, peixe, castanhas e sementes). Nesse caso, é melhor inserir um de cada vez e esperar um ou dois dias para ver como o bebê reage (ver p. 241). As chances de ele desenvolver uma reação são maiores caso haja um histórico familiar de condições atópicas – por exemplo, se algum dos pais, tios ou avós tem alergias alimentares, eczema ou asma. Se esse for o caso de seu filho, então é bom continuar o aleitamento materno enquanto faz o desmame, já que isso parece fornecer alguma proteção contra o desenvolvimento desse tipo de problema. Se há histórico familiar de condições atópicas e seu filho usa a mamadeira, não dê alimentos potencialmente alergênicos antes dos 6 meses de vida.

Próximo passo. Depois que o bebê já estiver tomando papinhas de um só sabor, você poderá começar a oferecer purês com mais de uma fruta, legume ou verdura misturados. Quanto mais sabores, misturas e combinações você introduzir nesses primeiros dias e semanas do desmame, maiores serão as chances de seu filho desenvolver o paladar e gostar de vários tipos diferentes de comida.

E se ele recusar? Alguns bebês têm dificuldade para se adaptar a essa ideia tão nova que é comer com uma colher. Isso é mais frequente nos bebês com menos de 6

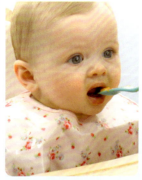 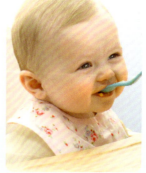 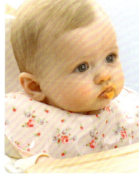

Sabores diferentes. Com delicadeza, coloque um pouco de papinha na boca do bebê. Pode demorar um pouco para se acostumar com a colher, e talvez babe mais do que coma. Apenas recolha a sobra com a colher e tente novamente.

COMENDO SOZINHO

Uma abordagem alternativa para o desmame é deixar que o bebê coma com as próprias mãos, o que significa dispensar papinhas e colheres. Os alimentos devem ser cortados, picados ou ralados de modo que o bebê consiga administrá-los com os dedos.

Alguns bebês desmamados dessa forma acabam fazendo de modo mais tranquilo a transição para os alimentos convencionais e podem participar das refeições da família muito mais cedo. Como esse método dá aos bebês maior poder de escolha e controle, algumas pessoas acham que bebês desmamados dessa forma passam a apreciar mais as refeições e são menos propensos a distrações na hora da refeição.

Alguns bons alimentos para começar o desmame dessa forma são batatas cozidas no vapor, pedaços de maçã, fatias de banana e brócolis. Às vezes o bebê apenas brinca, rói ou lambe a comida, mas seja como for acaba se acostumando com o sabor e a textura dos alimentos. Esse método traz certo risco de asfixia, por isso supervisione o bebê.

Alguns profissionais de saúde se preocupam com a falta de estudos clínicos que avaliem de modo mais científico se esse método de desmame é mesmo adequado e se os bebês que passam por ele estabelecem de fato uma relação melhor com a comida. A Organização Mundial da Saúde recomenda que no início se dê purês e

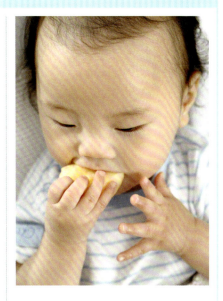

Comendo sozinho. No começo, o bebê pode apenas brincar com a comida, colocando-a na boca e chupando-a.

papinhas e só depois se ofereça comida para o bebê comer com as próprias mãos. Qualquer que seja sua escolha, o importante é que o bebê tenha acesso a alimentos altamente nutritivos (ver p. 207). Os alimentos comidos com as mãos tendem a ser mais volumosos que as papinhas e podem acabar enchendo a barriga do bebê antes de ele conseguir saciar sua necessidade de calorias. Por isso, fazer boas escolhas é fundamental.

meses. Se sentir que seu bebê está pronto para o desmame, mas rejeita a comida, tente novamente no dia seguinte. Lave bem as mãos e passe o dedo na papinha, depois dê para seu filho chupar. Continue oferecendo papinhas de vários sabores em horários regulares, mas não force. Ele pode estar querendo o controle da situação e preferir comer sozinho (ver quadro ao lado), ou talvez queira fazer essa mudança em um ritmo mais lento.

Ampliando o cardápio. Assim que seu filho começar a aceitar legumes e frutas, você poderá dar novos alimentos, como carnes, aves e peixes. Peixes brancos como bacalhau, linguado e solha são boas apostas para o começo, porque têm um sabor leve e são fáceis de digerir. O frango é a opção ideal como primeira carne, por ser leve e ter um sabor suave. As partes mais escuras do frango contêm duas vezes mais ferro e zinco que o peito, então ofereça também esses pedaços. Você pode começar a preparar lentilha, ervilha, grão-de-bico. Tente também laticínios ricos em gordura, como iogurte e queijo branco.

Procure manter o clima das refeições o mais sociável e descontraído possível. Fale com seu bebê, encoraje-o, mantenha contato visual e sorria para transformar essa experiência em algo agradável para ambos.

CHECK-LIST

Alimentos a evitar

Existem alimentos inadequados para bebês menores de 1 ano. Segue uma lista do que deve ficar de fora do cardápio até essa idade.

Alguns tipos de peixe. Peixe-espada e cavala, por exemplo, podem conter altos níveis de mercúrio e prejudicar o desenvolvimento do sistema nervoso.

Sal. Não coloque sal na comida de seu filho. Se você estiver preparando a comida da família inteira ao mesmo tempo, separe a porção do bebê antes de colocá-lo. Evite comidas salgadas e processadas, como *bacon*, presunto, azeitonas, salsichas, pratos prontos comprados no supermercado e pizzas.

Mel. Deve ser evitado, pois há risco de grave intoxicação alimentar por conta de uma bactéria (*Botulinum*). As chances de isso acontecer são pequenas, mas o mel deve ser evitado por crianças com menos de 1 ano.

Produtos lácteos não pasteurizados. Todos os laticínios devem ser pasteurizados, para evitar o risco de infecção bacteriana.

Ovos. Verifique a procedência e cozinhe até as gemas ficarem firmes.

Adoçantes artificiais e corantes alimentares. Esses ingredientes não foram feitos para bebês, por isso é melhor deixá-los de lado.

Comida de adulto. Evite frituras, batatas fritas, molhos oleosos, açúcar, adoçante, sobremesas de adulto, chá e café – que contêm cafeína e podem interferir na absorção do ferro –, alimentos dietéticos ou com baixo teor de gorduras (ver p. 214).

Nozes inteiras. Não devem ser consumidas por crianças menores de 5 anos, por causa do risco de asfixia.

27 semanas

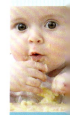

SEU BEBÊ TEM 27 SEMANAS E 4 DIAS

Sobre as fraldas

Quando a dieta de seu filho se resumia a leite, as fezes eram amarelas e com consistência de musse. Com sólidos, a coisa muda de figura.

O sistema digestório do bebê ainda é muito imaturo; o intestino não consegue absorver toda a comida que chega. O resultado são fezes multicoloridas. Se você servir brócolis no almoço, é provável que logo depois a fralda fique esverdeada. Se der cenoura, ficará alaranjada. Isso é normal e vai melhorar conforme o sistema digestório se desenvolve.

Consistência. Embora as primeiras refeições do bebê sejam líquidas, as fezes virão mais firmes quando ele passar a comer sólidos. Você deve encontrar alguns caroços de cocô macios na fralda de vez em quando. Se encontrar caroços secos e duros, é sinal de que o bebê não está bebendo líquidos o suficiente e pode ter prisão de ventre (ver abaixo). Se seu filho estiver comendo com as próprias mãos, talvez você encontre pedaços de alimento inteiros e quase intocados nas fezes.

Odor. Quando o bebê começa a comer sólidos, o cheiro das fezes passa a ser mais parecido com as de um adulto. Sempre que possível, deposite no vaso sanitário as fezes que estavam na fralda, antes de jogá-la no lixo ou de lavá-la. Se ainda não tem uma lixeira especial só para as fraldas do bebê, talvez deva investir em uma ou colocar as fraldas sujas no lixo do prédio ou da casa o mais rápido possível.

Fezes insalubres. Repare se as fezes do bebê estão muito moles ou muito duras: pode ser indício de constipação ou de diarreia. Informe ao médico se tiver muco ou sangue nas fezes. Algumas pessoas acreditam que bebês em fase de dentição tenham o intestino um pouco mais solto, mas, se a criança está com febre e parece doente, consulte o médico.

SEU BEBÊ TEM 27 SEMANAS E 5 DIAS

Diversão na frente do espelho

O bebê se desenvolve socialmente o tempo todo. Ele é um mímico nato, e você verá suas próprias expressões refletidas no rosto dele.

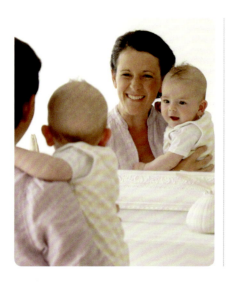

Seu bebê ainda é muito pequeno para se reconhecer no espelho – a maioria dos especialistas concorda que o autorreconhecimento só chega a partir dos 14 meses de vida. No entanto, ele adora observar rostos – o seu ou o dele mesmo – e responderá a diferentes expressões que a vir fazendo, muitas vezes copiando você. Esse comportamento prova que ele está se desenvolvendo como um ser social. Está aprendendo que responder às suas expressões faciais com outras expressões faciais é uma forma de interagir socialmente. Depois que responde a seu sorriso com outro, ele repara que você sorri ainda mais e que desse modo ganha sua atenção.

Exercite segurando o bebê no colo na frente de um espelho e interagindo com seu reflexo. Faça uma série de caras e expressões: uma careta para fazê-lo rir, um rosto triste, outro feliz, uma cara de surpresa. Exagere nas expressões para ajudá-lo a decifrar suas emoções. Você pode, por exemplo, erguer as sobrancelhas quando sorri ou abrir bem a boca para fingir surpresa. Ele vai ficar encantado ao notar que o bebê que aparece no espelho também reage às suas expressões!

De olho em você. Segure o bebê na frente do espelho para que ele possa ver seu reflexo e o dele. Fale o nome dele e aponte para as partes de seu rosto.

SEU BEBÊ TEM 27 SEMANAS E 6 DIAS

Vitaminas para bebês

As vitaminas são vitais para o desenvolvimento saudável do bebê; por isso é que se recomenda a suplementação de vitaminas A, C, e D nessa fase.

Os bebês precisam de vitaminas que lhes garantam um crescimento saudável dos ossos, dentes, cérebro e vasos sanguíneos. É recomendável, portanto, que a partir dos 6 meses comecem a tomar um suplemento com vitaminas A, C e D.

Pergunte ao pediatra que tipo de vitamina você deve dar ao bebê.

É importante ressaltar que doses muito altas de determinadas vitaminas são tão prejudiciais quanto doses muito baixas. Siga estritamente a recomendação médica.

Vitamina A. Essencial para o crescimento normal de diferentes células e tecidos. Desempenha um papel importante no desenvolvimento e na maturação dos pulmões do bebê. A falta de quantidades adequadas de vitamina A pode gerar maior suscetibilidade a infecções, bem como o mal funcionamento do pulmão e de outros tecidos. Alimentos que são fonte de vitamina A incluem gema de ovo, manteiga, peixes oleosos como o salmão, frutas amarelas e laranjas, assim como verduras de folhas mais escuras.

Vitamina C. Esta é uma vitamina importante para a saúde geral e para o sistema imune. Também ajuda na absorção de ferro pelo corpo (à direita). Algumas boas fontes de vitamina C são laranja, kiwi, tomate, morango, ervilha, brócolis, batata-doce, feijão verde e abóbora.

Vitamina D. Importante na formação de dentes e ossos. Uma ingestão inadequada dessa vitamina pode levar ao raquitismo, doença que deixa os ossos moles e frágeis. O próprio corpo é capaz de produzir a maior parte da vitamina D necessária pela ação da luz solar sobre a pele. Poucos alimentos contêm essa vitamina. Entre eles estão os peixes oleosos, ovos e manteiga. Outros alimentos, como cereais matinais, costumam ser enriquecidos com ela.

Ferro. Responsável pela produção dos glóbulos vermelhos do sangue e pelo desenvolvimento dos sistemas nervoso e imunológico. O corpo absorve melhor o ferro proveniente de alimentos de origem animal. A carne vermelha é a melhor fonte. Aves e peixes oleosos escuros, como a sardinha, também são boas opções. Entre as fontes vegetais destacam-se o tofu, os legumes e as verduras de folhas verdes.

> **ATIVIDADE**
>
> ## Brincando com água
>
> Seu filho vai adorar brincar com a água, mas é preciso supervisioná-lo o tempo todo. Brinque ao lado dele e garanta que o corpinho esteja estável e bem apoiado, de modo que ele possa se inclinar para a frente com segurança. Encha uma bacia pela metade com água morna, coloque alguns brinquedos de banho ou utensílios de cozinha que sejam seguros e incentive-o a encher e esvaziar potinhos, mexer a água com uma colher, brincar com um patinho de borracha ou simplesmente bater com as mãos na água. O bebê já está acostumado a ter esse contato na hora do banho, mas essa atividade lhe ensina como a água se comporta em um espaço confinado e como suas ações podem mudar o estado dela, criando ondas, bolhas, respingos, derramando. Também vai aprender que alguns objetos flutuam e outros afundam. Sendo incentivado a brincar na água, o bebê ganha mais confiança nela.
>
>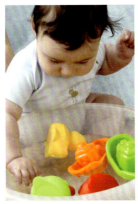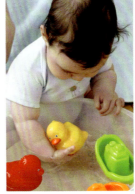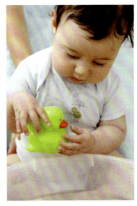
>
> **Brincadeiras aquáticas.** Bebês são fascinados pela água e não perdem a oportunidade de tocá-la e aprender como ela se comporta quando derramada, espirrada ou esguichada. É todo um novo mundo de diversão!

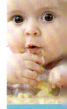

28 semanas

OS PRIMEIROS BALBUCIOS DO BEBÊ GERALMENTE CONSISTEM EM SÍLABAS REPETIDAS COMO "MAMAMA"

Seu filho pode começar a sentar sozinho, sem apoio. Isso significa que ele vai ficar com as mãos livres para treinar toda a destreza dele. Ele quer brincar constantemente e demonstra um enorme entusiasmo em explorar o que está ao alcance – ou mesmo fora dele!

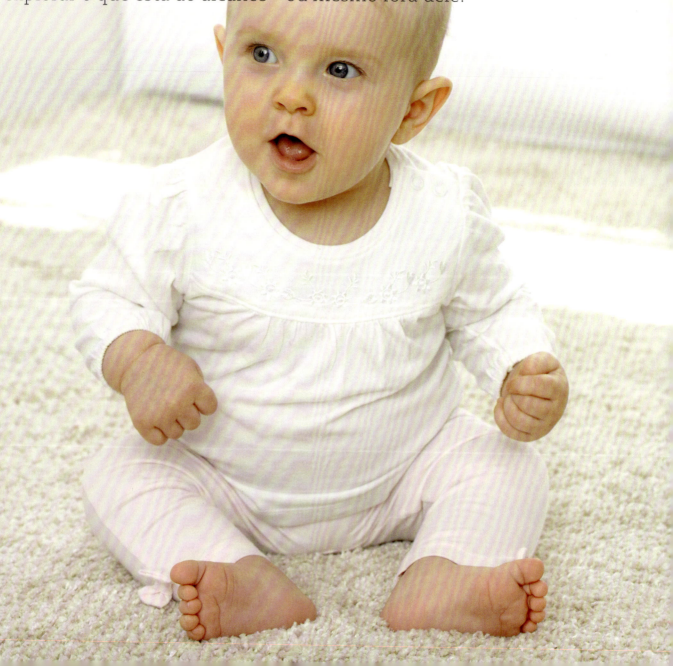

SEU BEBÊ TEM 28 SEMANAS
De um lado para o outro

Agora o bebê tem mais controle sobre as mãos e parece encantado com a possibilidade de passar um objeto de uma mão para a outra.

CRIANDO UM LEITOR VORAZ

Os livros devem fazer parte da vida do bebê. Eles reforçam o desenvolvimento das habilidades verbais, da compreensão da linguagem, do prazer em ouvir histórias; promovem um hábito que pode se tornar uma paixão. Escolha livros apropriados para a idade de seu filho e deixe que ele vire as páginas, abra e feche as abas e os *pop-ups*. Na hora de ler, use uma voz exagerada e um tom expressivo para chamar a atenção do bebê e envolvê-lo na história. Não hesite em ler o mesmo livro muitas vezes. A repetição estimula a memória e ajuda a aprender. Selecione livros robustos, que resistam às investidas do bebê. Histórias simples são as ideais, e peças interativas estimularão sua curiosidade. Mantenha uma boa coleção de livros pela casa para que vocês possam ler quando precisarem de um passatempo.

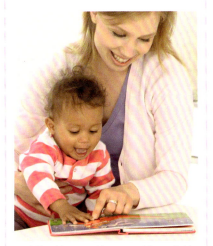

Ler é divertido. Com a leitura no cotidiano, o bebê consegue criar expectativa sobre esse momento e estabelecer uma relação positiva com os livros.

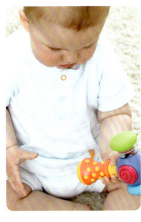 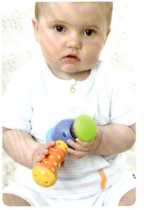 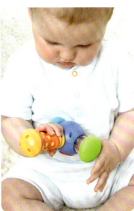

Mãozinhas mais precisas. O bebê agora pode pegar um objeto com uma das mãos e transferi-lo para a outra. Dê-lhe vários objetos, como blocos e bolinhas, para ajudá-lo a praticar.

Seu bebê está começando a usar as duas mãos para alcançar ou segurar um objeto. Também está desenvolvendo a capacidade de transferir os objetos de uma mão para a outra e de colocá-los com precisão em uma caixa. Ele vai explorar visualmente cada detalhe do objeto que tem em mãos e ficará mais curioso e detalhista. Poderá observar o objeto de longe e de perto, passar de uma mão para a outra: tudo para descobrir o máximo das propriedades dele. Essas investigações permitem que ele descubra que um objeto não muda de tamanho conforme o afastamos ou aproximamos, ainda que ele pareça maior ou menor a depender da distância.

Movimento manipulativo. Ter brinquedos adequados e oportunidades para brincar ajuda no desenvolvimento do movimento manipulativo do bebê, que inclui o uso controlado dos pés e das mãos. Abrir e fechar as mãos e acenar para dar tchau são alguns exemplos de movimentos manipulativos. Esse movimento se desenvolve durante toda a infância, e envolve a coordenação motora fina e a coordenação entre o olho e a mão.

Dê a seu filho brinquedos de diferentes tamanhos e objetos que ele possa segurar e manipular. Eles devem ter texturas variadas, de modo que o bebê seja encorajado a explorá-los com as mãos quando achar necessário. Tijolinhos e blocos de brinquedo são ideais para essa idade. Embora ainda vá demorar um pouco para conseguir empilhá-los e construir algo, o bebê já consegue pegá-los com as mãozinhas e ir passando as peças de um lado para o outro. Ele vai gostar de explorar o formato dos blocos, de sentir as bordas, as superfícies lisas. Por volta do sétimo ou nono mês vai começar a bater palmas sozinho – como os adultos – ao ouvir uma música de que goste ou ao fazer algo direitinho.

Ao mesmo tempo que o bebê está ansioso para descobrir o mundo ao redor e aumentar as habilidades, ele continua imitando você. Por isso, dar o bom exemplo é tão importante quanto permitir que ele trace seus caminhos.

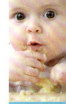

28 semanas

239

SEU BEBÊ TEM 28 SEMANAS E 1 DIA

Deixe-me ver isso

O bebê vai tentar fazer tudo o que você faz para descobrir qual é a graça disso. Vai investigar qualquer coisa que pareça interessante.

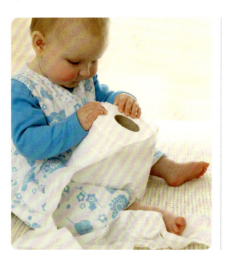

A curiosidade do bebê não tem limites! A capacidade de perceber a profundidade das coisas e a noção de distância estão se desenvolvendo, permitindo-lhe detectar coisas novas o tempo todo. Seu filho vai se esforçar ao máximo para chegar perto dos seus objetos de interesse. Ele pode ficar obcecado por objetos específicos que você não quer que ele pegue, como aquele vasinho de planta que está sempre fora do alcance ou as chaves do carro. E vai tentar se esticar e se contorcer para alcançá-los. Por isso, guarde artigos perigosos; fique atenta à sua xícara de café sobre a mesinha, a enfeites frágeis e a brinquedos com peças pequenas espalhados pelo chão pelos irmãos mais velhos. Talvez seja necessário fazer outra varredura pela casa, para garantir que nenhum item potencialmente perigoso tenha sido esquecido.

Aprendendo pelo toque. As explorações e os experimentos do bebê podem ensiná-lo sobre as características de vários tipos de objeto.

A curiosidade é a força motriz da aprendizagem, e bebês acham muito interessante tudo o que há no mundo. Brincar com texturas, sabores e consistências diferentes é uma forma de dar ao cérebro informações sobre que mundo é esse em que o bebê foi parar.

SEU BEBÊ TEM 28 SEMANAS E 2 DIAS

Qual é a hora de ir para a cama?

Seu filho não precisa estar na cama às 19 horas, desde que ele durma bem e o suficiente. Ajuste a hora de dormir a seu estilo de vida.

Muitos pais ficam desapontados quando chegam do trabalho e percebem que o filho já foi para a cama. Acabam então tendo apenas os fins de semana para brincar com o filho e para cuidar dele. Será que isso é mesmo necessário? Ter um horário de dormir fixo é importante para o bebê, pois ajuda a regular seu relógio biológico e a manter uma rotina de sono saudável. Mas não há problema algum em colocá-lo para dormir às 20 horas e não às 19 horas, e com isso os pais que trabalham fora aproveitam um pouco a companhia dele. Se você optar por colocá-lo para dormir um pouco mais tarde, o quarto deverá ser escuro o suficiente para que ele consiga dormir até mais tarde na manhã seguinte. O bebê continua precisando de cerca de oito ou dez horas de sono por noite, independentemente da hora em que vai para a cama.

Evite agitar demais seu bebê. Quando estimulado em excesso, o bebê pode acabar tendo dificuldade para dormir. Faça algumas tentativas até descobrir de quantas horas de cochilo seu bebê precisa no fim da tarde para conseguir receber acordado o pai ou a mãe que chegam do trabalho. Então, assim que você ou seu companheiro voltar para casa, aproveite a companhia do filho, mas não o agite demais com brincadeiras antes de ele ir para a cama. Embora esse tempo juntos no fim do dia seja uma ocasião feliz para todo mundo, as atividades que antecedem o sono devem ser calmas e relaxantes.

Dormindo cedo. Se você prefere ter um tempo para você à noite e seu bebê começa a ficar cansado por volta das 18 horas ou das 19 horas, coloque-o para dormir nesse horário e use o resto da noite para descansar. Os hábitos que você estabelecer agora não devem ser muito difíceis de alterar mais tarde; os bebês costumam se adaptar com facilidade até completarem o primeiro ano de vida.

240

SEU BEBÊ TEM 28 SEMANAS E 3 DIAS
Alergias alimentares

É natural se preocupar com alergias durante o desmame. Saiba quais são os sintomas e como proceder caso elas apareçam.

As alergias alimentares vêm se tornando mais comuns, mas ainda são relativamente raras em bebês, e muitas podem ser superadas durante a infância. Seu filho poderá desenvolver alergias se tiver um histórico familiar de eczema, asma, rinite alérgica ou de alergias alimentares. Se esse for o caso, logo que começar o desmame (ver pp. 234-235) você deverá introduzir leite, ovos, trigo, peixes e mariscos (os alimentos alergênicos mais comuns) para ver se o bebê apresenta alguma reação. Crianças que são amamentadas podem começar a comer esse tipo de alimento antes dos 6 meses, mas se seu filho estiver usando fórmula espere até os 6 meses (ver p. 191).

Algumas alergias alimentares são relativamente fáceis de detectar, especialmente se a reação ocorre logo após a ingestão do alimento. Se seu filho apresentar alguns dos sintomas a seguir depois de comer determinado alimento, procure o pediatra.

■ Rosto avermelhado, urticária ou uma erupção vermelha e coceira ao redor da boca, língua ou olhos. Isso pode se espalhar pelo corpo.
■ Leve inchaço, especialmente dos lábios, olhos e rosto.
■ Nariz escorrendo ou entupido, espirros.
■ Olhos vermelhos, doloridos e com coceira.
■ Náuseas, vômitos, dores de estômago e diarreia.

Raramente, alguns alimentos podem causar uma reação alérgica grave, o chamado choque anafilático (ver p. 404).

Em alguns casos, as reações a certos alimentos não são tão facilmente identificadas porque os sintomas são menos óbvios e podem não aparecer até 48 horas depois da ingestão do alimento causador. Antigamente, essas alergias que demoram mais tempo para se manifestar eram chamadas de intolerâncias alimentares; hoje são mais conhecidas como alergias alimentares retardadas, por envolverem o sistema imunológico. Os alimentos que podem gerar esse tipo de problema são o leite, a soja, o ovo e o trigo. Os sintomas incluem eczemas, cólicas, refluxo, diarreia e constipação.

Em caso de suspeita de alergia, o pediatra pode solicitar um teste cutâneo e/ou um exame de sangue do bebê para poder fechar o diagnóstico.

Consulte sempre o médico e não tente cortar grupos alimentares da dieta de seu filho sem essa supervisão especializada, pois isso pode colocar a saúde do bebê em risco (ver p. 261).

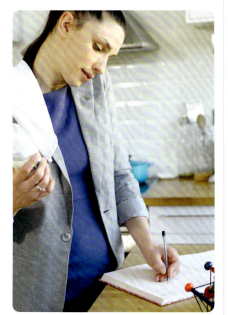

Diário alimentar. Se há casos de alergia na família, registre cada novo alimento, a data em que o bebê o provou e possíveis reações.

> **TIRA-DÚVIDAS**
>
> **Acho que meu filho é alérgico a amendoim. Devo evitar dá-lo para ele?** Não há nenhum motivo para evitar alimentos que contenham amendoim ou quaisquer outras castanhas e sementes depois do sexto mês de vida, a menos que seu filho tenha um histórico familiar de alergia, já tenha sido diagnosticado como portador de alergia alimentar ou sofra de eczemas. Nesses casos, ele tem um risco maior de apresentar alergia a amendoins ou castanhas, por exemplo, sendo bom conversar com o pediatra antes de começar a dar ao bebê alimentos que os contenham. Talvez o médico ache melhor esperar para oferecê-los bem mais tarde.
>
> **Posso levar meu filho para fazer um teste de detecção de alergias alimentares?** Antes de mais nada, é muito importante consultar o pediatra para que ele possa descartar qualquer outra causa para os sintomas que o bebê vem apresentando. Depois disso, o próprio médico pode dizer qual exame seu filho deve fazer.
>
> Não faça exames por conta própria; já que alguns testes para detecção de alergias não são seguros para os bebês e têm pouca credibilidade científica.

SEU BEBÊ TEM 28 SEMANAS E 4 DIAS

Preocupação com a forma

Se você ainda está lutando para voltar à antiga forma física, vá com calma.

É importante ser realista. A maioria das mulheres engorda bastante ao longo dos nove meses de gravidez; então, é natural que demore certo tempo para que consigam perder esses quilos após o nascimento do bebê. Embora o aleitamento materno exclusivo ajude na perda de peso, algumas mulheres dizem que o corpo se recusa a perder um só grama até que elas parem completamente de amamentar. A perda de peso depende de sua constituição individual e de seu metabolismo: não existe solução fácil que se aplique a todas as pessoas. Algumas mulheres mudam muito durante a gravidez e nunca retornam à antiga forma. Talvez você repare que, mesmo perdendo os quilos que ganhou, sua cintura está mais espessa e os seios ficaram menores ou mais pesados. Os quadris podem ficar maiores e mais redondos. Tudo isso faz parte da maternidade, e são poucas as mulheres que passam por esse processo ilesas.

Se estiver preocupada com seu peso e forma física, dê uma olhada em sua própria alimentação e veja se existem escolhas mais saudáveis. Cortar alimentos açucarados ou gordurosos, por exemplo; ou reduzir as porções e escolher alimentos desnatados. Você também pode aumentar a quantidade de fibras de sua dieta comendo mais legumes e grãos integrais.

O exercício ajuda a controlar o peso e deixa os músculos mais firmes e a pele mais tonificada. Tudo isso pode ajudá-la a se sentir melhor com seu corpo. Se você não consegue sair sozinha para fazer exercícios, procure uma dessas aulas que envolvem a mãe e o bebê, ou leve seu filho para fazer longas caminhadas. Faça sessões de alongamento em casa ou compre um DVD de exercícios. Quanto mais ativa você for, mais calorias vai queimar.

SEU BEBÊ TEM 28 SEMANAS E 5 DIAS

Combinações de sons

Falar é um processo complexo que requer muito controle muscular e dos nervos. Esse é um dos motivos pelos quais a fala só vem aos poucos.

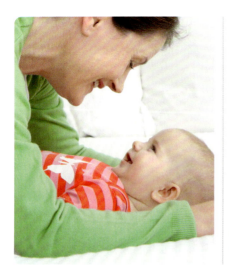

O ato de falar exige a coordenação de músculos de várias partes do corpo, incluindo a laringe – onde ficam as cordas vocais –, os dentes, lábios e boca e o sistema respiratório.

Com 28 semanas de vida, o bebê já cumpriu alguns dos pré-requisitos para a fala. Nesse exato momento ele está usando uma combinação de vogais e consoantes: "mama", "dada", "gaga".

Isso significa que o bebê está começando a produzir sons bem interessantes, que se assemelham mais à fala de um adulto, já que os sons básicos começam a se formar. Mesmo assim, nessa fase os sons ainda são balbucios, e não palavras. Seja como for, responda aos seus balbucios, interagindo e "conversando" com ele.

Palavras de incentivo. Estimule seu filho a falar elogiando-o efusivamente quando ele tentar se comunicar com você e usar "palavras".

SEU BEBÊ TEM 28 SEMANAS E 6 DIAS

Noites nem tão silenciosas

O sono do bebê pode não estar tranquilo. Talvez você o ouça respirar de forma irregular, bater a cabeça ou balançar-se para a frente e para trás.

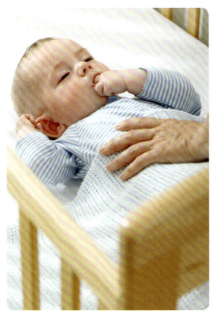

Em busca de conforto. Seu filho pode achar que chupar o polegar ou os outros dedinhos das mãos é uma boa forma de relaxar e dormir.

Sabe a expressão "dormir feito um bebê"? Talvez esteja na hora de repensá-la. Nem todos os bebês dormem tão bem assim – muitos roncam e fungam, têm padrões irregulares de respiração. Alguns chegam a bater a cabeça ou a ficar se balançando para se acalmarem. Na maioria das vezes não é preciso se preocupar, até porque com o tempo esses hábitos acabam sendo abandonados; mas certos casos podem exigir uma intervenção.

Roncos e fungados. Bebês costumam roncar e fungar quando estão resfriados ou com o nariz entupido. Experimente usar um vaporizador no quarto para deixar o ar mais úmido e facilitar a respiração, ou coloque uma bacia d'água ou uma toalha molhada no chão. Outra tentativa é deixar a cabecinha do bebê um pouco mais erguida na cama para ajudar o muco a sair do nariz. Converse com o pediatra caso observe uma alteração nos hábitos de sono de seu filho: por exemplo, se ele começar a fungar muito mais que o habitual, se tiver febre, dificuldade para respirar, se parecer doentinho ou estiver com dificuldade para comer por conta de um resfriado.

Respiração irregular. Muitos bebês sofrem mudanças no padrão de respiração enquanto estão dormindo. Seu filho pode, por exemplo, começar a respirar muito rápido e depois ir se acalmando, ou mesmo fazer pausas de alguns segundos entre uma respiração e outra. A respiração dele também pode mudar conforme os sonhos se tornam mais animados ou assustadores. As pausas entre uma respiração e outra devem se tornar menos frequentes nessa fase, mas, se elas continuarem e você estiver preocupada, converse com o pediatra. Se o bebê estiver frio ou com aspecto azulado, procure ajuda médica urgentemente.

Essas pausas na respiração podem ser ocasionadas por um episódio de apneia do sono, mas isso não é nem um pouco comum. Esse problema só costuma aparecer em crianças acima de 1 ano. O pediatra vai poder diagnosticar se seu filho tem apneia e qual é o melhor tratamento a seguir, se for o caso.

Bater a cabeça e se balançar. Depois dos 6 meses de vida, alguns bebês adotam atividades rítmicas como bater a cabeça ou se balançar para se acalmarem. Desde o período no útero, os bebês costumam se balançar e ficar de cabeça para baixo, por isso podem achar que pressionar o topo da cabeça de modo ritmado ajuda a acalmar. Se esses hábitos não o estão machucando, deixe-o fazer o que quiser. A maioria supera isso por volta dos 3 anos de vida ou até antes.

Não existe indício de que se balançar ou bater a cabeça seja um sinal de transtorno emocional. Às vezes os bebês batem a cabecinha para se distraírem de uma dor de garganta, infecção no sistema auditivo ou incômodo causado pela dentição. Converse com o pediatra; talvez ele prescreva um medicamento para aliviar a dor.

> **TIRA-DÚVIDAS**
>
> Ouvi falar de um tal Alte. O que é isso?
> Em episódios raros, alguns bebês param de respirar por um período maior do que alguns segundos, o que faz os níveis de oxigênio no sangue dele despencarem. Isso pode deixá-los pálidos ou azulados, fazê-los engasgar, parecer sufocados ou ficar duros. Esse tipo de incidência costumava ser chamado "quase morte súbita" e depois recebeu o nome de "evento com aparente risco de vida", ou Alte (Apparent Life-Threatening Events). O problema deve ser tratado como uma emergência, já que o bebê pode precisar de reanimação. Mesmo que ele consiga se recuperar rápido e por conta própria, você deve procurar atendimento médico, para que o bebê seja examinado. Nas semanas seguintes ao incidente, é importante monitorar o bebê para garantir que ele se recuperou totalmente.

28 semanas

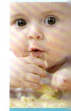

243

29 semanas

NESSA IDADE, A VISÃO DO BEBÊ JÁ É QUASE TÃO BOA QUANTO A DE UM ADULTO

Seu filho adora todo tipo de música, e se você lhe der os instrumentos adequados ele vai conseguir produzir uma! A noção da permanência do objeto – a consciência de que um objeto continua existindo mesmo quando você não está olhando para ele – começa a se desenvolver. Outra coisa que aparece é a ansiedade de separação – seu filho não vai querer ficar longe de você.

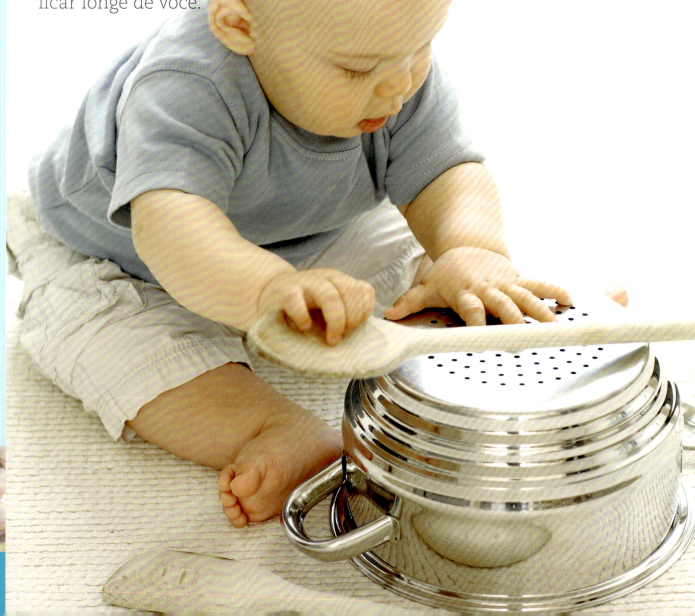

SEU BEBÊ TEM 29 SEMANAS
Onde está?

Seu filho está entendendo melhor o conceito de permanência do objeto. Ele vai adorar brincar de esconder as coisas!

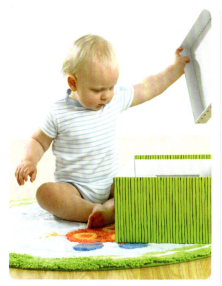

O que há dentro da caixa? Compreender que objetos existem mesmo quando não podem ser vistos aumenta a curiosidade do bebê.

O desenvolvimento cognitivo do bebê continua a todo vapor, e ele vai provar agora que está compreendendo o conceito de permanência do objeto – ou seja, que um objeto continua existindo mesmo quando não se pode vê-lo. Isso significa que o bebê pode continuar procurando algo que foi coberto por um pano ou que saiu do alcance dos olhos e vai se divertir muito com jogos que envolvem o desaparecimento e reaparecimento de um objeto, rosto ou brinquedo.

O bebê vai aplicar esse novo conhecimento a diversas áreas. Quando uma pessoa estiver dormindo e coberta por um lençol, ele vai descobri-la para ver se ela continua lá; e também vai levantar os brinquedos para conferir se não há nada escondido debaixo deles.

Implicações emocionais. Seu filho está se aproximando da fase em que a ansiedade de separação começa a se firmar (ver p. 283). A soma dessa ansiedade com a compreensão maior da permanência do objeto pode torná-lo mais grudento que de costume. Se antes ele ficava feliz brincando sozinho, alheio à sua presença mesmo quando você cruzava o cômodo fazendo suas coisas, agora vai começar a se perguntar onde você está em momentos em que não pode vê-la nem ouvi-la. Afinal de contas, agora seu bebê sabe que se você não está ali à vista é porque deve estar em algum outro lugar. O esquema "longe dos olhos, longe do coração" já não funciona tão bem, e ele pode gritar ou chorar exigindo sua presença. Tranquilize-o respondendo aos seus chamados, para que sinta que você está por perto mesmo quando não pode vê-la. O bebê ficará mais calmo se souber que você está ali para satisfazer suas necessidades sempre que a chamar.

ATIVIDADE

Esconde-esconde

Seu filho vai se tornar um aficionado por jogos de esconde-esconde e vai adorar brincar disso com você. Ele poderá pensar que fica invisível nos momentos em que você não puder vê-lo e vai achar divertidíssimo "reaparecer" mesmo estando lá o tempo todo.

Brincar de esconde-esconde nessa idade ajuda a reforçar a compreensão do conceito de permanência do objeto. Isso dá ao bebê várias oportunidades de entender que objetos "desaparecidos" não sumiram para sempre e eventualmente podem reaparecer, assim ele passará a lidar melhor com a ansiedade quando você não estiver por perto.

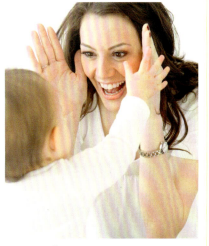

Surpresa! À medida que o bebê se acostuma com o jogo, você pode intensificá-lo fazendo várias caras engraçadas.

TIRA-DÚVIDAS

Como posso reduzir o risco de meu filho ter asma? Se o pai, a mãe ou um dos irmãozinhos tiver asma, amamentar pelo máximo de tempo possível reduz o risco de o bebê também desenvolvê-la. Outra medida é não fumar nem durante nem depois da gravidez (e isso vale tanto para o pai quanto para a mãe!). Substituir tapetes velhos e felpudos por pisos lisos e fáceis de limpar, assim como lavar cortinas, almofadas e roupas de cama com frequência, são medidas que reduzem a exposição do bebê à poeira e diminuem o risco de ele contrair asma. Algumas crianças têm asma em contato com certos animais de estimação. Faça um teste antes de adotar um.

29 semanas

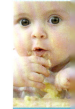

245

SEU BEBÊ TEM 29 SEMANAS E 1 DIA

Cadê a mamãe?

O bebê está se aproximando da idade em que a ansiedade de separação se instaura, e pode ser complicado para ele e para você.

Nas próximas semanas, você deve notar que o bebê fica ansioso quando se separa de você. Do nada, seu filho, que antes era todo feliz e independente, pode começar a abrir o berreiro a cada vez que você sair do cômodo ou o tirar do colo. Ele talvez passe a detestar ficar sozinho e a ficar mais tempo vigiando do que concentrado em alguma atividade.

Embora seja um pouco frustrante, esse comportamento é completamente normal. O bebê não quer saber de ficar sem você e fará o possível para impedir sua partida. Nessa idade, ele está aprendendo a desenvolver a confiança, por isso é importante que você dê valor a seus medos e emoções, e faça o que estiver ao alcance para que se sinta seguro.

Vá até ele sempre que ele a chamar. Faça o que puder para assegurá-lo de que você está ali e sempre dê um abraço carinhoso para aumentar a confiança dele. Converse com ele enquanto passeia pela casa – assim ele vai saber que você está por ali – e volte de vez em quando para lhe dar um beijo, acostumando-o dessa forma à ideia de que você vai embora, mas volta.

Parar o tempo todo alguma atividade para ir tranquilizar o bebê pode fazê-la perder certo tempo nesse começo, mas ele precisa aprender a se sentir seguro e a ter certeza de que você sempre estará ali, mesmo que não possa vê-la naquele exato momento. Quando você sair, ele precisa saber que você vai retornar. Essa certeza é a base da confiança e do bem-estar emocional de seu filho; por isso, essa ratificação constante nessa fase vai ser muito útil na construção da independência e da segurança no futuro.

SEU BEBÊ TEM 29 SEMANAS E 2 DIAS

Mãos à obra!

Seu filho agora está ciente de que as duas mãos pertencem a ele e começa a perceber que é possível operá-las simultaneamente.

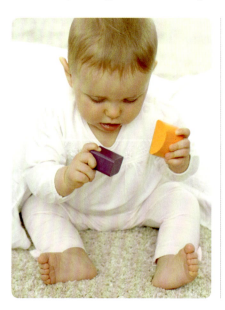

O bebê alcança um brinquedo com uma das mãos e coloca-o cuidadosamente na boca. De repente, a atenção dele é capturada por outro brinquedo. Ele sabe que uma das mãos já está ocupada, por isso usa a outra para pegar o segundo brinquedo. Nesse momento ele pode olhar os dois brinquedos com interesse ou largar um deles e focar no outro, até que veja um terceiro objeto de interesse e o processo recomece. Até aqui, o bebê podia até já usar as duas mãos, mas ainda não tinha entendido como usá-las juntas e ao mesmo tempo para alcançar resultados ainda melhores! Ele pode passar o brinquedo de uma mão para a outra

Segurando melhor. Seu filho tem um pouco mais de controle sobre as mãos, mas ainda começa a entender que as duas mãos podem trabalhar em equipe.

ou bater um no outro caso façam um barulho interessante, mas os gestos serão um pouco descoordenados e desajeitados, já que nessa idade ainda não devem ser intencionais. Ele pode até conseguir colocar as duas mãos sobre o mesmo objeto, pegá-lo e colocá-lo em outro lugar, mas se outra coisa chamar a atenção dele durante esse processo ele vai esquecer que já tem algo nas mãos e deverá simplesmente derrubar o objeto.

Se você tentar ensiná-lo, seu filho poderá conseguir segurar um copo com as duas mãos, mas é provável que deixe o copo cair do nada e tenha dificuldades para levá-lo aos lábios. Os bebês desenvolvem habilidades manuais tocando, alcançando, explorando e acariciando as coisas, então dê a ele oportunidade de fazer isso muitas vezes.

SEU BEBÊ TEM 29 SEMANAS E 3 DIAS

As bebidas do bebê

As fórmulas de seguimento são boas para seu filho? O que ele deve e o que não deve beber nessa segunda metade de seu primeiro ano?

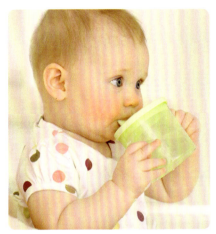

Usando o copo. Incentive seu filho a beber líquidos no copinho quando ele completar 6 meses.

Agora que seu filho já ultrapassou a marca dos 6 meses, você pode estar se perguntando se o leite que ele vem tomando desde o nascimento ainda supre as necessidades nutricionais ou se existem outros tipos mais adequados. Também é bom saber o que pode dar para saciar a sede do bebê além do leite materno ou da fórmula, agora que ele aumentou o repertório de sólidos.

O leite materno é o ideal para o bebê nos primeiros seis meses de vida e, em conjunto com uma dieta mais variada, forma uma boa base alimentar para esse primeiro ano.

Se seu filho é alimentado com fórmula, se você varia entre o leite materno e a fórmula ou se está pensando em parar de amamentar, deve estar se perguntando qual seria o produto adequado para uma criança com mais de 6 meses e se você deveria mudar para uma fórmula específica para bebês mais velhos.

As fórmulas contêm dois tipos de proteína: soro de leite e caseína. As indicadas para os seis primeiros meses têm soro de leite, mais fácil de digerir. As fórmulas recomendadas para bebês a partir de 6 meses têm caseína, proteína que leva mais tempo para ser digerida e pode manter a criança satisfeita por um período mais longo. Mas não há uma diferença nutricional significativa entre as fórmulas à base de caseína e à base de soro de leite, e o produto que seu filho começou a tomar desde o nascimento deve ser adequado para ele durante todo o primeiro ano.

Fórmulas à base de soja não devem ser usadas antes dos 6 meses. A soja é uma alternativa para bebês alérgicos ao leite de vaca. Esses bebês, porém, também podem ser alérgicos ao leite de soja. Existem fórmulas mais adequadas, também conhecidas como fórmulas extensamente hidrolisadas, que o pediatra pode prescrever caso seu filho tenha uma alergia. A soja também contém glicose, que pode danificar os dentinhos do bebê. Se quiser migrar para o leite de soja, converse antes com o médico.

Os leites de cabra e de aveia são vendidos como uma alternativa para bebês alérgicos ao de vaca, mas não são adequados para crianças com menos de 1 ano, pois não têm quantidades suficientes de ferro e outros nutrientes. O leite de cabra também contém lactose e não é uma boa alternativa para reduzir o consumo dessa substância. O leite de vaca integral não deve ser consumido antes do primeiro ano de vida.

Matando a sede. Até agora tinha sido muito simples saciar as necessidades do bebê. Se você amamentou, ele recebia todos os fluidos necessários daquele leite nutritivo do peito. Se usava fórmula, então complementava o consumo de líquidos com água previamente fervida para evitar a desidratação.

Agora que ele já começou a comer sólidos, você pode complementar com outras bebidas durante as refeições. A água filtrada da torneira que a família bebe em casa é a melhor opção, e depois dos 6 meses não há necessidade de fervê-la. Evite usar água engarrafada, mas, se não tiver outra opção, procure uma que contenha menos de 200 miligramas de sódio por litro. Sucos de fruta ricos em vitamina C são especialmente recomendados para bebês criados como vegetarianos. É bom oferecer sucos ao bebê após o sexto mês, mas para proteger seus dentinhos dê o suco apenas na hora das refeições, em um copo com tampa e diluído numa proporção de 1:10. Sucos mais espessos, polpas e leites aromatizados devem ser evitados até o primeiro ano e usados com parcimônia depois disso. Refrigerantes e outras bebidas com cafeínas devem ficar de fora.

TIRA-DÚVIDAS

Meu filho chora e cospe toda a comida sólida. O que posso fazer? Ofereça um pouco de leite materno na colher, para que o bebê se acostume com a ideia de usá-la. Misture também um pouco de leite materno na papinha, para ele achar o gosto mais familiar. Aos poucos, vá reduzindo a quantidade de leite da papinha. Dê uma colher de cabo robusto e fácil de pegar e deixe que coma a papinha usando uma tigela. Deixe-o brincar um pouco com a comida. Parte da papinha deve parar no cabelo, mas a maioria dos bebês instintivamente coloca na boca para experimentar. Essa pode ser a forma mais fácil de fazer a transição para novos sabores e texturas. Se seu filho resistir, tente de novo mais tarde, quando ele estiver com fome e de bom humor.

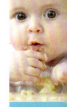

247

SEU BEBÊ TEM 29 SEMANAS E 4 DIAS

Usando as palavras certas

Seu filho ainda é novo para entender ordens, mas comece a usar as palavras "sim" e "não" para introduzir esses conceitos.

Talvez a palavra "não" seja usada em demasia quando se trata de crianças e acabe se tornando ineficaz ao longo da infância, sendo ignoradas. No entanto, é bom começar a usar as palavras "sim" e "não" agora, ainda que o bebê não vá entender o conceito por trás delas. É uma forma de começar a ensinar o significado dessas palavras. Fale "Não", com um tom de voz firme e um gesto com a cabeça ou com o dedo. Faça isso quando, por exemplo, seu filho estiver se colocando em risco ao tentar tocar um objeto quente. É claro que depois de dizer "Não" você também vai ter que intervir depressa, pois o bebê não vai entender seu comando com essa idade. Deixar a casa "à prova de bebês" ajuda a não ter que falar "Não" tantas vezes. Conforme seu filho cresce, é mais construtivo dizer o que ele deve fazer do que o que não deve. Diga "Segure o ursinho" em vez de "Não deixe seu brinquedo cair", por exemplo. As crianças respondem mais prontamente ao saber o que você quer do que o que você não quer.

Se quiser que seu filho pare de fazer algo, como enrijecer o corpinho enquanto você tenta vesti-lo, procure distraí-lo com um brinquedo ou fazendo uma cara engraçada. Se não der certo, espere-o se acalmar. Não é uma boa ideia tentar disciplinar a criança nessa idade. Fazer isso vai trazer muito mais angústia que benefícios.

Do mesmo modo que você diz "Não", não se esqueça de dizer "Sim" quando o bebê fizer algo corretamente ou atender a um pedido. Parabenize e diga "Sim" de um jeito bem alegre, para incentivá-lo.

SEU BEBÊ TEM 29 SEMANAS E 5 DIAS

Curtindo uma música

A melhor maneira de ensinar seu bebê a apreciar música é encher a vida dele de vários estilos musicais e de brincadeiras envolvendo a música.

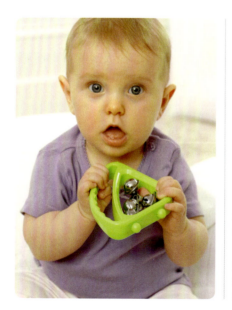

Seu filho pode demonstrar preferência por determinados estilos musicais. Aquela musiquinha lenta que sempre o acalma quando está com dificuldade para dormir, ou aquela perfeita para acompanhar as brincadeiras e que o faz rir até quando ele está de mau humor.

A música estimula o desenvolvimento da fala, e pesquisas sugerem que bebês expostos a muita música têm facilidade na compreensão dos padrões de linguagem e da gramática, o que reforça o desenvolvimento da linguagem dele. Além disso, já se sabe que músicas suaves reduzem os índices de cortisol, o hormônio do estresse, e uma música mais animada pode ser interessante para a hora da brincadeira, mas deixa o bebê hiperestimulado caso esteja cansado. Um estudo sobre os efeitos da música em crianças pequenas revelou que músicas suaves (no caso, usaram canções de ninar) ajudam a relaxar crianças inquietas. Seu filho vai adorar se você cantar canções de ninar ao colocá-lo na cama; isso o ajudará a ter um sono melhor.

Sejam quais forem os efeitos a longo prazo, não há dúvidas de que seu bebê vai adorar ouvir e fazer música. Cante junto com o rádio e segure o bebê em seus braços, ou coloque-o em seu colo enquanto se movimenta no ritmo da música. Ele pode aprender com todos os ritmos musicais. Não é apenas a música clássica que ativa as vias neurais do cérebro; qualquer música terá o mesmo efeito.

Fazendo música. Use instrumentos musicais infantis para tocar junto com seu filho. Dance e cante enquanto ele balança o chocalho.

SEU BEBÊ TEM 29 SEMANAS E 6 DIAS
Moda prática

Agora que o bebê é maior e se movimenta mais, você deve escolher roupas que lhe permitam se mexer confortavelmente.

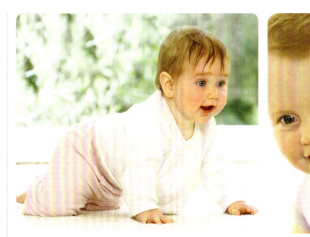

Roupas soltinhas. Use peças que não restrinjam os movimentos do bebê (à esquerda). **Macacões.** Ideais para trocas rápidas de fralda, e com botões são fáceis de tirar e colocar (à direita).

TIRA-DÚVIDAS

Sempre coloquei meu bebê para dormir de costas, para reduzir o risco de síndrome da morte súbita, mas agora ele começou a se virar sozinho e a dormir de bruços. Devo virá-lo de costas novamente? Não faz muito sentido ficar virando o bebê de costas, agora que ele já aprendeu a rolar. Se ele preferir dormir de barriga para baixo, é assim que ele vai acabar dormindo; você não pode passar a noite toda corrigindo a posição dele. Na hora de deitar o bebê na cama, continue colocando-o de barriga para cima até que ele complete 1 ano, mas saiba que a essa altura o risco maior de síndrome da morte súbita já passou. Certifique-se de que o berço de seu filho é seguro e continue seguindo as orientações para a prevenção da síndrome, como evitar o uso de travesseiros e edredons (ver p. 31), mas não se preocupe com eventuais mudanças de posição durante a noite.

As mãos e os pés do bebê ficam muito frios à noite, mas mesmo assim ele está dormindo bem. Será que ele precisa de mais cobertores? As extremidades sempre ficam mais frias que o resto do corpo. Coloque a mão no pescoço e no rosto do bebê, e veja se estão quentinhos. Se estiverem quentes, então ele deve estar vestido adequadamente. Caso estejam frios, acrescente mais um cobertor leve ou um par de meias. Suor ao redor do rosto, cabeça ou pescoço é sinal de superaquecimento, e deve ser evitado a todo custo. O quarto do bebê deve ser mantido a uma temperatura entre 16 °C e 20 °C.

Conforto é mais importante que beleza. Escolha peças de um tamanho maior, para que seu filho tenha bastante espaço de manobra. Ele vai passar muito tempo de quatro, com joelhos e mãozinhas no chão, então remendos, reforços e estofamentos na área dos joelhos podem ajudar a dar um conforto extra (e a conservar a roupa por mais tempo). Camisas de manga comprida ajudam a proteger antebraços e cotovelos quando o bebê rola pelo chão. Ser prático é melhor que ser bonito!

Camisetas e casaquinhos fáceis de vestir e macacões com botões na virilha mantém o bebê confortável. A essa altura ele já deve estar impaciente com tantas trocas de fralda – quando ele tem coisa mais interessante para fazer. Nessas horas, roupas com elásticos, botões e fechos fáceis de usar conferem agilidade ao processo.

Põe para lavar! O desmame é uma confusão. Não importa quantos babadores você usar, vai ter que trocar a roupa do bebê várias vezes por dia até ele aprender a não derramar a comida na barriga. Monte um guarda-roupa em que tudo combine com tudo, de modo que qualquer camiseta combine com qualquer uma das calças. As roupinhas do dia a dia também devem ser fáceis de lavar, suaves no contato com a pele do bebê (o atrito é considerável quando o bebê começa a aprender a engatinhar e a andar) e não devem ser do tipo que é preciso passar a ferro ou engomar. Não gaste muito dinheiro com roupinhas nessa fase: elas ficarão manchadas, estragadas e pequenas num piscar de olhos!

Primeiro o pé. Seu filho já deve estar rolando, se arrastando e tentando engatinhar pela casa. Para evitar que ele escorregue o tempo todo, escolha meias com solado antiderrapante. Se estiver calor, deixe que brinque descalço, o que lhe dará ainda mais estabilidade e aderência. Bebês só precisam de meias para se aquecer. Não precisam de sapatinhos nem de nada nos pés na hora de dar os primeiros passos. O ideal é que só usem sapatos quando estiverem andando com alguma confiança.

29 semanas

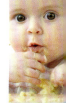

249

30 semanas

NESSA IDADE, OS BEBÊS RESPONDEM MELHOR AO MODO COMO VOCÊ DIZ ALGUMA COISA DO QUE AO CONTEÚDO DO QUE FOI DITO

Seu filho está começando a entender melhor o que você diz, observando para isso suas expressões faciais e seu tom de voz. Ele é muito sensível às energias do ambiente em que vive; então, tente resolver quaisquer divergências domésticas de um jeito tranquilo, para que ele cresça em um ambiente harmônico.

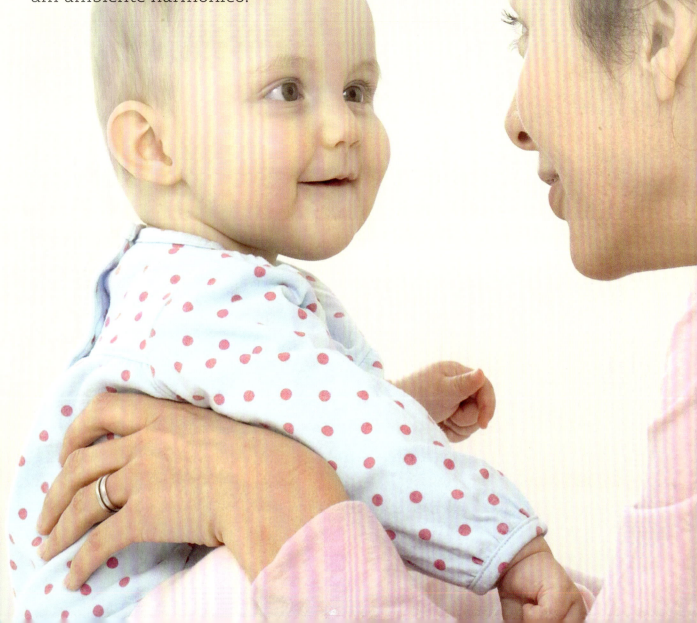

SEU BEBÊ TEM 30 SEMANAS

Falando com gestos

O bebê começa a entender como palavras e gestos trabalham juntos. Atividades que envolvam rimas incentivam esse desenvolvimento.

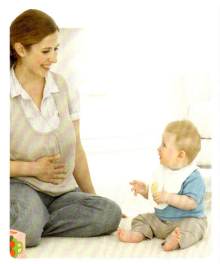

Dando pistas. Ajude seu filho a assimilar conceitos simples como "fome" e "cansaço", associando essas palavras a gestos.

HORA DE PENSAR EM...

Usar um copo

Quando o bebê aprende a reter objetos nas mãos e a segurar alimentos com os dedos, ele pode usar um copo para beber água. Escolha um modelo de bico, de preferência macio e com um pegador grande para ele segurá-lo com facilidade. O bebê certamente deixará o copo cair, então procure um modelo que tenha tampa e não respigue tanta água quando derrubado. Aprender a beber usando um copo com tampa é importante, pois o bebê vai ter que começar a largar a mamadeira. Se você decidir lhe dar suco de fruta diluído, sirva-o em um copo e somente no horário das refeições. Assim os dentinhos emergentes não ficam banhados em açúcar o tempo todo (ver p. 247).

Seu bebê pode começar a fazer gestos como erguer a mãozinha em direção a algo que deseja. Isso vai evoluir rapidamente nos próximos meses, quando ele deve aprender a apontar para os objetos. Você pode ficar um pouco perdida, tentando descobrir o que ele quer, pegando um brinquedo atrás do outro até entender que na verdade ele está apontando para você e só quer um afago! Encoraje o bebê a dar tapinhas ou a tocar as figuras de seus livros, dizendo "Onde está a vaquinha?", "Cadê o cachorro?". Em seguida, aponte as imagens para ajudá-lo a fazer a conexão. Quando o bebê apontar para o ursinho de pelúcia favorito, traga-o imediatamente para que ele saiba que o sinal foi compreendido.

Até aprender a apontar, o bebê deve fazer gestos com o punho em vez de usar o dedo indicador: ele pode levantar a mãozinha e esticar o braço. Com cerca de 9 meses (um pouco antes disso, em alguns casos), já vai estender o bracinho e o dedo.

Imitando gestos. Com 30 semanas, o bebê já consegue imitar alguns dos movimentos de mão que você costuma fazer ao cantar uma música específica. Ele também poderá seguir seu exemplo e bater no tambor quando a vir batendo, ou acariciar um bicho de pelúcia ao vê-la acariciando.

Diga "Macio" ao fazer carinho em um gato, "Tchau" quando se despedir de alguém e "Beijo" quando beijá-lo, para que ele entenda que gestos e ações estão associados a palavras.

Dois estudos realizados nos Estados Unidos revelaram que bebês que são incentivados desde cedo a gesticular e que percebem a articulação entre gestos e palavras aprendem a falar antes e têm um desenvolvimento cognitivo mais rápido.

TIRA-DÚVIDAS

Meu bebê está com olhos constantemente marejados. Isso vai passar? Recém-nascidos têm minúsculos canais lacrimais no canto de cada olho. Quando as lágrimas começam a ser produzidas, com cerca de 1 mês de vida, elas escorrem por esses dutos. Ocasionalmente, os dutos do recém-nascido podem ficar bloqueados, e as lágrimas então ficam sem ter por onde escorrer. Fique tranquila; isso não é motivo para preocupação e, na maioria dos casos, os dutos lacrimais bloqueados desaparecem até o fim do primeiro ano de vida. O pediatra pode mostrar como massagear os olhinhos para desbloquear os dutos. Caso uma crostinha de remela se forme, use pedaços de algodão umedecidos em água fervida para limpar. Se notar uma vermelhidão ou secreções amarelas nos olhos de seu filho, consulte o pediatra; ele pode precisar de algumas gotas de antibiótico.

Meu bebê deve ser vacinado contra a gripe suína? Se seu bebê for saudável, ele não vai precisar ser vacinado contra gripe suína ou contra qualquer outro tipo de gripe. Isso só é recomendado para bebês com mais de 6 meses que tenham um problema crônico de saúde que possa gerar complicações caso eles peguem uma gripe.

É normal que meu filho jogue as perninhas para cima e faça uma careta na hora do cocô? Sim, ele apenas procura fazer as entranhas se movimentarem, simulando uma posição de cócoras, o que facilita a saída das fezes. Não significa que esteja com dificuldade ou dor. Se ele evacua com frequência regular e não há sangue nas fezes, está tudo bem.

30 semanas

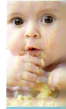

251

SEU BEBÊ TEM 30 SEMANAS E 1 DIA

Satélite de emoções

O bebê tem um faro especial para captar o estado emocional das pessoas. Ele percebe se o ambiente está carregado e é afetado por isso.

As pesquisas nos dizem muito sobre como os bebês vivenciam o estresse. Sabe-se, por exemplo, que se estão com fome e não são alimentados, ou se estão angustiados e não recebem um afago, eles experimentam sintomas de estresse. Como essa é justamente a fase em que a criança desenvolve seu senso de segurança e não está preparada para lidar com altos níveis de estresse, isso pode ter um efeito profundo sobre o bem-estar físico e emocional dele. O bebê precisa de você ali para atenuar experiências estressantes.

Para isso, satisfaça as necessidades dele de comida, carinho e amor, acalmando-o quando suas emoções o dominarem. Se você rapidamente o ajuda a conter as emoções, ele percebe que sentimentos não precisam ser assim tão avassaladores. O resultado disso é que ele pode se tornar uma pessoa mais confiante e segura, e aprender mecanismos para se acalmar em situações mais estressantes.

Os bebês têm barômetros sociais muito sensíveis e conseguem detectar o estresse e os transtornos emocionais dos pais. Eles se sentem mal e ficam inseguros. Se uma discussão começa a ficar hostil, o bebê fica assustado ou aborrecido, mesmo que não seja com ele. Combine com seus familiares que, sempre que alguém ficar esquentado, vocês vão fazer uma pausa e debater tudo de maneira calma. Seu bebê não entende o contexto de suas divergências. Conforme seu filho crescer, mostre-lhe que desavenças podem ser resolvidas calmamente, assim ele entende que dá para discutir e discordar de um jeito saudável.

SEU BEBÊ TEM 30 SEMANAS E 2 DIAS

Orientando com carinho

Seu bebê já conhece as próprias vontades; se ele estiver indo por um caminho perigoso, você precisará conduzi-lo gentilmente para outra trilha.

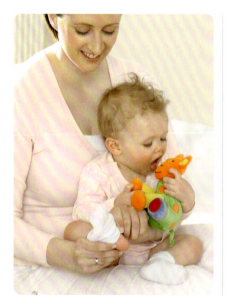

Guiar a atenção do filho para objetos, atividades e comportamentos adequados é uma arte que todos os pais precisam dominar. Bebês podem ser teimosos, porém são fáceis de distrair; o interesse deles por novidades é ilimitado, mas a memória ainda é curta.

Quando seu filho ficar agitado enquanto você troca a fralda dele, tentar pegar o vaso de planta pela vigésima vez seguida ou quiser roubar a batatinha frita do irmão mais velho, é hora de usar uma tática de desvio. Mantenha brinquedos escondidos em locais estratégicos da casa, assim você pode lançar mão de um deles quando precisar chamar a

Olha aqui! Para que o bebê deixe de fazer algo que você não queira, mude o foco, mostrando um brinquedo que lhe despertará o interesse.

atenção do bebê. Troque os brinquedos de lugar com frequência, de modo que sempre pareçam novidade. Escolha uma música de que o bebê goste, de preferência com rima, e comece a cantá-la quando ele estiver prestes a fazer algo errado. Pegue-o no colo e leve-o para outro cômodo. Chegando lá, faça cócegas no pezinho ou aponte para um avião no céu.

Seu filho é pequeno demais para ouvir seus argumentos e entender por que ele não pode fazer o que quer ou ter o que quer. Em vez de entrar nessa batalha, desvie a atenção dele com brincadeiras para interromper comportamentos indesejáveis. Com o tempo ele vai começar a entender que não tem permissão para pegar o vaso de planta ou para ficar se contorcendo enquanto você troca sua fralda. Mas é claro que isso não vai impedi-lo de tentar!

SEU BEBÊ TEM 30 SEMANAS E 3 DIAS
Brinquedos mais estimulantes

Aos 7 meses, seu bebê estará pronto para brinquedos que propiciam o desenvolvimento do raciocínio e da coordenação motora.

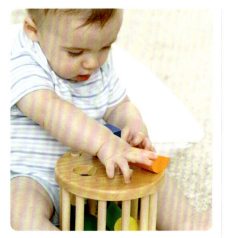

Encaixando pecinhas. Brinquedos de montar e encaixar entreterão o bebê agora.

Um brinquedo não precisa ser caro para entreter o bebê e ajudar no desenvolvimento dele. Existem alguns brinquedos excelentes para essa idade.

Bolas e brinquedos com rodinhas incentivam a mobilidade e promovem a coordenação olho/mão. Rolar uma bolinha de um lado para o outro estimula as habilidades motoras e a coordenação, sem falar na diversão! Também seria interessante comprar um brinquedo com uma cordinha resistente, que você puxasse levemente para fora do alcance da criança e ela puxasse em sua direção.

Brinquedos que fazem o bebê pensar vão aguçar a capacidade de raciocínio: por exemplo, algum com peças que possam ser escondidas dentro de partes maiores. Quebra-cabeças muito básicos e com peças fáceis de manusear vão estimular o bebê, mas evite abusar do grau de dificuldade.

Brinquedos que ajudam o bebê a explorar diferentes formas e sons ou que trabalham com a noção de causa e efeito ajudam a estimular o pensamento e as habilidades motoras. Seu filho vai adorar brinquedos de encaixar, blocos, palhacinhos formados por anéis, brinquedos barulhentos, chocalhos e brinquedos empilháveis ou que se encaixem uns nos outros. Instrumentos musicais próprios para a idade são interessantes.

Colocar uma placa ou tabuleiro de atividades presa ao berço ou no encosto de uma cadeira pode ajudar o bebê a praticar a coordenação, e ele vai adorar descobrir que pode abrir portinhas, torcer peças, apertar botões, girar manivelas e puxar coisas que provocam reações no brinquedo. Blocos que possam ser empilhados, derrubados, batidos uns nos outros, colocados em baldes e depois despejados no chão também são um bom investimento, já que serão usados de diversas formas ao longo dos próximos anos.

Por fim, não se esqueça dos livros! Se eles estiverem sempre ali, presentes nas brincadeiras, seu filho vai criar um ávido interesse por histórias e pela leitura, e o vocabulário e a capacidade de articulação verbal dele também serão melhores.

TIRA-DÚVIDAS

Meu filho é menino, mas parece mais interessado nos brinquedos de menina. Isso é um problema? A verdade pura e simples é que brinquedos são apenas brinquedos e eles deveriam ser considerados unissex, mesmo quando são pintados de rosa ou azul e taxados como "femininos" ou "masculinos"! Meninos podem muito bem gostar de brincar de boneca ou com utensílios de cozinha, e garotas podem brincar com bolas e carrinhos sem problemas. Os brinquedos são projetados para estimular o desenvolvimento, inclusive o emocional, e para entreter. Até os 3 ou 4 anos as crianças não têm uma compreensão real das diferenças de gênero; deixe que seu filho brinque com o que ele quiser.

ATIVIDADE
Caixa do tesouros

Encha uma caixa com vários objetos que sejam seguros para o bebê brincar e incentive-o a investigar o conteúdo, estudando os objetos um por um. A caixa não deve conter brinquedos, mas artigos do dia a dia, como um limão e utensílios de cozinha que sejam limpos e seguros. O bebê pode vasculhar a caixa, tocar os objetos, bater, mastigar, cheirar e estudar cada um dos itens. Esse tipo de jogo incentiva a coordenação olho/mão, o desenvolvimento da fala e, acima de tudo, a diversão.

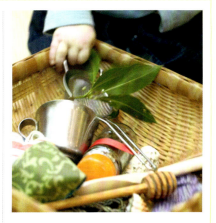

Caixinha da diversão. Em uma caixa, deixe vários objetos seguros para o bebê brincar.

30 semanas

253

DESTAQUE PARA...
Desmame (2) – pedaços na comida

Assim que seu filho estiver desfrutando papinhas de vários sabores, ele já poderá passar para a segunda etapa do desmame. Agora você deve lhe apresentar uma variedade maior de alimentos, bem como novas texturas e comidinhas para comer com as mãos.

CARDÁPIO DO DIA

A lista a seguir pode lhe dar uma ideia do que um bebê de 6 a 7 meses deveria comer diariamente. Ele ainda deve beber cerca de 120 mililitros de leite por dia. Num primeiro momento, alguns pais preferem dar comidas sólidas para o bebê no café da manhã e no almoço, de modo que ele tenha tempo para digerir a refeição antes de dormir à noite. Mas você também pode servir uma refeição simples e de fácil digestão à noite, se preferir.

■ **Café da manhã.** Leite materno ou fórmula; cereal de trigo integral com leite materno ou fórmula; ou iogurte ou mingau com pedaços de frutas.

■ **Almoço.** Carne, ave, peixe ou lentilhas com legumes e purê de batatas; ou macarrão (exceto o instantâneo); ou batata-doce; pedaços de frutas macias como sobremesa e água para beber.

■ **Lanche da tarde.** Leite materno ou fórmula.

■ **Jantar.** Legumes com queijo e alimentos ricos em amido (batata cozida amassada com queijo *cheddar*, por exemplo); ou macarrão com molho de tomate e queijo ralado ou com legumes; iogurte integral com frutas ou arroz doce para a sobremesa. Para beber, água.

■ **Ceia.** Leite materno ou fórmula.

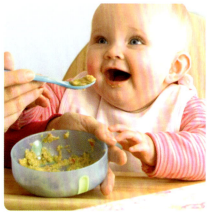

Ampliando o cardápio. Agora que seu filho já está satisfeito em comer sólidos, introduza uma boa variedade de texturas e sabores.

Ao entrar nessa próxima fase, seu filho vai começar a tomar papinhas com pedaços molinhos que precisam ser mastigados, em vez de se limitar a papinhas líquidas e purês. Não é preciso ter dentes para conseguir lidar com os pedaços mais sólidos, mas o bebê precisa aprender a mastigar em vez de apenas chupar, sugar e engolir.

Ele vai começar a aprender a movimentar os alimentos em torno da própria boca, o que trará sensações completamente novas. Por isso, é importante variar as texturas da comida para que ele se acostume a mastigar e movimentar a comida ao redor da boca, o que ainda vai ajudar a desenvolver os músculos necessários para a fala.

Superando a fase do purê. O bebê já deve estar bem familiarizado com o sabor e a consistência dos purês que você vem servindo, por isso é importante alternar a textura dos alimentos. Faça isso depressa, caso tenha esperado que ele completasse os 6 meses recomendados para iniciar o desmame. Você pode ir variando a textura dos alimentos que ele já conhece ao mesmo tempo que adiciona novos itens. Mude, por exemplo, a forma de preparo; pique ou rale algo que você costumava lhe dar em pedaços, para que ganhe tanto uma nova textura como outro sabor.

Comece adicionando às papinhas pequenos pedaços macios de alimentos familiares. Não se surpreenda se esses pedaços reaparecerem depois de você colocá-los na boca do bebê – apenas pegue-os com a colher e volte a lhe dar. Experimente também usar um pouco de macarrão (bem cozido e de tamanho adequado para o bebê), purê de batata ou algum legume mole e cozido amassado no garfo.

Dê a seu filho algum alimento que possa ser comido com as mãos – pode ser uma tigelinha de alimentos de fácil dissolução, como pedacinhos de pão molinho, pedaços de cenoura cozida, batata cozida em tirinhas, pedaço de banana, pera, cubos de melão, mamão ou abacate. Ele vai investigar essas comidas e, com o tempo, vai aprender a mastigá-las ou a "mascá-las" antes de engolir. Esteja sempre por perto enquanto o bebê come; ele pode engasgar.

Pedaços maiores. Depois disso, é hora de introduzir pedaços um pouco maiores, texturas diferentes e alguns novos alimentos. Você pode tentar, por exemplo, misturar um pouco de peito de frango cozido ou de peixe em um purê de batata ou de ervilhas. Rale um pouco de queijo por cima do purê de couve-flor e amasse uma banana no arrozinho do bebê.

Se você está criando seu filho como vegetariano, tente usar castanhas moídas e iogurte em purês de fruta, ou adicione batata-doce ou cenoura para engrossar a textura das papinhas.

A ideia é introduzir a maior variedade possível de alimentos ao longo das próximas semanas, misturando-os às frutas e aos legumes de que o bebê já gosta. Aos poucos, vá aumentando a quantidade e o tamanho dos pedaços mais sólidos, até que ele consiga comer alimentos com uma textura semelhante à das refeições do resto da família. A atmosfera em torno das refeições é muito importante: encoraje o bebê, seja carinhosa, elogie seus esforços e não pressione caso ele deixe claro que não quer comer. Se ele estiver muito relutante, veja a quantidade de leite que está tomando e, quem sabe, corte uma das mamadas. Talvez seja mais receptivo na hora da refeição se estiver com mais fome.

Quanto? A maioria dos bebês não vai comer muito mais que uma ou duas colheres de papinha no começo dessa segunda fase, mas essa quantidade costuma aumentar bastante conforme as doses de leite vão sendo reduzidas. Seu filho precisa de alimentos ricos em proteínas, carboidratos, gorduras, vitaminas e minerais, presentes nos quatro grupos alimentares (ver p. 207). Você vai conseguir oferecer todos esses alimentos nas duas ou três refeições diárias que ele fizer.

Confira se ele tem alguma reação. Se seu filho não teve nenhuma reação adversa a determinado alimento até agora, você pode ir anotando as coisas de que ele gosta e continuar tentando de tempos em tempos o que ele parece não apreciar muito. No entanto, se ele apresentou algum tipo de alergia, você deve procurar ajuda médica. O pediatra vai lhe aconselhar sobre como introduzir outros alimentos potencialmente alergênicos.

PARA COMER COM AS MÃOS

- Legumes cozidos no vapor ou no micro-ondas até ficarem macios: cenoura, batata-doce, minimilho, feijão verde, brócolis ou couve-flor.
- Batatas cozidas cortadas em fatias, fatias de abobrinha ou de inhame.
- Papinha de legumes e/ou verduras com pedacinhos de peixe branco para mergulhar e comer.
- Fatias de pão com queijo.
- Bolinhos de arroz pequenos, sem sal e sem aromatizantes artificiais.
- Pão árabe com *cream cheese*.
- Ovos bem cozidos cortados em fatias.
- Pedaços de queijo.
- Frutas maduras e macias, como pera fatiada, melão, banana, abacate, pêssego, nectarina, uvas sem caroço.
- Macarrão (exceto o instantâneo) cozido servido puro, com pouco molho ou azeite regado por cima.
- Frutas secas, como damascos e figos, cortadas em pedaços pequenos. Se quiser dar uvas-passas, experimente colocá-las de molho na água primeiro para que fiquem mais fáceis de comer.

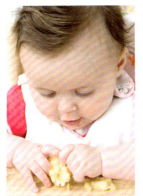
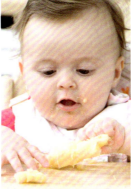
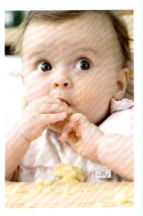

Brincando com a comida. Os bebês gostam de pegar na comida, e ficam bem felizes quando os pais deixam que comam sozinhos. Esse é um grande passo no desenvolvimento físico e intelectual da criança; incentive os esforços dele e não se preocupe com a bagunça.

CHECK-LIST

Novos sabores e texturas

É hora de introduzir sabores e pratos com pedacinhos mais resistentes. Experimente ingredientes picados e cortados.

- **Carnes, aves, peixes, ovos e leguminosas.** Agora que o bebê já está recebendo bem a papinha, acrescente pequenos pedaços de frango cozido, carne ou peixe, para que ele se acostume a mastigar. Experimente bater legumes no liquidificador para preservar um pouco da textura. Adicione os legumes a purê de batata, cuscuz ou macarrão.

- **Frutas e legumes.** Introduza uma variedade maior de frutas, incluindo as secas. Sirva também verduras escuras, como espinafre e brócolis.

- **Carboidratos.** Sirva vários tipos diferentes de cereais. Cereais matinais sem açúcar podem ser amolecidos no leite e comidos com as mãos. Experimente oferecer macarrão, cuscuz, batata-doce, arroz, batata, torrada e pão árabe para seu filho.

- **Laticínios.** Use leite integral para preparar molhos e salpique um pouco de queijo ralado na comida do bebê. Espalhe *cream cheese* em palitinhos de torrada. Iogurte integral sem sabor com purê de frutas é uma ótima sobremesa.

- **Consistência.** Comece com alimentos amassados com o garfo e vá progredindo para refeições cada vez mais ricas em texturas, assim como pedaços molinhos que precisem ser mastigados.

- **Com que frequência?** Em duas ou três refeições por dia.

- **Quanto?** Entre quatro e seis colheres de chá (ou mais se ele estiver com vontade) de dois ou três tipos de alimentos diferentes em cada refeição – dois ou três legumes e/ou verduras e uma fruta por dia, além de alimentos dos outros grupos alimentares básicos.

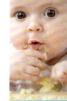

30 semanas

SEU BEBÊ TEM 30 SEMANAS E 4 DIAS

Crescendo rápido

A aparência do bebê vai mudando conforme ele cresce, e talvez você já tenha começado a notar que as dobrinhas de gordura começaram a desaparecer.

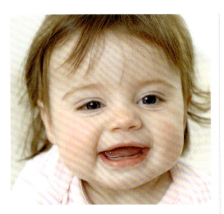

Sorriso precioso. Talvez seu filho tenha quatro ou até oito dentes. Ou só dois ou até nenhum. Seja como for, o sorriso dele é irresistível!

Alguns bebês ficam um pouco mais magrinhos à medida que começam a se movimentar mais. Toda essa atividade acaba queimando a gordura armazenada, e eles vão perdendo aquelas dobrinhas.

A moleira está se fechando dia após dia; e, conforme ele começa a sustentar o próprio peso e depois a andar, os pés vão ficando menos curvados, como os de um adulto. Ele continua saltando feito um sapo quando você o segura na posição vertical, mas você pode notar como ele mantém as perninhas esticadas por períodos mais longos. A cabeça vai ficando mais redonda, agora que ele passa menos tempo deitado de costas; e, à medida que o corpinho cresce, a cabeça parece mais proporcional. A essa altura o bebê já pode ter bastante cabelo ou apenas alguns filetes.

O bebê vai continuar crescendo numa velocidade impressionante até o primeiro ano de vida, mas o ritmo será um pouco mais lento do que antes. O peso dele deve aumentar entre 450 e 600 gramas por mês e ele deve crescer cerca de seis centímetros até o primeiro aniversário. Geralmente, os olhos do bebê atingem a cor definitiva entre os 6 e os 9 meses, por isso, ainda podem mudar. Variações sutis na tonalidade podem ocorrer até os 3 anos.

SEU BEBÊ TEM 30 SEMANAS E 5 DIAS

A higiene da cozinha

Prepare os alimentos do bebê em uma cozinha limpa, pois o sistema imunológico dele é imaturo e suscetível a doenças de origem alimentar.

A higiene é um fator fundamental para a saúde do bebê. Para evitar a contaminação cruzada, use uma tábua de cortar e um conjunto de facas para as carnes e outro para legumes e frutas. Mantenha os alimentos crus separados dos cozidos (na geladeira, deixe-os em prateleiras diferentes). Cozinhe a carne e as aves até que elas estejam bem passadas e lave bem frutas e legumes ou descasque-os antes de preparar a papinha.

Depois de preparar a comida do bebê, sirva-a ou congele-a imediatamente. Sobras de comida só devem ficar na geladeira por no máximo três dias. Depois disso, descarte-as. Se você acha que o bebê só vai comer metade da papinha, separe essa metade e guarde o resto na geladeira para usar em outra refeição.

Lave todas as colheres, tigelas e recipientes de alimento usados pela criança com água quente e sabão ou na máquina de lavar, para garantir que os germes desapareçam. Você não precisa esterilizar os apetrechos, mas é preciso esterilizar a mamadeira, sobretudo o bico – o leite quente é o terreno perfeito para o crescimento de bactérias. Além disso, lave as mãos (as suas e as do bebê), mantenha mesas e outras superfícies limpas e troque os panos da cozinha com bastante regularidade.

> **O LUGAR ONDE O BEBÊ COME**
>
> Após cada refeição, limpe a cadeirinha de alimentação do bebê com água quente e sabão. Se preferir, use um pouco de desinfetante. Preste atenção às fendas em torno da bandeja e do assento: pedaços de comida podem ter caído ali. Esfregue o chão ao redor da cadeira e confira se pedaços de comida não saíram rolando pelo ambiente. Se o bebê vir esse restinho, ele com certeza vai querer colocá-lo na boca, mesmo que seja um pedaço de carne que está ali há uma semana!

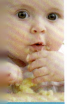

SEU BEBÊ TEM 30 SEMANAS E 6 DIAS

Lidando com o caos

Bebês são sinônimo de bagunça! A cozinha que antes era um brinco agora é uma confusão, e a sala de estar parece ter sido atingida por um furacão.

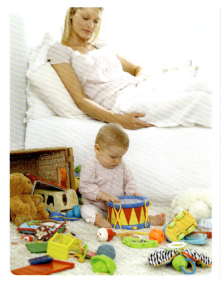

Cantinho do bebê. Mantenha um espaço reservado para os brinquedos e coloque-os em uma caixa após o uso.

Tente não se desesperar com a bagunça. Você vai ter que baixar seus padrões de arrumação e aceitar que a casa não vai ficar intacta como antes. O tempo que você passa com seu filho é precioso, e é mais importante ele ser gasto com interação do que com arrumações e limpezas.

Dito isso, você pode adotar alguns hábitos para manter as coisas mais administráveis. Guarde os brinquedos após cada sessão de brincadeiras. Torne esse processo mais fácil colocando-os em caixas, que podem então ser guardadas em prateleiras abertas.

Crie "áreas reservadas para o bebê" em vários cômodos da casa, cada um com um cesto de brinquedos para que as coisas dele não fiquem espalhadas por aí. No fim do dia, faça uma varredura pela casa e saia reunindo aquela meia sem par, o brinquedo que caiu, o babador largado no sofá, a toalha molhada e os livros. Decida o que precisa ser lavado e guarde os outros itens em seus lugares. Mantenha a sacola do bebê sempre arrumada, pronta para sair caso haja uma eventualidade. Pode parecer loucura encaixar mais uma tarefa em seu dia, mas você vai ficar mais tranquila se souber que as coisas estão prontas para o dia seguinte.

Depois do jantar, enquanto lava a louça, deixe o bebê sentado na cadeirinha e lhe ofereça uma tigelinha com água morna e um pouco de xampu infantil, para que ele também possa "lavar" sua loucinha. Isso dá a você alguns instantes de paz para fazer suas atividades. Proteja o piso em torno da cadeirinha com um tapete antibagunça e compre uma tigela com ventosas na base para impedir o bebê de atirá-la pela cozinha.

Se você não pode ter uma empregada, a organização conta muito. Quando a faxina mais pesada é feita com regularidade, fica mais fácil dar conta das pequenas limpezas cotidianas. Se faxinar não é seu forte, divida as tarefas com seu companheiro nos fins de semana, enquanto o bebê dorme.

ATIVIDADE
Hora da arrumação

Incentive seu filho a ajudar na hora de arrumar os brinquedos depois de uma sessão de brincadeiras. Dessa forma ele estabelece bons hábitos e incorpora esse momento como parte da rotina dele. Mostre-lhe como guardar os brinquedos na cesta. Ao colocar a cesta na estante, ou ao alinhar os brinquedos de pelúcia na prateleira, explique o que você está fazendo. Diga que está deixando "a casinha bem arrumada e gostosa"; assim ele estabelece uma associação positiva com essa atividade, em vez de enxergá-la como uma obrigação ou castigo! Elogie quando o bebê conseguir colocar os brinquedos na cesta. Seu filho vai gostar da tarefa; ele gosta de qualquer coisa feita com você. Se notar que você faz isso com prazer, ficará mais propenso a participar da próxima vez.

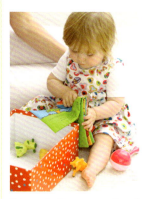 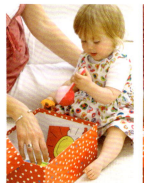 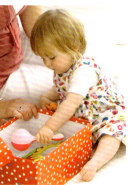

Brincando de arrumar. Faça desse ato mais uma brincadeira, assim o bebê aprende que guardar brinquedos pode ser divertido. É uma ótima maneira de introduzir o conceito de arrumação.

30 semanas

31 semanas

NÃO É APROPRIADO TENTAR DISCIPLINAR O BEBÊ NESSA IDADE, JÁ QUE ELE NEM SEQUER CONSEGUE ENTENDER O SIGNIFICADO DAS PALAVRAS "SIM" E "NÃO"

Se seu filho ainda não está engatinhando, deixe que ele fique bastante tempo com a barriga no chão para desenvolver a força e a coordenação necessárias para esse começo. A curiosidade dele é infinita, por isso certifique-se de que ele tenha bastantes atividades, mas sempre em áreas seguras e protegidas. Ouça atentamente quando ele "conversa". Nessa fase, os balbucios começam a soar como palavras de verdade.

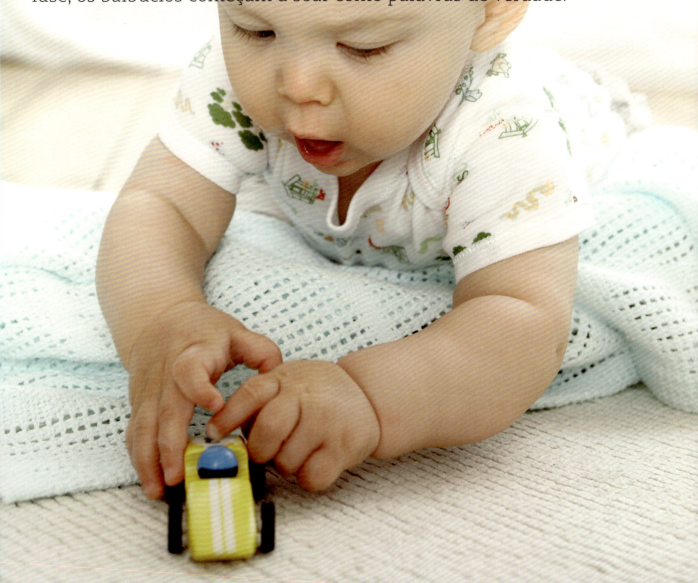

SEU BEBÊ TEM 31 SEMANAS
Fortes emoções

Seu filho não consegue controlar as emoções e pode se derreter em lágrimas de frustração ou ficar triste quando você sair do cômodo em que ele está.

Um bebê tão novinho tem emoções altamente mutáveis. Num minuto ele está gritando de alegria; no outro, já está chateado ou frustrado. Embora às vezes seja complicado prever essas mudanças, cada uma delas é um importante canal de comunicação com você; é a forma que o bebê encontrou de exprimir seus desejos e necessidades. Lembre-se de que tudo isso são tentativas de se comunicar, o que é um bom sinal.

Em seu primeiro ano de vida, o bebê experimenta emoções fortes como se fossem sensações físicas. Aos poucos, ele precisa ir separando um sentimento do outro, entendendo de onde eles surgem. Uma hora, com a ajuda e a orientação dos pais, passará a identificar cada emoção.

Num primeiro momento, sentimentos fortes podem ser assustadores para o bebê, e ele vai precisar da ajuda dos pais para se acalmar e se controlar emocionalmente. De acordo com especialistas que estudaram a relação profunda entre a criança e o principal cuidador dela durante os primeiros anos de vida – e as consequências que isso deixa na criança –, seu papel nessas horas é mostrar ao bebê que você aceita as emoções dele, que elas não a assustam nem a oprimem e que ele também não precisa ficar fora de controle nem com medo diante dos próprios sentimentos.

 Um jeito de fazer isso é por "espelhamento" – você reflete as emoções de seu filho em uma versão mais suave. Você pode inclinar a cabeça naturalmente durante o espelhamento para sinalizar que compreende o que ele está sentindo. Segurá-lo no colo quando ele está tendo um acesso de fortes emoções também pode tranquilizá-lo, já que ele vai se sentir protegido. Você pode sempre espelhar as

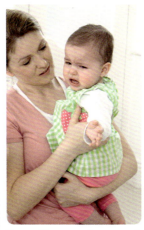 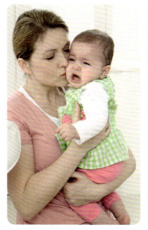 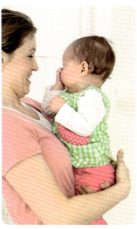

Tranquilize, reconforte e acalme. Seu bebê ainda não consegue lidar com as emoções e vai precisar de você para acalmá-lo quando estiver se sentindo irritado ou frustrado.

emoções de seu filho, não importa quão pequeno ele seja. Sua reação firme lhe dará a certeza de que ele não precisa ser dominado pelas emoções.

Ajude o bebê a nomear o que ele sente. Quando você diz "Por que tanta raiva?" ou "Que carinha triste é essa?", por exemplo, você está ajudando seu filho a nomear e separar suas emoções.

Bom exemplo. O bebê percebe como você reage às mais diversas situações, e isso influencia a forma como ele administra as próprias emoções. Seja um bom exemplo para seu filho mostrando que é capaz de gerir seus sentimentos e de lidar com uma situação difícil.

Se você estiver se sentindo mal e não conseguir controlar suas emoções, peça ajuda a seu companheiro, a um amigo ou parente. Peça a alguém que cuide do bebê enquanto você esfria a cabeça. É importante ser realista sobre suas próprias limitações e necessidades, e reconhecer quando você precisa de um tempo sozinha.

TIRA-DÚVIDAS

Por que de repente meu filho passou a ter ataques frequentes de diarreia mesmo não parecendo estar doente?
Mudanças na dieta do bebê podem causar diarreia e/ou prisão de ventre enquanto seu sistema digestório se adapta aos alimentos sólidos. Às vezes, esses novos alimentos podem aparecer nas fezes intactos, sem terem sido digeridos. Essa situação, conhecida como "diarreia infantil", é mais comum após o primeiro ano de vida. Se for esse o caso e seu filho estiver bem apesar da diarreia, o problema deve passar assim que o intestino se aperfeiçoar na digestão da nova alimentação. Dê bastante líquido ao bebê – ofereça água previamente fervida entre uma mamada e outra – e, se estiver dando suco de frutas a ele, certifique-se de que esteja bem diluído.

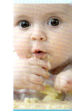

SEU BEBÊ TEM 31 SEMANAS E 1 DIA

Meu filho "engatinha" com o bumbum!

Nem todos os bebês gostam de engatinhar, por isso não se surpreenda se seu bebê decidir se arrastar por aí de um jeito todo especial.

Aprender a se movimentar pode ser um desafio para os bebês. Por isso, cada um tenta um método diferente. Alguns rastejam ou engatinham antes de caminhar, outros só engatinham quando já estão dando os primeiros passos, e alguns simplesmente não engatinham em momento algum. Em vez disso, eles se arrastam com o bumbum, às vezes com uma mão atrás do corpo e um pé na frente para dar o impulso. Como esse movimento exige a habilidade de sentar e dar impulso, ele só costuma aparecer dois ou três meses após o bebê começar a sentar sem apoio. Cerca de 9% dos bebês se arrastam pelo chão com o bumbum, e acredita-se que seja uma característica passada de pai para filho. Portanto, se você ou seu companheiro fizeram isso quando bebês, há uma boa chance de seu filho ter a mesma ideia. Muitos bebês que se arrastam dessa maneira andam mais tarde que o habitual, porque conseguem se movimentar bem e se sentem menos impelidos a tentar levantar e andar. Se seu filho consegue se movimentar, o método é irrelevante.

Do meu jeito. Bebês que se arrastam com o bumbum podem "passear" com bastante eficácia.

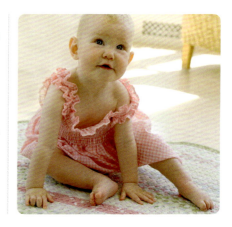

SEU BEBÊ TEM 31 SEMANAS E 2 DIAS

Eu quero você!

De tempos em tempos, o bebê pode expressar preferência por um dos pais e até chorar ou esconder o rosto do outro. O que está acontecendo?

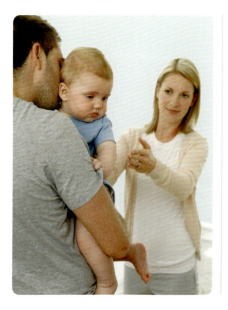

Conforme vai crescendo, o bebê pode demonstrar preferência pelo pai ou pela mãe. Não se abale com esse favoritismo: ele vai mudar de opinião muitas vezes; e se ele não quer ficar em seu colo agora isso não significa que você fez algo errado ou que não gosta de você. Na maioria das vezes, o bebê demonstra preferência pela pessoa que está mais em sintonia com as necessidades dele e entende melhor como ele se comunica – e sabe como acalmá-lo. Geralmente, essa pessoa "favorita" é a que fica com ele e, por ter mais treino na "leitura" de seus sinais, ganhou mais confiança.

O contrário também pode acontecer. Ver uma cara nova pode ser tudo que a criança mais quer depois de passar o dia todo com uma única pessoa. Então, o pai ou a mãe que está voltando do trabalho pode ser recebido com gritinhos de prazer e bracinhos abertos, prontos para um abraço.

Fazer um revezamento nos cuidados com o bebê é uma boa forma de equilibrar as preferências dele. Desse modo, cada um pode fazer suas próprias atividades sozinho com o filho. E não desanime quando ele demonstrar uma preferência pelo outro progenitor. Ele não sabe que isso pode magoar e não está fazendo de propósito.

Favoritismo. Muitos bebês passam por fases em que preferem um dos pais. Tente não levar isso para o lado pessoal.

SEU BEBÊ TEM 31 SEMANAS E 3 DIAS

Alergias alimentares

Ter um bebê alérgico envolve uma série de desafios. Felizmente, muitos bebês superam o problema com o devido cuidado.

Quer seu filho apresente um leve desconforto após comer certos alimentos, quer corra o risco de ter uma reação anafilática (ver p. 404), é essencial evitar ao máximo dar-lhe alimentos que desencadeiam problemas. Se você suspeita que ele tenha uma alergia, mas ainda não confirmou isso com um especialista, peça ao pediatra que receite um exame cutâneo ou de sangue para que você saiba o que evitar.

Você pode descobrir, por exemplo, que seu filho pode comer claras de ovos sem problemas, mas reage mal às gemas; ou que suas suspeitas eram infundadas. Talvez descubra que aquela erupção que parecia ser alergia à manteiga de amendoim era na verdade uma alergia às sementinhas que vinham no pão.

Se ainda estiver amamentando, você terá de cortar de sua própria dieta os alimentos agressores. Seja como for, vale a pena continuar amamentando; seus anticorpos ajudarão a aumentar as defesas do bebê, que ainda tem um sistema imunológico muito imaturo. Um bebê alérgico precisa ainda mais desse reforço de anticorpos. Além disso, como bebês alérgicos costumam ter uma dieta mais restritiva, o leite materno ajuda a suprir as necessidades nutricionais que podem ficar comprometidas por conta das limitações da dieta.

Converse com o médico para saber se seu bebê precisa de um anti-histamínico pediátrico. Se a alergia for grave, talvez seja preciso andar com um autoinjetor (que administra a medicação em caso de choque anafilático). As outras pessoas que cuidam da criança também devem saber administrar qualquer medicação que ela precise.

Qualquer pessoa que alimente o bebê em determinadas ocasiões deve estar ciente da alergia alimentar dele. Prepare a comida com utensílios de cozinha cuidadosamente lavados com água quente e sabão, para evitar a contaminação cruzada, e aprenda a ler atenciosamente os rótulos dos alimentos antes de oferecê-los ao bebê.

Fazendo um diário alimentar. Manter um diário alimentar vai ajudá-la a identificar os alimentos que podem ter causado alguma reação no bebê. Se achar necessário cortar alguns grupos de alimentos – laticínios, por exemplo – procure um nutricionista para garantir que essa dieta mais restritiva contenha todos os nutrientes de que ele precisa. O diário alimentar vai ajudá-la a ter um controle maior sobre o que o bebê consome.

Talvez você fique tensa com a possibilidade de seu filho apresentar reações alérgicas à comida, mas é importante não passar esse nervosismo para ele, pois isso pode deixá-lo angustiado em relação à comida, sem vontade de experimentar novos alimentos, ou tenso durante as refeições. Desse jeito ele pode começar a enxergar o alimento como um inimigo, e não como algo que pode enriquecer a vida dele em todos os aspectos.

ATIVIDADE

Lavação de prato!

Bebês adoram imitar os pais em suas atividades diárias. Para isso, dê a seu filho uma bacia com água morna e um pouco de xampu infantil, coloque-o na varanda ou sobre o tapete da bagunça e deixe que ele "lave" o próprio pratinho e talheres com uma esponja e um pano de prato limpo. Ele vai adorar ser incluído em uma atividade que sempre a vê fazendo, e ainda terá uma boa oportunidade para desenvolver a coordenação óculo-manual e fazer uma boa bagunça com a água.

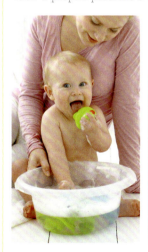 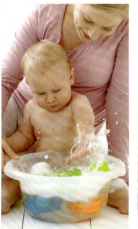 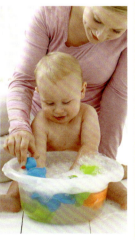

Diversão ensaboada. Deixe seu filho brincar com uma bacia cheia de água e sabão, uma esponja e alguns pratinhos de plástico para lavar. Ele adora fazer tudo que os adultos fazem.

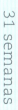

SEU BEBÊ TEM 31 SEMANAS E 4 DIAS
Dividindo a cama

Se seu filho estiver compartilhando a cama com você, talvez esse seja o momento de incentivá-lo a dormir sozinho.

A maioria dos pais traz os filhos para a própria cama quando eles acordam no meio da noite, já que parece ser a maneira mais fácil e rápida de as crianças voltarem a dormir. Embora isso não costume ser um problema no curto prazo, ir para a cama dos pais pode se tornar um hábito do qual o bebê não vai querer abrir mão. A menos que você pretenda dormir com ele por um período de tempo indefinido, é melhor voltar a acostumá-lo a dormir na própria cama.

Tente resistir à tentação de levar o bebê para sua cama quando ele acordar de madrugada. Em vez disso, acaricie-o, cante para ele, aconchegue-o no lençol e, em seguida, saia do quarto. Retorne sempre que ele a chamar, para ele saber que pode contar com seu apoio. Se você simplesmente deixá-lo chorar até cansar, ele vai se tornar mais inseguro.

Implante essa nova política numa noite em que você não precise acordar cedo na manhã seguinte. Tenha calma, seja paciente e lembre-se de que, mesmo que demore uma hora para conseguir colocar o bebê para dormir e que ele acorde novamente pouco tempo depois, isso vai valer a pena a longo prazo, já que você vai conseguir dormir mais e melhor.

Nas noites seguintes, o bebê vai reclamar de ter sido deixado sozinho por tempo cada vez mais curto, até perceber que, não importa quanto chore, ele não vai ser levado para a cama dos pais.

Se precisar de mais orientações sobre como estimular o bebê a dormir sozinho, pergunte ao pediatra. Ver também pp. 352-353.

SEU BEBÊ TEM 31 SEMANAS E 5 DIAS
Estratégias para otimizar o tempo

A maioria das mães sente que o dia nunca tem horas o bastante, mas existem formas de economizar tempo e ter um pouco mais de liberdade.

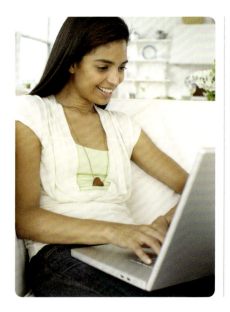

Agora que a vida está mais organizada e você tem uma rotina, é o momento de ter um tempo livre para se dedicar a um *hobby* ou a seus próprios interesses. Talvez você queira apenas deitar no sofá e relaxar enquanto o bebê dorme. A chave para conseguir um pouco mais de tempo livre é olhar para seu dia de maneira objetiva e pensar quais são suas prioridades e quanto tempo você gasta com cada atividade. É uma boa forma de retomar o controle sobre seu próprio tempo e avaliar se você não tem dedicado minutos de mais a coisas sem importância e minutos de menos àquilo que realmente importa, como seu relacionamento, suas amizades e sua saúde. Em seguida, tente encontrar formas de reduzir o tempo gasto com as atividades menos prazerosas, como as tarefas domésticas. Se você costuma passar suas roupas, por exemplo, que tal estendê-las bem esticadas, para ficarem menos amassadas, e depois dobrá-las cuidadosamente em vez de colocar tudo num cesto? Assim fica mais fácil de passá-las. Na hora de preparar o jantar da família, você pode fazer o dobro da quantidade necessária e congelar o resto para uma próxima refeição. E por que não receber e pagar suas contas *on-line*, evitando idas ao banco, ou fazer compras pela internet, especialmente de itens volumosos? Isso costuma ser mais conveniente.

Pela internet. Fazer compras, pagar e organizar as contas *on-line* pode poupar um tempo precioso.

SEU BEBÊ TEM 31 SEMANAS E 6 DIAS
Tentando ficar em pé

O bebê pode começar a usar os móveis da casa para ficar em pé, mas terá dificuldades para sentar-se novamente.

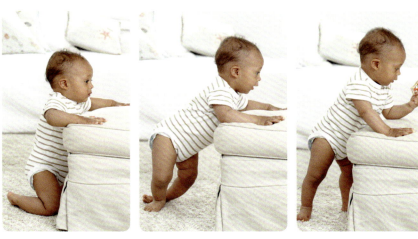

Dando impulso. Deixar em cima de uma poltrona ou do sofá um brinquedo de que o bebê goste incentiva-o a tentar projetar o corpinho para cima e ficar em pé, usando a poltrona como apoio.

Ao longo das próximas semanas ou meses, seu filho vai começar a querer ficar em pé, usando para isso os objetos que lhe pareçam convenientes – da cabeceira da cama à mesinha de centro mais próxima. Num primeiro momento, ele pode precisar de sua ajuda, mas uma hora vai perceber que colocando uma mão sobre a outra ele mesmo consegue se projetar para cima. Essa subidinha vai lhe dar todo um novo e fascinante ponto de vista; ele será capaz de ver várias coisas interessantes que antes não via, e tudo isso só aumentará a motivação para ampliar os movimentos.

Nesse começo, infelizmente, aquele ditado que diz que na descida todo santo ajuda não funciona muito bem: seu filho pode levantar e depois não conseguir sentar novamente sozinho. Ele ainda não entendeu que para voltar a sentar pode usar o mesmo móvel em que se apoiou para ficar em pé. Ele ainda não sabe andar nem como sentar de novo no chão, então provavelmente vai ficar frustrado e chamá-la para lhe dar uma força. Talvez você precise ajudá-lo a sentar-se suavemente muitas vezes até que ele se sinta confiante o suficiente para sentar sozinho, mas não se preocupe, porque uma hora o bebê entende que não vai se machucar. Quando isso acontecer, ele vai achar que cair de bumbum no chão é tão divertido quanto ficar em pé.

Ao ficar em pé apoiando-se em um móvel, o bebê pratica como manter o equilíbrio, como apoiar o peso do corpo sobre as pernas e como deslocar esse peso para mover um dos pés. Uma vez dominada a arte de ficar em pé em equilíbrio, ele vai tentar dar um passinho mantendo-se ainda seguro no móvel que escolheu como apoio. Essa etapa do desenvolvimento é a precursora da caminhada propriamente dita (ver p. 269).

Atualize suas medidas de segurança. Agora que seu filho consegue ficar em pé sozinho e olhar novas coisas ao redor da casa, é hora de pensar no que ele pode alcançar com sua nova "altura". Verifique também se não há móveis pontiagudos que possam machucá-lo caso ele tente usá-los como apoio. Você pode ainda colocar um tapete macio ou algumas almofadas perto do sofá, para o caso de ele cair ao tentar se apoiar. A estante está bem presa à parede ou pode virar caso ele a puxe? Será que apoiando-se em uma poltrona ele consegue alcançar uma prateleira? O bebê é intrépido e curioso; evite deixá-lo sozinho e certifique-se de que sua casa seja um ambiente seguro.

> **TIRA-DÚVIDAS**
>
> **Os pés do meu filho estão se curvando para dentro. Isso é normal?**
> Quando o bebê nasce, os pés dele se voltam para dentro e as pernas ficam ligeiramente curvas. Isso é resultado dos muitos meses que ele passou no espaço limitado do ventre materno. Conforme o bebê cresce e se desenvolve, as pernas ficam mais retas e os pés ficam planos para ajudá-lo a andar. Mais tarde, por volta dos 3 anos, os pés antes chatos começam a desenvolver os arcos.
>
> Nessa idade, aproximadamente com 31 semanas, os pés do bebê deverão ficar rentes ao chão quando ele estiver na posição vertical. Ele poderá usar as laterais dos pés para se equilibrar e, em seguida, ajustar a postura. Alguns bebês dessa idade têm pés ou panturrilhas ligeiramente desalinhados ou até torcidos. Peça ao médico que verifique o caso do seu filho se perceber isso, mas saiba que em praticamente todos os casos a posição se corrige naturalmente e não prejudica em nada a capacidade de andar.

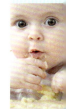

32 semanas

BRINQUEDOS QUE ENCORAJAM A INVESTIGAÇÃO DE FORMAS PODEM ESTIMULAR A MENTE DO BEBÊ

Brinquedos que podem ser empilhados, colocados uns dentro dos outros e que trabalham com diferentes formas ajudam no desenvolvimento de habilidades motoras e cognitivas, e incentivam a resolução de problemas. Ajude seu bebê a aprender sobre ordens e tamanhos demonstrando para ele como esses brinquedos funcionam. A fala do bebê está muito mais complexa agora, e ele está ficando craque em imitar o tom de voz dos outros.

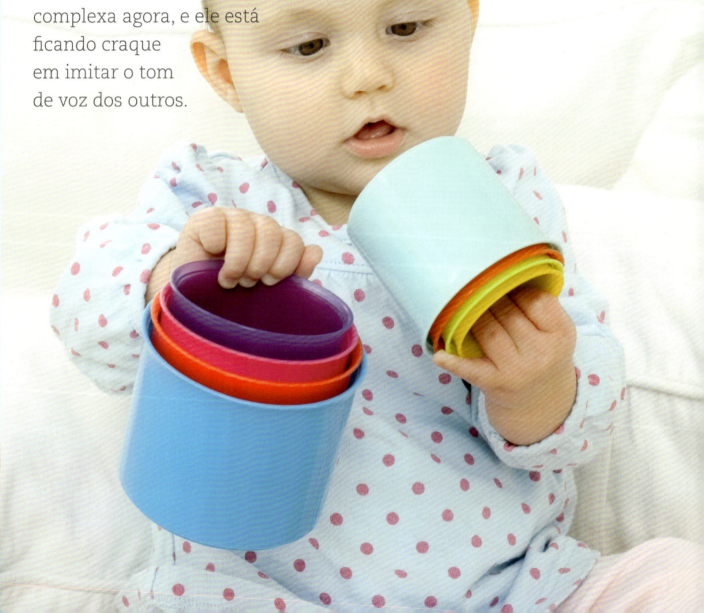

SEU BEBÊ TEM 32 SEMANAS

Bebês e antibióticos

Antibióticos não são uma cura mágica para todas as doenças ou infecções. Saiba quando eles funcionam e quando não devem ser receitados.

Se seu filho ficar doente, a doença provavelmente será causada por um dos dois tipos principais de germes: os vírus e as bactérias. Bactérias são organismos encontrados tanto dentro quanto fora do corpo (na pele, por exemplo) e podem causar problemas como amigdalite, infecção estreptocócica e infecção do sistema auditivo. No entanto, nem todas as bactérias são prejudiciais: algumas ajudam a manter o corpo do bebê em equilíbrio, a exemplo das bactérias boas que ficam no intestino e ajudam o corpo a processar os nutrientes presentes no leite e nos alimentos.

Já os vírus são organismos causadores de doença que invadem células hospedeiras saudáveis do corpo. Varicela, sarampo e gripe são algumas das muitas doenças que podem ser causadas por vírus. Antibióticos são medicamentos usados no tratamento de infecções bacterianas ou com grandes chances de terem sido causadas por bactérias. Eles não têm nenhum efeito sobre os vírus e por isso não funcionam como tratamento para tosses, constipações, gripes, coriza ou dores de garganta (exceto quando se trata de uma infecção na garganta).

Tomar antibióticos para tratar uma dessas doenças não apenas seria ineficaz como produziria um efeito colateral indesejado. O uso frequente e inadequado de antibióticos encoraja o aparecimento de tipos de bactéria resistentes ao tratamento que, para serem eliminadas, exigem doses maiores de medicamento ou antibióticos mais fortes. Pesquisadores já encontraram bactérias tão resistentes que não podem ser combatidas nem pelos mais poderosos antibióticos disponíveis no mercado.

Os pediatras sabem muito bem dos inconvenientes trazidos pelo abuso de antibióticos, sendo improvável que receitem a seu filho mais do que ele precisa.

SEU BEBÊ TEM 32 SEMANAS E 1 DIA

Conversas cada vez mais complexas

A tagarelice do seu filho evolui o tempo todo. Agora ele tem um repertório de sons mais rico que nos primeiros seis meses de vida.

A transição para os alimentos sólidos ajuda o bebê a desenvolver o controle labial, já que ele precisa manter os lábios fechados enquanto mastiga e engole. A mastigação, por sua vez, exige um movimento circular que ajuda no controle da língua. Essas mudanças permitem que seu filho comece a produzir sons e vocalizações mais complexas.

Seus balbucios agora têm mais sílabas e usam diferentes vogais e consoantes. Ele está indo além da mera repetição de uma única sílaba – como em "mamama" – e partindo para a combinação de sílabas que viram "palavras" como "digabu", "apaba" ou "babamado".

O bebê também vai se tornando mais bem-sucedido em suas tentativas de imitar o tom de voz e a entonação de pessoas ao redor. Quando todo mundo está conversando animadamente, por exemplo, ele pode balbuciar mais alto e com uma voz mais aguda. Já quando você está lendo para ele antes de dormir, pode murmurar e usar um tom de voz mais suave, exatamente como você faz – numa espécie de "conversa em eco". Em vez de simplesmente imitar o tom e as vogais de sua fala como vinha fazendo nos últimos meses, ele começa a prestar mais atenção à tonicidade.

Para começo de conversa. Seu filho está começando a se comunicar de forma mais consistente, e ficou mais fácil compreendê-lo.

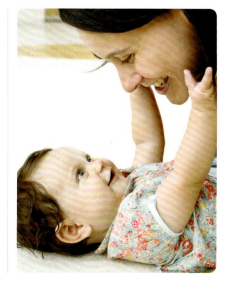

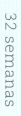

32 semanas

265

SEU BEBÊ TEM 32 SEMANAS E 2 DIAS

"Estragado" pelos avós?

Os avós são uma parte maravilhosa da vida de seu filho, e eles não costumam medir esforços na hora de dar amor, atenção e presentes.

É normal que os avós queiram "estragar" os netos. Muitos ficam radiantes em encher o bebê de coisas que você não pode dar.

Embora seja incrível poder contar com a ajuda dos avós para comprar alguns itens mais caros, você pode achar que tira um pouco de sua independência. Em casos extremos, pode temer que seja só o começo e mais tarde a criança acabará ficando viciada em presentes caros. Também pode haver uma discrepância no que os avós maternos e paternos podem oferecer, o que talvez leve a um ressentimento.

Além disso, talvez os avós sejam permissivos demais em relação às regras domésticas e de comportamento, o que pode deixar o bebê bastante confuso.

Converse com os avós de seu filho sobre essas preocupações. Explique que você fica grata com tanta generosidade e acha muito bom eles poderem dar a seu filho brinquedos e utensílios que de outro modo estariam fora de seu alcance, mas que gostaria que presentes mais caros fossem debatidos com os pais antes de serem comprados. Diga que você entende que, como avós, eles queiram mimar a criança e agradeça-os por isso, mas explique que você quer que seu filho cresça valorizando o amor dos parentes, mais do que os brinquedos que eles podem dar, e que será bom para ele aprender que às vezes precisamos esperar um pouco para ter o que queremos.

Conte a eles que tipo de educação você pretende dar a seu filho. Talvez você queira ensiná-lo a valorizar os relacionamentos acima dos bens materiais, ou a se esforçar para conseguir o que quer. Seja como for, converse e procure entender o lado dos avós.

SEU BEBÊ TEM 32 SEMANAS E 3 DIAS

Minha vez!

Esta é uma boa fase para ensinar o bebê a dividir as coisas. Você pode fazer isso alternando turnos na hora de fazer alguma coisa com ele.

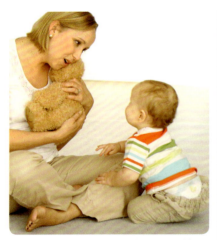

Agora sou eu. Divida os brinquedos com seu filho e exija sua vez de brincar. Assim ele aprende que dar e receber são partes importantes da interação social.

Role uma bolinha em direção ao bebê, depois incentive-o a empurrá-la de volta para você. Aperte os botões do telefoninho de brinquedo ("Minha vez"), depois peça a ele que faça o mesmo ("Sua vez"). Quase tudo pode ser uma boa oportunidade para ensinar seu filho a revezar as "vezes". Ele pode levantar as abas do livro ou virar as páginas, depois você faz o mesmo; pode brincar com um brinquedo durante o banho, e depois você faz o mesmo. Ou pode abraçar o ursinho de pelúcia e logo depois você diz "Minha vez" e abraça-o também.

Essa é uma ótima maneira de mostrar-lhe como fazer as coisas e dar-lhe a chance de experimentá-las por si mesmo. Também permite que você as faça corretamente depois que ele tentou. O bebê vai começar a sentir prazer em participar de atividades e construir autoconfiança.

No entanto, vai demorar um pouco para ele entender o conceito de partilhar, mesmo que aceite revezar no uso dos brinquedos. Na verdade, só por volta dos 3 ou 5 anos a criança passa a entender esse conceito e colocá-lo em prática.

No caso de gêmeos, embora seja uma boa ideia dar a cada um brinquedos próprios, você também pode começar a incentivá-los a brincar "juntos", revezando-se com os brinquedos. Esse revezamento, é claro, precisa ser fiscalizado.

SEU BEBÊ TEM 32 SEMANAS E 4 DIAS
Petisco para viagem

Além das refeições regulares, é bom ter sempre um lanchinho e uma bebida saudável à mão caso o bebê precise.

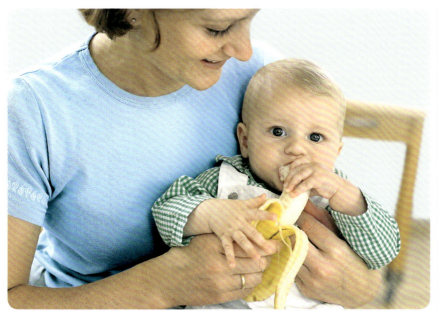

Praticidade com saúde. Bananas são um bom exemplo de alimento fácil de levar e de comer. Dispensam preparo, são de fácil digestão, contêm nutrientes importantes e vitamina C.

Pode ser interessante criar uma rotina alimentar para o bebê que inclua um lanche saudável pela manhã e outro à tarde, além de uma bebida. Isso evita que o bebê fique beliscando e perca o apetite na hora das refeições principais. Além disso, beliscar faz que os dentes estejam sempre em contato com alimentos e pode atrapalhar a capacidade inata do bebê de controlar o próprio apetite.

Preste atenção também à quantidade de leite que seu filho bebe. Se você estiver usando a fórmula infantil, ele deve beber apenas a quantidade recomendada; use um bico de fluxo rápido ou um copo para que ele possa beber rapidamente. Se o bebê tem sempre uma mamadeira de leite à mão, pode perder o apetite para outros alimentos. Criar bons hábitos alimentares logo no primeiro ano de vida é essencial.

Lanches adicionam nutrientes importantes à alimentação do bebê. Por isso, em vez de dar um suco de frutas e um biscoito doce que fornecem apenas calorias, um pouco de açúcar e gordura, opte por um pedaço de queijo branco, um pãozinho mole e algumas uvas com os mesmos nutrientes mais cálcio, vitamina C.

Quando for sair com o bebê, leve um lanchinho saudável em uma lancheira térmica. Veja se precisa levar uma tigela, um copo com tampa, babadores, lenços umedecidos, colheres, garfos ou facas. Alimentos secos como bolinhos de arroz, pães e frutas secas não estragam tão rapidamente. Alimentos frescos como bananas, ovos cozidos, queijos e tomates também são boas opções desde que armazenados com cuidado. Leve também uma garrafinha d'água.

> **TIRA-DÚVIDAS**
>
> Lanchar o tempo todo pode fazer com que meu filho tenha excesso de peso? Lanches nutritivos compõem uma dieta saudável e propiciam ao bebê os nutrientes de que precisa ao longo do dia. Pense nos lanches como parte da dieta regular, e não como mimos ou doces; assim você escolherá alimentos nutritivos. Evite usar comida ou lanches para distrair o bebê quando ele estiver chateado ou entediado. Embora essa possa ser uma solução fácil para o momento, seu filho pode aprender a usar a comida para aliviar o tédio e passar a usá-la como conforto. A longo prazo, isso aumenta o risco de obesidade. Ofereça lanches quando ele parecer com fome e mantenha um bom intervalo entre os lanches e as refeições principais, para não estragar o apetite dele. A água é o melhor acompanhamento para um lanche e pode substituir o leite nesse momento (ver p. 247).

Comendo fora. Para fazer uma das refeições principais na rua, leve uma papinha adequada em uma sacola térmica. Ao aquecê-la em um micro-ondas, certifique-se de que toda a papinha esteja quente; depois espere esfriar. Caso vá para um lugar sem micro-ondas, leve a papinha bem quente em um recipiente térmico. Você também pode levar alimentos fáceis de amassar e transformar em papinha, como bananas, pedaços de melão, mamão ou abacate, cenouras cozidas, peras maduras ou pêssegos. Pedaços macios de frango, conservas de atum e pão podem ser servidos frios.

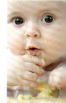

SEU BEBÊ TEM 32 SEMANAS E 5 DIAS

Bebê inquieto

Agora que pode se movimentar, seu filho não vai ficar sentado; você terá de adaptar sua rotina a atividades mais agitadas.

TIRA-DÚVIDAS

Estou tentando dar a papa com pedaços dos alimentos para meu bebê, mas ele não aceita. O que posso fazer? Antes de voltar ao purê, tente dar a ele alimentos de comer com as mãos ou uma colher para ele segurar, de modo que ele se sinta "no controle". Ou deixe-o explorar a comida com os dedos antes de oferecer a colher: coloque um pouco da papa na frente dele, para que ele possa "investigá-la". Se isso falhar, volte aos purês por uns dois dias e, então, tente novamente a papa com pedacinhos, um pouco menores.

Seu filho está mais velho e já consegue se movimentar por aí, então não quer mais ficar confinado na cadeirinha ou no banco do carro, mesmo que por curtos períodos de tempo. Se antes ele tirava um cochilo enquanto você fazia compras ou conversava com outras mães e tomava um café, agora está mais agitado e pode se tornar irascível. Prepare-se, porque essa fase será longa.

Pode ser um choque perceber que agora é o bebê quem define a agenda do dia e que a vida precisa ser planejada em torno das necessidades dele. Isso faz parte do processo, e você terá de adaptar sua rotina.

Uma boa ideia para essa fase é encontrar-se com amigos em um local que tenha área de lazer segura para bebês dessa idade; assim vocês podem tomar um café e conversar enquanto veem o bebê engatinhar, escalar e explorar o parquinho. Outra opção é marcar encontros nas casas uns dos outros (os bebês vão adorar descobrir um novo repertório de brinquedos), ou, no verão, vocês podem organizar piqueniques no parque. Se você não está disposta a fazer compras com um bebê chorando, vá sozinha e deixe seu filho em casa com seu companheiro. São pequenas mudanças que fazem toda a diferença.

SEU BEBÊ TEM 32 SEMANAS E 6 DIAS

Acrobacias noturnas

Não é só de dia que seu filho está mais ativo: ele pode virar um verdadeiro acrobata e fazer coisas incríveis enquanto dorme.

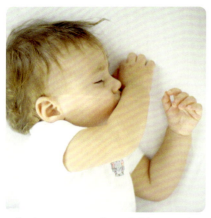

Rolando na cama. Embora o bebê possa rolar enquanto dorme, é importante que ao colocá-lo no berço você o deixe de barriga para baixo.

Bebês podem fazer mil peripécias durante o sono. Se você seguiu até aqui o conselho de sempre colocá-lo para dormir de costas a fim de reduzir o risco de morte súbita (ver p. 31), talvez esteja preocupada por ele se virar enquanto dorme. Se a criança é forte o suficiente para rolar o próprio corpo, fique tranquila. Nessa idade, o risco de morte súbita já é bem mais baixo: cerca de 90% dos casos ocorrem entre bebês com menos de 6 meses. É importante que você não tente restringir os movimentos da criança nem tente forçá-la a dormir em uma posição que ela não quer.

Evite, também, encher a cama de cobertores nesse momento, para não atrapalhar o sono de seu filho.

Outra coisa que pode preocupar você é o fato de que com toda essa movimentação noturna o bebê por vezes chuta o lençol e fica descoberto. Para evitar que isso aconteça, prenda o lençol firmemente na lateral do berço e garanta que ele não cubra o rostinho da criança quando ela se movimentar durante a noite. Outra opção é investir em um saco de dormir apropriado para a idade. Na hora de dormir, coloque o bebê no berço de barriga para baixo (essa é a posição à qual ele deve estar mais acostumado) e continue evitando o uso de travesseiros e edredons. Por fim, retire do berço ursos de pelúcia e outros brinquedos.

DESTAQUE PARA...
Aprendendo a andar

Primeiro ele começou a ficar em pé e se equilibrar em seu colo; depois passou a levantar sozinho e até a se movimentar pela sala apoiando-se em móveis. Isso tudo para começar a andar, o que poderá acontecer a qualquer momento. Prepare-se!

Cada bebê aprende a andar em uma idade. Uns começam já aos 9 meses, outros somente aos 18 meses. Por isso, se seu filho não está com pressa para andar, não pressione. Ajude-o a fortalecer as pernas segurando as mãos dele e puxando a criança para cima e para baixo. Continue deixando-o algum tempo de barriga no chão para fortalecer as costas e os músculos do pescoço e para melhorar a coordenação e o equilíbrio. Você pode também lhe dar um carrinho que o incentive a se levantar para empurrá-lo quando estiver pronto para isso.

Antes de conseguir andar, seu filho precisa conseguir ficar em pé e com um bom suporte. Em seguida, tem de aprender a dobrar os joelhos e sentar sozinho. Pode levar alguns meses até que ele consiga desenvolver a técnica necessária para alcançar esse estágio de desenvolvimento. Em outros casos, o bebê aprende tudo quase instantaneamente e já começa a andar. Quando ele começar a ficar em pé sem apoio por curtos períodos é porque já pode dar os primeiros passos.

Primeiros passos. Os primeiros passos do bebê são muito importantes para o desenvolvimento físico, uma vez que isso inclui habilidades motoras, equilíbrio, controle, coordenação e, sobretudo, coragem!

Antes de caminhar sem ajuda, seu filho vai separar os pés para ganhar equilíbrio, o que o fará se mover de um jeito meio cambaleante. Ele pode se lançar em direção a um objeto estável como a mesa da sala ou até uma outra pessoa. Nesses casos, vai abrir os braços e se jogar em direção ao apoio, tentando se proteger da inevitável queda.

Ao longo das próximas semanas, seu bebê vai aprender a dar um passo de cada vez, parando para recuperar o equilíbrio antes de continuar. Ainda vai demorar um pouco para ele conseguir controlar a velocidade dos passos: logo que começam a andar sem ajuda, os bebês tendem a lançar o corpo muito para a frente. Em seguida, inclinam-se exageradamente para trás para reestabelecer o equilíbrio. O resultado, claro, é uma série de quedas e tropeços. Ajude-o a se recompor e a ficar em pé novamente. Ele vai aprender com os próprios erros, e uma hora irá perceber que precisa saber andar antes de sair correndo por aí.

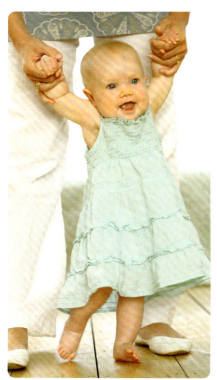

Pés descalços. Quando possível, deixe o bebê caminhar descalço, isso estimula o equilíbrio, a coordenação e a postura.

CHECK-LIST
Andando com segurança

Verifique se o ambiente é seguro para o bebê caminhar. Embora os tombos sejam inevitáveis, você pode ajudá-lo a amortecer as quedas.

■ Fixe bem tapetes soltos para que ele não tropece nas bordas.

■ Cuidado com os obstáculos. Eles podem atingir o bebê enquanto ele concentra todos os esforços em manter o equilíbrio e ficar na posição vertical.

■ Instale cercas de proteção para bebês na parte superior e inferior das escadas.

■ Instale grades ou trancas nas janelas.

■ Fixe ou remova qualquer peça do mobiliário que esteja instável e possa tombar caso o bebê decida agarrá-la na hora de se equilibrar.

■ Coloque protetores em cantos afiados e em bordas de móveis.

■ Se você tem uma mesa de centro com tampo de vidro, considere trocá-lo por um de acrílico, por exemplo.

■ Mantenha as gavetas fechadas – o bebê pode usar gavetas abertas para subir em lugares inadequados.

■ Cubra superfícies quentes, como aquecedores, e instale um protetor caso tenha uma lareira em casa.

■ Garanta que o vaso sanitário esteja sempre fechado e instale uma trava para mantê-lo assim.

■ Deixe os cabos das panelas sempre voltados para a parte de dentro do fogão.

■ Mantenha os fios dos eletrodomésticos sempre fora do alcance do bebê.

32 semanas

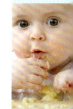

269

33 semanas

ESTUDOS MOSTRAM QUE BEBÊS QUE GESTICULAM MAIS DESENVOLVEM UM VOCABULÁRIO MAIS RICO

Seu bebê está conseguindo se expressar cada vez melhor à medida que incorpora mais gestos e produz balbucios mais complexos. Se ele já estiver comendo uma boa variedade de papinhas, comece a introduzir texturas e pedaços mais durinhos, além de lhe oferecer alimentos que possam ser comidos com as mãos.

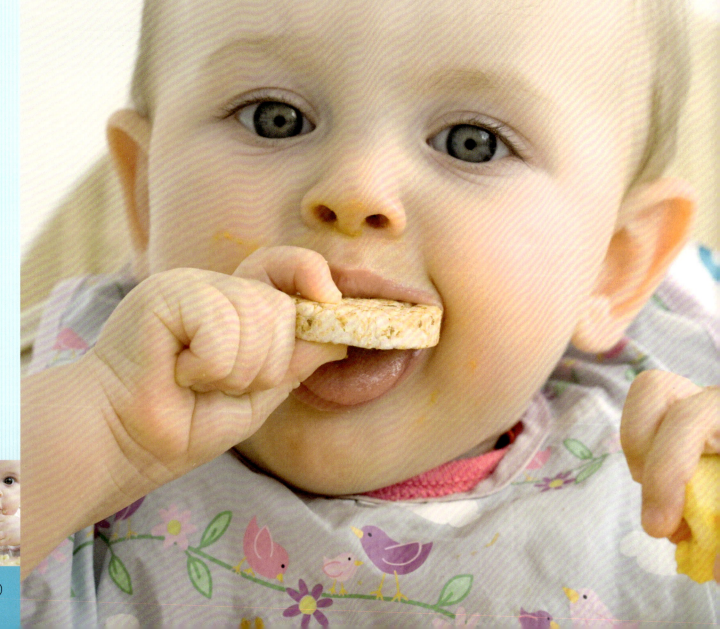

SEU BEBÊ TEM 33 SEMANAS
Alimentos frescos são os melhores?

Variar entre a comida caseira e as industrializadas pode acrescentar sabores às refeições de seu filho e economizar seu tempo.

Você quer dar a seu filho o que há de melhor, especialmente quando se trata de comida. Muitos pais acham que deveriam alimentar seus filhos apenas com comida feita em casa e sentem-se culpados quando precisam comprar papinhas prontas e outros produtos industrializados. Embora seja verdade que aquela comidinha saudável e feita com amor seja a ideal, a comida pronta melhorou bastante nos últimos tempos e hoje é possível encontrar alimentos nutritivos e apetitosos que não contenham sal, açúcar ou aditivos. Na verdade, oferecer ao bebê tanto a comida caseira quanto alimentos industrializados de boa qualidade pode apresentá-lo a uma variedade maior de sabores. É muito conveniente ter um potinho de papinha pronta à mão para aquele dia em que você está fora de casa ou não tem tempo para cozinhar. Se você dá comida industrializada para seu filho, fique tranquila. Uma boa combinação de alimentos caseiros e industrializados de boa qualidade proporcionará ao bebê uma dieta nutritiva e variada.

Os fabricantes têm procurado aprimorar a composição dos produtos destinados a bebês e à primeira infância, de modo que se ajustem às necessidades da criança. O objetivo é fornecer o que os pais querem: uma versão pronta e conveniente da comida que eles fariam em casa. Inovações contínuas e uma concorrência acirrada no mercado de alimentos infantis ajudam a garantir que haja opção para todos os tipos de pais.

Leia atentamente as embalagens e certifique-se de que os alimentos industrializados que você está comprando sejam adequados ao bebê. Na hora de comprar cereais, verifique se são enriquecidos com vitaminas e minerais e se não têm adição de açúcar ou sal. O iogurte que você dá para seu filho deve ser feito com leite integral e não pode conter adoçantes artificiais, corantes e aditivos. A embalagem deve ser pequena, para garantir que ele não coma demais.

Quantidade de nutrientes. Alguns alimentos infantis são comercializados em temperatura ambiente, ou seja, foram pasteurizados ou superaquecidos para serem vendidos com segurança na prateleira de um supermercado. Esse processo pode destruir certas vitaminas do alimento, que devem então ser repostas (adicionadas). Em vez de serem superaquecidos, alguns alimentos são resfriados em alta velocidade para preservar as vitaminas.

Na hora de preparar a comida do bebê, busque ingredientes frescos e cozinhe-os ao vapor ou ferva-os levemente, para garantir

TIRA-DÚVIDAS

O que é mais econômico: cozinhar em casa ou comprar papinha pronta? A comida pronta para bebês costuma ser relativamente cara. Cozinhar em casa permite congelar vários lotes de refeições com apenas um ou dois ingredientes. Além disso, é fácil separar para o bebê uma parte da comida que é preparada para você mesma; basta fazer isso antes de temperar. Depois, é só bater ou amassar os ingredientes até que cheguem à consistência desejada. Portanto, embora a comida industrializada seja conveniente, o aumento do custo é uma das razões para não serem a regra.

CHECK-LIST
Como dar alimentos prontos

■ Levar um frasco de papinha industrializada que não precisa ser mantida na geladeira é extremamente útil quando se está fora de casa, e muitos restaurantes e lanchonetes vão aceitar aquecer a papinha para você (ver p. 267).

■ Ao comprar alimentos industrializados, escolha sempre papinhas apropriadas à idade, assim o bebê não fica recebendo papinhas ralas por muito tempo. Garanta que a progressão de texturas e sabores que você tem feito em casa seja semelhante na comida industrializada.

■ Se sua própria dieta é restritiva por motivo de gosto pessoal ou intolerância, alimentos industrializados podem ser um jeito fácil de apresentar ao bebê sabores que você mesma não costuma experimentar. É importante, porém, que você também cozinhe em casa, especialmente para o bebê. Assim ele não cria uma aversão à comida caseira.

que as papinhas tenham um bom conteúdo nutricional.

Por último, é bom notar que a comida caseira tem um gosto bem diferente da industrializada ou comprada pronta. É importante que os alimentos comerciais não se tornem a base da dieta de seu filho e que ele se acostume à variedade de sabores e texturas da comida caseira.

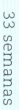
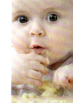

SEU BEBÊ TEM 33 SEMANAS E 1 DIA

A cara da mãe ou do pai?

A personalidade do bebê começa a aflorar e você já pode notar alguns traços bastante familiares, enquanto outros são só dele.

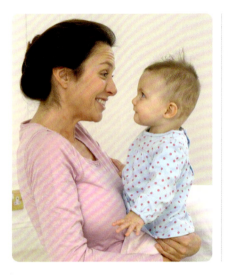

Seu bebê é uma pessoinha única, com gostos, aversões e fraquezas que podem não ser os seus. É importante aceitar a diferença e dar-lhe liberdade para trilhar o caminho dele. É fácil cair na tentação de ver em seu filho um "mini eu", mas não se frustre caso ele decida tomar outros rumos. Se ele for extrovertido, adorar ter atenção e gente ao redor mesmo com pais tímidos, tente dar-lhe oportunidades de se socializar. (Isso poderá mudar nos próximos meses, quando o bebê passar

Diferentes personalidades. Seu papel como pai ou mãe é deixar que seu filho descubra e desenvolva a própria personalidade.

pela ansiedade de separação; ver p. 283. Do mesmo modo, se ele for o único tímido em uma família extrovertida, não o force a passar por situações que o deixem ansioso. Melhor que brinque em seu colo enquanto você conversa com outras pessoas. Uma hora ela deve se cansar, e vai querer explorar o ambiente e saber o que está acontecendo, mas no ritmo dela.

Se você tem um espírito livre e gosta de deixar as coisas irem acontecendo, talvez seu bebê seja o oposto e adore uma rotina bem estabelecida. Como pai ou mãe, seu papel é estruturar o dia de seu filho de um modo que ele se sinta seguro e confortável, mesmo que você não goste da rotina.

SEU BEBÊ TEM 33 SEMANAS E 2 DIAS

Cuidados com o cabelo do bebê

Conforme seu filho vai ficando mais ativo e fazendo bagunça na hora de comer, os cuidados com o cabelo dele se tornam essenciais!

Se seu filho já nasceu com a cabeça repleta de fios, agora pode ser um bom momento para o primeiro corte. Seja cuidadosa e gentil nesse procedimento, caso decida fazer isso em casa. Penteie o cabelo antes de cortá-lo e certifique-se de que os fios aparados não caiam nos olhos dele ou dentro da orelhinha.

Lavar o cabelo do bebê duas vezes por semana costuma ser o bastante. Mas, à medida que as refeições forem chamando mais a atenção de seu filho, você inevitavelmente encontrará algum sinal de comida na cabeça dele. Para limpá-lo, use uma esponja molhada depois das refeições. Antes de lavar o cabelo

dele, desembarace os fios com os dedos ou com um pente das pontas para as raízes, e evite puxões. Use xampu infantil sem perfume ou produtos químicos prejudiciais, como parabenos e sulfatos. O pH deve ser equilibrado, entre 4,5 e 6. Se achar necessário, aplique condicionador infantil após o xampu para ajudar a manter o cabelo macio e fácil de pentear. Na hora de enxaguar, uma esponja ensopada com água pode ser útil.

Cuidados capilares. Use uma esponja ou um pano molhado para evitar que o xampu caia nos olhos do bebê.

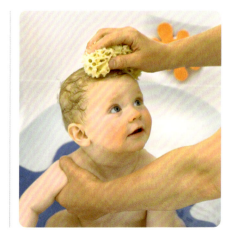

SEU BEBÊ TEM 33 SEMANAS E 3 DIAS

Todo tipo de som

À medida que seu filho vai ouvindo as palavras sendo repetidas, ele começa a reconhecê-las e a balbuciá-las.

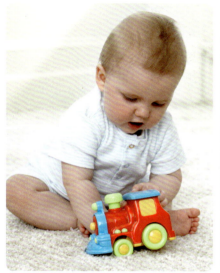

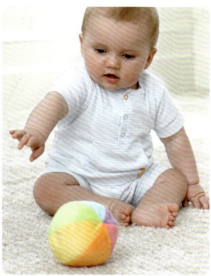

Meninos e meninas do barulho. Brinquedos que produzem sons ajudam a desenvolver a linguagem. Descreva o que seu filho está fazendo enquanto brinca: "Como é que o trem faz? Piuí!". Cadê a bolinha?

Embora os balbucios dos bebês pareçam sem sentido, estudos mostram que a forma como eles os produzem está relacionada a como falamos. Eles tendem a usar o lado direito da boca um pouco mais do que o esquerdo, do mesmo modo que os adultos fazem enquanto conversam (confira no espelho!). Pesquisas apontam que o lado esquerdo do cérebro coordena a produção de balbucios nos bebês, o que confirmaria a importância do balbucio para o desenvolvimento da linguagem. Psicólogos acreditam que a conversa dos bebês adquirem significado muito antes de percebermos (entre o oitavo e o décimo mês), quando, ainda não conseguimos reconhecer suas palavras!

Embora a maioria das crianças só pronuncie as primeiras palavras compreensíveis perto de completar 1 ano ou mais, os bebês absorvem os sons ao redor. Quando você pronuncia as palavras, seu filho observa seus lábios atentamente; conversar com ele olho no olho ajuda bastante no desenvolvimento da fala, assim como brincar com sons distintos, mostrar-lhe figuras: "Como é que a vaca faz? Mu!". Se você estiver com um aviãozinho na mão, diga "Qual é o som do avião? Vruum!". Pratique essas pequenas brincadeiras, para que ele treine a pronúncia, copiando o movimento dos seus lábios.

Nomear pessoas e objetos constantemente e falar várias vezes o nome dele ajuda no processo de reconhecimento das palavras. Embora provavelmente só entenda que aquele nome pertence a ele lá pelo nono mês, há indícios claros de que bem antes disso os bebês já começam a compreender que as palavras estão associadas a coisas do mundo.

Se o bebê ainda não balbucia, se não responde a ruídos altos nem ao pai ou à mãe que lhe chama em outro cômodo da casa, converse com o pediatra.

ATIVIDADE

Estudos sugerem que o bebê que ouve os pais cantarem bastante para ele aprende a falar mais rapidamente. Ao cantar, separamos as sílabas das palavras, facilitando a pronúncia delas. Além disso, ouvir música ajuda a desenvolver a concentração em crianças pequenas. Há muitos grupos com atividades musicais para pais e bebês, mas cantar para seu filho em casa já é o suficiente. Mesmo que você seja desafinada, seu bebê não vai se importar e vai adorar ficar em seu colo enquanto você canta e dança com ele. Cante canções de ninar e ensine-o a fazer pequenas coreografias junto com as músicas, para que ele participe da atividade. Se você souber tocar um instrumento, faça isso! Seu filho não é um crítico dos mais exigentes e vai adorar ouvi-la tocar.

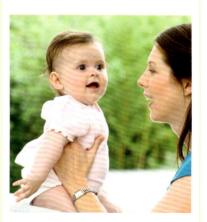

Cantar junto. Cantar para o bebê ajuda a acelerar a aquisição da linguagem e incentiva o gosto pela música.

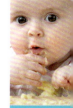

DESTAQUE PARA...
Parando de amamentar

Muitas mães amamentam durante o primeiro ano ou mais. Mas é você quem escolhe a hora certa de parar. Corte uma mamada de cada vez, para evitar traumas para ambos.

TIRA-DÚVIDAS

Nossa família tem um histórico de alergias. Quando for desmamar meu filho, devo dar uma fórmula à base de soja ou de leite de cabra, em vez de usar uma fórmula com leite de vaca? Se você acha que seu filho tem um risco maior de ser alérgico ao leite de vaca, é essencial conversar sobre isso com o pediatra antes de decidir como proceder no desmame. Eles vão poder orientá-la sobre os diferentes tipos de fórmula e provavelmente dirão que é melhor não fazer quaisquer suposições antes de iniciar o desmame.

O leite de cabra não costuma ser uma boa alternativa, porque também contém proteínas que podem causar reações na criança.

A soja costuma ser vista como uma alternativa para bebês alérgicos ao leite de vaca. No entanto, boa parte desses bebês também reage mal às fórmulas à base de soja. Se durante o desmame você notar que seu filho está com erupções cutâneas ou com dores, por exemplo, converse com o pediatra; ele poderá prescrever um tipo especial de fórmula.

Alguns bebês perdem o interesse pelo peito naturalmente e passam a preferir beber o leite (seja o materno ou a fórmula) em um copo ou uma mamadeira, porque assim o líquido sai mais facilmente. Outros, continuam preferindo o leite do peito quando suas mães já estão querendo parar de amamentar.

Essa deve ser uma decisão pessoal baseada em suas necessidades e nas de seu filho. O melhor, tanto para a saúde emocional de seu bebê quanto para seu corpo, é que essa retirada seja lenta e gradual, cortando uma mamada por vez.

Uma transição bem-sucedida demanda planejamento para programar a retirada de cada uma das amamentações. Evite fazer isso quando o bebê já esteja lidando com outras dificuldades, como mudança de quarto, por exemplo, ou quando estiver doente, para não estressá-lo ainda mais.

Considere que o leite – seja o materno ou a fórmula – continua sendo a fonte de nutrição pricipal do bebê durante o seu primeiro ano de vida. Caso decida parar de amamentar, use um copo ou uma mamadeira para começar a substituir uma amamentação de cada vez pela fórmula (e não pelo leite de vaca) não sendo recomendável pular mais de uma amamentação por semana. Retire uma amamentação a cada quatro ou cinco dias, para dar ao bebê (e a seu peito) um tempo para se adaptar. A primeira amamentação

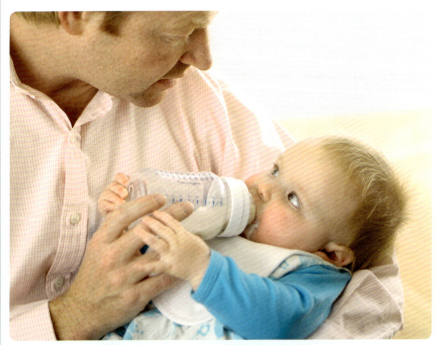

Do peito para a mamadeira. Usar a fórmula permite que seu companheiro e outros parentes se envolvam mais ativamente nos cuidados com a criança, ajudando a fortalecer esses vínculos.

retirada deve ser a de um momento do dia em que seu filho não costuma estar faminto, como a do meio da tarde, por exemplo.

Muitas mães gostam de manter a amamentação da noite, já que essa é uma forma natural de relaxar antes de dormir e o bebê costuma ficar muito apegado a esse ritual de carinho. Seu filho também pode criar mais resistência para abrir mão dessa amamentação, especialmente se você passa o dia todo fora de casa. Você pode continuar amamentando seu bebê uma ou duas vezes por dia pelo tempo que vocês dois quiserem.

Quando o bebê reluta. Caso seu filho esteja achando muito difícil abrir mão do peito, peça a seu companheiro ou a um amigo que dê a fórmula a ele em uma mamadeira ou copo. Assim fica menos confuso para ele, e você não se vê tentada a ceder. Se a mãe oferecer a mamadeira, é mais provável que o bebê prefira o peito em vez da fórmula. Outra boa estratégia é mudar um pouco a rotina para que o bebê não perceba que ficou sem mamar antes de dormir. Leve-o para um lugar longe de onde você costuma amamentá-lo e distraia-o com um livro. Se você amamentava antes de ler a historinha, deixe para oferecer a fórmula depois. Se costumava amamentar depois, ofereça a fórmula antes de ler. Ou peça ao pai ou a um dos avós que coloque o bebê para dormir, em vez de você fazer isso.

Tente manter o bebê longe de seus seios e evite se trocar na frente dele. Ver o peito pode lembrá-lo de como seria bom um leitinho naquele momento. Além disso, os bebês podem "farejar" o leite.

Outra estratégia a ser considerada é oferecer leite materno extraído do peito e servido na mamadeira nas primeiras vezes; assim o bebê se acostuma a usar a mamadeira com um gosto familiar.

Lidando com o desconforto. Conduzir o processo de maneira lenta e gradual evita que seu seios fiquem inchados ou vazando, pois seu organismo terá uma semana para se ajustar a cada redução do consumo de leite. Se seus seios parecerem cheios demais, use uma compressa fria e vista sutiãs com bastante suporte. E se o excesso de leite não vazar naturalmente durante o banho, você poderá retirar um pouco (muito pouco!) somente na hora em que for amamentar o bebê, para não estimular o corpo a produzir mais e mais. Tirar apenas uma pequena quantidade reduz o inchaço enquanto seu corpo se ajusta. Se nada disso funcionar e você tiver febre ou achar que está com mastite (ver p. 59), consulte seu médico.

O desmame pode ser um processo complicado tanto para a mãe quanto para o bebê, mas fique tranquila; ele não vai morrer de fome e continuará sendo uma criança feliz se receber o carinho e o conforto de sempre.

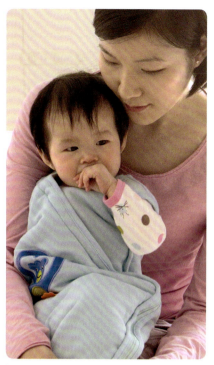

Abraço antes de dormir. Dê abraços bem demorados antes de colocar seu filho para dormir.

TIRA-DÚVIDAS

Minhas amigas que são mães estão abrindo mão da amamentação, mas eu gostaria de continuar. É uma boa ideia? Não há motivo para parar de amamentar enquanto isso estiver sendo bom para você e para seu filho. Você pode amamentar durante todo o primeiro ano ou até por muito mais tempo. Várias pesquisas sugerem que o leite materno continua fornecendo anticorpos durante toda a primeira infância, o que torna a criança mais resistente a infeções. Ele contém ainda proteínas, ácidos graxos essenciais, vitaminas e minerais, sendo um ótimo complemento para uma dieta saudável e variada. Há também benefícios para a saúde da mulher: o aleitamento materno prolongado tem se mostrado eficiente na redução do risco de certos tipos de câncer, por exemplo.

A amamentação oferece nutrição emocional e conforto, e pode desempenhar um papel importante na construção de um relacionamento saudável entre mãe e filho. Muitas mães, quando voltam ao trabalho, continuam amamentando, basta um pouco de organização (ver p. 179). Você pode tirar e congelar o leite para que o bebê seja alimentado durante sua ausência. Isso vai ser bom para ele e ainda a ajudará a manter sua oferta de leite. Outras mães nessa situação decidem manter apenas a amamentação da noite para desfrutar esse vínculo reconfortante no fim do dia. É importante se concentrar no que é melhor para você e para seu filho, e tentar não se deixar influenciar pelo que os outros pensam ou fazem. Siga seus instintos e desfrute esse vínculo tão especial com seu bebê pelo tempo que quiser. Para mais informações sobre a amamentação prolongada, ver p. 361.

33 semanas

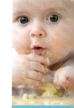

275

SEU BEBÊ TEM 33 SEMANAS E 4 DIAS

Bom comportamento

Estabelecer padrões de comportamento para o bebê agora vai ajudá-lo a ser uma criança gentil e prestativa.

BEBÊS FRUSTRADOS

Conforme vai crescendo, a criança se torna mais consciente de suas necessidades, mas ainda tem pouca capacidade de transmiti-las e não conhece o significado da palavra "paciência". Quando seu filho estiver frustrado, preste atenção ao que ele "diz" e continue conversando com ele. Mesmo que você não decifre na hora o que ele quer, continue respondendo aos seus balbucios e gritos, e pergunte a ele o que acha que pode estar lhe afligindo: "Você está com fome? Está cansado?". Isso ajuda a acalmá-lo.

O bebê é muito curioso e, embora ele ainda não tenha noção de "certo" e "errado", você pode começar a estabelecer limites, que serão a base para um bom comportamento no futuro. Ele também está testando suas reações, então faça sinais sonoros e com as mãos para demonstrar sua aprovação quando ele fizer algo correto e não aja com empolgação caso ele faça algo errado. Se ele lhe oferecer um brinquedo ou um pouco de sua comida, elogie. Se ficar quietinho na hora do banho ou da troca de fraldas, diga "Muito bem!" e abrace-o por ser tão cooperativo! Fazer carinho nos animais de estimação com cuidado também merece louvor.

Bebês dessa idade não querem ferir os outros nem ser impertinentes, por isso sua resposta a um comportamento indesejável é apropriada. Por exemplo: é normal crianças dessa idade roubarem o brinquedo de outra. Repreenda sem violência, segurando as mãozinhas dele, mantendo contato olho no olho e dizendo "Não, você não pode pegar as coisas dos outros". Isso é suficiente. Se ele insistir, tire-o dali sem agressividade; assim ele vai entender que a atitude dele não foi bem recebida.

SEU BEBÊ TEM 33 SEMANAS E 5 DIAS

Tire sempre um tempo para você

Agora que você e seu filho já têm uma rotina mais previsível, tente reservar horários regulares para correr atrás de seus próprios interesses.

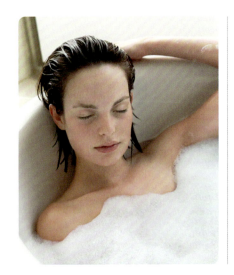

Cuidar do bebê, garantir que ele esteja se divertindo e sendo bem estimulado dá trabalho. No entanto, agora que vocês já têm uma certa rotina, comece a pensar em passar um tempo sem ele, fazendo algo por você mesma.

Em vez de ficar ansiosa, pensando em como o bebê vai ficar sem você, tranquilize-se em saber que o tempo que passa cuidando de si mesma ajuda a recarregar as baterias e a manter o equilíbrio entre seu projeto de família e você mesma, como indivíduo. Dosar as coisas é essencial para enfrentar a maternidade com a cabeça no lugar. Não se pressione tanto e divida os cuidados com o bebê com seu companheiro ou com os avós para ter esse tempo, um compromisso fixo, como uma aula, por exemplo, para que você se discipline a encontrá-lo. Outras opções são ler o jornal em um café por meia hora, dar um mergulho ou simplesmente sentar-se no sofá com um livro. Essas atividades vão revigorá-la, rejuvenescê-la e tornar você uma mãe (ou um pai) melhor e mais feliz, enquanto seu bebê fica em boas mãos.

Tempo para você. Lembre-se de cuidar de si mesma. Faça aulas de ioga, pratique corridas ou simplesmente tome um longo banho. Você merece!

SEU BEBÊ TEM 33 SEMANAS E 6 DIAS

Seu ciclo menstrual

Se você parou de amamentar seu filho recentemente, sua menstruação pode estar normalizada e você voltou a ser fértil.

Todas as mudanças hormonais que seu corpo experimenta durante a gravidez e a amamentacão podem afetá-la de várias maneiras.

Em algumas pessoas, a gravidez melhora os sintomas da tensão pré-menstrual (TPM); em outras, apenas piora. Seu ciclo que antes era extremamente regular pode ficar todo bagunçado. O contrário também pode acontecer: mulheres que nunca tiveram um ciclo regular podem passar a funcionar como um relógio após terem filhos.

Se você sentir que depois do bebê sua menstruação está mais forte ou mais dolorosa, consulte o ginecologista. Ele pode verificar se não há uma causa subjacente e se você não está com anemia. Além disso, pode receitar formas de aliviar a dor e reduzir o sangramento.

Ainda amamentando. Se sua menstruação voltou enquanto você ainda está amamentando, talvez perceba que ela está um tanto quanto irregular. Você pode passar um ou dois meses sem menstruar, por exemplo, ou ter apenas um pequeno sangramento no lugar da menstruação.

Se você costuma ficar com os seios sensibilizados um pouco antes da menstruação, isso pode causar desconforto para amamentar. Embora seja mais fácil falar do que fazer isso, tente relaxar enquanto amamenta, já que a tensão só aumenta o desconforto. Para ajudar a aliviar a dor, mantenha um pano quente junto ao peito em que o bebê está mamando e massageie a mama para que o leite saia mais facilmente. Se nada disso funcionar, converse com o médico, e ele poderá prescrever um medicamento para reduzir a dor.

> **PENSANDO NO FUTURO**
>
> Mesmo que você ainda não esteja menstruando novamente, é provável que sua fertilidade já tenha voltado, uma vez que você não está amamentando na mesma quantidade de antes. Talvez você e seu companheiro queiram ter outro bebê logo, caso você tenha demorado bastante tempo para engravidar da vez anterior ou se está chegando ao limite de sua idade fértil. Nesse caso, é bom considerar que ter dois bebês de menos de 2 anos ao mesmo tempo pode ser muito desgastante. Cuidar de um bebê enquanto gesta o outro também não é tarefa das mais simples. Vai ser difícil dormir o tanto que você precisa e conciliar a gravidez com as necessidades do bebê que você já tem. O próximo trimestre será bem puxado para você, agora que seu filho vai começar a correr e escalar os móveis! Se já está difícil administrar tudo isso agora, talvez seja melhor esperar um pouco para ter outro filho. Quando seu bebê estiver mais independente, as coisas serão mais fáceis. Dito isso, é bom acrescentar que ter uma família maior pode ser uma experiência maravilhosa para seu filho se relacionar. Além disso, irmãos de idades próximas tendem ainda a fazer atividades semelhantes

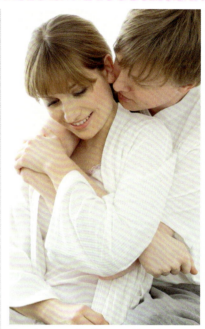

Planejamento familiar. Decidam juntos o momento de tentar ter outro filho.

à medida que crescem, e você e seu companheiro vão poder experimentar esses incríveis e cansativos primeiros anos de uma criança de uma vez só, em vez de terem que reaprender a trocar fraldas daqui a uns anos.

Retorno da fertilidade. Assim que seu filho completa 6 meses de vida, quando você começa a reduzir o número de amamentações ou quando ele começa a comer alimentos sólidos, a amamentação deixa de ser um método contraceptivo confiável. Na verdade, a ovulação pode ocorrer antes mesmo de você voltar a menstruar. Ou seja: você já pode engravidar novamente. Converse com seu ginecologista sobre métodos contraceptivos adequados para essa fase. Algumas pílulas anticoncepcionais de uso oral não são recomendadas para mulheres que estão amamentando, pois podem interferir na composição do leite. Seu médico pode sugerir uma minipílula de progesterona, um implante de progesterona ou um dispositivo intrauterino (DIU).

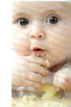

277

34 semanas

A MAIORIA DOS BEBÊS CONSEGUE SE APOIAR EM UM MÓVEL E FICAR EM PÉ ENTRE OS 8 E OS 10 MESES DE VIDA

Cada vez mais, seu filho está se vendo como uma pessoinha e se tornando autoconsciente. Isso significa que ele também começa a estabelecer gostos pessoais mais firmemente e não hesita em expressá-los! Essa consciência é acompanhada por uma ansiedade sempre maior a cada vez que você precisa deixá-lo.

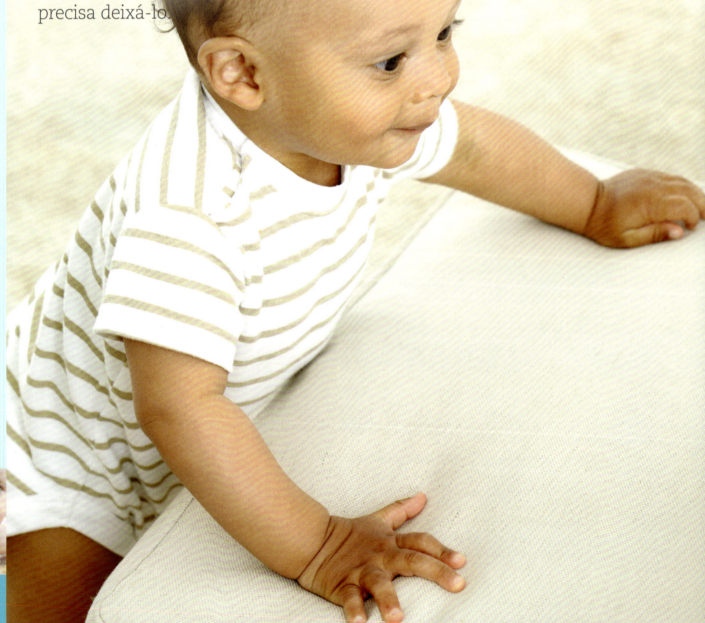

SEU BEBÊ TEM 34 SEMANAS
Escalando novas alturas

Quando o bebê começa a explorar mais o seu entorno, é hora de fazer mudanças na casa e colocar no alto tudo que for perigoso!

Assim que a criança percebe que pode se apoiar em um móvel para ficar em pé, a partir dos 8 meses, ela descobre que pode usar a mesma técnica para escalar ou subir degraus, o que requer muito trabalho tanto do cérebro quanto dos músculos; por isso, trata-se de uma etapa importante no desenvolvimento da criança. O cérebro precisa ser hábil para coordenar os movimentos das mãos, pernas e pés e movê-los em sincronia para manter o peso instável a cada vez que o bebê se projeta para cima. O impulso de que ele precisa para isso vem do esforço coordenado de um dos bracinhos com a perna do lado oposto; então, braços e pernas contrários vão se alternando a cada etapa. Assim, a escalada exige um controle bastante sofisticado dos membros e uma força considerável dos músculos principais.

Os bebês só reconhecem um perigo quando os alertamos. Embora subir uma escada possa ser um pouco arriscado, essa atividade, quando bem supervisionada, pode desenvolver a confiança do bebê. Alguns bebês vão chorar quando chegarem ao topo pela primeira vez e virem a altura vertiginosa que alcançaram. Outros vão parar no meio do caminho e congelar. Alguns, claro, vão chegar ao topo prontos para repetir todo o processo! Permita que seu filho faça incursões na "zona de perigo" das escadas, mas fique bem atrás dele. Ele vai ficar muito autoconfiante, especialmente se você estiver ali, elogiando seus esforços.

Medidas de segurança. Nunca deixe seu filho sozinho em uma escada. Descer os degraus vai exigir um conjunto de habilidades bem diferentes das da subida,

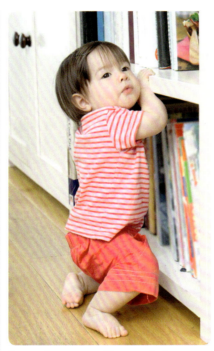

Para o alto e avante. Usar os móveis para ficar em pé e depois para escalá-los é uma coisa muito tentadora para o bebê.

e nessa idade é importante ensinar o bebê a descer uma escada da forma menos arriscada possível. Ficar de barriga e colocar os pés primeiro é a melhor forma, pois permite que a gravidade faça sua parte e minimiza os riscos de um tombo para a frente. Se a criança descer os degraus de bumbum, pode perder o equilíbrio e cair para a frente.

Instale cercas na parte superior e inferior das escadas para impedir o acesso do bebê quando não estiver por perto. Se houver grandes buracos nos corrimões por onde a criança poderia despencar, pense em instalar uma rede de proteção provisória. Faça também uma vistoria pela casa para ver o que pode oferecer riscos.

TIRA-DÚVIDAS

Nossa casa não tem móveis e escadas ideais para que meu filho escale com segurança. O que posso fazer para ajudá-lo? Você pode incentivar seu filho a escalar em ambientes completamente seguros. Por exemplo: em parquinhos apropriados para essa idade. Muitos parques têm uma área separada para crianças menores, equipada com jogos e atividades apropriados para bebês – inclusive um brinquedo para estimular a escalada e esteiras macias para absorver o impacto das quedas. Seu filho vai aprender ao ver outras crianças escalando o brinquedo e vai desfrutar a companhia delas. Mesmo assim, ele continuará querendo escalar objetos da casa; então, se sua casa não é segura para isso, você terá que ser mais vigilante ainda.

Minimontanhas. Braços e costas de sofás e poltronas, berços e mesinhas são outros alvos comuns para esses alpinistas mirins. Por isso, mantenha os sofás bem encostados na parede, para que o bebê tenha menos chances de chegar ao topo, e afaste seu filho gentilmente de peças do mobiliário que sejam instáveis e possam cair por cima dele caso tente escalá-las.

Se a criança estiver tentando sair do berço (ela vai conseguir colocar a perninha para fora com uma agilidade incrível), ajuste a base do berço para que ele fique mais baixo; e remova dali tudo que possa ajudá-la a impulsionar a perna.

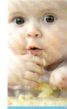

34 semanas

SEU BEBÊ TEM 34 SEMANAS E 1 DIA

Uma rotina flexível

Passar um dia fora (ou alguns dias) pode bagunçar bastante a rotina do bebê, mas existem truques para fazê-lo se ajustar melhor a essas mudanças.

Uma certa dose de previsibilidade gera segurança, e a maioria dos bebês gosta de ter uma certa rotina. No entanto, seu filho não é um calendário: ele percebe e compreende a sucessão dos eventos, mas não tem tanta noção de tempo.

Então, se precisar mudar um pouco o horário da soneca dele, por exemplo, isso não vai ser problema desde que ele não esteja caindo de sono. Ele provavelmente não vai lembrar que costuma tirar um cochilo naquele horário até que você o coloque no berço e pegue o livro que costuma ler para ele dormir. São os elementos da rotina que acionam a expectativa dele para tirar uma soneca. Por isso, se você mudar um pouco o ritual, é provável que o bebê nem sinta a diferença.

Pensar na rotina do bebê como uma sequência de eventos permite que você a flexibilize se, por exemplo, for sair de férias ou passar um dia fora. De fato, estabelecer uma rotina familiar em viagens e quando recebe visitas em casa pode ajudar o bebê a se tranquilizar diante daquela situação nova. Então, se de noite você geralmente faz uma brincadeira mais tranquila, depois dá o banho, lê para ele e canta uma canção de ninar, faça tudo igual enquanto estiverem viajando. Seu filho vai reconhecer os sinais e prever o que vem depois, mesmo fora de casa.

> **POR FALAR NISSO...**
>
> Não existe consenso sobre quão rígida deve ser a rotina do bebê. Alguns especialistas defendem que ela deve ser precisa e rigorosa, mas a maioria sugere manter uma certa rotina para que o bebê se sinta seguro, mas com flexibilidade. Cabe a você adaptar a agenda familiar para que ela atenda às suas necessidades individuais e às necessidades de seu filho. E, claro, nenhuma rotina deve ser tão estrita a ponto de impedir que você cuide de necessidades imediatas do bebê por comida, conforto ou descanso.

SEU BEBÊ TEM 34 SEMANAS E 2 DIAS

Hora de fazer perguntas

Seu filho está começando a entender que objetos e pessoas têm nome. Divirta-se fazendo perguntas simples que reforcem esse aprendizado.

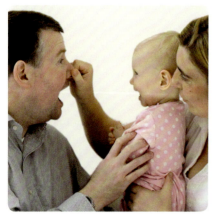

Onde está o nariz do papai? Perguntas simples e direcionadas como essa podem divertir o bebê. Logo ele mesmo vai conseguir apontar!

Quanto mais você ler para o seu filho, cantar e conversar com ele, mais rápido ele aprenderá o nome das coisas. Prefira os livros infantis coloridos e com imagens claras. Pergunte a ele "Cadê a bola?", depois guie a mãozinha dele até a bola. Em alguns meses ele mesmo vai apontar os objetos. Quando o pai chegar em casa, pergunte "Cadê o papai?", e o bebê poderá virar-se para olhar o pai. Talvez você repare que quando disser "não" a criança vai parar para ouvi-la.

Uma das melhores formas de ensinar os nomes ao bebê é com músicas. Tente cantar e dançar aquela música "Cabeça, joelho e pé", colocando as mãos nas diferentes partes do corpo enquanto acompanha a letra. Quando a música terminar, pergunte ao bebê "Cadê o nariz" e, então, toque o narizinho dele e o seu e diga "Achei". Depois faça o mesmo usando as mãos do bebê. Use sempre a terceira pessoa, já que o bebê ainda não sabe gramática o suficiente para entender pronomes possessivos como dela, dele, seu, minha.

Você também pode ajudar seu filho a atender a pedidos que lhe são feitos. O que ele mais quer é agradá-la; então, se você pedir algo simples como "Pega o livro para mim" enquanto aponta diretamente para o livro, ele vai adorar pegá-lo para você.

Contratando uma babá

Você e seu companheiro podem querer sair um pouco sem o bebê. Mas como encontrar uma babá de confiança?

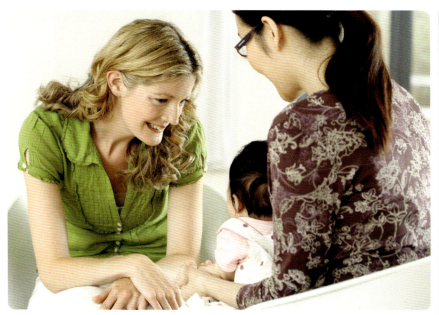

Conhecendo-se melhor. Deixe que o bebê e a babá se acostumem um ao outro antes de deixá-los sozinhos pela primeira vez.

Parentes e amigos que já conhecem bem a criança são a escolha mais óbvia para cuidar dela em eventuais escapadas, mas eles nem sempre estão disponíveis. Em quem confiar?

Se você já está de volta ao trabalho, provavelmente tem deixado seu filho em uma escolinha ou com uma cuidadora. Que tal pedir indicação na escolinha de alguém que costume ficar com bebês por períodos curtos (por exemplo, para uma festa ou um compromisso) ou pedir à sua própria cuidadora que faça isso pagando o adicional noturno?

Outra opção é procurar cuidadoras, babás e baby-sitters em agências especializadas, que verificam as credenciais dessas profissionais e oferecem treinamento.

Uma opção comum em alguns países é pagar para que filhos jovens ou adolescentes dos vizinhos cuidem de seu bebê em ocasiões especiais. No entanto, é preciso avaliar bem se o jovem é maduro o suficiente para isso e escolher alguém maior de 18 anos. Também é bom conversar com os pais do jovem para que não haja mal-entendidos.

Você precisa confiar na pessoa que estiver cuidando de seu filho e saber que ela fará o melhor possível. Converse com ela sobre como colocar o bebê para dormir caso ele acorde no meio da noite e como lidar com uma emergência. O ideal é que a cuidadora chegue à sua casa pelo menos meia hora antes de o bebê dormir, assim ele não acorda no meio da noite e descobre que tem um estranho em casa.

CHECK-LIST
Cuidadoras & babás

■ Deixe uma lista de contatos de emergência com o número de seu celular ou telefone fixo, o telefone do pediatra e de um vizinho de confiança.

■ Informe a babá sobre qualquer alergia ou intolerância do bebê em relação a medicamentos ou alimentos.

■ Fale com a cuidadora sobre o estado de saúde (e de espírito!) do bebê naquele dia: se ele está com dentição, ou mal-humorado, ou se não quis jantar. Assim, a pessoa já sabe o que lhe espera.

■ Ensine a babá a colocar o bebê para dormir caso ele acorde no meio da noite e explique bem a rotina que ele segue antes de ir para a cama, caso você saia antes de ele ir dormir.

■ Mostre à cuidadora quais são os líquidos e refeições que seu filho poderá comer e beber durante sua ausência e ensine a forma correta de aquecê-los.

■ Dê instruções claras sobre se a pessoa deve atender a porta ou o telefone, por exemplo, e avise caso esteja esperando uma encomenda ou algo assim.

■ Verifique se seu bebê está com todos os brinquedos de conforto à disposição e mostre à babá onde eles estão e como funcionam.

■ Esteja preparada para voltar depressa caso seja necessário e certifique-se de que a cuidadora sabe que pode ligar para você a qualquer momento.

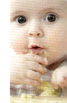

34 semanas

SEU BEBÊ TEM 34 SEMANAS E 4 DIAS

Sendo criativo

É hora de fazer arte. Seu filho vai adorar fazer algo novo, e poderá até criar uma obra-prima para o papai ou mamãe coruja.

Incentivar o lado criativo do bebê pode ser uma maneira divertida de passar o tempo. Não espere que ele produza uma obra-prima, mas, é claro, os esforços dele serão dignos de uma exposição nas paredes de casa, na porta da geladeira ou quem sabe num livro de recordações!

É fácil bancar o artista com seu filho: basta escolher atividades simples, que não exijam pincéis nem muita coordenação, e possam ser feitas em um dia quente, no gramado de uma praça ou mesmo no chão de casa ou numa mesinha baixa forrando região com jornais ou panos de chão. Lembre-se de deixar panos limpos e um pouco de água a postos para limpar o bebê. Use tintas atóxicas vendidas em lojas de brinquedos, papelarias e até em supermercados. Leia a embalagem e certifique-se de que a tinta não manche a roupa nem a pele da criança. Na hora da bagunça, não custa usar uma roupa mais velhinha ou quem sabe apenas a fralda!

Para essa atividade você vai precisar de folhas grandes de papel e um rolinho de pintura. Espalhe o papel no chão e coloque um pouco de tinta em um pires velho ou em um recipiente de plástico. Quando tudo estiver pronto, basta deixar a criatividade fluir.

Passe as mãozinhas da criança na tinta e faça "carimbos" no papel, ou deixe que ela mesma toque a tinta e depois o papel para fazer marcas de digitais ou desenhos "modernos". Ela também pode usar os pés para pintar (essa parte é melhor quando a criança já está andando, assim você pode melecar os pezinhos dela com tinta e deixar que ela faça marcas de pegada no papel).

As primeiras tentativas do bebê de se expressar artisticamente provavelmente serão apenas borrões, mas você deve conseguir pelo menos uma bela pegada ou mãozinha para guardar de lembrança. Não se esqueça de colocar a data, assim poderá acompanhar o crescimento e a evolução "artística" dele.

SEU BEBÊ TEM 34 SEMANAS E 5 DIAS

Resistindo ao sono

O que fazer quando seu filho quer ficar acordado?

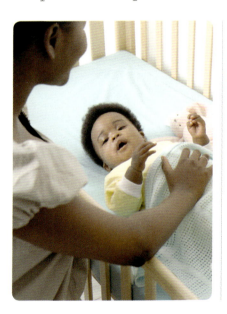

Ver o filho que antes ia para a cama feliz fazendo todo um show na hora de dormir pode tirar qualquer um do sério. Nessa idade, seu filho já percebeu que os eventos da vida dele seguem um padrão previsível. Ele também está mais consciente de que dormir significa ficar longe dos pais. A ansiedade de separação (ver p. 246 e página ao lado) é um estágio normal no desenvolvimento e pode ser acompanhada de um rio de lágrimas sempre que ele for colocado para dormir ou logo que acordar e perceber que está sozinho. A forma como você reage agora pode afetar a rotina futura dele; então, faça o possível para levá-lo de volta aos trilhos.

Não é preciso cortar os cochilos, e sim estimulá-lo com idas ao parque ou a uma área de lazer do prédio, por exemplo, assim ele estará fisicamente cansado durante a noite. Mantenha uma rotina agradável para a hora de dormir, com atividades que o bebê queira fazer, como dar boa-noite para os bichinhos de pelúcia ou ler uma história juntos, quem sabe cantar uma canção de ninar. Por fim, seja firme e diga que essa é mesmo a hora de ir dormir. Não fique tentado a deixá-lo brincar além do horário. Reconforte a criança na hora de colocá-la no berço e volte sempre que ela chamar, mas sem pegá-la no colo. Uma hora ela vai voltar a dormir tranquila.

Resistindo ao sono Ser firme e ter uma boa rotina noturna incentiva o bebê resistente a se conformar com a hora do sono.

SEU BEBÊ TEM 34 SEMANAS E 6 DIAS

A ansiedade de separação

Estar mais independente faz o bebê sentir-se uma pessoa separada de você – e isso o preocupa sempre que você sai.

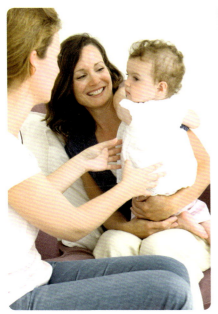

Te vejo mais tarde! Ao entregar seu filho para a cuidadora, é importante que ele esteja calmo e alegre, mesmo que você esteja um pouco ansiosa.

Com cerca de 8 meses de vida é muito provável que seu filho passe por uma fase de ansiedade em relação a momentos de separação. Esse marco indica um profundo apego a você e o fato de que ele a reconhece como fonte primária de cuidado e proteção. Ao mesmo tempo, ele está entendendo melhor o conceito de permanência do objeto e começa a notar que se um objeto (ou pessoa) não está visível naquele momento é porque ele pode ter ido embora. Ou seja: sua fonte máxima de segurança e cuidados está indo embora, e ele não consegue entender que ela logo estará de volta. O bebê vai mostrar como se sente diante dessa situação por meio de uma aflição genuína, acompanhada de lágrimas e birras.

Tranquilizando o bebê. Quando for sair do cômodo em que ele está, mantenha uma voz calma e alegre e diga que estará de volta em um minuto. Se essa fase coincidir com seu retorno ao trabalho, deixe-o por curtos períodos de tempo, para ele ir percebendo que você sempre volta. Quando for deixá-lo com a babá ou com a cuidadora, narre o que você está fazendo: "Mamãe vai colocá-lo no carro e amarrar o cinto de segurança". Evite parecer ansiosa e nunca fique impaciente: é mais fácil que o bebê se acalme se você também estiver calma, mesmo nas horas em que precisa ser firme. Deixe com ele um objeto de transição como um cobertorzinho, um brinquedo de conforto ou uma peça de roupa com seu cheiro. Isso vai ajudar a acalmá-lo enquanto você está longe.

Na hora de sair, não prolongue a agonia com abraços demorados nem diga ao bebê que preferiria ficar com ele. Nessa idade, a mensagem vai parecer ambígua demais, já que o resultado será sempre o mesmo. Quando o entregar à cuidadora, diga que o ama e que vocês se verão em breve. Dê um beijo, acene, sorria e vá embora – não chore perto dele!

Essa fase, como outras, é passageira (embora possa durar de forma mais branda até os 3 anos). No entanto, se você está certa de que a criança não gosta de ficar com aquela cuidadora ou na escolhinha em que está, pense em outras opções, como levá-lo a parquinhos com outras crianças, para aumentar a autoconfiança do seu bebê, sob sua supervisão.

ATIVIDADE

Ataque de cócegas

Agora que seu filho consegue antecipar melhor os acontecimentos, ele vai começar a dar risada antes mesmo de você iniciar um ataque de cócegas.
Só de começar a cantar a musiquinha que costuma vir acompanhada das cócegas ou a contorcer os dedos em garras preparando as cócegas, ele já vai começar a rir.

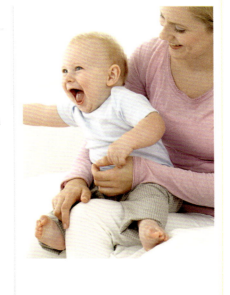

Gargalhadas. Faça cócegas na barriga do bebê para ver como ele grita de prazer. A reação dele também a fará dar bastante risada!

35 semanas

POR VOLTA DO OITAVO AO DÉCIMO MÊS, O BEBÊ APRENDE A USAR OS DEDINHOS PARA APONTAR

Seu filho está começando a desenvolver o movimento de pinçar: a capacidade de pegar as coisas usando o dedo indicador e o polegar opositor. Isso facilita bastante a manipulação de objetos. Brinquedos e itens domésticos de formatos variados podem ajudá-lo a praticar.

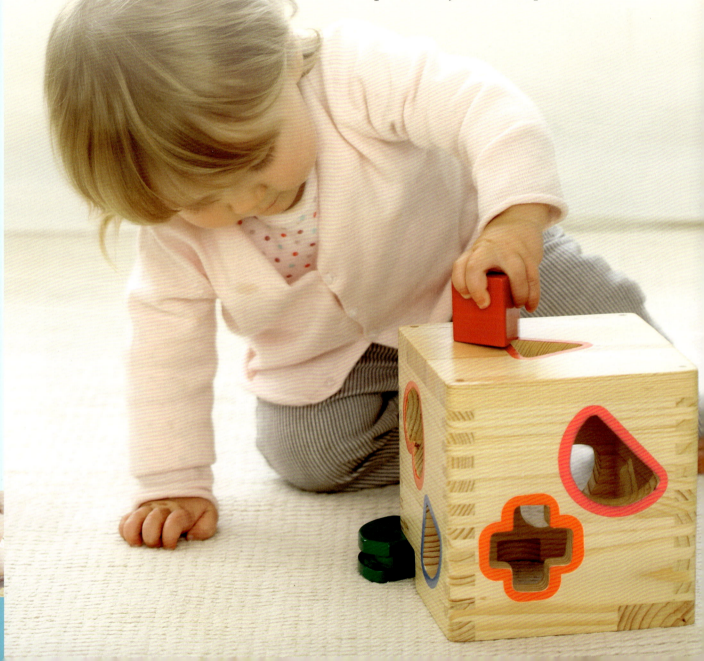

SEU BEBÊ TEM 35 SEMANAS

A perda de peso pós-gravidez

Pode levar pelo menos seis meses para se perder o peso ganho na gravidez. Os últimos quilinhos extras costumam ser a parte mais complicada.

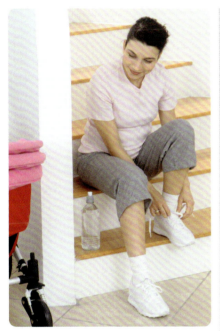

Motive-se. Fazer exercícios físicos é uma coisa que rapidamente se torna um hábito, mas começar requer um pouco de motivação.

Sentir-se bem consigo mesma ajuda a dar o melhor de si para o bebê. Se você estiver acima do peso, perder os quilinhos a mais poderá ajudar a aumentar sua autoestima. Por outro lado, é importante manter uma dieta rica em vitaminas e minerais, especialmente se você planeja ter outro filho. Caso esteja amamentando, consumir um pouco mais energético; por isso, não faça dieta sem acompanhamento médico. Manter-se ativa também ajuda a ficar em forma.
Movimente-se. O segredo para perder peso é manter a motivação e fazer exercício físico regularmente. É claro que o simples fato de cuidar de seu filho já é uma atividade e tanto: ele mal a deixa sentar! Esse exercício involuntário sem dúvidas é benéfico, mas você precisa de atividades que aumentem sua frequência cardíaca e os níveis de gordura que queima. Sempre que possível, leve seu filho para passear de carrinho de bebê, e não de carro. Tente caminhar pelo menos um quilômetro e meio por dia. Andando em um ritmo acelerado (o suficiente para aumentar um pouco sua frequência cardíaca), você completa essa meta em quinze minutos. Se for viável para você, frequente uma academia. É surpreendente como uma simples mudança de hábitos afeta o corpo.

ALIMENTAÇÃO SAUDÁVEL

Embora você possa estar ansiosa para perder logo os quilos extras adquiridos durante a gravidez, evite dietas da moda e soluções imediatistas. Em vez disso, mantenha uma alimentação nutritiva e modere suas porções. Isso a ajudará a perder peso de modo constante e a adotar hábitos alimentares saudáveis, que lhe permitirão manter a boa forma alcançada em vez de entrar em um efeito sanfona. Veja as dicas a seguir: ■ **Faça refeições regulares.** Faça três refeições diárias; uma delas deve conter pelo menos uma porção de legumes e uma fruta.
■ **Escolha alimentos com liberação sustentada de energia.** Isso vai ajudá-la a se sentir satisfeita mesmo sem fazer lanches entre as refeições. Experimente tomar um mingau de aveia e torradas integrais no café da manhã junto com alguma fruta fresca. Almoço e jantar devem conter um cereal integral, carne magra ou peixe e, de preferência, duas porções de legumes.

Resista à tentação. Há um feitiço todo especial nas comidinhas do bebê, especialmente naquelas feitas para comer com as mãos. Procure resistir à tentação de dar um fim às sobras do prato dele. O ideal é que no horário em que seu filho esteja almoçando você também esteja fazendo sua própria refeição, assim você não fica tão tentada. Se às vezes ficar complicado comer ao mesmo tempo que ele, faça um lanchinho saudável (ver quadro abaixo) e beba uma xícara de chá enquanto ele janta. Dessa forma você evita os "assaltos" e ainda lhe faz companhia.

■ **Opte por produtos lácteos desnatados ou com baixo teor de gordura.** A gordura contém o dobro de calorias dos carboidratos e proteínas; por isso, prefira leite e derivados desnatados ou com menos gordura e dose bem a quantidade de azeite e molhos de salada que você consome. É importante, porém, não eliminar completamente os laticínios, já que eles desempenham um papel importante na alimentação. Além disso, há evidências de que o cálcio auxilia na perda de peso.
■ **Inclua proteínas.** Todas as refeições devem incluir alguma proteína; ela ajuda a manter a fome sob controle.
■ **Beba muito líquido.** Beba água regularmente. Isso a ajuda a se manter hidratada e ainda evita que você confunda sede com fome.
■ **Faça lanches saudáveis.** Mantenha potinhos com minicenouras e pepinos na geladeira, para lanches rápidos e saudáveis.

35 semanas

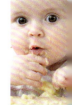

285

SEU BEBÊ TEM 35 SEMANAS E 1 DIA

Um pouco de silêncio

O cérebro do bebê ainda não está pronto para selecionar sons e se concentrar neles. Sobretudo em ambientes barulhentos.

Os adultos podem filtrar o ruído do ambiente quando querem ouvir outra pessoa falar, ou quando querem prestar atenção a um som específico. Bebês são menos capazes de fazer isso e podem ser facilmente dominados pela cacofonia, perdendo o poder de concentração. Esse é um dos motivos pelos quais se assustam tanto com barulhos altos: eles ouvem todos os sons ao mesmo tempo e no volume máximo.

De tempos em tempos, tente manter o ambiente silencioso para que o bebê se concentre nas atividades ou na voz dele. Ele está sempre aprendendo, mas ouvir barulho o tempo inteiro pode dificultar essa aprendizagem. Isso não significa que todo mundo em casa deva andar nas pontas dos pés, mas tente controlar o volume dos televisores, rádios e dos equipamentos de cozinha e secadores de cabelo. Na hora da leitura, desligue a TV. Quando ele estiver brincando, desligue ou abaixe o rádio. Quando o bebê for para a cama, tente deixar a casa mais silenciosa, mas não busque o silêncio completo, já que dormir com um pouco de barulho ambiente ao fundo deixa o bebê menos propenso a acordar de noite por causa de um som qualquer.

Se seu filho estiver se esforçando para alcançar um novo marco de desenvolvimento, dê a ele um pouco de paz de espírito para continuar tentando até conseguir. Se a casa for barulhenta, ele vai ficar se distraindo o tempo todo, tentando entender cada um dos sons que o rodeiam. É claro que assim fica mais difícil aperfeiçoar novas habilidades. Seu filho vai crescer apreciando esses momentos de paz e achando que essa é uma boa forma de relaxar e brincar tranquilamente com os pais.

SEU BEBÊ TEM 35 SEMANAS E 2 DIAS

Resolução de problemas

Aprender brincando é desenvolver habilidades que permitem que o bebê encare um problema e encontre soluções próprias para resolvê-lo.

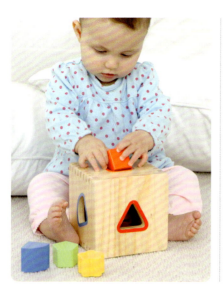

Estudos mostram que, aos 8 meses, os bebês já têm consciência cognitiva para compreender relações de causa e efeito ("Se eu quiser beber o líquido que está dentro do copo, preciso incliná-lo") e entender que um mesmo problema pode ter diversas soluções.

Para incentivar o exercício dessas importantes habilidades, basta deixá-lo brincar com brinquedos que exijam que ele mova suas partes e pressione botões para ver o que acontece. Copinhos empilháveis (desses que você pode empilhar e depois derrubar), blocos com orifícios de diferentes

Brincando de raciocinar. Blocos com aberturas em diferentes formatos ajudam a melhorar a capacidade de resolver problemas e suas habilidades manuais.

formatos para que o bebê encaixe as respectivas pecinhas e brinquedos com tampas que precisam ser removidas para que ele descubra o que tem dentro são algumas opções fantásticas para encorajá-lo a desenvolver seu potencial de resolver problemas.

Veja como seu filho usa toda a criatividade dele para resolver problemas do dia a dia, como alcançar um brinquedo mais distante: ele pode engatinhar até o objeto, ou pedir que você o pegue e daqui a pouco vai começar a apontar para ele! Todos esses são sinais de desenvolvimento cognitivo. Como sempre, ofereça um milhão de elogios e palavras de encorajamento, e louve cada um de seus esforços.

SEU BEBÊ TEM 35 SEMANAS E 3 DIAS

Seu filho e a televisão

Assistir televisão ou ver coisas em qualquer outra tela é ruim para o bebê? Há argumentos que dizem que sim, outros dizem que não.

Colocar um DVD infantil ou um programa educativo pode ser uma bênção quando precisamos distrair um pouco um bebê inquieto ou mantê-lo entretido para podermos nos concentrar em algum outro assunto. No entanto, há muita discordância e embate sobre se assistir televisão é útil ou se, pelo contrário, atrapalha o desenvolvimento.

A informação disponível pode confundir ainda mais a cabeça dos pais. Alguns DVDs e programas infantis dizem ter sido projetados para promover o desenvolvimento. Ao mesmo tempo, pesquisas sugerem que a televisão atrapalha a aquisição da linguagem e a capacidade de concentração.

Quem está dizendo a verdade? Até agora, as pesquisas sobre os efeitos da televisão nos bebês se mostraram inconclusivas. No entanto, vários estudos têm apontado para possíveis ligações entre a exposição à televisão no começo da vida e o aumento da prevalência de distúrbios de atenção, como o distúrbio de déficit de atenção (DDA) e da obesidade. Isso tudo é muito especulativo, mas não há dúvidas de que ficar na frente de uma tela tira um tempo precioso que o bebê deveria gastar brincando, observando e explorando o mundo real, descobrindo o próprio corpo por meio de brincadeiras e lendo. As pesquisas mostram que o estímulo oferecido pela televisão nem se compara àquele que a criança tem enquanto brinca com os pais. Ou seja, o que ajuda na aquisição da linguagem é a interação face a face, e não a observação passiva de um apresentador de programa infantil, mesmo que seja educativo.

Talvez usar a televisão com moderação seja melhor que proibi-la.

MANTENDO-SE HIDRATADO.

Os bebês podem se apegar demais às mamadeiras, portanto quanto mais tarde você introduzir o uso do copo, mais complicado será convencer a criança a abrir mão da mamadeira. Se você ainda não tiver feito isso, comece a oferecer um copo d'água depois ou entre as refeições. A barriga do bebê é pequena; por isso, se ele ingerir muito líquido durante a refeição, é provável que coma muito pouco. Você também pode dar suco de fruta diluído (10 partes de água para cada parte de suco) ou leite no fim da refeição. O suco diluído contém vitamina C, que ajuda o corpo a absorver o ferro dos alimentos. Mas essa ingestão precisa ser controlada para proteger os dentinhos. Não ofereça sucos de frutas concentrados, pois isso incentiva o gosto por doces.

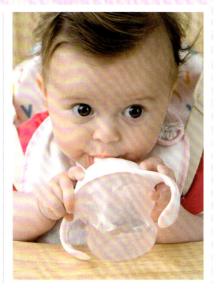

Matando a sede. Beber água potável ou suco diluído após a refeição mantém o bebê hidratado.

Mantenha a interação. Certifique-se de que seu filho não fique o tempo todo na frente da televisão (deixe que ele assista no máximo um programa ou uma pequena parte de um DVD). Depois desligue o aparelho para que a criança possa se concentrar em um livro ou em uma brincadeira.

Interaja com seu filho enquanto ele assiste televisão para que ele possa trazer eventuais aprendizados dos programas para a vida real. Conforme os objetos forem aparecendo na tela, aponte-os e nomeie-os. Se o programa trouxer rimas e músicas, repita-as para o bebê. Tenha em mente que você está começando a formar os hábitos de seu filho, portanto tente fazer da televisão uma ajuda ocasional, e não uma presença dominante.

POR FALAR NISSO...

Na hora de fazer compras para sua família, evite os alimentos industrializados que contenham gordura trans. Ela costuma estar presente em margarinas, salgadinhos e biscoitos, e é usada para melhorar o sabor e aumentar o tempo de vida dos produtos. A gordura trans é danosa à saúde porque aumenta os níveis do colesterol ruim, a lipoproteína de baixa densidade (em inglês, LDL), e reduz o colesterol bom, a lipoproteína de alta densidade (HDL em inglês). Essas alterações nas taxas elevam o risco de doenças cardiovasculares. Leia atentamente o rótulo do que colocar no carrinho do supermercado.

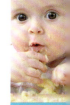

SEU BEBÊ TEM 35 SEMANAS E 4 DIAS

Testando suas reações

Quando seu filho começa a fazer algo repetidamente, você pode notar que ele a observa atentamente, para ver qual será sua reação.

Isso geralmente é uma vantagem, já que o bebê passa a repetir sons, ações e comportamentos que lhe fazem sorrir ou que rendem elogios, atenção e quem sabe até um abraço. Por outro lado, se ele recebe muita atenção ao fazer algo que você não quer que ele faça, isso pode incentivá-lo a repetir a dose.

Nenhum bebê tem a intenção de ser teimoso ou impertinente; ele simplesmente topa qualquer jogo para chamar a sua atenção. Ele não sabe que não é legal machucar o gato ou que beliscar e puxar o cabelo de uma pessoa causa dor, mas você pode começar a lhe ensinar que não é legal agir desse modo. Apenas diga com calma "Pare, isso dói" e faça uma expressão de dor. Você também pode pegar a mãozinha dele e acariciar seu próprio braço com cuidado, dizendo "Carinho".

Seu bebê precisa de muita atenção, então, o melhor a fazer é dar essa atenção quando ele estiver brincando direitinho, sendo gentil e amoroso, mostrando as novas habilidades, aprendendo a falar. Quando precisar dar uma resposta mais firme, lembre-se de que ela precisa ser ao mesmo tempo equilibrada já que o bebê não tem a menor intenção de te incomodar. Simplesmente ignorar um comportamento negativo não é uma estratégia recomendada nessa idade, já que você precisa pará-lo caso ele esteja fazendo algo que possa prejudicar a si mesmo ou aos outros. Em vez disso, dê uma resposta calma e tente ensiná-lo como ser gentil com os outros.

Se a criança recebe mais atenção quando faz coisas legais, ela vai repetir essas atitudes. Então, quando ela afagar o gato com carinho, comer sem jogar nada no chão e te ajudar a guardar os brinquedos na cesta depois de brincar, elogie-a, bata palmas e lhe dê toda a atenção do mundo. Dessa forma você ensina a criança a ter limites e a manter um bom comportamento.

SEU BEBÊ TEM 35 SEMANAS E 5 DIAS

Um grande comunicador

Com 35 semanas, o bebê está aberto à aprendizagem, por isso, explique--lhe as coisas e responda quando ele tentar se comunicar.

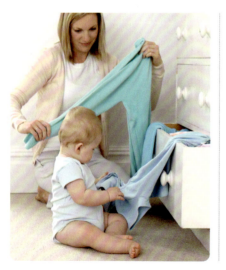

Converse com seu filho e descreva as atividades diárias dele para que ele desenvolva a compreensão do mundo. Para o bebê tudo é novo e excitante, então, pare e olhe para uma rachadura no chão, para uma borboleta que pousa na varanda ou para uma flor bonita. Deite-se de costas na grama e observe as nuvens, mostre-lhe as folhas das árvores.

Além disso, responda aos barulhos que o bebê faz, finja que vocês estão tendo uma conversa. Mostre-se interessada quando ele

Narrando suas atividades. Explique para o bebê o que você está fazendo e qual será a próxima atividade do dia.

balbucia para você, repita os sons e imite a entonação dele. Depois espere a resposta. Preste atenção quando ele grita, ri ou faz gestos em direção a algo que ele queira. Pode ser frustrante tentar sem êxito descobrir o que ele quer, mas responder às tentativas de comunicação ajuda-o a tornar-se mais confiante em relação à capacidade dele de se expressar. Ele está começando a entender as sutilezas da interação social e de suas práticas. Você é o primeiro professor de seu filho. Tudo que você faz para ajudá-lo a entender o mundo nesses meses de formação constitui a base da curiosidade, autoconfiança, memória, vocabulário, imaginação e muito mais.

SEU BEBÊ TEM 35 SEMANAS E 6 DIAS

Nadando feito um peixe

Nadar com seu bebê é divertido e relaxante. Além disso, ajuda a desenvolver uma relação saudável e respeitosa em relação à água.

A água sustenta o peso do bebê, o que significa que ele pode se mover livremente dentro da piscina, ainda que não seja tão móvel assim em terra firme. Isso dá à criança uma sensação maravilhosa de liberdade e independência e permite que ela trabalhe os músculos chutando e espirrando a água ao redor. Ela também passa a confiar na água e a não sentir medo.

Antes do mergulho. Para evitar acidentes indesejáveis na piscina, você vai precisar comprar uma fralda de natação para seu bebê (fraldas descartáveis comuns não são adequadas para uso na piscina, pois podem desintegrar-se). Escolha entre fraldas descartáveis ou reutilizáveis; apenas certifique-se de que o encaixe seja perfeito. Uma boia de braço ou maiô flutuante vai ajudar a manter o bebê na superfície.

Se você estiver usando uma piscina pública pela primeira vez, verifique a temperatura da água antes. Se for inferior a 30° C, o bebê pode achar que é muito fria. Se possível, agende sua visita para um momento em que a piscina não esteja muito lotada ou barulhenta, já que a criança pode assustar-se com os sons que ecoam.

Certifique-se de que o bebê tenha sido alimentado pelo menos uma hora antes do banho de piscina: não é bom nadar com a barriga estufada. E faça um lanche e ofereça água depois.

Primeiras braçadas. Comece devagar para que seu filho não se sinta oprimido. Apresente-o à água lentamente, segurando-o perto de você e dando tempo para que ele se acostume com a sensação de estar submerso antes de começar a brincar. Quando ele estiver confortável com

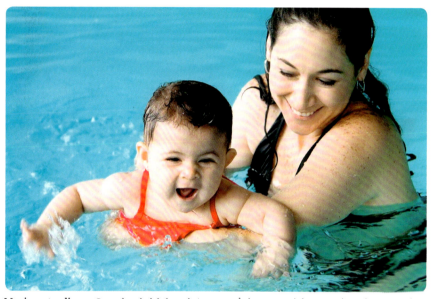

Movimentos livres. Quando o bebê descobrir que pode bater perninhas e espirrar água por aí, ele vai adorar a liberdade de movimento que o ambiente aquático pode oferecer-lhe.

a situação, comece a cantar, a espirrar água com cuidado e a mexer as perninhas dele para que ele perceba a amplitude de movimentos que acaba de ganhar. Brinque de ensiná-lo a fazer bolhinhas debaixo d'água, pois exalar (soprar) significa que ele não vai inalar a água.

A primeira sessão de natação deve ser razoavelmente curta – cerca de 20 minutos, a fim de assegurar que ele saia da piscina feliz e satisfeito, e não cansado e achando que ficou tempo demais naquela situação nova. Se o bebê ficar com frio ou apresentar irritações na pele ou nos olhos, tire-o da piscina.

Não é necessário dizer que bebês precisam ser supervisionados na piscina o tempo todo. Depois da brincadeira, dê um banho quente e vista-o antes de você mesma se vestir para garantir que ele fique confortável.

TIRA-DÚVIDAS

Meu filho tem eczema. Ele pode fazer natação mesmo assim?
Embora o cloro possa irritar a pele de uma criança com eczema, existem precauções que podem ser tomadas para que ela participe desse tipo de atividade sem maiores problemas. Você pode, por exemplo, aplicar um creme para proteger a pele de seu filho do cloro. No entanto, como o creme pode torná-la escorregadia dentro da água, uma boa ideia é usar um maiô com efeito flutuante ou uma boia de braço. Após a natação, dê um bom banho para retirar o cloro e em seguida aplique o creme hidratante habitual.

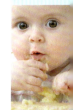

36 semanas

CERCA DE 12 POR CENTO DOS BEBÊS ANDAM AOS 9 MESES

Cada vez mais ativo e alerta durante o dia, o bebê deverá estar suficientemente cansado à noite para dormir até o dia seguinte. Essa mudança no padrão de sono poderá afetar os cochilos dele, mas quando acordado ele continuará ávido por brincar e aprender.

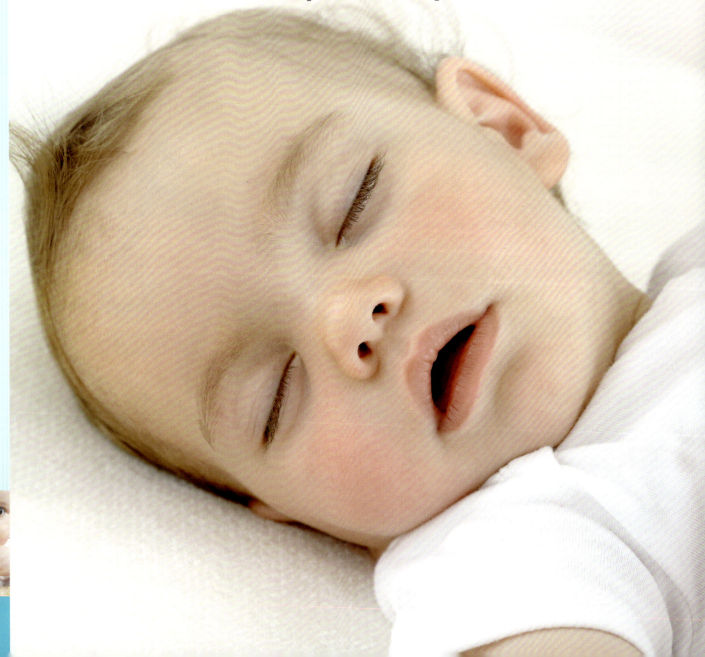

SEU BEBÊ TEM 36 SEMANAS
O começo das explorações

Quando o bebê toma impulso para ficar de pé, o passo seguinte é começar a contornar a mobília – começa a fase exploratória.

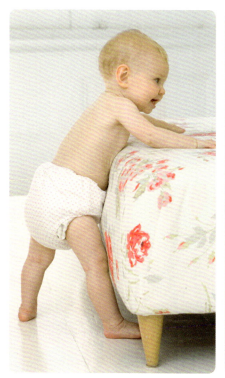
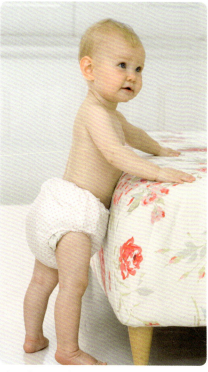

Passos do bebê. Ele pode levar semanas tomando impulso para ficar em pé antes de tentar soltar-se e circular entre os móveis. Deixe-o livre para agir no próprio ritmo.

TIRA-DÚVIDAS

Quantas mamadeiras meu bebê deve tomar nessa idade? Aos 9 meses, a maioria dos bebês precisa de duas a três mamadeiras por dia, bem como de duas a três refeições de alimentos sólidos. Recomenda-se que contenham 600 mililitros de leite materno ou da fórmula por dia, ao lado de uma dieta variada, até 1 ano de vida, quando ele já poderá ingerir leite de vaca. Caso tenha alguma dúvida, converse com o pediatra, que poderá dizer se seu filho está tomando pouco ou muito leite.

Meu bebê está andando na ponta dos pés. Isso é normal? Não se preocupe, alguns bebês fazem isso, e em breve seu filho deverá começar a pisar com o pé inteiro ao caminhar. Se ele continuar, fale com o médico.

Nas próximas semanas ou meses, enquanto experimenta a nova habilidade para se levantar e andar, ele vai ficar circulando entre um móvel e outro.

Para ajudá-lo a se movimentar com segurança e facilidade, disponha os móveis de modo que ele possa ir de um ao outro segurando nas beiradas. Quando ele estiver mais confiante, coloque outras peças entre os móveis para que ele teste as habilidades de andar.

Certifique-se de que a mobília esteja firme, para aguentar o peso do bebê, e retire do caminho peças com arestas.

Em breve ele conseguirá se mover depressa em volta da mobília, portanto não o perca de vista.

Esta fase pode ser acompanhada de encontrões, machucados e lágrimas, bem como de muita celebração, à medida que o bebê começa a dominar as habilidades requeridas para andar sem apoio. Tenha em mente, contudo, que alguns bebês nunca atravessam totalmente essa fase, preferindo arrastar-se sentados no chão (ver p. 260).

Há várias fases exploratórias definidas. No começo, o explorador usa as duas mãos para se segurar enquanto mantém o corpo junto ao ponto de apoio. Mais tarde, ele se erguerá um pouco afastado do apoio, segurando-o com apenas uma das mãos; então, a certa altura, vai tentar se soltar. Ele também poderá desenvolver interesse em escalar – almofadas, escadas e até o sofá. Fique de olho nas tentativas de seu filho para prevenir acidentes. Quando ele se sentir confiante em relação ao equilíbrio e controle, terá prazer em andar de mãos dadas com você, arriscando até a dar um ou dois passos sozinho. Deixe-o descalço para que os dedos possam agarrar-se ao chão e ajudá-lo a equilibrar-se melhor.

36 semanas

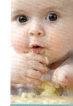

SEU BEBÊ TEM 36 SEMANAS E 1 DIA

Se você chorar, eu também choro

O bebê de 36 semanas é sensível ao sofrimento de outras pessoas. O choro dele em reação às suas lágrimas são um presságio de sua empatia futura.

A essa altura, você terá percebido que o bebê está imitando algumas de suas expressões faciais, o tom de voz e sons. Ele também tem notado suas reações emocionais, reagindo com tristeza se você se irrita. Isto é conhecido como choro "reflexo". Talvez você tenha reparado nisso quando, por exemplo, ele estava calmo no berçário e começou a chorar ao ouvir o choro de outro bebê. Nessa situação, vários bebês começam a chorar ao lado.

O bebê poderá também estender as mãos em sua direção ao vê-la chorar. Esse gesto de conforto com certeza é copiado de você e, embora não seja realmente empático, ganhará significado genuíno quando ele começar a dar os primeiros passos.

O desenvolvimento da empatia é vital para os relacionamentos do bebê com os outros. No entanto, apenas após começar a andar ele vai de fato passar a identificar as emoções, reconhecendo os efeitos de seu comportamento. Para ajudá-lo a desenvolver a compreensão das emoções, é importante não esconder os próprios sentimentos, garantindo, porém, que ao mostrar sentimentos fortes ele a veja enfrentá-los em vez de ser dominada por eles.

Ao acalmar o bebê, você está lhe ensinando a acalmar a si mesmo. Essa é uma lição inestimável, e ele usará métodos como acariciar ou abraçar para mostrar empatia pelos outros.

SEU BEBÊ TEM 36 SEMANAS E 2 DIAS

Mudança no padrão de sono

Se o bebê está dormindo a noite toda, ele pode estar pronto para pular o cochilo matinal e passar a manhã bem disposto.

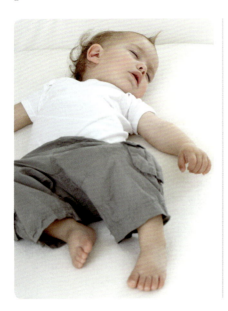

Não suponha que o bebê esteja pronto para desistir do cochilo matinal nessa fase. Alguns bebês ainda precisam de dois cochilos por dia já no segundo ano de vida e, ainda, de mais sono durante períodos de crescimento e atividade. Mas, se ele se mostra feliz e brincalhão de manhã e resiste a tentativas de deitá-lo, pode estar pronto para mudar para um cochilo por dia. Ponha-o para tirar o cochilo matinal e encoraje-o a relaxar no berço. Se ele brinca tranquilamente em vez de dormir, estará fazendo uma pausa no dia agitado, beneficiando-se desse momento. Entretanto, chegará um dia em que ele

Um longo cochilo. O cochilo da tarde pode durar mais, depois que você exclui o cochilo matinal.

resistirá a ser deitado, não mostrando sinal de cansaço.

Para uma transição suave de dois cochilos para um, altere um pouco sua rotina a fim de dar ao bebê o almoço um pouco mais cedo e leve-o para o cochilo da tarde cerca de uma hora mais cedo que o usual. Observe se ele dá sinais de cansaço e agitação. Sem um cochilo matinal, ele poderá dormir muito à tarde; por isso, se ele não despertar, acorde-o após umas duas horas, caso contrário ele não ficará suficientemente cansado para dormir à noite.

Se ele parecer cansado no dia seguinte, talvez precise voltar aos dois cochilos e então experimentar um cochilo mais longo no outro dia. Deixe que ele a oriente.

SEU BEBÊ TEM 36 SEMANAS E 3 DIAS

Mantenha a chama acesa

Tomar conta de um bebê é cansativo. Mesmo assim, fazer um esforço para manter a intimidade do casal ajuda a fortalecer seu relacionamento.

Cair na cama (e diretamente no sono) pouco antes do companheiro, sentir um certo ressentimento por ficar presa em casa com o bebê o dia inteiro, estar demasiado ocupada para reservar um tempo um ao outro... Por esses e outros motivos – todos bastante comuns –, o sexo pode terminar arrefecendo entre pais precoces. A proximidade física e o afeto que têm com o bebê podem também fazê-la sentir que precisa mais de espaço do que de conforto, e se estiver amamentando poderá sentir que seu corpo não lhe pertence.

É natural sentir-se desligada de sexo, ainda que ame seu companheiro. De fato, homens e mulheres acham que a vida com um bebê pode esfriar em vez de esquentar o clima amoroso. Um relacionamento saudável pode dar conta de um período sem sexo regular, mas o sexo expressa sentimentos e pode melhorar seu ânimo e ajudar a relaxar. Depois, ele terá um papel importante em seu relacionamento e ajudará a mantê-lo firme; por enquanto, ser mais carinhoso um com o outro já pode ser de grande valor.

Momentos românticos. Tentem marcar alguns encontros, para passar um tempo juntos. Enrosquem-se diante da tevê ou, melhor, desligue-a, acenda velas e façam massagem um no outro. Tomem um banho morno juntos ou apenas aconcheguem-se na cama e conversem. É bem possível que caiam no sono antes que algo mais aconteça, mas simplesmente saborear o calor do corpo um do outro e familiarizar-se novamente com ele é um bom meio de restabelecer a vida sexual.

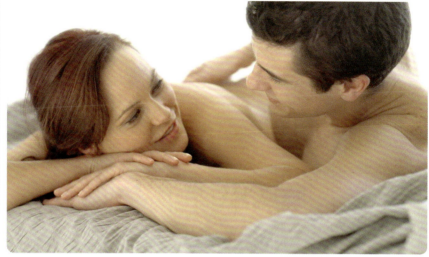

Ficar juntinho. Arranje tempo para estar junto de seu companheiro. Ainda que não leve ao sexo, a intimidade ajudará ambos a se sentirem mais ligados e em sintonia um com o outro.

Ainda que não esteja disposta a fazer sexo, uma resposta positiva a gestos de ternura garantirá aos dois que ainda são amáveis e atraentes. Preliminares ou até beijos apaixonados podem ajudar a entrar mais no clima e a reacender uma pequena excitação sexual.

Contudo, o sexo pode não ser uma prioridade para ambos no momento, e é absolutamente normal e aceitável demonstrar seu amor e afeto de outras maneiras. Se o desejo sexual de vocês não está combinando no momento, e pelo menos um dos dois está se sentindo pressionado – ou sozinho, frustrado e isolado –, tente encontrar um compromisso que sirva a ambos. Expressar amor por seu companheiro deve ser uma parte importante do relacionamento, quer você o faça sexualmente, quer por palavras e ações.

TIRA-DÚVIDAS

Fazer sexo ainda é doloroso. Isso é normal? Se você teve um parto difícil, seu corpo pode ainda estar se recuperando e talvez você esteja emocionalmente abalada. A antecipação da dor pode estar deixando você tensa, o que aumentará o desconforto. Use um lubrificante, especialmente se você não está ficando excitada por medo da dor. Vá devagar e experimente novas posições. Exercite o assoalho pélvico (ver p. 65) para fortalecer a área e estimular a circulação; isso pode ajudar. Ocasionalmente, episiotomias ou incisões causam desconforto por muito tempo, assim como uma infecção ou uma afta. Se continuar a sentir dor, procure um médico, que poderá encaminhá-la a um fisioterapeuta ou a um ginecologista.

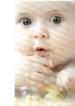

36 semanas

293

SEU BEBÊ TEM 36 SEMANAS E 4 DIAS

Boas combinações

Embora seja tentador alimentar o bebê com o que ele já conhece e gosta, é importante ampliar o cardápio, incluindo novos alimentos.

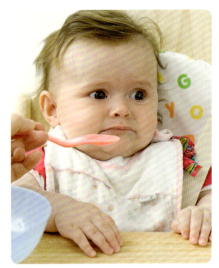

Paladar exigente. Alguns bebês resistem ativamente a provar novos alimentos. Vale a pena perseverar, mas tente algumas táticas novas.

Mesmo que ele demonstre resistência, não desista de tentar ampliar a dieta de seu bebê. Continue a oferecer-lhe um novo alimento, usando diferentes acompanhamentos para alterar o sabor, a textura e a aparência da refeição. Logo ele se acostumará.

Se você se habituou a cozinhar porções de comida, é fácil ajustar a dieta do bebê, pois pode confiar num suplemento pronto de um ou dois alimentos de que ele goste e usá-los como base para novas refeições. Assim, se ele gosta de batata-doce amassada, junte a ela um pouco de carne moída ou alguns pedacinhos de frango e um pouco de ervilhas – e terá um guisado instantâneo, acrescido de nutrientes e com o sabor do alimento favorito dele para atraí-lo. Se ele é fã de batata, misture purê de batata com peixe picado, um pouco de queijo cheddar suave e espinafre picado, numa saudável "torta de peixe". Se ele gosta de cenoura amassada, junte alimentos adocicados, como batata-doce ou abóbora, para apresentar-lhe novos sabores, ao mesmo tempo ricos em nutrientes.

Mostre ao bebê como mergulhar com a mão nas comidas favoritas – cenouras, pepinos ou torradas, para que se habitue com combinações de sabores e texturas diferentes. Se ele gosta muito de cenoura, junte-lhe um pouco de espinafre picado com purê de cenoura e ofereça pedaços de macarrão com manteiga para mergulhar na mistura, acompanhados de palitos de pepino para mastigar.

SEU BEBÊ TEM 36 SEMANAS E 5 DIAS

Vestindo o bebê

Seu filho pode estar muito ocupado para algo tão trivial como trocar de roupa! Táticas de distração podem ajudar a vesti-lo.

Quando quiser vestir o bebê, pegue-o desprevenido. Se você o veste na mesma hora todos os dias, altere ocasionalmente as coisas para que ele não comece a resistir prevendo o que vai acontecer. Por outro lado, se você tem um bebê que se dá bem com a rotina e gosta de saber o que vai acontecer a seguir, procure vesti-lo na mesma hora do dia, pois esse tipo de personalidade provavelmente resiste menos quando sabe o que está por vir. Talvez você ache mais fácil vestir o bebê deitando-o sobre seu joelho e segurando-o com firmeza. Essa mudança poderá também surpreendê-lo e fazê-lo cooperar. Ora, enquanto ele se sentir aquecido, vista-o por etapas, deixando que brinque entre elas. Talvez ele não resista se apenas uma peça de roupa for vestida rapidamente.

Procure tornar divertida a troca de roupas. Por exemplo, faça um comentário para distraí-lo, como "Olha que lindas meias vermelhas eu vou colocar nas perninhas e enrolar na barriguinha do bebê! Agora é hora da camiseta listada. Braços pra cima da cabeça, garotinha!". Faça-lhe cócegas ao pôr a camiseta pela cabeça, encoraje-a a ajudar você a calçar as meias, brinque de porquinho ou cante uma das canções prediletas do bebê. Se ele estiver envolvido e se divertindo, vai esquecer que não gosta de vestir-se. Seja como for, pratique a velocidade e a eficiência para terminar antes que o bebê perceba.

SEU BEBÊ TEM 36 SEMANAS E 6 DIAS

Tranquilidade com a cuidadora

Quer você deixe o bebê com um membro da família ou com uma cuidadora, é importante manter um bom relacionamento com eles.

Confiança, compreensão e respeito mútuo são essenciais quando se trata de dividir os cuidados com a criança, quer você esteja pagando uma cuidadora, quer contando com a generosidade de um membro da família. Quando você contrata alguém, o acordo é mais formal; contudo, seja quem for que cuidará do bebê, a clareza e a transparência entre os envolvidos são fundamentais.

Cuidados pagos. Se você emprega uma babá para tomar conta do bebê, não é preciso que vocês se tornem amigas, mas você tem de ser uma boa empregadora. Registre-a formalmente, com carteira assinada, ouça as preocupações dela, pague-a em dia, obedeça aos horários combinados e entenda se ela precisar ocasionalmente fazer um horário mais flexível. Sem dúvida, a recíproca é verdadeira.

Lembre-se de que ela não é apenas uma empregada, mas a "outra" pessoa na vida de seu bebê; portanto, tire um tempo para conhecê-la, lembre do aniversário dela e pergunte sobre coisas importantes para ela.

Comunique-se o máximo possível com quem cuida do bebê e fale sobre coisas que ela precisa saber. Por exemplo: o bebê não dormiu à noite por causa da dentição? Ele chora quando fica sem a coberta predileta? Do mesmo modo, no fim do dia ela deve relatar os acontecimentos, por menores que sejam, para mantê-la inteirada de tudo.

Compartilhe sua filosofia sobre cuidados com crianças. Mais que impor regras a serem seguidas rigorosamente, reserve um tempo para explicar por que você quer que o bebê coma os alimentos que ele come, ou por que prefere que ela não assista à tevê, e como manter a rotina em casa. Se ela se sentir envolvida, será maior a probabilidade de seguir sua liderança. Mostre, porém, respeito pela experiência dela e abra a mente para novas ideias – você pode obter algumas dicas importantes.

Faça revisões regulares, para que quaisquer preocupações ou tensões sejam discutidas antes de se tornarem problemáticas. Trabalhar junto, como uma equipe, é sempre a melhor abordagem. Mostre sensibilidade às necessidades dela, e provavelmente ela vai retribuir do mesmo modo.

Questão familiar. Se um membro da família estiver cuidando de seu bebê, demonstre-lhe reconhecimento regularmente. Não é fácil cuidar de uma criança pequena o dia todo, e, se o trabalho não for recompensado ou for pouco compensado, a situação poderá se tornar motivo de ressentimento. Converse sobre qualquer problema assim que ele surja e demonstre boa vontade para assumir responsabilidades extras se necessário. Entenda que toda pessoa que cuida de uma criança pequena precisa de um descanso de tempos em tempos, assim como de companhia e conversa adultas. Demonstre que dá valor ao trabalho dela.

Acordo harmonioso. Os avós muitas vezes assumem o papel de cuidadores; procure fazê-los sentirem-se valorizados e respeitados.

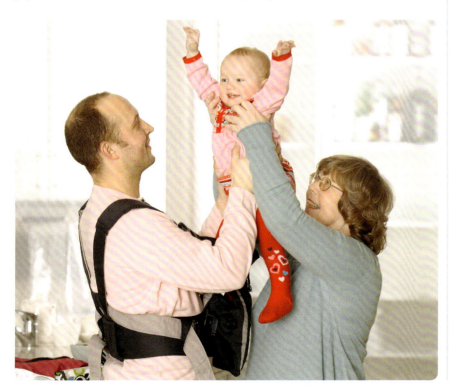
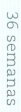

36 semanas

295

37 semanas

A REPETIÇÃO DE EXPERIÊNCIAS FORTALECE AS CONEXÕES NERVOSAS DO CÉREBRO DO BEBÊ

O bebê continua a explorar os objetos com a boca e está mais alerta que nunca, fazendo constantemente conexões entre palavras e objetos. Ele também está mais solto; por isso, torne sua casa o mais segura possível, mas esteja preparada para lidar com um tombo fora de hora.

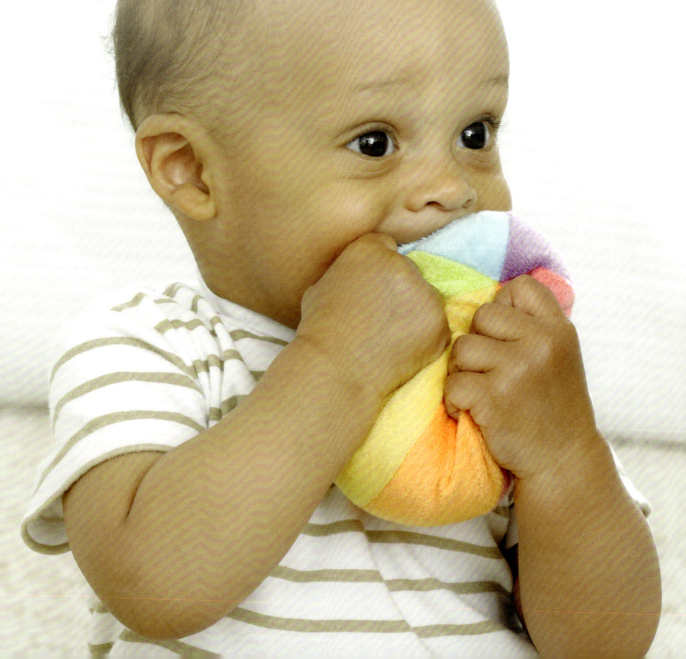

SEU BEBÊ TEM 37 SEMANAS

Falando sozinho

O bebê vai tagarelar alegremente, quer você esteja escutando, quer não, e vai começar a experiência aumentando o volume.

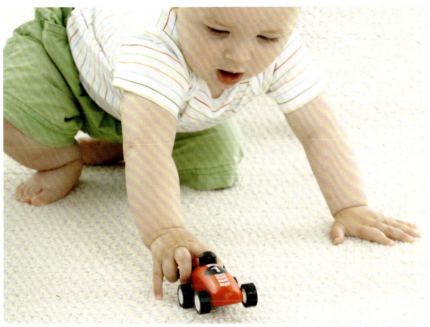

Alcance e volume. À medida que o bebê leva adiante o importante negócio de brincar, ele pode sussurrar, soprar com a língua entre os lábios, chiar, fazer ruídos estranhos e rir enquanto se diverte.

Com 37 semanas, o bebê vai praticar seus padrões e inflexões de linguagem falando, tagarelando, cantando e até gritando. Esse é um passo importante no desenvolvimento das habilidades linguísticas, e o repertório de sons e palavras dele aumentará quase diariamente. Não se surpreenda se ele praticar um único som por muito tempo, antes de juntá-lo de forma confiante a outro. Ele também estará ansioso por experimentar o volume e emitir alguns gritos surpreendentemente altos e agudos, o que poderá fazê-lo rir das próprias capacidades. Escute as vocalizações e outros ruídos engraçados enquanto ele pratica a extensão vocal.

Seu filho está acostumado a ouvi-la tagarelar com ele. Ao se aproximar dos 9 meses, ele continua a responder-lhe imitando os sons que você faz, inclusive altura e inflexão. Isso ajuda a cimentar o ritmo e a cadência da língua em seu cérebro. Você pode notar que seus próprios padrões de discurso são ecoados no balbucio dele e que ele termina algumas "frases" com um tom um pouco mais elevado, como uma interrogação ou até uma exclamação. Responder ao que ele diz ajudará no processo. O bebê observará sua boca de perto para tentar compreender o que você está dizendo, mas o entendimento chega por associação; por isso, continue a apontar para as coisas e a explicar o que você está fazendo.

ATIVIDADE

Tchau!

Acenar quando alguém sai é um de nossos gestos mais comuns, e os bebês gostam de observá-lo e imitá-lo. A maioria dos bebês dá seu primeiro aceno significativo entre os 10 e os 12 meses. Alguns fazem isso antes, se os pais levantaram o braço dele para acenar desde a tenra idade – ou podem fazê-lo mais tarde, se o gesto não for usado com frequência. Se o bebê não estiver acenando por conta própria, mostre-lhe como fazer isso enquanto diz "Tchau, tchau". Depois de muita repetição, ele começará a responder. Logo estará levantando a mão e acenando ao se despedir dos amigos ou em ônibus e lojas!

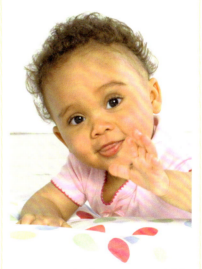

Acenar. Por volta de 37 semanas, o bebê poderá começar a associar a palavra "tchau" à ação de acenar.

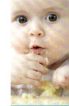

SEU BEBÊ TEM 37 SEMANAS E 1 DIA

O ganho de peso diminui

Apesar de comer mais nesses dias, o bebê ganhará peso lentamente: movimentando-se mais, ele queima mais calorias.

É normal preocupar-se com o peso do bebê. Talvez essas coxas com dobrinhas e braços roliços levem a achar que ele está acima do peso, ou talvez seu esbelto bebê, sem um grama de carne a mais, pareça estar com pouco peso.

Se o peso dele continua a seguir o mesmo intervalo na tabela de crescimento, ele está indo muito bem. Continue a pesá-lo regularmente, uma vez a cada 2 meses, para não perder de vista seu progresso ou apenas para se tranquilizar.

O ritmo de crescimento do bebê diminui rapidamente durante o primeiro ano de vida, atingindo um rápido platô por volta dos 12 meses. O leite materno, ou similar, é mais calórico do que os alimentos que o bebê vai provar e comer, e pode levar tempo para que ele seja capaz de ingerir o suficiente para suprir a diferença de calorias. Não fique em pânico se no início ele não parecer interessado no alimento sólido; muitos bebês levam um tempo para mostrar interesse. Esteja certa de que o leite ainda fornece a base da nutrição dele no momento e de que o bebê precisa de tempo para se acostumar a novos sabores e texturas – e para aceitá-los.

TIRA-DÚVIDAS

As moleiras de meu bebê ainda estão moles. Isso é normal? Pode levar até 18 meses para os ossos do crânio do bebê se solidificarem. Por volta dos 11 meses, o pequeno vão (a fontanela posterior, em direção à parte de trás da cabeça) geralmente já se fechou, deixando apenas o vão maior (a fontanela anterior, no alto da cabeça) ainda mole. Portanto, não se preocupe por cerca de sete meses, mas se elas parecerem afundadas ou abauladas procure o médico logo.

SEU BEBÊ TEM 37 SEMANAS E 2 DIAS

Na boca dele

Agora que é capaz de segurar os brinquedos sem derrubá-los, o bebê pode revirá-los na boca para explorar-lhes as superfícies.

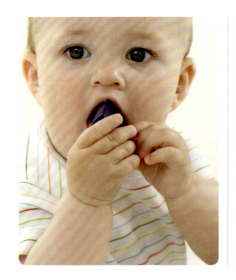

Os movimentos do maxilar e da língua do bebê estão bem coordenados, e as habilidades com a boca são sofisticadas, o que lhe permite extrair informações sensoriais de tudo que entra na boca dele. Ele vai explorar brinquedos e outros objetos com língua, lábios e maxilar para descobrir peso, forma, e textura. Também usará essa capacidade para descobrir tudo sobre o alimento que ingere.

O bebê começará, ainda, a levar à boca e até a morder as coisas para diminuir o desconforto da dentição. Morder, mastigar e explorar brinquedos oralmente vai ajudá-lo a amaciar as gengivas. Ofereça-lhe mordedores (não de PVC).

O gesto de levar à boca prepara o bebê para mastigar e engolir alimentos sólidos e para falar, pois trabalha os músculos do maxilar e da língua.

Agora que seu bebê está ficando mais desenvolto e se esforçando para dominar o gesto de pinçar (ver p. 339), não deixe em qualquer lugar objetos pequenos com que ele possa engasgar. Assegure-se também de que tudo que for perigoso ou venenoso esteja em local alto ou num armário fechado.

Descobertas. É quase sempre com a boca que o bebê investiga primeiro os objetos.

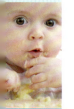

SEU BEBÊ TEM 37 SEMANAS E 3 DIAS

Segurança no berço

Quando o bebê for capaz de se erguer para ficar em pé no berço, você precisará tomar algumas precauções que garantam a segurança dele.

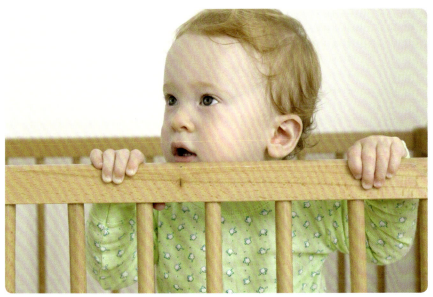

Altura segura. Neste momento, a base do berço do bebê deve ser colocada na altura máxima. O ideal é que seu filho fique inteiramente atrás das grades dele, mesmo quando estiver em pé.

Deixe a base do berço do bebê colocada tão alto quanto possível. Se ele já consegue sentar-se, poderá erguer-se sobre as barras e perder o equilíbrio, se a base do berço estiver muito próxima do alto da barra.

Quando puder se levantar no berço, na época da dentição, é provável que o bebê queira morder a travessa de cima. Se o berço for pintado, verifique se a tinta não contém chumbo. Você pode adquirir uma barra de plástico, como um parapeito, que assente sobre a travessa; ela não só protegerá o bebê da pintura e de lascas da madeira como poderá deixar o berço mais bonito.

Retire móveis e prateleiras das paredes adjacentes que ele possa alcançar e segurar para levantar-se e projetar-se para fora do berço. Certifique-se de que fios de abajures, persianas ou cortinas estejam presos e longe do berço. Veja se o colchão se ajusta confortavelmente. Agora que o bebê consegue se mover em volta do berço, ele pode ficar com o pé preso em algum vão entre o berço e o colchão. Pelo mesmo motivo, cubra desenhos recortados ou outros espaços em que os braços ou pernas possam se enganchar. Eles podem ser bonitos, mas certamente não são seguros. Se o berço que estiver usando não for novo, verifique se o espaçamento entre as barras está de acordo com os padrões de segurança. Não pode haver mais de 2 centímetros entre as barras, para evitar que a cabeça do bebê fique presa entre elas.

Finalmente, por precaução, coloque um tapete grosso e macio ao lado do berço. Para um bebê agitado, onde existir um desejo haverá um meio, e se ele quiser pular, nada irá detê-lo!

TIRA-DÚVIDAS

Meu bebê quer ficar no colo o tempo todo. Quando o ponho no chão, mesmo que por alguns minutos, ele chora. Isso torna tudo muito difícil. O que eu posso fazer?
Alguns bebês são mais inseguros que outros (talvez pela ansiedade de separação, ver p. 283). O bebê sente-se mais seguro em seus braços e quer ficar ali. Todavia, carregá-lo por todos os lados impede não apenas que você faça as coisas, mas que ele aprenda a rastejar e a engatinhar, para que finalmente se mova pela casa sem ser carregado. Tampouco permitirá que aprenda como se entreter por curtos períodos.

Os bebês também pedem colo por quererem conforto e atenção ou alguma outra coisa. Indague a si mesma se está passando tempo suficiente com ele. A fralda dele está limpa ou está na hora do almoço? Se as necessidades do bebê estão sendo atendidas, tente aumentar o intervalo entre os colinhos. Dê a ele brinquedos suficientes para mantê-lo entretido e deixe-o a sós para fazer o que quiser por alguns momentos. Se ele começar a protestar, brinque com ele por alguns minutos e em seguida se afaste. Se ele chorar pedindo colo, tente distraí-lo com uma atividade. Seja realista: todos os bebês precisam de carinhos e colo. Assim que ele começar a engatinhar e adquirir o senso de independência, terá menos necessidade de ficar no colo.

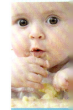

SEU BEBÊ TEM 37 SEMANAS E 4 DIAS

O poder do cérebro

O cérebro do bebê está se desenvolvendo mais depressa do que em qualquer outra época da vida dele. O que está acontecendo?

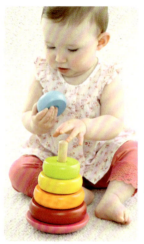 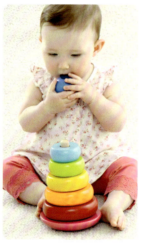 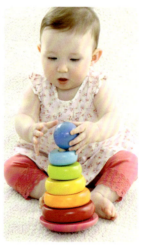

Estímulo e repetição. Enquanto o cérebro do bebê está se desenvolvendo, experimentar estímulos repetidos encorajará o desenvolvimento de caminhos neurais, que é como a informação é armazenada.

UMA TOCA EM CASA

Construir uma caverna não é coisa apenas dos que estão começando a andar; bebês adoram cavernas. Arme uma na sala de estar. O bebê ficará fascinado com a transformação na sala, e brincar na caverna estimulará o desenvolvimento das habilidades motoras gerais. Pegue todos os acolchoados ou cobertas macias e edredons que puder e cubra o chão com eles para lhe dar uma aterrissagem suave onde quer que ele caia. Use almofadas e caixas de plástico emborcadas como obstáculos a transpor e uma caixa de papelão (aberta nas duas extremidades) para fazer um túnel. Não deixe o bebê desassistido enquanto ele explora essa fascinante zona de brincadeira.

O cérebro do bebê cresce mais no primeiro ano do que em toda a vida dele. Aos 12 meses, ele terá alcançado cerca de 60% do tamanho adulto dele. O bebê nasceu com o complemento de células nervosas (chamadas de neurônios) completo, mas à medida que ele cresce aquelas mais usadas ganham força e se ramificam para fazer outras conexões e caminhos, que o capacitam a pensar e desenvolver habilidades. Ao final do primeiro ano, o cérebro de seu filho terá feito milhões de novas conexões – e, quantas mais fizer, mais adiantado será o desenvolvimento mental dele. Além disso, cada um dos neurônios do bebê tem um revestimento chamado mielina, que o isola e protege, e ajuda as mensagens a se moverem mais depressa.

Repetição. Os caminhos neurais são formados à medida que o cérebro do bebê processa as experiências do mundo. A repetição de palavras, as ações e as brincadeiras são vitais para cimentar essas conexões, e é muito mais benéfico ao desenvolvimento neural do bebê do que experiências isoladas.

Novas habilidades. O desenvolvimento do bebê ocorre em estágios lógicos, com cada marca ou realização evolucionárias fornecendo o bloco de construção para que ele continue a alcançar uma marca mais complexa ou exigente. Por exemplo, conseguir levantar a cabeça e empurrar para cima dá ao bebê as habilidades de que precisa para rolar e praticar os movimentos de que precisará para engatinhar. Com a força e o equilíbrio adicionados a esse repertório, ele será capaz de combinar essas habilidades separadas e começará a engatinhar.

Estimulando os sentidos. O desenvolvimento do cérebro do bebê tem informações de todos os sentidos. Todas as experiências do bebê – o que ele cheira, prova, vê, cada voz, canção ou ruído que escuta, cada textura que sente – são traduzidas pelos neurônios no cérebro dele, que por sua vez estabelece conexões entre células e cria aprendizado.

Ao mesmo tempo, caminhos raramente usados desaparecem e podem ser perdidos. Dessa maneira, o cérebro do bebê está "desbastando" a si mesmo – mantendo e fortalecendo algumas conexões e deixando passar as menos importantes. Você pode ajudar seu filho dando-lhe muito estímulo e experiências diferentes, assim como repetindo essas experiências para que os caminhos dele se fortifiquem.

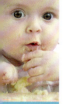

SEU BEBÊ TEM 37 SEMANAS E 5 DIAS

Temporada de testes

Seu bebê está tentando superar os limites da habilidade – por isso, às vezes ele vai ficar empacado!

Sendo infinitamente curioso, o bebê pode dar um jeito de tomar impulso para ficar em pé, mas em seguida sentir-se inseguro para voltar a sentar-se. Ele pode subir de gatinhas os degraus da escada e depois, olhando para trás, perceber com desânimo que não sabe como descer de volta. Pode chorar quando ouvir um cachorro latindo ou outro ruído alto, e até expressar um súbito desprazer com o quarto escuro na hora de dormir. Essas reações são uma forma de autoproteção.

Elas podem encorajá-lo a ser cauteloso, mas isso é com frequência sobrepujado por sua curiosidade e ânsia de aprender ou praticar habilidades emergentes. Pode chegar uma hora em que ele realmente se exceda, e sinta medo e necessidade de seu apoio, reafirmação e conforto.

Mostre a ele como subir e descer as escadas e sentar-se depois de levantar. Repetir as ações irá renovar a confiança dele. Explique que o alto ruído é apenas de um cachorrinho bobo e, na hora de dormir, faça sons suaves ou repita a canção de ninar favorita ao apagar a luzes. Pouco importa a situação em que ele se meteu, fique calma para não assustá-lo. Ajude-o e tranquilize-o, então ajude-o a continuar. Não mostre a ele seu medo de cães ou de acidentes e seja confiante em situações estranhas. Crie oportunidades para que a hora de brincar aumente a confiança dele e elogie-o quando ele se sair bem.

SEU BEBÊ TEM 37 SEMANAS E 6 DIAS

Quedas e colisões

É inevitável que seu bebê termine com contusões e colisões à medida que se movimente mais e queira fazer as coisas sozinho.

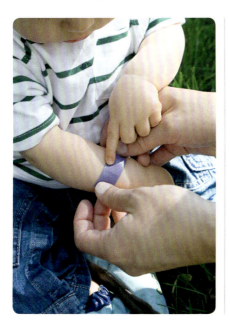

Evite reagir com exagero quando seu bebê cair, mesmo que ele se machuque. Ele avaliará sua reação antes de decidir como reagir, e se vir que você está em pânico ou ficando ansiosa e aflita fará o mesmo. Em vez disso, ignore-o com um animado "Ai, ai" e estimule-o a tentar novamente. Se ele ficar com medo de novas experiências por associá-las com machucar-se, terá menos probabilidade de se envolver numa experimentação e exploração saudáveis. Já se você lhe ensinar que erros – e colisões e tombos – são parte normal da vida, ele as enfrentará e continuará tentando.

Carinho e cuidado. Procure confortar o bebê enquanto examina o machucado. Ele está aprendendo que erros fazem parte da vida.

Se o bebê ficar aflito depois de um acidente, conforte-o, coloque um pano frio sobre os machucados ou inchaços e examine-o cuidadosamente. Ser positiva não significa ignorá-lo ou ser displicente; veja se ele não se machucou muito. Por exemplo, qualquer batida na cabeça, queda desastrada ou corte que sangre por mais que alguns minutos devem ser tratados por um médico, especialmente se o bebê parecer aturdido ou aflito. Considere a necessidade de contatar uma organização ou entidade especializada para saber sobre primeiros socorros, de modo que você se sinta mais confiante sobre quando procurar ajuda médica ou enfrentar uma emergência.

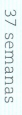

37 semanas

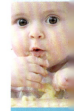

301

38 semanas

BEBÊS GOSTAM DE BRINCAR AO LADO DE OUTROS BEBÊS, MAS SÓ BRINCAM ENTRE ELES POR VOLTA DOS DOIS ANOS.

Seu independente bebê vai adorar fazer música sozinho; na medida do possível, encoraje-o. A memória dele também está melhorando, e ele vai reconhecer objetos e familiares com maior frequência. Ele gosta de brincar sentado ao lado dos "amigos", e aprenderá observando-os.

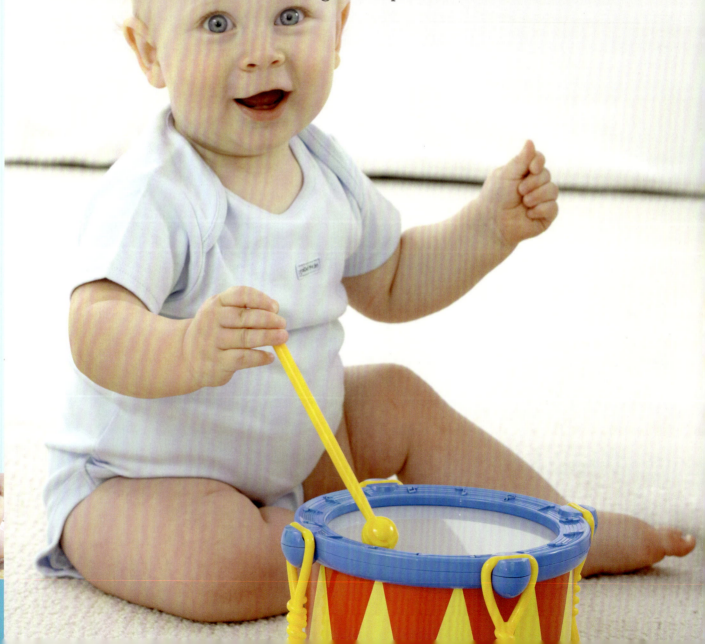

SEU BEBÊ TEM 38 SEMANAS

Vamos fazer um som...

... e dançar! Estimule o senso natural de ritmo do bebê e encoraje seu prazer de ouvir música – e de tocar.

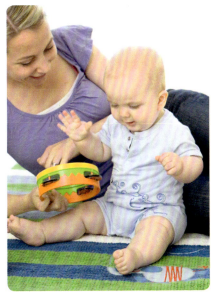

Vida musical. Faça do ato de ouvir música – e de tocar – parte da rotina do bebê. Esse hábito o estimulará em todos os níveis.

A música pode ter um impacto significativo sobre o bebê. Música suave pode acalmá-lo, enquanto música alegre pode elevar seu ânimo, sendo uma excelente distração quando ele estiver irascível ou cansado e um ótimo truque para manter o humor dele numa viagem de carro longa. Ouvir e fazer música ajudam o desenvolvimento da coordenação sensorial e da memória do bebê. Entoar canções de ninar promove o desenvolvimento linguístico e o senso rítmico.

Instrumentos musicais de brinquedo ajudam a desenvolver as habilidades motoras do bebê. Teclados, xilofones e tamborins são ideais, pois são fáceis de tocar e fazer sons interessantes. Ele vai gostar também de adicionar acompanhamento musical martelando tambores ou sacudindo chocalhos.

Dança. Quer o bebê esteja preparado para ficar em pé com seu apoio quer mais feliz quando no colo, encorajá-lo a se mexer acompanhando a música vai ajudá-lo a melhorar a coordenação e a consciência corporal, e a se expressar criativamente. Coloque uma música de que ele goste e ele vai mexer os braços e as pernas, quando pequeno, e pular e balançar à medida que cresce.

Segure as mãos do bebê para apoiá-lo e dance com ele, levantando-o numa pirueta no ritmo da música. Ou coloque uma valsa ou um tango e deslize pela sala – no estilo dança de salão – carregando-o nos braços. Ele vai adorar flutuar e rodopiar pelo chão!

POR FALAR NISSO...

Pesquisa sugere que os bebês nascem com uma predisposição para se mexer ritmicamente em resposta à música. Em um estudo com 120 bebês entre 5 meses e 2 anos, pesquisadores tocaram discos de música clássica, batidas rítmicas e falaram com eles registrando os resultados em vídeo. Descobriram que os bebês mexiam os braços, pernas, pés, torso e cabeça em resposta à música muito mais que falavam. A razão dessa habilidade não é clara, embora dançar e fazer música tenham sido importantes para a coesão social de nossos ancestrais.

ATIVIDADE

Banda doméstica

O bebê gostará de fazer muitos ruídos com objetos domésticos seguros. Faça um chocalho com uma garrafa plástica cheia de macarrão ou arroz. Veja se a tampa está bem fechada para que nada escape, com risco de sufocamento. Use potes, panelas, tigelas e vasilhas de plástico, junto com uma espátula ou uma colher de pau, para criar um conjunto de percussão. Use seus chocalhos como maracas. Se você tiver um piano ou teclado, deixe seu bebê tocar também. Faça música com ele, mas deixe que tente seus próprios sons. Toque música agitada e em seguida música calma, e observe como ele reage a cada uma; as batidas dele diminuem com a mudança de compasso?

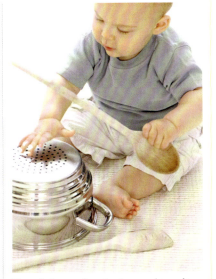

Hora do improviso. Qualquer coisa pode ser um instrumento, já que o bebê é capaz de fazer muitos ruídos.

38 semanas

303

SEU BEBÊ TEM 38 SEMANAS E 1 DIA

O favorito

O bebê provavelmente tem uma forte ligação com algum brinquedo em especial. É o preferido para a hora de dormir.

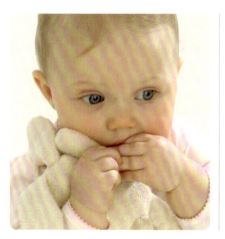

Nesta fase, quando se estabelece a ansiedade de separação (ver pp. 246 e 283), um brinquedo de conforto pode ajudar o bebê em novas situações, fornecendo-lhe um elo com o familiar. Com esse "apoio", ele achará mais fácil dormir na casa da vovó ou sentar no colo de um estranho. Se você tiver de voltar ao trabalho, ele poderá sentir-se melhor com a cuidadora.

Se seu bebê ainda não tiver um objeto

Brinquedo preferido. Um objeto de conforto pode ajudar o bebê a sentir-se mais seguro quando você não estiver por perto.

de conforto, não é tarde para dar-lhe um. Escolha um brinquedo de que ele goste, com uma textura macia e lisa que ele possa esfregar ou mastigar, ou uma manta leve que ele possa carregar. Prefira uma que seja fácil de limpar ou lavar na máquina, e segura para ser manuseada – e, o que é ideal, fácil de substituir se for perdida. Enfie-a sob o braço dele ao alimentá-lo e garanta que ele esteja com ela quando for dormir. Use-a para acalmá-lo quando ele estiver cansado e rabugento; com isso, ele logo vai associá-la a conforto.

SEU BEBÊ TEM 38 SEMANAS E 2 DIAS

Seu bebê sociável

O bebê é fascinado por outros bebês. Ele vai tagarelar com eles, imitar as ações e gostar de brincar perto deles.

Com 38 semanas, o bebê vai se envolver em brincadeiras paralelas – sentado ao lado de outro bebê, vai agir por si só enquanto o outro faz o mesmo. Eles podem tagarelar um com o outro e olhar para ver o que o outro está fazendo, ou mesmo disputar um brinquedo ou copiar atividades um do outro, mas se interessam mais pelas suas, e até podem esquecer que o outro está ao lado.

Para o bebê, o amiguinho é como outro brinquedo ou coisa interessante de observar. Ele gosta muito de ver outros bebês. Essas primeiras interações lhe permitem acostumar-se à companhia de outras crianças. Ele aprenderá observando outros bebês e fará "amizades", o que nessa idade significa que outros bebês se tornam familiares, e prediletos. Ele se sentirá atraído pelos bebês que já conhece quando você entrar em brincadeiras ou cruzar com amigos.

Não se surpreenda se seu bebê quiser examinar o companheiro e dar-lhe um puxão de cabelo ou tocar-lhe o rosto, como faria com um novo brinquedo. Ele pode gostar de obter uma boa reação quando bate na cabeça do outro ou sobe em cima dele. Seja paciente; isso é experimentação, não agressão. Mostre a ele como afagar gentilmente outras pessoas e depois o distraia.

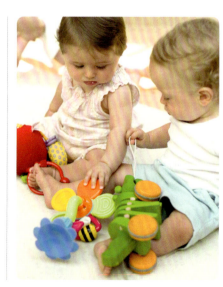

Brincadeira paralela. O bebê brincará ao lado de outros bebês, mas só vai compartilhar com eles mais tarde.

304

SEU BEBÊ TEM 38 SEMANAS E 3 DIAS
Deixar cair é divertido!

Você terá de pegar coisas no chão muitas vezes nas próximas semanas, já que seu bebê descobriu como é engraçado vê-las caindo.

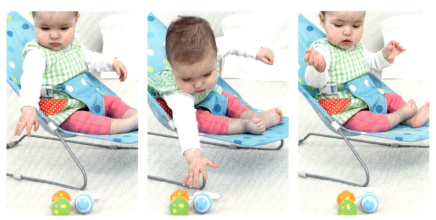

Pegar e deixar cair. O bebê pode decidir que derrubar objetos é muito divertido e passará bastante tempo nesse novo e fascinante jogo – se você ajudá-lo!

Até então, o bebê não tinha a coordenação motora necessária para abrir as mãos e soltar intencionalmente um objeto que segurava. Por volta dos 7 meses, ele começa a fazer a transição de soltar involuntariamente para soltar intencionalmente. De início, isso é quase forçado – passando um objeto de uma mão para a outra, a mão que dá tem de deixar a mão que recebe largar o objeto. Além disso, quando o bebê sente o objeto que está em sua mão pressionando contra outra superfície, ele aprende a deixá-lo cair. Com o tempo, aprende a estender os dedos e o polegar para soltar um objeto deliberadamente. Embora isso nos pareça óbvio, para o bebê é uma nova habilidade fascinante que ele deseja praticar.

A essa altura, o bebê tem uma crescente compreensão do conceito da permanência do objeto (ver p. 245). Ele logo entende que, se parar de derrubar alguma coisa por cima da cadeirinha dele, ela não desaparece, mas deve estar no chão. Também está aprendendo a apontar – assim, pode lhe dizer que o objeto está ali e "pedir-lhe" que o pegue, o que, é claro, você fará.

Deixar cair objetos também constitui lições de causa e efeito. Quando um objeto bate no chão, faz um ruído. O bebê vai querer ouvir esse ruído repetidamente, reforçando a cada vez a conexão entre a queda e o baque quando ele bate na superfície. O intervalo entre a ação e o ruído lhe ensina importantes lições sobre duração temporal e espaço.

Deixar cair objetos é um jogo importante, por mais irritante que possa ser ficar pegando coisas do chão repetidamente. Seja indulgente com seu bebê pelo tempo que aguentar, lembrando-se de que deixar cair algo, procurá-lo e apontar são importantes marcos do desenvolvimento. Quando ele ficar um pouco mais crescido, você poderá adotar a "regra de três" – quando o objeto tiver sido atirado no chão e você o tiver pegado três vezes, na quarta vez ele continuará no chão!

ATIVIDADE

Apanhar objetos

O bebê está mesmo interessado em deixar cair os brinquedos; e prestes a descobrir como apanhá-los. Ele está aprendendo a soltar as coisas, então brinque de apanhá-las com ele. Sente-o no cadeirão e atire um brinquedo macio na bandeja. Ele vai apanhá-lo e, com um pouco de sorte, vai deixá-lo cair da cadeira. Quando fizer isso, pegue o brinquedo e atire delicadamente de volta na bandeja. Logo ele vai perceber que deve pegar o brinquedo e jogá-lo de novo, talvez copiando seu movimento e atirando-o. Você pode seguir o mesmo princípio quando rolar uma bola no chão para ele – agora que ele consegue soltar um objeto de propósito, vai finalmente aprender a rebater ou a jogar a bola de volta.

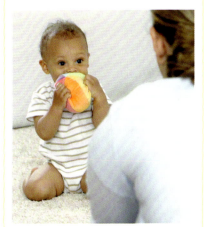

Jogos com bola. Faça rolar uma bola macia delicadamente para o bebê, para que ele possa pegá-la e rebatê-la de volta.

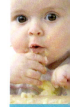

SEU BEBÊ TEM 38 SEMANAS E 4 DIAS
Hora da soneca

Os cochilos, reduzidos a cerca de dois por dia, continuam a ser importantes para o bem-estar do bebê, quer ele concorde, quer não!

O bebê pode ter dificuldade em se deitar na hora da soneca. Pode não querer interromper a diversão e resistir a todas as tentativas de cessar as atividades. Isso, porém, não significa que não precise dormir. O rápido desenvolvimento e todas as atividades que pratica o deixarão muito cansado, ainda que não o admita.

Se você sente dificuldade em acomodá-lo, tente deitá-lo um pouco mais cedo. Estabeleça uma curta rotina pré-soneca dando-lhe leite, um banho e cantando uma canção de ninar. Ele pode começar a antecipar essas atividades com prazer e ceder ao sono. Alguns bebês gostam de dormir em plena luz do dia, outros precisam de silêncio e uma cortina que escureça o ambiente. Veja como seu filho prefere e tome as providências para atendê-lo.

Ele pode ter pulado uma soneca e não parece estar em condições de aguentar horas extras acordado. Se resistir ao sono, crie um clima bem tranquilo. Um longo passeio no carrinho pode relaxá-lo e recarregar as baterias; ou leia para ele no sofá para acalmá-lo.

Ponha em prática uma rotina diária de modo que possa quebrá-la, mas mesmo assim encaixar nela todas as sonecas importantes. Programe datas de jogos, compras ou visitas sociais para quando o bebê estiver alerta, mas fique atenta a sinais de cansaço e ponha-o para dormir, se for preciso.

Por vezes o bebê adormece no carro, e você terá de transferi-lo para o berço, ou cochila no carrinho de passeio. Não há um modo correto de encorajá-lo a dormir – se ele tiver um, ele ficará bem. Use a hora da soneca não como uma oportunidade para fazer uma tarefa doméstica, mas para reorganizar-se e relaxar.

SEU BEBÊ TEM 38 SEMANAS E 5 DIAS
Reconhecimento

À medida que a memória do bebê se desenvolve, ele pode voltar a cabeça quando você o chamar e reconhecer objetos familiares.

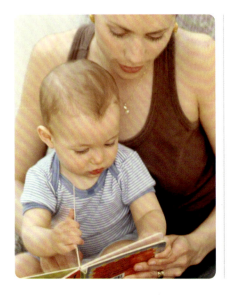

O bebê pode apontar ao avistar algo que quer e mostrar empolgação e reconhecimento de locais familiares como o parque, ficando até entusiasmado ao ver que está a caminho de lá.

Ele reconhecerá pessoas que não tem visto há algumas semanas e ficará portanto mais feliz por ser posto na cama por uma cuidadora conhecida. Também vai reconhecer brinquedos que aprecia e até mesmo solicitá-los ruidosamente com um "Uh, uh, uh", apontando vivamente o dedo.

Eu conheço isto! Seu bebê pode apontar coisas que você nomeia no livro favorito dele.

Encoraje as tentativas dele de comunicar-se tentando executar o que ele está dizendo e o que ele quer. Isso pode significar segurar uma porção de objetos, perguntando "Isto?", mas ele gostará de seus esforços para entendê-lo, e quando você acertar será recompensada com um grande sorriso.

Se você mantiver uma rotina diária, o bebê reconhecerá as fases da rotina. Ele entende muito mais do que você diz agora e ficará encantado por se envolver no que está acontecendo. Poderá até adotar um sorriso maroto quando você segurar sua câmera! Ele reconhecerá o que virá em seguida e entrará no jogo.

SEU BEBÊ TEM 38 SEMANAS E 6 DIAS
Prevenindo a cárie

O esmalte dos dentes do bebê é mais fraco que o dos seus, o que os deixa mais suscetíveis a cáries.

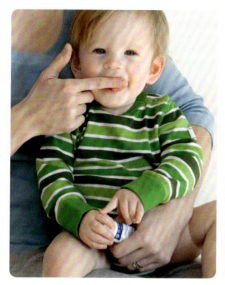
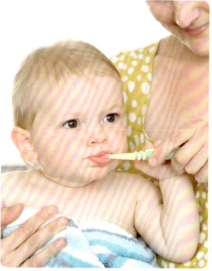

Aplicando o creme. Esfregue os dentes do bebê com um pouco de creme dental infantil contendo flúor, para evitar a proliferação de bactérias (à esquerda). **Escovando.** Deixe o bebê tentar escovar os dentes (à direita).

O mais importante a lembrar é que o bebê não tem ainda uma dieta completa de alimentos sólidos e, portanto, tem menos saliva, que se forma quando ele come (a saliva ajuda a proteger e fortalecer os dentes). Por essa razão, é importante tomar certas medidas para prevenir a cárie dentária e dar aos dentes condições de se tornarem fortes e saudáveis.

Incentive o bebê a comer alimentos com muito cálcio; isso ajudará tanto os dentes como a próxima dentição a se desenvolver adequadamente. Verduras, amêndoas, laticínios e soja são as melhores fontes; tente incluí-los na dieta diária. Ele estará obtendo, é claro, bastante cálcio das ingestões regulares de leite, mas o estabelecimento de hábitos saudáveis agora permite que ele se acostume a comer os alimentos que vão criar dentes fortes.

Você deve também limpar os dentes do bebê regular e efetivamente (ver p. 212). Mesmo que ele ainda não tenha muitos dentes, esfregue ou escove-os com um pouco de creme dental infantil que contenha flúor. Isso vai prevenir a formação de bactérias e ajudar a fortalecer o esmalte.

Se ocasionalmente você oferecer ao bebê algum alimento doce, faça-o nas horas de refeição; é quando ele come que se forma a saliva para proteger os dentes. Do mesmo modo, só ofereça suco de frutas com as refeições, para reduzir o impacto do açúcar natural do suco sobre os dentes. Na verdade, tudo que contiver açúcar natural ou processado deve ser dado com as refeições, não entre elas. Lanchinhos devem ser acompanhados por água, quando possível, ou leite, pois o teor de proteína e de cálcio ajudarão a manter saudáveis os dentes do bebê.

O FLÚOR

Este é um mineral natural encontrado em muitos alimentos e na água de beber. O flúor promove a boa saúde dental porque fortalece o esmalte dentário, tornando-o mais resistente à cárie; reduz a quantidade de ácido que as bactérias produzem sobre os dentes; e também previne a formação de ranhuras nos dentes, limitando áreas onde podem se formar placa. Por essas razões, é adicionado à maioria dos cremes dentais, para melhorar a eficácia da escovação.

O flúor é adicionado à água encanada, para melhorar a saúde bucal da população. Mesmo assim, a recomendação dos especialistas é de que bebês e crianças até 3 anos utilizem um creme dental infantil, que tem um nível de flúor menor do que os das pastas usadas por adultos. Existem especialistas que defendem que o creme dos adultos deve ser usado apenas por crianças com mais de 6 anos.

O flúor em excesso pode causar a fluorose, que deixa os dentes com manchas e porosos. No entanto, a fluorose não é causada pela concentração de flúor no creme dental, mas pela ingestão de uma grande quantidade do produto. Por isso é que se deve colocar pouca quantidade da pasta na escova e assegurar que o bebê não a engula. Use uma quantidade pequena do creme e deixe-o fora do alcance do bebê, para evitar que ele a ingira.

39 semanas

AS GENGIVAS DO BEBÊ SÃO BEM DURAS, POR ISSO ELES PODEM "MASTIGAR" ALIMENTOS MESMO SEM TER DENTES

Seu esperto bebê irá focar a atenção em suas instruções e até atenderá a elas se o pedido for simples e familiar. Ele compreenderá a maior parte do que você diz e tem a própria maneira de se comunicar com você. A nova habilidade dele de categorizar lhe permite comparar coisas novas com experiências prévias.

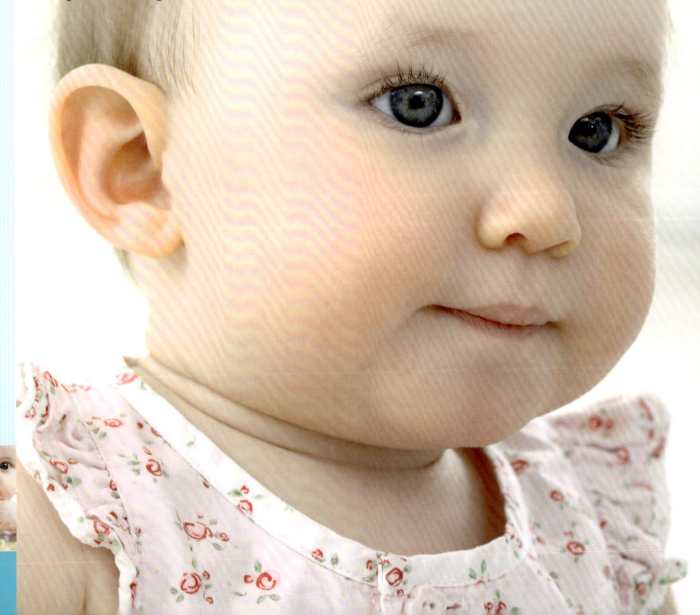

SEU BEBÊ TEM 39 SEMANAS

Crescendo depressa

Em nove meses seu bebê evoluiu de um nascituro indefeso para uma criança ativa, curiosa, preparando-se para emitir sua primeira palavra.

O bebê pode ter crescido duas a três vezes o tamanho dele desde o nascimento, e os desenvolvimentos de habilidades físicas e cognitivas são cada vez mais evidentes. A dieta de leite mudou para uma variedade de alimentos, à medida que ele progride para alimentar-se a si mesmo. Ele está cada vez mais independente e feliz de brincar sozinho às vezes, aprendendo com as experiências e explorações constantes. É um comunicador voluntário e tem preferência por um bom "papo" com a mamãe e o papai – ou com quem quiser escutá-lo. Se, antes, chorar era a única maneira de se expressar, agora sinais, gestos, combinações de sons cada vez mais sofisticados, e até a estranha palavra "real", formam um novo repertório de habilidades de comunicação. Além disso, saber interagir e responder às pessoas mostra um enorme salto na competência social, favorecida pela percepção sensorial dele.

As habilidades motoras do bebê progrediram, e ele já sabe levantar a cabeça e sentar-se sozinho; também descobriu como rolar, engatinhar (possivelmente) e, talvez, como tomar impulso para ficar em pé. A coordenação óculo-manual melhora à medida que suas ótimas habilidades motoras continuam a amadurecer, ele pode manipular objetos com as duas mãos e usar os dedos eficientemente.

Se o bebê parece lento para atingir marcos, você talvez se pergunte se ele está se desenvolvendo no ritmo certo. Caso ele não tenha completado as mesmas altas habilidades sociais, linguísticas, cognitivas de seus pares – ou de seus outros filhos –, não entre em pânico. Os bebês se desenvolvem em ritmos diferentes. Todavia, se estiver preocupada por achar que o bebê não parece estar alcançando marcos, consulte um profissional da saúde para tranquilizar-se ou obter ajuda.

Se o bebê nasceu prematuramente, ele deve se atrasar em algumas tarefas evolutivas. Isso é inteiramente normal. Use a idade prematura ajustada de seu bebê ao avaliar o desenvolvimento dele e peça informações se estiver preocupada.

ATIVIDADE

Hora de fantoches

O bebê vai apreciar um *show* de fantoches, e provavelmente vai querer participar dele. Confeccione um boneco de meia, usando uma caneta ou um bordado para marcar os olhos, ou compre um fantoche de mão, e faça-o brincar de se esconder, rir, gritar ou fazer cócegas no bebê! Coloque a mão do bebê no fantoche e mostre-lhe como funciona. Fantoches de dedo podem ser facilmente enfiados nas pequenas mãos do bebê. Faça seu fantoche de dedo suspirar, dar risadinhas, gritar, dançar e pular; depois pergunte ao bebê se o dele pode fazer essas coisas, também. Os fantoches incentivam a criatividade e melhoram a concentração e as habilidades visuais.

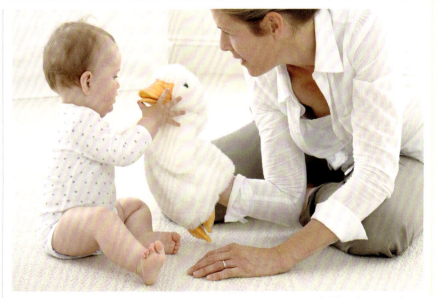

Fez que nem o pato? Jogos com fantoches são muito divertidos para o bebê, e ele nem vai notar se suas habilidades como ventríloquo não são das melhores.

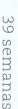

DESTAQUE PARA...
Desmame (3) – dieta variada

Uma vez que o bebê esteja desfrutando uma variedade de alimentos em forma de papa e purê, já pode passar para a terceira fase do desmame. Agora ele será apresentado a uma gama mais ampla de alimentos, bem como a novas texturas.

CHECK-LIST

Garantindo a variedade

É hora de introduzir alimentos com diferentes texturas, além de novas opções de sabores.

■ **Proteína.** O bebê deve fazer pelo menos três ingestões de proteínas por dia. Uma ingestão tem cerca de 40 gramas. Entre as fontes estão ovos, carne, peixe (tire as espinhas), laticínios, tofu, creme de amêndoas, leguminosas e sementes.

■ **Gorduras.** Cerca de metade das calorias vem das gorduras; algumas, do leite. Inclua as saudáveis, como abacate, azeite e laticínio integral.

■ **Frutas, legumes ou verduras.** Ofereça cinco porções por dia.

■ **Carboidratos.** O bebê deve ingerir três vezes por dia cereais, pão, macarrão, cuscuz, batatas, arroz.

■ **Alimentos consistentes.** Amassados, picados e moídos, com pedaços.

■ **Refeições – frequência.** Três refeições por dia, mais os lanchinhos.

■ **Quanto.** Guie-se por seu bebê. Comece com uma quantidade pequena, para não sobrecarregá-lo, e dê-lhe mais se ele quiser. Ele não deve estar com fome se estiver tomando mais de duas mamadeiras por dia (ver p. 291).

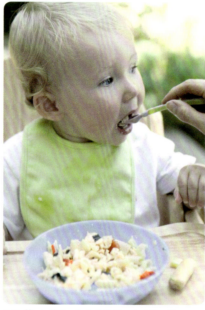

Amplie a dieta do bebê. Se o bebê estiver contente com alimentos sólidos, varie as texturas e a combinação de sabores.

A terceira e última fase do desmame envolve basicamente prosseguir todo o trabalho que você fez até agora, mas acrescentando mais textura às refeições – na forma de torrões maiores e alimentos que ele precise mastigar –, bem como maior variedade de sabores.

O bebê já conhece uma gama de diferentes gostos e sabe comer alguns alimentos com a mão, bem como comidas amassadas. Também pode ser capaz de beber água de um copo com tampa.

Nesta terceira fase, que ocorre em geral a partir dos 9 meses, introduza alimentos picadinhos ou moídos, bem como alimentos duros para comer com a mão, pois seu filho conseguirá morder e mastigar com mais confiança. Alguns bebês também ficarão contentes de comer sozinhos. Embora ele goste de segurar uma colher, a destreza requerida para levá-la à boca sem derramar a comida só virá em seu segundo ano, portanto não espere êxito da noite para o dia. Alguns bebês preferem refeições compostas de alimentos que eles podem segurar com a mão a segurar uma colher, que parece querer agir por conta própria. Seja como for, deixe seu filho experimentar com uma colher; é importante dominar essa habilidade.

O bebê agora deverá fazer três refeições por dia, mais os lanchinhos, e provar uma larga variedade de diferentes alimentos. Se você o está alimentando principalmente com a colher, bastará amassar grosseiramente o alimento com um garfo primeiro; por volta dos 9 meses, deverá apenas picar ou bater os torrões maiores.

Quer esteja alimentando seu filho com colher ou querendo desmamá-lo, você pode tirar proveito do rápido desenvolvimento da habilidade de pinçar as coisas (unir o polegar e o primeiro dedo juntos para pegar objetos) a fim de oferecer-lhe alimentos menores, como uvas-passas, cerejas, ervilhas e tomates-cereja ou uvas cortados ao meio. Ou algo amassado junto.

Bons hábitos para toda a vida. Nessa etapa, é importante apresentar ao bebê receitas mais complexas, que combinem sabores diferentes, bem como ervas e temperos. Acrescentando-se simplesmente uma pitada de ervas misturadas ao espaguete, por exemplo, uma refeição sem graça pode se transformar em algo novo e empolgante para o bebê. Excluindo as pimentas, outras opções e temperos são mais palatáveis ao bebê, como coentro, capim-limão, tomilho e manjericão. E ampliar o paladar do bebê agora pode ajudar a torná-lo menos "enjoado" com alimentos no futuro.

Pratos como torta de carne, atum ao forno e assados fornecem uma mistura atraente de sabores, assim como sobremesas de saladas de frutas e café da manhã com frutas. Combinações diferentes adicionam variedade à dieta do bebê, ajudando a educar as papilas gustativas.

Lembre-se, ao começar a misturar o menu e oferecer ao seu filho mais refeições da família, de que as necessidades nutricionais do bebê são muito diferentes das do adulto. O bebê ainda necessita de muita gordura na dieta; ele está crescendo rapidamente, e a gordura é a fonte mais concentrada de energia. Ele não deve ingerir muita fibra – material pouco calórico e volumoso, que vai encher o estômago dele, mas sem lhe oferecer todas as calorias de que ele precisa (ver p. 207).

Seguindo sua liderança. O melhor meio para o bebê aprender a comer e desfrutar novos alimentos é, claro, copiando você. É uma boa ideia, então, sentar à mesa e comer como uma família, para poder liderar pelo exemplo e passar um valioso tempo com o bebê. É mais provável que ele experimente um novo alimento vendo você ou um dos irmãos comendo esse alimento. Ele aprenderá algo sobre boas maneiras, bem como a gozar os aspectos sociáveis das horas de refeição. Procure manter esses momentos divertidos e agradáveis e não o force a comer ou experimentar novos alimentos se ele não quiser. Elogie-o por comer, ainda que uma pequena quantidade, e se ele rejeitar um prato em particular ou não quiser comer mais retire-o sem comentários.

Estudos demonstram que as crianças que comem regularmente com os pais conhecem os alimentos mais saudáveis, tornando-se comedores mais audazes.

SUGESTÕES PARA O SÉTIMO MÊS EM DIANTE

A dieta apresentada a seguir é recomendada a partir do sétimo mês de vida, mas converse sempre com o pediatra ou com um nutricionista, que poderão estabelecer um cardápio adequado às necessidades do bebê. Com base nos tipos de alimentos recomendados, use a criatividade para montar pratos atraentes e coloridos para seu filho.

Café da manhã
■ Leite materno ou fórmula. (O leite integral que os adultos tomam só está liberado a partir dos 12 meses.)

Lanche da manhã
■ Suco ou papa de frutas.

Almoço
■ Carne + arroz ou macarrão + legumes (dois a três, de cores diferentes) + uma verdura (espinafre, acelga, agrião, etc.) + uma leguminosa (feijão, lentilha, grão-de-bico, etc.).

Lanche da tarde
■ Papinha de frutas, iogurte natural ou queijo cottage.

Jantar
■ O mesmo do almoço, mas sem as leguminosas.

Ceia
■ O mesmo do café da manhã.

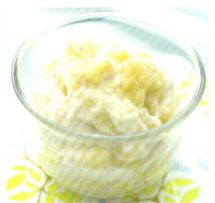 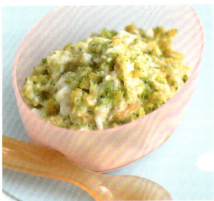 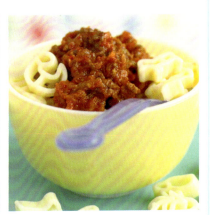

Comidinhas atraentes. Mingau de aveia com leite, iogurte e banana (à esquerda); filé de peixe com molho de queijo e legumes (no centro) e macarrão à bolonhesa (à direita) são opções que fornecem proteínas, carboidratos, gorduras, vitaminas e minerais de que o bebê precisa diariamente.

SEU BEBÊ TEM 39 SEMANAS E 1 DIA

Sentindo-se deslocada

Se você voltou a trabalhar fora, pode ter receio de que a cuidadora testemunhe o progresso do bebê antes de você.

O relacionamento entre você e a cuidadora é importante, e você precisará alimentá-lo, não importa como esteja se sentindo sobre o relacionamento dela com o bebê (ver p. 295). Se ela for uma profissional experiente, terá consciência de que você pode estar lutando com uma variedade de emoções, por isso é uma boa ideia expressar como está se sentindo. Para ajudar você a sentir-se próxima do bebê, peça-lhe que a mantenha a par de tudo o que ocorre em seu dia, mesmo que ela precise telefonar-lhe no trabalho para celebrar alguma realização.

Deixe claro que respeita e aprecia os esforços feitos pela cuidadora e elogie as coisas que ela ensinou ao bebê. Se sentir-se um pouco posta de lado, lembre-se de que seu bebê fica com você muito mais tempo que aos cuidados da babá.

Não se surpreenda se o bebê criar caso ou até chorar algumas vezes quando você chegar para pegá-lo. Os momentos de transição entre a cuidadora e os pais pode ser estressante para ele, e isso independe de quanto ansiou por sua chegada. Talvez você esteja interrompendo uma brincadeira ou soneca; ele pode estar se sentindo confortável onde está, e não quer ser agasalhado e movimentado. Não se apresse na troca de roupa, pegue-o enquanto pergunta à cuidadora como passou o dia e habitue-se a acenar para ela com um tchau, para marcar que o tempo em companhia dela terminou.

Após tê-lo apanhado, fique algum tempo junto com ele, mesmo se tiver outras coisas a fazer. Ele apreciará ficar algum tempo com papai ou mamãe agora. Esteja certa de que a maior parte dos pais sente um pouco de culpa por ficar um tempo longe do bebê; você não é exceção.

SEU BEBÊ TEM 39 SEMANAS E 2 DIAS

Que palavra é esta?

Você pode descobrir que o bebê tem as próprias palavras para objetos familiares. Aponte seu brinquedo de conforto para ver como ele o chama.

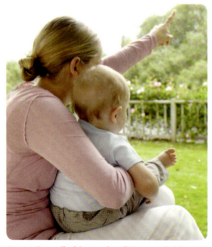

O que é aquilo lá em cima? Peça ao bebê que nomeie os objetos cotidianos.

Se o bebê repete um som toda vez que você mostra um objeto, é bem provável que tenha criado uma palavra própria para ele. É comum misturarem alguns dos sons do nome para um objeto, para criar uma "palavra" identificável. Seu filho pode chamar a mamadeira de "Baba" e a você de "Mã"; pode dizer "Au au" para cachorro. Encoraje-o a nomear as coisas e aplauda os esforços dele. Ouça cuidadosamente os padrões em sua fala – as mesmas palavras surgem regularmente? O que ele está tentando lhe dizer?

O bebê pode ficar frustrado ao tentar se comunicar com você, apontando e repetindo as palavras dele para transmitir uma mensagem.

Para reduzir a frustração, segure objetos familiares, como o prato, o cobertor ou o brinquedo aconchegante dele, e ouça como ele os nomeia. Repita as palavras e diga a palavra correta igualmente. Por exemplo, diga "Isso! Au au! Cachorro!".

Dê a seu bebê oportunidades de praticar as novas palavras. Peça que aponte diferentes objetos num livro com figuras. Diga-lhe as palavras corretas e observe como ele responde. Se vocês estiverem praticando sons animais, ele poderá usar o ruído que um animal faz em vez de falar como ele se chama. Celebre o fato de ele estar ligando palavras e sons a objetos e encoraje-o a continuar.

SEU BEBÊ TEM 39 SEMANAS E 3 DIAS

Descanso em família

Férias com o bebê mais crescido podem ser divertidas. Planeje e prepare a viagem; ele vai gostar de viver essa aventura com a família.

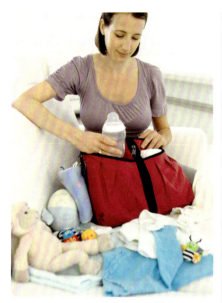

Vá preparada. Guarde todos os objetos essenciais do bebê na bagagem de mão.

Muitos bebês se sentem deslocados num novo ambiente, por isso é uma boa ideia levar alguns brinquedos familiares quando sair de férias, para confortá-lo e mantê-lo entretido. Coloque alguns brinquedos e livros em sua bagagem de mão também, para distraí-lo no caminho. Se vai ficar num hotel com um berço, leve o saco de dormir usual ou uma coberta familiar – ele achará mais fácil dormir num lugar diferente se houver ali alguma coisa familiar. Deixe-o brincar na nova cama antes de deitá-lo, para que ao acordar durante a noite ele saiba onde está.

Leite e comida. Se seu bebê toma mamadeira e você vai sair, leve um suplemento da fórmula regular, para o caso de não encontrar a mesma marca no lugar para onde vai. Pense também em quais alimentos sólidos ele vai poder comer nas férias. Se estiver acostumado com potinhos, leve alguns, para ele ter algumas refeições habituais enquanto se adapta ao lugar e a alimentos diferentes. Eles também servirão como reserva numa emergência.

Leve ainda alguns lanchinhos favoritos, como caixas de uvas-passas, bolinhos. Pequenas caixas de cereal matinal para bebê também podem ser úteis.

Deixe para comprar pão, frutas, legumes e verduras no local. E também arroz e macarrão (servido sem molho, se assim requerido) são fáceis de conseguir na maioria dos restaurantes. Contando com supermercados, mercados e pratos caseiros locais, é mais fácil improvisar algo. Frutas e verduras frescas compradas no país de origem são também especialmente deliciosas – e você pode tentar persuadir o bebê a expandir o paladar, oferecendo-lhe sabores da produção local.

Precauções sensatas. Lave bem frutas, legumes e verduras e descasque as frutas sempre que possível. Se comprar água engarrafada, veja se o teor de sódio é baixo. Se pedir um prato de carne ou ave de um restaurante, sempre confira se está bem cozido antes de deixar seu bebê prová-lo.

Ao chegar a suas acomodações, fiscalize se há riscos potenciais. Se o bebê está engatinhando, começando a tomar impulso para se levantar ou mesmo a explorar o ambiente, veja se há degraus onde ele possa cair, cabos ou fios que ele possa agarrar, soquetes elétricos acessíveis, móvel instável ou outra coisa qualquer que possa causar acidentes. Se estiver preocupada com a segurança, fale com alguém encarregado. Caso haja um problema mais sério de segurança, fale com a agência de viagens. Finalmente, não se esqueça de obter detalhes sobre seu seguro de viagem, inclusive números de telefone de emergência, junto com passaportes e outros documentos.

CHECK-LIST

Extras úteis

Na p. 131 há dicas para viajar com um bebê de colo. Agora que ele está mais crescido, talvez você queira levar alguns dos itens a seguir.

▪ Anteparo solar para o carro e guarda-sol para a praia.

▪ Kit de primeiros socorros infantil, incluindo paracetamol e gel para dentição.

▪ Monitor de bebê ou luz noturna.

▪ Capota para o carrinho de bebê.

▪ Mochila com coisas do bebê.

▪ Livros e brinquedos.

▪ Sabão para limpar as roupas do bebê após refeições mais animadas.

SEU BEBÊ TEM 39 SEMANAS E 4 DIAS
Madeixas brilhantes

De belo e macio a uma massa de emaranhados, o cabelo dos bebês cresce de modo diferente, podendo exigir cuidados especiais.

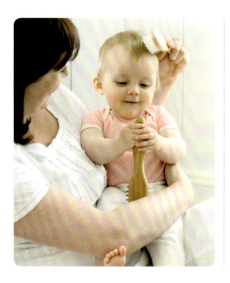

Sessão de beleza. Transforme rotinas como pentear os cabelos em momentos divertidos, fazendo o bebê participar da atividade.

No primeiro ano, muitos bebês perdem o cabelo macio enquanto cresce um cabelo novo, mais grosso. Como todas as coisas relativas ao bebê, há uma enorme variação. Alguns bebês podem ter muito pouco cabelo aos 9 ou até 12 meses, outros podem ter uma gaforinha de cachos desgrenhados ou uma cabeleira até os ombros. Se seu bebê ainda está carente nesse setor, não se preocupe: o cabelo crescerá, e por enquanto é fácil cuidar dele. Ele só precisa ser lavado com um xampu suave duas vezes por semana e escovado com uma escova macia.

Para pais de bebês com muito cabelo, especialmente se for cacheado, os cuidados podem ser um desafio maior. Use uma quantidade pequena de condicionador após lavar e enxaguar; em seguida penteie com um pente fino para desembaraçá-lo.

Cabelo grosso e áspero, cacheado ou ondeado requer cuidado especial, por causa da espessura e do ondulado; ele pode ser seco e frágil. Lavar demais pode retirar-lhe a oleosidade, deixando-o quebradiço e crespo; portanto, é melhor não o lavar mais de uma vez por semana.

SEU BEBÊ TEM 39 SEMANAS E 5 DIAS
Quente e frio

O corpo do bebê está agora mais apto a regular a própria temperatura, mas cuide que não esteja superaquecido ou muito frio.

Com 39 semanas, seu bebê sabe comunicar-lhe se está desconfortável. Ele pode puxar as roupas ou se tornar irascível quando está quente demais ou aconchegar-se em seu colo ou aninhar-se em sua coberta favorita, caso esteja com frio.

No inverno, vista o bebê com a mesma quantidade de roupa com que você se veste. No carrinho, ele estará menos ativo que você e sentirá frio mais facilmente; cubra-lhe então a cabeça com uma touca e envolva-o numa manta. Sapatinhos acolchoados ou uma dupla camada de meias manterão seus pés aquecidos por dentro das cobertas no carrinho. Se estiver frio suficiente para você usar luvas ele também deverá usá-las, ainda que não goste. Escolha um agasalho com luvas que ele não consiga soltar.

Quando estiver quente, permita que o bebê brinque ao ar livre usando apenas chapéu, camiseta e fralda, ou dispense a camiseta também. Se ele estiver na sombra e usando filtro solar e um chapéu, já estará protegidos. Se o rosto dele ficar vermelho, se parecer úmido e pegajoso, ou puser a língua para fora e para dentro com frequência, pode estar muito quente. Dê-lhe uma bebida e tire uma camada de roupa.

> **POR FALAR NISSO...**
> ### Clima agradável
> A temperatura do quarto do bebê deve se manter entre 16 °C e 20 °C. A água do banho deve ficar a uma temperatura de cerca de 37 °C. A temperatura "normal" para um bebê saudável é 37 °C, quando tirada na boca, podendo ficar 1 grau mais baixa se medida na axila.

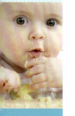

314

SEU BEBÊ TEM 39 SEMANAS E 6 DIAS

A memória do bebê

Desde o nascimento, a memória do bebê percorreu um longo caminho. Agora retém informações mais duradouras.

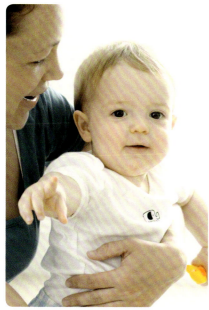

Eu conheço! O rosto de seu bebê pode se iluminar quando reconhecer alguém, especialmente se for uma pessoa de quem ele gosta!

O bebê recém-nascido operava principalmente por reflexo e, mesmo que cheiro, toque e voz fossem familiares, fora da visão era literalmente fora da mente. A partir de então, a memória dele se desenvolveu pouco a pouco.

Uma das primeiras coisas de que seu bebê lembrava era seu rosto, o que lhe permitia formar um forte vínculo com você. Antes dos 6 meses, ele começou a se lembrar de coisas que eram significativas para ele, a curto prazo. Isso era evidente na habilidade dele de antecipar certas ações e acontecimentos, indicando que ele estava puxando pela memória. Por exemplo, ele sabia o que estava prestes a acontecer quando o livro era trazido ou você o sentava na cadeirinha para comer, e pode ter mostrado animação ao ver um objeto de conforto ou preferido por ele.

Aos 6 meses, o bebê reconhece você e seu companheiro como as pessoas mais importantes na vida dele, e nesse momento ele se vira se você fala o nome dele, indicando lembrar que esse som se refere a ele. Ele reconhecerá objetos familiares, também, e se lembrará onde seus brinquedos estão guardados ou onde os lanchinhos são mantidos, assim como reconhecerá rostos familiares e rotinas diárias.

Há algumas desvantagens nisso tudo, é claro. Seu filho pode, por exemplo, lembrar que detesta lavar o cabelo e começar a reclamar e esquivar-se assim que ouvir a agua do banho escorrendo.

Desenvolvendo a memória de longo prazo.
O desenvolvimento da memória do bebê é tal que ele tem uma habilidade cada vez maior para reter e lembrar informações. Quanto mais ele vê e experimenta algo, mais provável é que o recorde.

Ele também está aumentando gradualmente o tempo que pode reter uma lembrança. Por exemplo, se ele vê os avós com pouca frequência, poderá reconhecê-los imediatamente se os vir novamente em um mês, mas provavelmente levará um ou dois minutos para lembrar se houver um intervalo maior que isso. De quanto o bebê se lembra pode depender de vários fatores, como a familiaridade e as lembranças que ele recebe sobre certas partes de informação.

ATIVIDADE

Hora da farra

O bebê está interessado em texturas, consistência e no que, em geral, suja as mãos. Ele pode querer pôr os dedos na comida, mexendo em círculos, espremendo-a e batendo de leve na bandeja do cadeirão, ou gostar de lambuzar o rosto e as roupas com ela. Essa farra com diferentes consistências faz parte do entendimento das propriedades dos itens familiares no mundo dele; por isso, ele será capaz de prever ou antecipar a sensação das coisas. Dê a ele um pouco de mingau ralo ou uma geleia elástica, deixe que arranque as folhas de repolho-de-bruxelas ou empurre as mãos numa massa macia – tudo isso ajuda a aprender a reconhecer e a sentir as coisas.

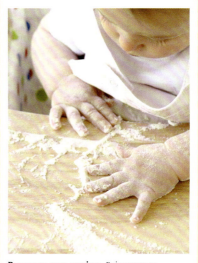

Bagunça que ensina. Brincar com alimentos, como a farinha, não só diverte como ensina sobre textura e forma.

Seu bebê de 10 a 12 meses

| SEMANA | 1 | 2 | 3 | 4 | 5 | 6 | 7 | 8 | 9 | 10 | 11 | 12 | 13 | 14 | 15 | 16 | 17 | 18 | 19 | 20 | 21 | 22 | 23 | 24 | 25 | 2 |

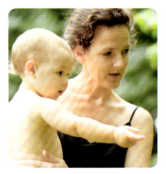

No ponto. O bebê está refinando os movimentos da mão e começará a usar o indicador, em vez do braço todo, para apontar as coisas.

Comendo sozinho. O bebê não terá a destreza para se alimentar com uma colher, mas gostaria de tentar fazer isso.

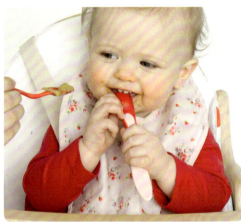

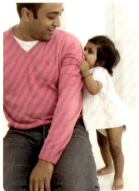 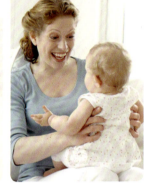

Primeiras palavras. Pode haver uma ou duas palavras que o bebê diz regularmente agora. Seja qual for o som, se ele o usa muito, com significado ("Ba" para a mamadeira, por exemplo), ele conta como uma palavra. Ele pode querer dizer "Mama" também.

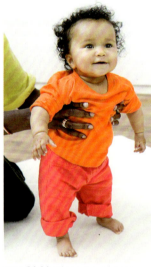

Você sabia? O bebê reconhecerá o próprio nome – mas poderá ser um pouco antes de poder pronunciá-lo.

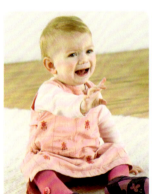 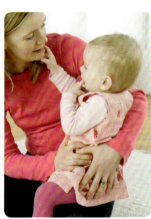

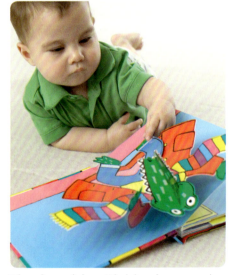

Upa-lá-lá. Ficar em pé com apoio é ótimo, mas se você o soltar, ele pode cair. Assim que sentir vontade de se equilibrar nas pernas, ele ficará em pé sozinho por um instante.

Explosões emocionais. Nessa idade, o bebê pode chorar por não ser capaz de fazer algo. As emoções com frequência parecem exageradas; segure-o no colo com calma e paciência.

Virando a página. O bebê pode conseguir virar as páginas de um livro ilustrado grosso, e vai se divertir olhando ilustrações planas ou com partes móveis.

Seu bebê agora é uma pessoinha sociável, com diversas novas habilidades e um controle maior sobre o corpo.

7 28 29 30 31 32 33 34 35 36 37 38 39 **40 41 42 43 44 45 46 47 48 49 50 51 52**

"Escrevendo". Com sua ajuda, o bebê poderá segurar e mover um lápis de cera sobre um papel para criar as primeiras marcas.

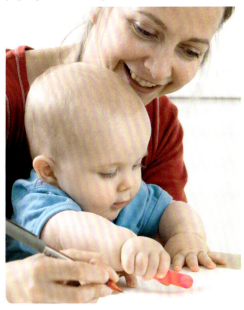

Brincadeira elaborada. Com atividades como empilhar, combinar e abrir, os bebês aprendem sobre o mundo, inclusive como os objetos se relacionam, se equilibram, caem e se mexem.

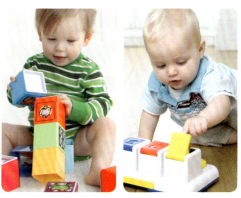

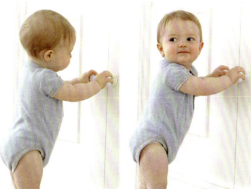

Entendendo o "não". O bebê está começando a compreender o que significa "não", mas nem sempre quer cooperar. Ele tende a pensar que se trata de um jogo!

Você sabia? Alguns bebês dão seus primeiros passos independentes no primeiro ano de vida, mas para a maioria isso acontece no segundo ano.

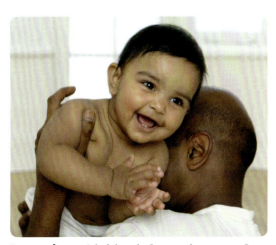

Bater palmas. O bebê pode fazer os braços e mãos funcionarem juntos e bater palmas, e fazer isso para expressar contentamento.

Bebê social. Por enquanto, o bebê vê seus pares como objetos e quer saber como são e tocá-los.

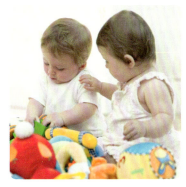

Em pé sozinho. Ficar em pé por um momento sem nenhum apoio é um enorme salto para o bebê.

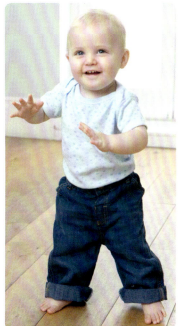

40 semanas

A ANSIEDADE DE SEPARAÇÃO É MAIOR ENTRE OS 10 E OS 18 MESES

Seu bebê pode usar as duas mãos simultaneamente com confiança e está orgulhoso de exibir habilidades a você. Elogie essas façanhas. Ele está agora comendo uma gama maior de alimentos sólidos e, naturalmente sociável, vai apreciar e se beneficiar de fazer as refeições com a família.

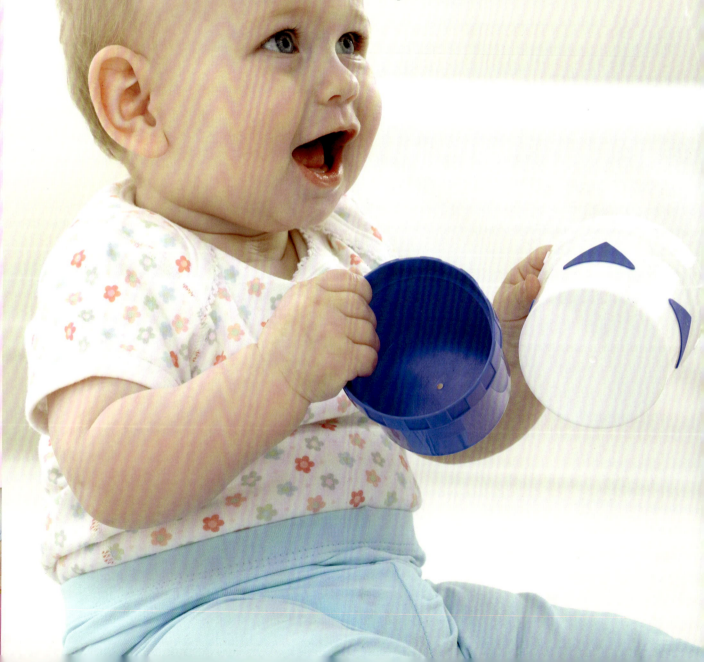

SEU BEBÊ TEM 40 SEMANAS

É o jeito do bebê

À medida que o bebê cresce, há ocasiões em que poderá cooperar menos do que você gostaria. É preciso ter paciência.

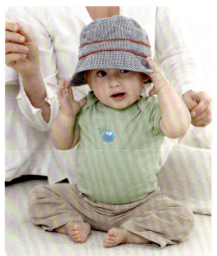
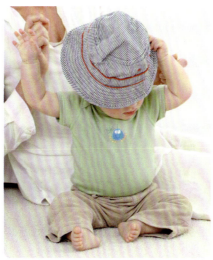

Põe e tira. Você coloca o chapéu no bebê, e ele tira. É uma brincadeira para ele e um teste de paciência para você – especialmente se está saindo e quer protegê-lo do sol!

Ficaram para trás os dias em que seu bebê era mais ou menos uma extensão sua, facilmente carregável a tiracolo ou colocado no carrinho para dormir logo. Agora ele pensa por si só e, embora não esteja lutando por sua independência ainda, certamente é capaz de objetar ou mostrar desprazer instantâneo com alguma coisa que você está tentando fazer. A vida pode de repente parecer mais turbulenta, e você se sentir cada vez mais irritada quando o bebê não fizer o que você quer.

Talvez você queira que ele mantenha o chapéu, as meias, as botas, e ele continua a tirá-los, ou se recusa a trocar a fralda ou a pôr o casaco, ou continua a fazer a comida da tigela ir parar no chão. Pode haver dias em que você sinta que sua paciência está sendo testada. É importante lembrar que seu filho – embora pareça ter se desenvolvido de repente – é ainda um bebê e não quer criar dificuldade.

Arranjando um tempo. Reserve um tempo em sua rotina para que, se o bebê não cooperar imediatamente, você não fique aturdida com urgência de ir para outro lugar.

Tente respeitar os desejos dele quando puder – se ele não precisar de fato das meias e você puder cobrir os pés dele com uma manta, deixe estar. Se ele preferir um cardigã confortável a um casaco abotoado até em cima, faça a escolha fácil. Se ele ficar frustrado, ofereça ajuda; se empurrá-la, deixe-o experimentar e tente compreender o que ele está tentando fazer.

Acima de tudo, não fique zangada. Ele não vai entender e ficará perturbado com isso. Procure ver o lado divertido e não espere demais do bebê – ele só tem 9 meses.

> **ATIVIDADE**
>
> ## Pegar
>
> Por volta dos 10 meses, o ato de pinçar (ver p. 339) estará inteiramente desenvolvido. Você verá que ele usa os dedos para "juntar" pequenos itens que deseja segurar até posicioná-los de modo que os erga entre o polegar e o indicador. A hora de refeição fornece uma oportunidade perfeita para praticar – uma uva-passa colocada na bandeja ou pedacinhos de fruta macia ou legumes levemente cozidos são delícias tentadoras para serem apanhadas. Coloque dois ou três pedaços por vez na bandeja e deixe-o pinçá-los e soltá-los na boca sozinho. Ele também brincará jogando tudo no chão do alto da cadeirinha. Esse "arremesso" é um ótimo divertimento para o bebê.
>
>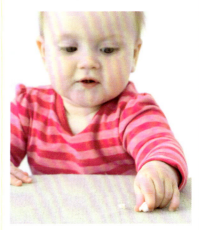
>
> **Pinçando.** O bebê agora pode estar apto a pegar as coisas entre os dedos e vai usar essa habilidade repetidamente.

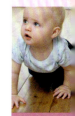

SEU BEBÊ TEM 40 SEMANAS E 1 DIA

Sonecas regulares

Uma das chaves para garantir que o bebê durma à noite é programar períodos de sono durante o dia.

Embora aos 10 meses os bebês possam aguentar pequenas mudanças na rotina uma vez ou outra, é importante que no geral as sonecas sejam regulares e seu bebê tenha com elas um sono restaurador. Se ele estiver cansado demais quando você levá-lo para dormir, ele terá mais dificuldade para se acalmar e ficará agitado durante a noite.

Muitos bebês nessa idade precisam de no mínimo uma longa soneca de dia, geralmente após o almoço; ou às vezes duas – uma mais curta de manhã e uma mais longa à tarde. Se essas sonecas forem bem planejadas (para coincidir com os sinais de sono do bebê) e de boa duração (duas a três horas no total), o bebê deverá ser capaz de atravessar o dia até a hora de dormir sem ficar cansado demais e então dormir bem à noite.

Uma rotina de soneca coerente, semelhante, mas não idêntica à rotina de ir para a cama à noite também é importante. Por exemplo, diminua as luzes e cante uma canção de ninar, mas deixe para contar uma história só à noite. Mantenha o mesmo padrão todos os dias, de modo que o bebê aprenda a prever a hora da soneca e se prepare para ela, a fim de se acomodar e adormecer depressa.

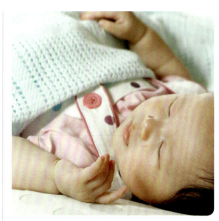

Soninho de qualidade. O bebê de 9 meses precisa de uma ou duas boas sonecas diárias.

SEU BEBÊ TEM 40 SEMANAS E 2 DIAS

Ficando nu

Nossos ancestrais se surpreenderiam ao ver como embrulhamos nossos bebês. Em dias quentes, poderá ser bom para o bebê ficar nu às vezes.

> **POR FALAR NISSO...**
>
> Os bebês de nossos ancestrais possuíam bem poucas roupas – na Idade Média, por exemplo, a roupa era considerada um luxo. Os bebês eram geralmente envoltos em faixas de linho até terem idade suficiente para ficarem em pé sozinhos. Então ficavam simplesmente nus, ou embrulhados em cobertas contra o frio - podem ter sido vestidos em camisolas simples. Só no século XVIII os meninos foram vestidos em macacões e as meninas, em simples camisas.

O bebê vai adorar ficar um tempo sem fraldas todos os dias, se você puder cuidar disso. É evidente que o verão é a melhor época para ficar sem roupa. Porém, isso é bem-vindo em qualquer época do ano, um pouco antes da hora do banho, na segurança de um banheiro bem aquecido e coberto. Se sua casa é toda acarpetada, invista num tapete à prova d'água, cobrindo-o com umas duas toalhas para que acidentes sejam absorvidos rapidamente.

Dar ao bebê dois ou três períodos sem fraldas ajudará a prevenir assaduras e a familiarizar-se com as sensações das funções corporais, aprendendo a identificar o momento de evacuar. Ele apreciará sentir-se desembaraçado das armadilhas da fralda; e, se estiver sem roupas, tanto melhor.

Alguns especialistas acreditam que o momento do dia sem fraldas apressa o processo de treinamento no uso do peniço. Embora possa ser um final feliz da hora sem fralda, o treinamento do uso do toalete virá na hora certa. Seu bebê é ainda muito jovem, e a hora sem fralda deve ser apenas uma oportunidade de ele obter um sentimento de liberdade no corpo e de o bumbum dele ganhar uma boa arejada!

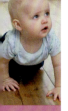

SEU BEBÊ TEM 40 SEMANAS E 3 DIAS

Comendo em família

Nessa fase, refeições familiares regulares encorajam o bebê a bons hábitos alimentares e a provar novos alimentos.

Pode não ser prático sentar-se sempre à mesa em família para comer, mas tente fazê-lo algumas vezes durante a semana e também quando tiver algum tempo no fim de semana. Os bebês são sociáveis e tendem a aceitar melhor os alimentos quando há mais pessoas à mesa. Se o bebê vir a família comendo alimentos que ele não provou, terá mais disposição para prová-los. Ofereça-lhe alimentos adequados de seu prato e, se puder, prepare comidas que todos possam ingerir.

Seu bebê a verá usando talheres, bebendo nas xícaras e nos copos e talvez usando guardanapos. Ele vai notar que você não atira sua tigela pela sala e que os membros da família podem pedir para deixar a mesa e ajudar com os pratos. Com isso, você estará lhe fornecendo um excelente exemplo de como as pessoas comem juntas e do tipo de comportamento que é esperado. Mantenha as horas de refeições alegres; é preferível não usá-las para debates acalorados. Lembre-se de que o bebê é um grande observador; se você estabelecer regras diferentes de alimentação para crianças diferentes, ele notará.

Envolva seu bebê em refeições familiares sociais ou maiores – talvez em almoços de domingo ou ocasiões festivas, aniversários ou nascimentos. Mesmo que ele possa ficar cauteloso com estranhos, quanto mais oportunidades ele tiver de encontrar novas pessoas e conhecer novos ambientes, tendo você a seu lado, mais confiante se tornará. Pessoas diferentes, a exposição a uma variedade de comidas e a conversação serão estimulantes e divertidas para todos, inclusive para o bebê.

> **CHECK-LIST**
>
> ## Cardápio para todos
>
> Há muitas refeições em família que o bebê também pode fazer – lembrando-se de não acrescentar açúcar e sal na porção dele nem pimentas ou certos condimentos, como mostarda ou vinagre, que podem irritar o estômago do bebê. Veja se a textura está correta para ele, amassando ou picando os alimentos.
> Algumas sugestões de pratos simpáticos ao bebê.
>
> ■ Frango ensopado com legumes e ervas, batata amassada e verduras.
>
> ■ Sopa de legumes ou lentilha com pão torrado.
>
> ■ Bacalhau assado com espinafre, ervilhas e batatas.
>
> ■ Almôndegas ao molho de tomate com macarrão ou arroz. Se você processar a carne e formar as almôndegas em tamanho pequeno, ele poderá comê-las com a mão.
>
> ■ Brócolis ou couve-flor e bolinho de queijo.
>
> ■ Bolo de atum com molho de tomate.
>
> ■ Torta de carne bovina ou de peixe – cuidado com caldos prontos, que têm alto teor de sal.

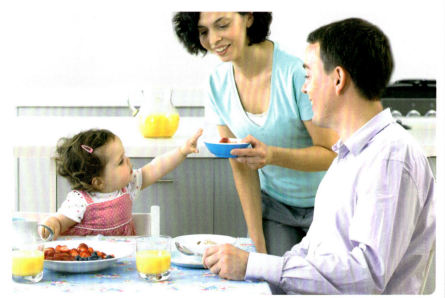

Momento em família. As refeições familiares oferecem boa oportunidade para interação. Seu bebê observará suas maneiras à mesa e ao vê-la comendo alguma coisa deverá querer provar.

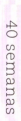

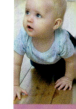

SEU BEBÊ TEM 40 SEMANAS E 4 DIAS

Cauteloso com estranhos

É comum, a esta altura, mesmo os bebês mais sociáveis tornarem-se temerosos e desconfortáveis na presença de estranhos.

A ansiedade do bebê em relação a estranhos e a separar-se de você pode tornar-se mais intensa agora. Ele entende que o relacionamento com você é especial e que as outras pessoas têm de ser tratadas com cuidado. Isso é uma parte perfeitamente normal e importante do desenvolvimento social dele. Em vez de ficar radiante ao ver a senhora do caixa do supermercado, ele pode gritar, cobrir os olhos e agarrar-se a você.

Isso pode ser complicado para familiares e amigos íntimos, que podem se ressentir pela súbita rejeição de seu bebê de ir com eles. Tente não ficar embaraçada se o bebê não se mostrar risonho, animado e sociável. Tranquilize-os de que é uma fase normal de desenvolvimento, a chamada ansiedade de separação (ver p. 283), que pode durar, de alguma forma, até os 3 anos.

Deixe o bebê evoluir em seu próprio ritmo. Introduza-o aos poucos em situações sociais e tranquilize-o constantemente num tom de voz baixo e gentil. Dê-lhe tempo para se interessar por estranhos antes de passá-lo ao colo deles. Se ele não quiser mesmo ir com alguém, não o force. Se achar necessário, explique aos estranhos que ele não se dá bem com pessoas que não conhece e que não há nada de pessoal nisso. Mostre-lhes alguns truques que sempre fazem seu bebê rir, para relaxá-lo e ajudá-lo a fazer associações positivas. Mesmo que ele só queira ser carregado por você, é bom que encontre novas pessoas – talvez ele se sinta temeroso e desconfortável de início, mas precisará acostumar-se a ambientes ruidosos e a novos rostos. Enquanto você estiver ali tranquilizando-o, isso o ajudará a fortalecer a confiança dele. Acima de tudo, seja positivo e sociável na companhia dos outros. Assim logo ele compreenderá que não há com que se preocupar.

SEU BEBÊ TEM 40 SEMANAS E 5 DIAS

Risada gostosa

Rir mostra que o bebê pode reagir positivamente aos estímulos e que está desenvolvendo o senso de humor.

A socialização depende da habilidade do bebê de interagir com os outros. Achar algo divertido é o sinal mais evidente de que ele gosta da companhia e das ações dos que o rodeiam. Ele foi provavelmente capaz de dar uma risadinha quando tinha cerca de três meses (alguns bebês fazem isso com oito semanas), mas com 40 semanas as risadinhas podem ter se transformado em gargalhadas.

Todos os tipos de comportamento tolo provocarão no bebê risadas incontidas – soprar entre os lábios, fazer cócegas nas coxas ou fingir que os pés dele cheiram mal (o predileto).

Como agora ele está mais capaz de ler as expressões e sentimentos dos outros, vai adorar ver que os pés dele a fizeram mostrar uma cara de horror. Provavelmente ele vai empurrá-los na direção de seu rosto para que você repita o ato seguidamente. E, quando você descobrir uma coisa que faz seu bebê rir incontrolavelmente, vai querer repeti-lo também – porque para a maior parte dos pais o riso do bebê é um dos sons mais maravilhosos do mundo.

Eca! Tente provocar risadas do bebê fingindo que os pés dele estão muito malcheirosos – ele vai adorar!

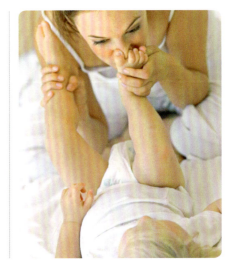

SEU BEBÊ TEM 40 SEMANAS E 6 DIAS

O que meu bebê está comendo?

O bebê agora pode ingerir alimentos iguais aos seus, fazer três refeições por dia com lanches e tolerar texturas mais compactas.

Este é o momento de introduzir uma gama maior de alimentos de comer com a mão na dieta do bebê. Além desses itens, o restante da comida dele será amassada, progredindo para pedaços graúdos picados (ver pp. 310-311).

Provavelmente, a esta altura o bebê terá alguns dentes, e a mandíbula e a língua terão se desenvolvido o suficiente para mascar, mastigar e engolir alimento. Quanto mais diferentes texturas forem dadas ao bebê, menor será a possibilidade de ele se tornar um comedor intolerante.

Amassar junto legumes em vez de usar um processador de alimentos é uma boa maneira de fornecer texturas diversas. Os bebês parecem gostar especialmente de raízes amassadas. Pode-se também amassar frutas cruas e cozidas, ou vários legumes e/ou frutas juntos. Alimentos moídos, como carne, também produzem pedaços al dente, mas suficientemente macios para serem mastigados e engolidos pelo bebê.

Uma vez que alimentos moídos e amassados forem aceitáveis, corte e pique fino o que ele for comer. E, quando ele se acostumar com os pedaços, aos poucos aumente o tamanho. Alguns bebês preferem nacos grandes identificáveis a torrões menores, que podem pegá-los de surpresa.

Variedade de texturas. Procure oferecer ao bebê um prato formado por várias texturas. Por exemplo, carne de frango moída, batatas e cenouras amassadas e pedaços de milho verde como alimento para comer com as mãos. Ou processe espinafre com um pouco de requeijão e noz-moscada, acompanhado de atum fresco ou enlatado, patês e vagens levemente cozidos no vapor ou buquês de brócolis para ele comer também com os dedos.

A quantidade de alimento em cada refeição pode variar. Por exemplo, se perceber que o café da manhã não está sendo bem "digerido", você poderá dar menos leite ao bebê, para que sobre mais lugar no estômago dele. Se ele ainda toma uma mamadeira durante o dia, faça-o tomá-la após uma refeição e não antes, ou ele não estará com fome suficiente para comer o que for oferecido.

Tente incentivar o bebê a comer três refeições nutritivas por dia, com lanches saudáveis entre elas. Não se aborreça se ele não comer tudo em cada etapa. Enquanto você oferecer refeições e lanchinhos balanceados durante o dia, ele estará obtendo a nutrição de que precisa.

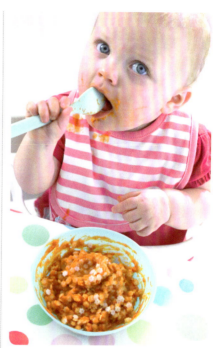

Mudando a dieta. Os alimentos sólidos são mais importantes na dieta do bebê, e a comida que ele ingere se parece bem mais com a sua.

TIRA-DÚVIDAS

Meu bebê não quer mamar. O que devo fazer? Conforme o nenê cresce, é provável que seja mais facilmente distraído da mamada por todas as coisas que acontecem ao redor e fique impaciente com a longa duração delas. Geralmente, o problema é temporário. Tente as seguintes táticas para mantê-lo interessado: alimente-o longe do movimento, pois ele pode se acalmar quando as distrações são removidas; alimente-o quando ele estiver sonolento e menos passível de ser distraído; ofereça um contato pele a pele para encorajá-lo a recordar experiências positivas de vínculos anteriores; alimente-o quando ele estiver mais relaxado e quando estiver no cantinho familiar favorito dele. Continue a oferecer alimentos nas horas usuais e comece uma sessão passando um pouco de leite materno nos lábios do bebê. Ele pode simplesmente necessitar ser lembrado de como tudo isso é bom. Se tudo falhar, ofereça-lhe o leite materno num copo ou mamadeira e retire-o regularmente para manter a reserva. Com o tempo, você será capaz de persuadi-lo.

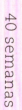

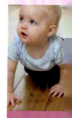

41 semanas

O MOMENTO É DE EXPLORAR O MUNDO AO REDOR E DE TESTAR OS LIMITES

Seu bebê pode entreter-se por períodos maiores, dando-lhe uma bem-vinda folga. Todavia, a crescente independência dele também significa que ele tentará testá-la. Enquanto estiver protegendo-o do perigo, seja firme sobre o que ele pode e o que não pode fazer. Sempre elogie um bom comportamento; nessa situação, você pode até dar-lhe um brinquedo.

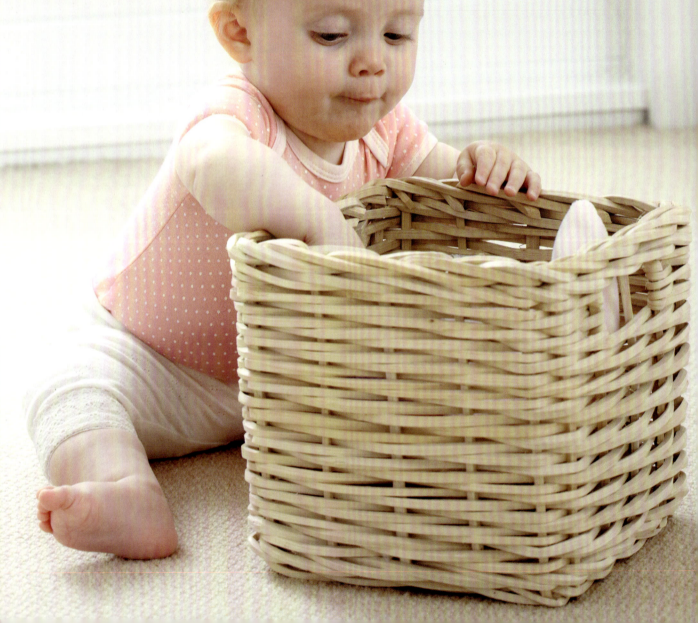

SEU BEBÊ TEM 41 SEMANAS

Amamentação e seu busto

O ato de amamentar não muda a forma ou o tamanho do busto – a gravidez, sim. Mas há boas notícias sobre a linha dos seios.

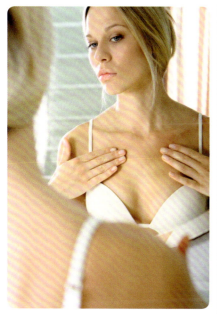

Aceitando as mudanças. Abrace as mudanças causadas pela gravidez e pela amamentação, e respeite o corpo que nutriu seu bebê.

Durante a gravidez, uma onda de hormônios provoca o aumento dos seios. Eles permanecem assim durante toda a gestação. Se você amamentar, permanecerão mais ou menos no mesmo tamanho até o desmame. (Caso não amamente, seus seios voltarão ao tamanho pré-gravidez algumas semanas após o parto.)

Seus seios não têm músculo algum, mas são ligados aos músculos da parede do peito por finos ligamentos. À medida que os seios aumentam de tamanho, esses ligamentos podem esticar, o que acontece quer você amamente, quer não. Se você ganhou muito peso durante a gravidez e se propôs a perdê-lo, isso poderá ter um efeito sobre os seios também. É importante usar um sutiã próprio durante a amamentação, a fim de sustentá-los.

Seus seios são feitos de tecido gorduroso; por isso, se você ganhar peso eles ficarão maiores, e se você emagrecer eles também encolherão. O encolhimento deve ser proporcional à perda de peso; se você ficar mais esbelta do que era antes da gravidez, seus seios ficarão menores do que eram também.

Os seios podem ficar um pouco menos firmes quando você parar de amamentar, mas há algumas boas notícias. Durante cerca de seis meses após parar, o tecido gorduroso gradualmente vai substituir o leite produzindo tecido em seus seios, o que os deixará mais cheios. Exercitar os músculos peitorais vai ajudar a tornar os seios mais firmes e erguidos. Uma pele bem hidratada tem mais elasticidade e parece mais macia, por isso beba bastante água e use hidratantes para manter a linha do pescoço com uma aparência suave e flexível.

Ao parar de amamentar, redimensione o sutiã, caso o tamanho de seu seio tenha mudado.

EXERCITE OS MÚSCULOS PARA FIRMAR A LINHA DO BUSTO

Um par de pesos de mão ou duas garrafas de água pequenas vão ajudá-la a obter bons resultados com algumas técnicas.

Flexão de braço. Coloque as mãos no chão, estique as pernas atrás de você e repouse os joelhos no chão. Cruze os tornozelos. Apoie-se nos braços, mantendo as costas retas. As mãos devem ficar paralelas em relação ao ombro. Inspire e incline os cotovelos para baixar a parte superior do corpo, mas sem encostá-la no chão. Em seguida, estique os braços para erguer-se novamente, expirando. Repita dez vezes, descanse, faça outras dez vezes. Se o foco for trabalhar os músculos abdominais, faça essa flexão na parede: fique em pé diante dela com os braços esticados e as palmas das mãos colocadas sobre ela, na altura do ombro. Incline os cotovelos para mover o corpo em direção à parede, inspirando, e em seguida volte à posição inicial, expirando. Faça dez repetições, descanse, e repita a série. Procure manter a barriga contraída durante os exercícios.

"Crucifixo". Deite-se em um banco comprido, que apoie toda a extensão de suas costas (ou em duas cadeiras juntas). Segure os pesos (ou garrafas d'agua) com os braços estendidos e os cotovelos levemente flexionados. Inspire, abrindo os braços, baixando os pesos até que os cotovelos atinjam a altura dos ombros. E, ao expirar, levante os pesos até que eles quase se toquem. Faça quinze repetições, descanse, em seguida faça mais quinze.

Supino. A posição inicial deve ser a mesma do crucifixo, deitada. Mas pegue os pesos como se eles formassem o desenho de uma barra. Inspire e desça os pesos paralelamente, flexionando os braços, imaginando sempre o desenho da barra. Na descida, não encoste os pesos no peito. Suba novamente, expirando. Faça quinze repetições, descanse, depois mais quinze.

Alongamento. Sente-se com as costas retas e segure as mãos atrás das costas, juntando as escápulas para abrir o peito. Conte até dez, em seguida solte.

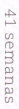

325

SEU BEBÊ TEM 41 SEMANAS E 1 DIA

Supermercado com o bebê

Fazer as compras da casa com o bebê pode ser uma provação. Há maneira de melhorar isso.

Planeje as compras por volta das horas de refeição e sonecas, a fim de que o bebê não esteja com muita fome nem mal-humorado. Tente evitar as horas de muito movimento, para não pegar filas longas nos caixas. Embrulhe lanchinho, como um biscoito que ele possa mastigar enquanto você estiver andando de um lado para outro. Se você colocá-lo na cadeira de bebê do carrinho de compras, veja se as correias estão bem presas. Leve um par de brinquedos que você possa amarrar ao carrinho de compras para mantê-lo distraído. Estacione o mais próximo possível da entrada do supermercado e da área dos carrinhos, para não ter de percorrer uma longa distância para devolver o carrinho depois de descarregar as compras no carro. Isso pode ser de grande ajuda se o bebê não estiver sendo especialmente colaborativo.

Finalmente, tente tornar a experiência divertida e interessante para o bebê, envolvendo-o. Por exemplo, pegue um abacaxi, explique a ele o que é, deixe-o tocar nele. Continue a falar com ele enquanto caminha pelo supermercado e elogie-o, toque na mão dele e faça muito contato visual para mostrar-lhe que você está contente por ele se comportar direitinho dentro do carrinho.

SEU BEBÊ TEM 41 SEMANAS E 2 DIAS

Pode me soltar...

Se o bebê começou a se movimentar com cuidado por todos os lados segurando-se na mobília, já pode se aventurar com maior segurança.

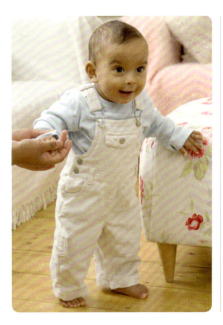

Muito antes de o bebê ser capaz de se soltar e dar os primeiros passos vacilantes, ele precisa ser capaz de ficar em pé com confiança, mantendo-se assim sem apoio. Uma vez dominado esse ato de equilíbrio, ele se sentirá mais confiante para colocar um pé diante do outro.

A idade média para os primeiros passos é 13 meses. Antes disso, seu filho estará concentrado em passar muito tempo tomando impulso para se levantar e para se tornar cada vez mais confiante. A essa altura, ele pode sentir-se muito feliz em abrir caminho

Quase lá. O bebê vai cambalear enquanto aprende a andar porque os pés estão posicionados muito distantes um do outro.

pela sala segurando-se na mobília, podendo ficar mais ereto, deixando um intervalo maior entre o corpo e o móvel à medida que a confiança cresce. Ele pode até soltar-se uns segundos e ficar em pé sem apoio algum.

Enquanto espera que seu filho esteja andando bem para comprar os primeiros sapatos resistentes para uso externo, há muitos sapatos macios ideais para o bebê por enquanto, especialmente quando ele sair de casa (ver p. 328).

Tente não se irritar se o bebê preferir outros métodos de se mover, como arrastar-se sentado. Enquanto ele mostrar interesse em se movimentar, tudo bem. Muitos bebês mostram menos interesse em andar do que outros.

SEU BEBÊ TEM 41 SEMANAS E 3 DIAS

Segurança em casa

Com seu bebê se movimentando cada vez mais, uma boa ideia é verificar se o trocador de fraldas não apresenta algum risco.

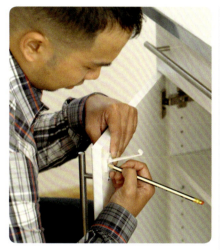

Fechos seguros. As fechaduras dos armários afastam os pequenos exploradores de substâncias perigosas.

O melhor meio de manter sua casa tão segura quanto possível para o bebê é ficar de quatro e examiná-la do ponto de vista dele. Se houver fios soltos, prenda-os ou isole-os; cubra as tomadas com protetores; e procure arestas à altura da cabeça que possam causar colisões e cortes. Os bebês muitas vezes usam o espaço entre a porta e o batente no lado articulado para se pendurar, porque os dedinhos deles conseguem segurar no vão – se a porta se fechar, os dedos podem ser esmagados. Invista em retentores de portas para mantê-las abertas.

Deixe espaços do assoalho desimpedidos, tirando tapetes, por enquanto. Uma boa ideia também pode ser retirar o carrinho de café temporariamente. Não só ele pode ter bordas e quinas agudas, mas inevitavelmente bebidas serão deixadas nele, apresentando riscos de respingos e, no caso de bebidas quentes, a possibilidade de queimadura.

Compre uma cobertura para a porta do forno, se o bebê já consegue alcançá-la, e coloque fechaduras nos armários que contêm itens como facas e produtos químicos. Tire da tomada secadores e chapinhas de cabelo e evite deixá-los esfriando em qualquer lugar visível.

Mantenha as portas da máquina de lavar, da secadora de roupas e da lavadora de pratos bem fechadas, para que ele não consiga abri-las e subir nelas. As portas de vidro internas devem ter vidros de segurança; se as suas não têm, revista-as com um filme especial para reforçá-las. Se tiver animais de estimação, mantenha a comida e a água deles fora do alcance do bebê.

ATIVIDADE

Fazendo caretas

Seu bebê nasceu com a habilidade e a motivação para imitá-la; por isso se você fizer caretas para ele, ele retribuirá em troca. Fazer caretas um para o outro é importante para o desenvolvimento social; ele está espelhando sua expressão, e você esta refletindo isso para ele. Seu filho está aprendendo a inter-relação social, e esses movimentos faciais finalmente têm significado para ele, visto que, nos últimos anos, ele liga o alçar de sobrancelhas a perguntas, ou um franzir de sobrancelhas a zanga. Casar uma expressão com um rótulo como "triste" ou "feliz" é o ponto de partida para se ensinar ao bebê os rótulos para emoções diferentes. Ele não fará a conexão corretamente agora, mas é bom que comece essa educação emocional cedo.

Fazer caretas também ajuda a desenvolver os músculos faciais do bebê e, consequentemente, a fala.

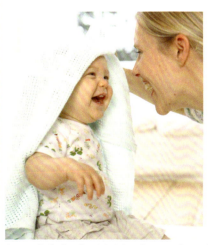 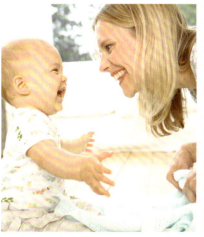

A arte da imitação. O bebê pode aprender muita coisa reproduzindo as caras que você faz para diverti-lo; e também se divertirá bastante com isso.

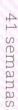

SEU BEBÊ TEM 41 SEMANAS E 4 DIAS

Paixão por doce

Seu bebê pode preferir alimentos doces aos salgados, mas alimentos doces industrializados podem prejudicar os dentes em formação.

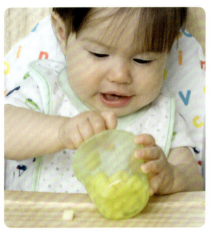

Açúcar natural. As frutas são bem doces e saborosas, o que atrai os bebês que adoram doces.

Muitos estudos sugerem que a paixão por doces é um fenômeno aprendido e que, embora tenham preferência por doces quando muito pequenos, os bebês mais crescidos são muito mais flexíveis e podem satisfazer a necessidade por alimentos doces com alimentos saudáveis, como frutas, legumes e leite. O açúcar em alimentos integrais é menos danoso aos dentes que o açúcar refinado, como o encontrado em suco de frutas, que age sobre os dentes do mesmo modo que o açúcar em tabletes. Enquanto os dentes do bebê estão em formação, deve-se restringir-lhe produtos com açúcar refinado, como bolos, biscoitos, doces e chocolates. Uma iguaria na forma de maçã ralada ou de banana amassada é suficientemente doce. Restrinja às refeições as frutas secas, como uvas-passas; elas podem causar cárie. Como bebida, ofereça principalmente água. Se oferecer suco, dilua uma parte de suco em nove partes de água.

Enquanto o bebê é ainda razoavelmente sugestionável, encoraje-o a comer alimentos salgados. Mesmo que ele rejeite algum deles inicialmente (misture com alimentos de que ele gosta). Os bebês aprendem a aceitar, ou até mesmo a gostar, de alimentos que rejeitaram anteriormente

SEU BEBÊ TEM 41 SEMANAS E 5 DIAS

Sapatos para os primeiros passos?

Assim que o bebê começa a andar com segurança, você pode indagar se os pés dele precisam de apoio e proteção.

Uma vez que o bebê está dando os primeiros passos e, depois, aprendendo a andar independentemente, andar sem meias e sapatos permite-lhe aprender como usar os dedos para se equilibrar. Assim, tanto quanto possível, deixe-o praticar descalço. Isso ajudará os pés dele a construírem os arcos e a fortalecer os tornozelos nessa importante fase de desenvolvimento.

Você pode preocupar-se, contudo, com a necessidade de proteção dos pés, especialmente quando seu filho está na parte externa da casa ou andando em superfícies escorregadias. Muitas casas comerciais vendem sapatos adequados a essa fase exploratória. Embora haja certa controvérsia sobre se isso é bom ou não para os bebês, os defensores dos sapatos especiais afirmam que eles fornecem apoio aos dedos e calcanhares, propiciando mais confiança ao bebê.

Sapatos macios dão completa flexibilidade, permitindo aos pés do bebê dobrar-se e ainda sentir o chão. Escolha um sapato feito de material natural, como couro, e certifique-se de que seja profissionalmente ajustado na loja de calçados por um funcionário treinado para o trato com bebês.

> **TIRA-DÚVIDAS**
>
> **Os sapatos para os primeiros passos costumam ser caros. Posso comprar sapatos de segunda mão?** Não é uma boa ideia, porque eles se amoldam à forma dos pés do dono anterior, o que não é aconselhável quando os pés de seu bebê estão se desenvolvendo. Se ele vai usá-los regularmente, vale a pena comprar um par novo. Você pode abrir uma exceção se quiser um par "ocasional", para eventos especiais, que não vai ser muito usado.

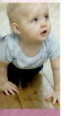

SEU BEBÊ TEM 41 SEMANAS E 6 DIAS

Pessoinha autêntica

A personalidade do bebê se evidencia à medida que aprende mais modos de expressar e tem diferentes padrões de comportamento.

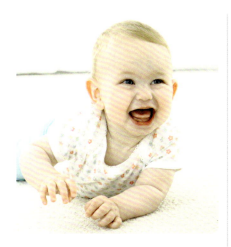

Perfil cativante. Celebre a personalidade de seu bebê e canalize-a positivamente.

Muitos aspectos da personalidade de seu bebê já emergiram, e pais amadurecidos sabem que, por exemplo, um bebê relaxado e feliz levará com frequência essas mesmas características para a infância e a idade adulta. Você identificará muitos elementos de sua personalidade à medida que ele cresce. Ele pode ser obstinado ou cordato; calmo e pronto ao riso ou um pouco mais tenso e sensível.

Seja como for, chamá-lo de "fácil" ou "difícil" pode influenciar a personalidade, dele de modo que esse rótulo se torne uma profecia. Se o bebê cresce pensando que é "enjoado", talvez se defina e aja dessa maneira. Isso é importante se você tem dois ou mais gêmeos, o que torna mais fácil comparar e rotular.

Celebre as características de seu bebê, mesmo se estiverem em desacordo com sua personalidade ou, nos primeiros anos, forem um tanto frustrantes. Um bebê que não para pode ser exaustivo para alguns pais, mas tenha em mente que essas qualidades poderão ser admiradas quando ele for mais velho.

Algumas características podem ser um pouco extremas. Trabalhe para moderá-las durante esses meses formativos. Por exemplo, se seu bebê é tão relaxado que não reage muito ao que se passa ao redor dele, toque música agitada com frequência e encoraje-o a ser fisicamente ativo. Se ele fica frustrado facilmente quando as coisas não dão certo, mostre-lhe pacientemente como fazê-las ou distraia-o até que ele se acalme. O temperamento dele pode não mudar, mas ele desenvolverá a capacidade de tolerar frustrações.

Tenha em mente que é possível sufocar as características naturais de seu bebê tentando impor-lhe as suas. Por exemplo, se você é tranquilo, pode achar exaustiva a personalidade ruidosa e efusiva. Todavia, evitar ativamente jogos ou situações barulhentas em que essas características transpareçam pode deixar o bebê meio confuso, sem um escape para se expressar.

Tente celebrar os traços únicos de seu bebê e procure meios de canalizá-los apropriadamente. Se perceber características de que não gosta, seja positiva sobre os benefícios a longo prazo. Com orientação e um lar feliz e amoroso, mesmo os bebês mais difíceis tornam-se crianças e adultos adaptados, felizes, bem-comportados, refletindo a individualidade e a educação que receberam.

ATIVIDADE

Movimentando-se

Serpenteando, balançando, saltando, batendo palmas – são movimentos que o bebê pode realizar com pouco esforço aos 10 meses. Se ele se sente bem ficando em pé e segurando-se em alguma coisa, você pode colocar uma música, segurar as mãos dele ou tomá-lo gentilmente pela cintura para mantê-lo firme em seus pés e dançar com ele. A batida nos joelhos dele vai encorajá-lo a dobrar e esticar as pernas, fortalecendo-as, o que é outro passo no processo para andar.

Dançando juntos. O bebê gosta de se movimentar ao som de música. Fazer isso numa cama macia é mais seguro.

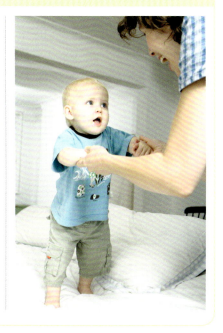

42 semanas

PARECE QUE O BEBÊ PEGA UM RESFRIADO ATRÁS DO OUTRO

O ajuste fino do "pequeno motor" dele está melhorando a cada dia, e ele está se tornando adepto de manipular acuradamente os objetos. Também está mais interessado em tentar usar itens como colher ou telefone, para os pretensos propósitos que ele tem.

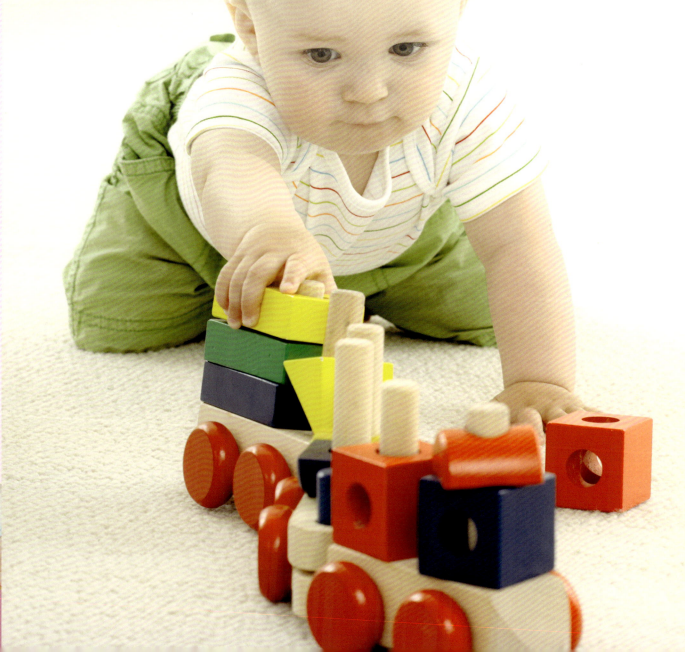
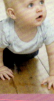

SEU BEBÊ TEM 42 SEMANAS
Resfriados constantes

Seu social e ativo bebê contrai um monte de germes de muitas pessoas e ambientes. Parece que o nariz dele está sempre escorrendo.

> **CHECK-LIST**
> ## Sinais de perigo
> Se o bebê está resfriado e mostra alguma das complicações seguintes, procure o pediatra.
>
> **Febre.** Temperatura de 39 °C ou mais alta, ou acima de 37 °C que persista por mais de dois dias deve ser verificada pelo médico.
>
> **Sonolência.** Todos ficamos mais sonolentos quando contraímos uma infecção, mas, se o bebê não quer acordar da soneca ou está mole e indiferente, converse com o pediatra.
>
> **Desidratação.** Os bebês precisam de líquidos para combater a infecção; por isso, se ele recusou a mamadeira, o peito ou água por mais de oito horas, procure ajuda (ver p. 395).
>
> **Erupção.** Embora às vezes se trate de manifestações relativamente inofensivas que acompanham um vírus, qualquer erupção pode ter uma causa específica que requeira tratamento.
>
> **Incômodo na orelha.** Esfregar a orelha e parecer irritado podem ser sinais de infecção no sistema auditivo.
>
> **Tosse persistente.** Tosse que dura mais de uma semana sinaliza infecção no peito, especialmente se o bebê tem dificuldade para respirar.
>
> **Dificuldade respiratória.** Se parece difícil para o bebê respirar, vá imediatamente ao médico.

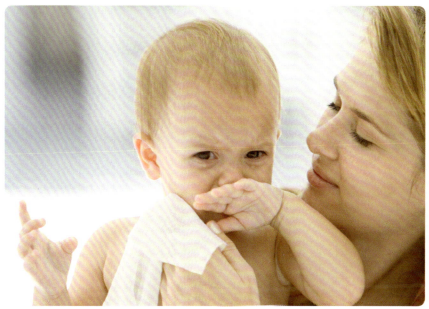

Fungadelas e espirros. Os bebês tendem a sofrer bastante com resfriados durante o primeiro ano – mas cada doença menor o ajuda a construir imunidade.

O sistema imunológico do bebê tem ainda de encontrar e construir imunidade a certas infecções, o que o torna mais suscetível a vírus comuns como resfriados. Embora um resfriado possa perturbar o sono dele, contrair bactérias relativamente inofensivas é uma parte importante da construção de imunidade. Seu bebê será exposto a germes ao ter contato com brinquedos nas casas de amigos ou em grupos de brincadeiras, especialmente porque ele costuma colocar tudo na boca. Isto é saudável, e não há necessidade de carregar gel antibacteriano para onde você for.

Contudo, é melhor evitar crianças muito adoentadas, especialmente aquelas com infecções como crupe ou uma infecção do peito. É claro que você não quer que o bebê pegue nada mais sério que um resfriado comum.

Tratamento de resfriados. Não há antídoto para a maior parte das infecções virais. O máximo a fazer é deixar o bebê o mais confortável possível. Tire a temperatura. Se ele estiver acima de 37 °C, está com febre; pode ser o caso de lhe dar algum medicamento indicado pelo pediatra.

Se o bebê está com o nariz entupido, tente usar creme descongestionante infantil, ou pôr algumas gotas de óleo de eucalipto num tecido limpo e deixá-lo no quarto dele, mas não no berço – ele poderia esfregar o rosto nele. Consulte o pediatra.

Dê bastante líquido a ele para prevenir desidratação e deixe-o descansar e dormir quando precisar. Não o force a comer se ele não quiser – os bebês muitas vezes perdem o apetite quando indispostos. Ofereça-lhe com frequência pequenas quantidades de comida.

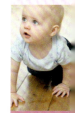

SEU BEBÊ TEM 42 SEMANAS E 1 DIA

O que ele falou?

Estudos sugerem que os bebês costumam pronunciar a primeira palavra por volta dos 10 ou 11 meses.

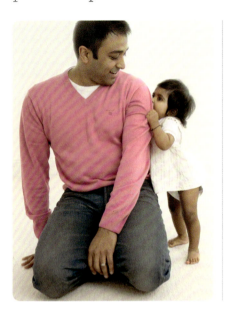

Desde cerca de 2 meses, o bebê começou a fazer uns arrulhos, que são as primeiras tentativas de falar. Ele desenvolveu controle suficiente sobre as cordas vocais para ser capaz de fazer sons intencionalmente. Você e o pai dele torcerão para que a primeira palavra seja "mamã" ou "papá", competição amigável que só pode ajudar o desenvolvimento da fala do bebê, enquanto os dois se concentram em fazê-lo falar.

A primeira palavra mais comum é "dada", acompanhado por "mama",

Meu papai. Conversar com a criança é a melhor forma de estimulá-la a formar as primeiras palavras.

provavelmente porque o som do "d" é mais fácil de pronunciar que o do "m". Por isso, não fique surpresa se o bebê disser "dada" ou "baba" antes de "mama". Palavras com sons de consoantes fáceis de formar (p, b, d, m, n, s ou x, g e assim por diante) tendem a ser a base das primeiras palavras; palavras formadas por sons mais difíceis (k, j, l, por exemplo) em geral vêm mais tarde. Seja qual for a primeira palavra de seu bebê, continue a falar, ler e cantar para ele, pois outras mais virão.

SEU BEBÊ TEM 42 SEMANAS E 2 DIAS

Como seu bebê cresce

Parece inconcebível que aquele bebezinho recém-nascido esteja com esse tamanho agora!

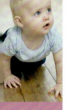

Entre agora e os 12 meses, seu bebê deve pesar algo entre o dobro e o triplo do que pesava quando nasceu. "Deve" porque esses números são apenas indicativos; os bebês ganham peso em ritmos levemente diferentes. Ele deve também ter crescido cerca de 25 centímetros ao fazer aniversário.

Se notar um crescimento menor ou perda de peso, pode ser devido a alguma doença – uns dias sem comer se combinado com vômitos ou diarreia podem levar a uma perda de peso que será recuperada quando o bebê sarar. Ou isso pode acontecer se o bebê está engatinhando, tentando andar ou andando, pois queima calorias. Se o bebê está alerta, feliz, alimentando-se bem e enchendo as fraldas normalmente, tudo indica que ele está bem. Se houver alguma causa para preocupação, converse com o pediatra.

Se você está achando seu filho demasiado roliço, confira o peso no pediatra. Ele logo lhe dirá se há risco de o bebê ficar acima do peso. Nunca se deve recusar alimento ao bebê, mas preste atenção nos sinais de que ele está satisfeito.

Se o bebê está um pouco acima do peso, é importante assegurar-se de que as calorias derivam de fontes nutritivas – como frutas, legumes, gorduras saudáveis e cereais –, não de doces e alimentos processados. Brinque com o bebê para encorajar a atividade física, em um espaço no qual ele possa praticar a flexibilidade.

SEU BEBÊ TEM 42 SEMANAS E 3 DIAS
Vida doméstica & carreira

Não é fácil conciliar trabalho e vida doméstica; adicione um bebê e precisará pôr em prática todas as suas habilidades de organização.

Ninguém é perfeito em tudo, por isso não tente ser uma supermulher ou um super-homem. Se o trabalho doméstico falha ou o bebê não toma banho uma noite, não é o fim do mundo. Facilitar as coisas em casa é o segredo da sobrevivência. Os bebês são resilientes com necessidades muito básicas. Enquanto seu filho for amado, cuidado e estimulado, ele estará bem. Nem sempre é possível oferecer estimulação. Algumas vezes ele se contentará apenas com sua presença, por isso faça uma pausa e relaxe com ele.

Aprenda também a dizer "Não". O bebê, a família e o trabalho são suas prioridades. Mantê-las será às vezes o máximo que conseguirá gerenciar. Faça as coisas que a estimulam, relaxam e a fazem feliz. Diga "não" a tudo que não adicione algo positivo à sua vida.

Do mesmo modo, não se entregue à culpa. Se ficar em casa com o bebê não é uma opção financeiramente viável, aceite a situação e encontre meios de torná-la saudável e feliz para você, seu companheiro e o bebê. Em outras palavras, pense positivamente. Como ficar o máximo do tempo de que dispõe com seu bebê? Foque nas coisas que pode fazer, mais do que nas que não pode, para aliviar um pouco a pressão emocional.

Calcule os limites. Em outros tempos, você pode ter conseguido trabalhar em tempo integral e até mais, mas isso seria difícil agora. Poderá ser de grande ajuda seus colegas de trabalho conhecerem suas necessidades quando voltar a trabalhar. Se deseja mais flexibilidade ou um arranjo para trabalhar meio período, não tenha medo de solicitar isso. Muitos empregadores valorizam seus empregados e desejam tentar acomodar as necessidades deles, por isso você pode conseguir conciliar vida doméstica e o trabalho. Se você mesma gerencia seu trabalho, considere delegar um pouco de suas atribuições para ter mais tempo.

Cuide-se. Uma mãe exausta, mal alimentada, emocionalmente esgotada não é bom para ninguém! Você conseguirá se virar melhor se comer e dormir bem. Um tempo só para você e seu companheiro também é importante para uma vida emocional saudável. Ambos precisam ser capazes de reservar para si mesmos um tempo sem culpa e com apoio.

GÊMEOS
Indivíduos diferentes

As personalidades dos bebês estarão emergindo efetivamente agora, e pouco importa quão semelhantes sejam em alguns modos, eles podem ter traços de caráter diferentes. Você pode achar que um deseja engatinhar e o outro não está interessado, ou um é tranquilo enquanto o outro se frustra facilmente. O desafio com os gêmeos é evitar compará-los ou rotulá-los. Um rótulo pode colar, e uma criança rotulada como "tímida" e outra como "expansiva" podem ter dificuldade para mudar isso no futuro. À medida que seus bebês crescem, é importante que eles se sintam valorizados como indivíduos e que tenham um relacionamento próximo como gêmeos.

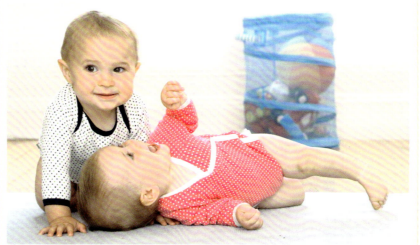

Iguais, mas diferentes. Um gêmeo pode começar sendo mais dominante, por exemplo, mas isso não significa que ele será sempre assim. A dinâmica do relacionamento mudará à medida que eles crescerem.

SEU BEBÊ TEM 42 SEMANAS E 4 DIAS

Dentes incômodos

Uma nova série de dentes vai surgir na parte posterior da boca do bebê, que acolhe quatro molares de leite.

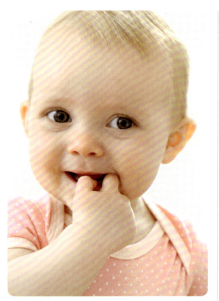

Molares emergentes. O bebê pode esfregar o lado do rosto ou colocar os dedos na boca, onde está mais sensível.

Os molares de leite com frequência emergem no final do primeiro ano do bebê. Esses dentes quadrados e rombudos, usados para triturar e mastigar, podem causar muita dor enquanto rompem a gengiva. Você pode ver o percurso para cima como um grande volume na gengiva. Às vezes uma borda da gengiva se solta revelando um dente branco novo, e o bebê pode esfregar o lado do rosto ou a orelha, passar a língua na região e babar mais. Os dentes às vezes aparecem aos pares, por isso ambos os lados da boca podem ser afetados. As meninas tendem a ter dentes mais cedo que os meninos.

O bebê pode querer mastigar para diminuir o desconforto. Alimentos duros, como pedaços de pão, biscoitos de arroz, torradas, fatias de maçã e vitaminas bem frias também podem trazer alívio.

> **TIRA-DÚVIDAS**
>
> **Os dentes de leite de meu bebê parecem manchados e quase listrados. Isso é normal?** É normal os dentes do bebê terem estrias suaves e parecerem mais azuis do que brancos. Marcas nos dentes podem ter sido causadas por certos antibióticos que não devem ser prescritos na gravidez, pois podem provocar manchas nos dentes do bebê. Pode haver também problemas com o esmalte, se ele se formou de forma desigual. Se estiver preocupada, peça ao dentista que verifique os dentes do bebê, mas esteja certa de que a maioria dos problemas não afetará os dentes permanentes de seu filho.

SEU BEBÊ TEM 42 SEMANAS E 5 DIAS

Está bem limpo?

O bebê está exposto a muitos germes durante as atividades diárias; ainda é necessário esterilizar o equipamento usado na alimentação?

De modo geral, não. A mobilidade do bebê significa que as mãos dele fazem contato com o chão por onde ele anda, e, se ele brinca com outras crianças ou tem irmãos, frequentemente pega em brinquedos manuseados por outras crianças. Ele põe os dedos e os brinquedos na boca o tempo todo, por isso parece inútil manter tudo esterilizado. Todavia, lave regularmente os brinquedos de plástico em água quente e sabão e os de pelúcia na máquina de lavar, de tempos em tempos.

Lave as colheres e tigelas de plástico em água quente com sabão, ou no ciclo normal da lava-louças, mas não se preocupe em esterilizá-las. Continue a esterilizar mamadeiras e copos em que vão o leite materno ou a fórmula, pois os resíduos no interior das garrafas são difíceis de remover numa simples lavagem, e podem causar problemas estomacais.

Mantenha os pisos limpos; lave os pisos de madeira ou cerâmica regularmente. Higienize também as mãos do bebê antes das refeições e depois de segurar os animais de estimação. Tente não ficar neurótica – seu bebê tem de ser exposto a alguns germes para criar imunidade.

SEU BEBÊ TEM 42 SEMANAS E 6 DIAS

Estímulo à independência

Você pode apoiar o desenvolvimento do bebê permitindo-lhe algumas liberdades que o capacitam a ter mais controle sobre o mundo dele.

Quando seu bebê tiver cerca de 10 meses, deverá estar mostrando sinais de ansiedade de separação (ver p. 283). Para suavizá-la, dê a ele a oportunidade de explorar um pouco o ambiente, sem sua presença ao lado. Certifique-se de que ele esteja seguro aonde quer que vá e livre de riscos, mas deixe-o circular de um cômodo ao outro – ele pode ficar muito ansioso por não tê-la por perto, nesse caso você poderá ir com ele. Se ele demonstrar intenção de permanecer perto de você, tente deixar o quarto – no início, por pouco tempo – e continue a falar com ele enquanto sai, de modo que ele se sinta seguro de que você não está muito longe. Lentamente, a confiança na ideia que você voltará e no fato de que ele estará bem sem você por um breve momento crescerá, assim como a independência dele.

Líder na brincadeira. Dê ao bebê uma caixa com alguns brinquedos e deixe-o escolher com qual deles brincar. Depois que ele escolher, entre no jogo para mostrar-lhe que está interessada nas escolhas que ele faz e que vai seguir a liderança dele.

Alguns brinquedos são especialmente bons para estimular o pensamento independente. Encaixar formas, empilhar copos e blocos de construção ajudarão o bebê a resolver problemas sozinho.

Colher na mão. Às refeições, deixe o bebê ter uma colher dele para tentar alimentar-se, mesmo que você fique com outra colher para garantir que um pouco de alimento vá realmente para o estômago dele!

O que comer. À medida que o bebê cresce, você aprecia os dias em que pode escolher o alimento dele sem que ele faça objeção. Você pode dar-lhe um pouco de independência oferecendo-lhe duas escolhas saudáveis para um lanchinho, encorajando-o a apontar a que ele prefere.

Qualquer que seja a escolha, ele vai comê-la. Se ele quiser o outro lanche, dê-lhe, pois o exercício deve ser divertido. Isso o ajudará a sentir que possui algum controle sobre a própria vida, o que o ajuda a entender as vantagens da independência.

ATIVIDADE

Esconde-esconde

Seu bebê já compreendeu o conceito de permanência do objeto (ver p. 245); brincar de "Cadê? Achou!" (ver p. 140) ajudou-o a entender que você ainda estava ali, mesmo não a vendo, e esconde-esconde é a progressão perfeita para o bebê que se move, pois o encoraja a confiar em sua presença e ausência. Brinque só num cômodo e primeiro em família, para que o bebê compreenda como a brincadeira funciona. Papai se esconde enquanto você e seu bebê contam, então vocês saem para procurá-lo. No momento seguinte, você e o bebê se escondem quando papai conta; ele vai gostar muito se o papai fingir que não consegue vê-lo (até afastar-se com risadinhas). Quando ele entender o conceito do jogo, vocês poderão jogá-lo. Você se esconde no quarto, chamando-o de seu esconderijo para dar-lhe uma dica e para assegurar-lhe que você está ali; dê a ele tempo para se esconder (inevitavelmente no mesmo lugar!), fingindo por um tempo que você não sabe onde ele está.

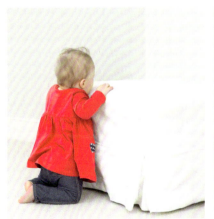
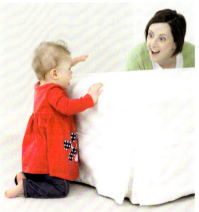

Lá vou eu! O bebê vai adorar brincar de esconde-esconde com você, e isso vai ajudá-lo a confiar em que não é preciso ficar em pânico quando não a vir.

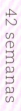

43 semanas

CUIDADO: AOS 10 OU 12 MESES, COMIDA, COPOS E BRINQUEDOS PODEM VIRAR MÍSSEIS

Seu bebê quer fazer tudo sozinho. Ele ainda não tem coordenação física para ser eficiente, mas deixe-o tentar; por exemplo, dê-lhe a própria colher na hora da refeição. Com essa crescente independência, é mais importante do que nunca que você lhe mostre quanto o ama.

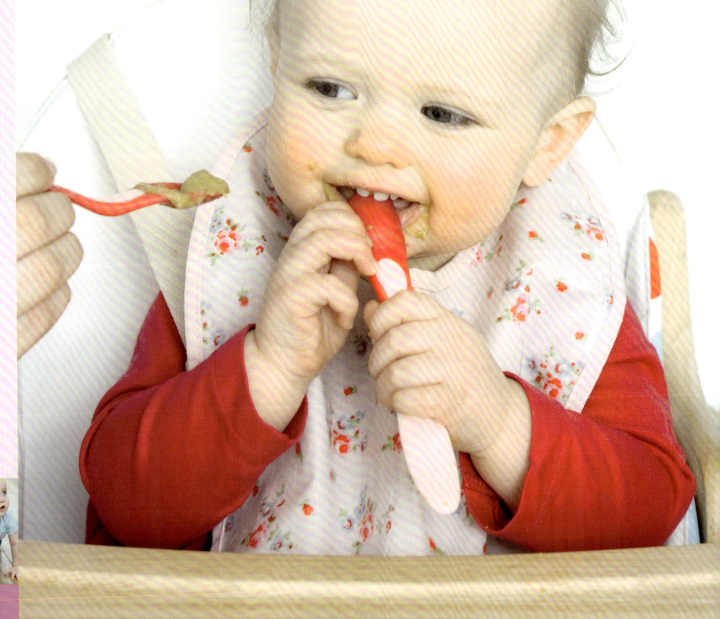

SEU BEBÊ TEM 43 SEMANAS
Mostrando cuidado

A vida do bebê está repleta de novidades, nem todas do agrado dele; por isso, algumas vezes ele mostrará cautela e até aflição.

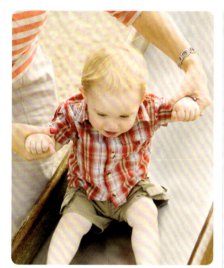

Construindo a confiança. Se a altura do escorregador assusta o bebê, desça-o devagar para lhe mostrar que é seguro.

Há apenas umas duas semanas, seu bebê pode ter sido destemido em curiosidade e exploração, mas, após alguns tombos e descobertas assustadoras, alguns bebês ficam um pouco mais cautelosos. A ansiedade de separação pode também significar que ele ficará mais facilmente aflito em novas situações, mais se ele ainda pensar que você o está abandonando. Essa é uma progressão natural, à medida que ele aprende sobre seu mundo, e pode variar dia a dia ou semana a semana enquanto ele ganha confiança em cada situação.

Estimule gentilmente o bebê a continuar a explorar e se envolver em novas situações. Fique ao lado dele enquanto ele explora o quarto ou começa a investigar um brinquedo ou equipamento de brincar novos, por exemplo, ou empurre-o no carrinho, mas continue a falar para que ele saiba que você está ali, mesmo que não a veja.

Você pode perceber que ele se assusta facilmente com barulho ou ruídos estranhos; nem sempre eles podem ser evitados, por isso lide com isso com muito afago e palavras tranquilizadoras, explicando de um jeito simples: "Ah, lá vem um carro fazendo bi-bi".

Aos poucos, ele se acostumará à maioria dos sons novos. Mas, claro, ficar assustado é uma reação natural para nos proteger, por isso fatalmente acontece quando há um ruído inesperado. Não faça graça com a cautela ou relutância do bebê em fazer alguma coisa, nem use a frase "Não seja bobo!". É importante continuar a tranquilizá-lo até que ele se sinta mais confortável numa nova situação.

TIRA-DÚVIDAS

Meu bebê não gosta do escuro. Como posso ajudá-lo? Para alguns bebês, ficar no escuro total ou quase total pode ser assustador. Uma pequena luz basta para assegurar ao bebê que está tudo bem se ele acordar, permitindo-lhe reconhecer o ambiente depressa. Essa relutância em ficar no escuro não precisa ser mudada ou "tratada" – é mais provável que forçá-lo a dormir no escuro total lhe cause aflição em vez de ensinar-lhe que a escuridão é boa. Se o bebê insistir em ter uma luz brilhante à noite, contudo, use um dimmer (redutor de luminosidade) para ir baixando a luz lentamente durante uma ou duas semanas.

MEDO DE ESTRANHOS

A esta altura o bebê aprendeu quem cuida dele e em quem pode confiar. É muito natural, quando alguém que ele não reconhece se aproxima, que ele fique desconfiado, mesmo que seja alguém que você gostaria que ele conhecesse. Não o force. Em vez disso, sentem-se todos num local com o bebê no colo e permita-lhe avaliar o estranho enquanto você fala com ele. Quando o bebê estiver pronto, permita-lhe fazer o primeiro movimento com a nova pessoa e dê boas-vindas às aberturas dele com muito encorajamento. Todavia, não espere demais, nem tenha pressa – ele pode passar um brinquedo para a pessoa, mas em seguida voltar a seu colo pelo resto do tempo (ver também p. 283).

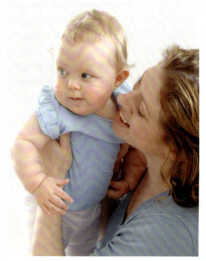

Cautela. É natural que o bebê fique desconfiado de novas pessoas nessa idade. Deixe-o conhecê-las no próprio ritmo.

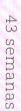

43 semanas

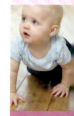

337

SEU BEBÊ TEM 43 SEMANAS E 1 DIA

Comer fora de casa

Nunca é cedo demais para levar o bebê a um restaurante, mas algumas coisas podem tornar a experiência mais fácil.

Um bom indicador de que um restaurante é simpático aos bebês é ele ter cadeiras altas, fraldário, menu para crianças e pacotes de atividades infantis. Se estiver em dúvida, telefone antes para saber – ter uma equipe de garçons ou outros fregueses carrancudos toda vez que seu bebê grita é estressante. Um restaurante que tenha comida adequada ao bebê lhe oferece uma folga da cozinha, mas se você quiser levar seu próprio alimento pergunte sobre as facilidades para aquecê-lo. É bom também reservar uma mesa junto à janela para que o bebê se distraia, se necessário.

Leve uma porção de atividades de mesa. Alguns blocos de construção, livros com dobraduras e um pequeno jogo de encaixar manterão o bebê entretido enquanto estiver na cadeirinha. Faça sua reserva coincidir com a hora do almoço do bebê, para que ele fique absorto em comer ao mesmo tempo que vocês. Isso deve também lhe dar bastante tempo antes que ele fique cansado e precise tirar uma soneca.

Finalmente, lembre-se de que falar e brincar com ele, envolvendo-o durante a refeição, o fará querer repetir a experiência.

> **TIRA-DÚVIDAS**
>
> **Como devo limpar as orelhas do bebê?**
> A orelha limpa-se a si mesmo – a cera remove a poeira e os detritos da orelha interna. Ela pode parecer feia, mas é benéfica, portanto não retire nenhum fragmento de cera enquanto e ainda estiver na cavidade da orelha. Você pode limpar enxugando a cera da orelha externa com um chumaço úmido de algodão, mas não use cotonete pois ele pode se mexer e ter o tímpano ferido.

SEU BEBÊ TEM 43 SEMANAS E 2 DIAS

Aprender pelo toque

Os sentidos do bebê lhe ensinam tudo o que ele precisa conhecer; agora que ele está mais atento, pode também aprender pelo tato.

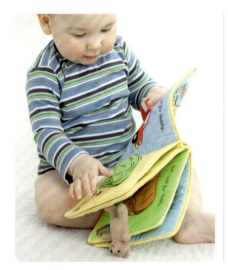

Um bebê de 10 meses pode aprender muita coisa pelo tato, e você pode apoiar seu filho nessa aprendizagem oferecendo-lhe diferentes texturas para sentir e experimentar.

Sente o bebê no cadeirão e ofereça-lhe duas ou três tigelas com diferentes texturas para ele introduzir os dedos. Veja se são seguras para levar à boca. Algumas bananas amassadas, uma tigela de argolas de cereais, alguns formatos de macarrão e uma tigela de arroz cozido são todas texturas interessantes para ele explorar com os dedos. Os bebês também gostam de espetar os dedos na geleia! Fique atenta a tudo que ele leva à boca (para evitar que se sufoque) e tenha às mãos um pano para tirar a meleca dos dedos dele.

Dê ao bebê livros que apresentem uma variedade de tecidos e texturas. Há livros fantásticos que ensinam aos bebês o significado de palavras como sedoso, macio, mole, áspero... Leia-os para ele, encorajando-o a tocar as diferentes texturas e repetindo as palavras que as descrevem.

Explorando. Livros que apresentam uma variedade de texturas permitem que o bebê aprenda pelo tato.

SEU BEBÊ TEM 43 SEMANAS E 3 DIAS
Uso correto dos objetos

O bebê pode associar objetos a ações e prever sequências de acontecimentos, o que o inspira a usar os objetos como a vê fazer.

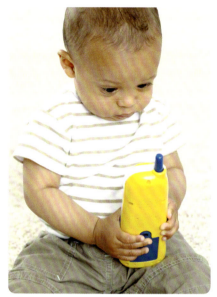

Telefonar pra quem? Ao adquirir controle sobre as mãos e os dedos, o bebê estará ansioso por empregá-los "corretamente".

O bebê entende agora que uma mamadeira contém água ou suco e é capaz de levá-la à boca. Sabe para que serve a escova de dentes e pode tentar usar a colher e o telefone de brinquedo corretamente. Serão vários meses (e, em alguns casos, anos) antes que possa utilizar com autonomia muitos objetos cotidianos, mas, agora que ele é muito mais habilidoso com as mãos, praticará essas conquistas de modo constante.

Deixe seu bebê tentar espremer o tubo do creme dental; deixe-o escovar os dentes junto com você, colocar as meias, misturar a massa do bolo com a colher de pau. Ele vai gostar de sentir-se importante e envolvido, e experimentar aumentará a compreensão sobre a ligação entre os objetos e as atividades. Cada parte de seu dia oferece oportunidades para esse tipo de aprendizagem por associação; se você estimular o entendimento dele dizendo-lhe as palavras para os objetos usados e as coisas que você faz com eles, ele logo apontará para os itens nomeados e até irá buscá-los. Peça ao bebê que lhe passe o copo quando ele estiver acabando de beber. Ele poderá parecer intrigado de início, mas, se ouvir uma instrução e as palavras corretas com frequência enquanto a observa apontando para os objetos e usando-os, logo fará as ligações necessárias e entenderá seus pedidos.

PINÇA COM OS DEDOS

Esse movimento – em que o bebê usa o indicador e o polegar juntos para pegar objetos – é uma ótima habilidade motora. Começa a se desenvolver a partir de cerca dos 8 meses e vai ficando cada vez mais sofisticado. Esse controle é que, anos depois, permitirá à criança abotoar a camisa, usar um lápis, tocar instrumentos musicais e trabalhar com o mouse num computador. Ser capaz de fazer a pinça é uma marca no desenvolvimento que indica que o cérebro do bebê, o sistema nervoso e os músculos se tornaram muito mais coordenados e sincronizados. Ele também abre um mundo de possibilidades. Ao fazer a pinça, o bebê pode amontoar blocos, alimentar-se, encaixar formas e quebra-cabeças, etc.

Você notará que o bebê começa a pegar objetos esfregando a mão sobre um brinquedo e depois curvando a palma da mão e os dedos em volta dele. Então vai agarrar as coisas usando todos os quatro dedos e o polegar, que ainda é desajeitado. Quando se aproxima dos 12 meses, a habilidade para agarrar algo entre o indicador e o polegar numa pinça capacita-o a pegar e manobrar objetos com mais facilidade e precisão. Dê-lhe coisas pequenas para pegar da bandeja do cadeirão na hora das refeições (como uvas-passas, argolas de cereais e uvas cortadas), ou um quebra-cabeça simples. Evite objetos pequenos que possam sufocá-lo se levados à boca.

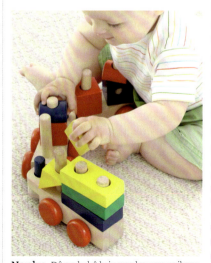

No alvo. Dê ao bebê brinquedos que caibam na mão dele para ajudá-lo a agarrar melhor, e, finalmente, pinçar objetos.

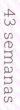

SEU BEBÊ TEM 43 SEMANAS E 4 DIAS

Autonomia nas refeições

O bebê adora pôr os dedos na comida e levá-la à boca. Apesar da sujeira, é quando ele começa a alimentar-se sozinho.

Bebês querem ser independentes e alimentar a si mesmos, mas nessa idade muitos não possuem coordenação óculo-manual suficiente para levar a comida da colher até a boca. Alimentos para comer com as mãos são bem-vindos; eles dão mais independência ao bebê e expandem os horizontes alimentares.

Procure introduzir uma variedade maior de sabores e texturas: comidas crocantes, cubos de queijo macio e macarrão cozido. À medida que o bebê melhora a capacidade de alimentar-se, você pode introduzir uma refeição diária de minissanduíches, pão-sírio ou torradas com queijo; legumes cozidos ou cortados em palitos, nacos de queijo, algumas uvas, maçãs, peras ou bananas picadas. Verifique se as refeições são balanceadas e saudáveis (nem com muito pouca gordura, nem com fibras em excesso; ver p. 207).

Sempre acompanhe o ritmo do bebê e tente introduzir novos alimentos quando ele estiver feliz e alerta, e não quando ele estiver cansado ou abatido. Se ele está mal-humorado, é melhor limitar-se aos pratos preferidos dele. Você pode incentivá-lo a tentar novos alimentos, adicionando apenas um novo item à refeição, entre outras que você sabe que ele gosta.

Toda essa prática com os alimentos é ótima para a coordenação motora, o que o ajudará quando ele começar a usar uma colher (ver p. 369).

SEU BEBÊ TEM 43 SEMANAS E 5 DIAS

Diversão com animais

Crianças pequenas adoram animais, querem ver fotos deles, estar com eles.

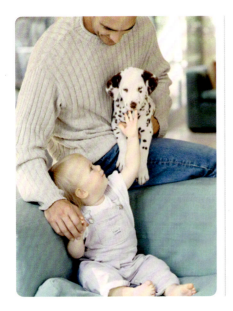

Seu bebê demonstrará verdadeiro fascínio pelos animais. Embora ele possa ficar receoso ou até assustado no primeiro contato com eles, aprender sobre os animais é uma parte natural do desenvolvimento. Familiarize-o com eles primeiro mostrando fotos ou ilustrações e assistindo a programas sobre animais. Aponte cada um deles e diga o nome e o som que ele faz. Cante músicas de ninar que tenham ruídos de animais.

Se você tem um jardim, pense em colocar um bebedouro de pássaros e

Melhores amigos. O contato com bichos de estimação aumenta a confiança do bebê em relação aos animais. Mas procure estar por perto o tempo todo, vigiando os *pets*.

deixe seu filho vê-los se alimentando. Nos passeios, aponte pássaros, gatos e cachorros, assim como patos e gansos nos lagos ou rios. Você pode também levá-lo a uma fazendinha ou a um zoológico, que oferecem um modo acessível e seguro para o bebê entrar em contato com animais. Talvez ele seja muito jovem para acariciar os bichos, mas os sentidos dele assimilarão tudo, e ele construirá confiança em torno deles. É essencial, claro, lembrar-se da higiene. Lave as mãos do bebê logo após estar com animais de fazenda ou domésticos e crie uma rotina de lavá-las depois de ele brincar num poço de areia ou no jardim, e antes das refeições.

SEU BEBÊ TEM 43 SEMANAS E 6 DIAS
A importância do afeto

Demonstre ao bebê amor e atenção. Ele prosperará na mesma medida em que você lhe der afeto físico.

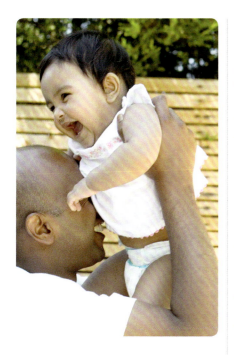

Seguro e feliz. Amor, conforto e proteção consistentes dos pais e cuidadores ajudam os bebês a desenvolver uma boa saúde mental.

Algumas das mais importantes obras sobre a necessidade dos bebês de afeto e atenção foram escritas pelo psicólogo John Bowlby nos anos 1960.

A teoria do afeto nos ensina que o vínculo entre pais e filhos é o fundamento para a segurança do bebê e cria um padrão positivo que ele repetirá nos relacionamentos futuros.

Um bebê criado num ambiente seguro e amoroso, em que o afeto é dado e recebido livremente entre abraços e beijos, tapinhas e aconchegos, tem mais probabilidade de tornar-se um adulto afetuoso.

Tem havido muitas ideias diferentes sobre o "melhor" meio de criar o bebê, desde o velho adágio de que as crianças devem ser "vistas e não ouvidas", passando por métodos baseados no horário e na liderança do bebê. Seja qual for a abordagem que você prefira, não há dúvida de que o bebê precisa de amor, atenção e afeto, a fim de desenvolver o senso de segurança, estabilidade e confiança. Quando você o conforta, vai até ele quando ele chora, oferece afeição física e mostra que gosta da companhia dele, está criando essa segurança. Ele também precisa de sua coerência, por isso pode predizer qual reação ele obterá e o que a contenta. À medida que ele crescer, será importante para ele saber qual comportamento é preferido e qual é inaceitável.

Atenção completa. Rir com o bebê, fazer cosquinha, dar risadinhas e dar-lhe atenção completa é outro modo de mostrar-lhe quanto você o ama. Estudos mostraram que se você estiver observando-o brincar, mas fazendo alguma outra coisa, como ler ou falar ao telefone, a brincadeira será menos complexa do que se você observá-lo com foco total.

Guie-se pelo bebê na hora de brincar – às vezes ele vai querer colo, outras vezes descer porque quer mais liberdade. Algumas vezes, só o que ele quer é um afago gentil na bochecha ou na cabeça para saber que você o ama. Reagindo e respeitando os altos e baixos da necessidade de afeto, você lhe mostra que valoriza os sentimentos dele, e ele aprende por sua vez a valorizá-los.

GENTILEZA

Um bebê de 10 meses não tem noção da força que tem, e ainda lhe falta a coordenação necessária para controlar quão forte ele bate ou segura as coisas. Todavia, nunca é muito cedo para lhe ensinar a ser gentil o quanto puder. Incentive o bebê a acariciar os brinquedos de pelúcia ou bonecas, segurando delicadamente a mão dele para que ele obtenha um senso da leveza do toque. Escolha um brinquedo especial, talvez um ursinho, e dê-lhe um abraço diante do bebê; em seguida encoraje-o a fazer o mesmo, dizendo, "Ah, ursinho". Deite-o delicadamente, cubra-o com um lençol e dê-lhe um beijo, então encoraje-o a fazer o mesmo. Essa encenação reforça a compreensão do bebê da necessidade de cuidar dos outros e tratá-los com gentileza.

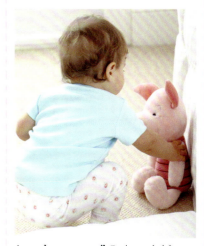

Aprender a ser gentil. Ensine ao bebê a ser delicado e cortês ao cuidar dos bichos de pelúcia dele.

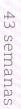
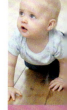

44 semanas

MUITOS BEBÊS TÊM UM BRINQUEDO PREDILETO, QUE CARREGAM PARA QUALQUER LUGAR AONDE VÃO

À medida que adquire maior mobilidade, o bebê desenvolve autoconfiança e será categórico sobre o que quer ou não. Seja paciente, mas firme sobre os limites estabelecidos. Desde seu primeiro sorriso, por volta das 6 semanas, seu bebê poderá passar aos acessos de risos.

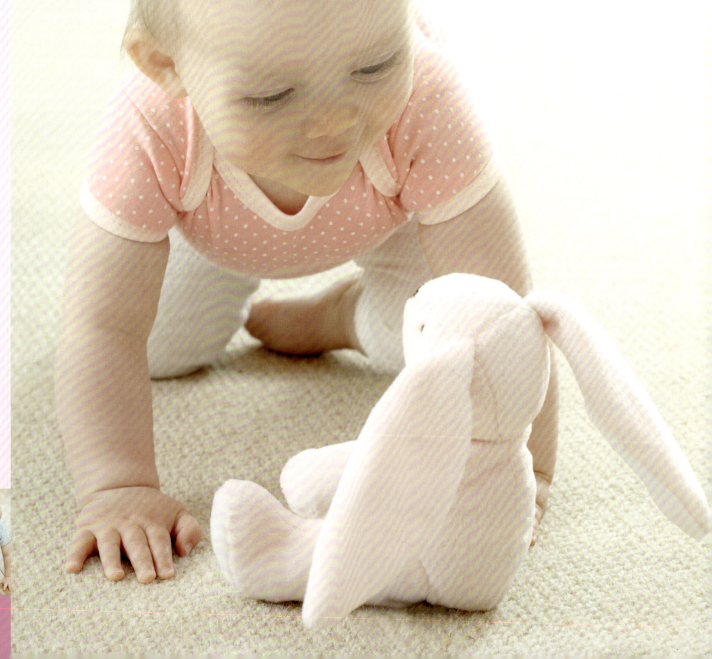

SEU BEBÊ TEM 44 SEMANAS

Deixar o bebê ajudar

O bebê pode gostar de dar uma "mãozinha" em algumas tarefas simples, achando divertido ser igual à mamãe.

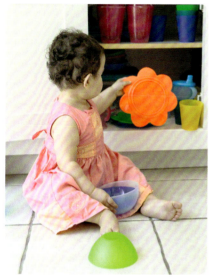

Hora de arrumação. Peça ao bebê que realize pequenas tarefas, como colocar as tigelas e pratos de volta no armário.

A coisa mais simples e útil que um bebê de 10 meses pode fazer para ajudá-la é guardar os brinquedos no fim do dia. Se você fizer disso parte da rotina, quando seu bebê começar a andar esse comportamento terá se tornado natural e você poderá contar com um bebê prestativo.

Coloque uma caixa de brinquedos no meio do quarto e incentive o bebê a recolher os brinquedos para colocá-los dentro dela. Transforme isso num jogo sempre que puder: "Quer achar o coelhinho? Muito bem! Ponha o coelho na caixa". Elogie-o bastante e até reveze com ele: "Agora a mamãe vai procurar o trem. Está aqui! Dentro da caixa". Aproveite a hora como uma oportunidade para reforçar cores, formas, animais, etc. na experiência e aprendizagem do bebê. Lenta, mas seguramente, a arrumação será feita.

Limpeza. Embora ainda vá demorar muito para que seu filho possa ganhar alguns trocados passando o aspirador de pó, você pode deixá-lo juntar-se a você enquanto limpa a casa, dando-lhe uma flanela para que ele passe nas superfícies que alcança. Ainda que limpar o sofá não seja muito útil, cubra-o de elogios e encorajamentos por ajudar a mamãe. Do mesmo modo, dê-lhe um pano úmido após as refeições e peça-lhe que a ajude a limpar a mesa – as esfregadelas serão numa área para trás e para a frente diante de onde ele está sentado, mas ele captará a ideia, e seus esforços serão dignos de elogio.

ATIVIDADE

Brincar de empilhar

Empilhar ajuda a desenvolver a coordenação óculo-manual do bebê, encoraja-o a resolver quebra-cabeças e reforça o que ele aprendeu sobre causa e efeito. Bons brinquedos de empilhar incluem copos que se encaixam um no outro e também assentam um sobre o outro quando virados de ponta-cabeça (copos de medir de plástico são ótimos para isso), blocos coloridos e argolas que podem se encaixar num cone central.

Para empilhar copos e argolas apropriadamente, seu bebê tem de trabalhar com formatos e tamanhos relativos, e passar os objetos de uma mão para a outra. Os blocos requerem equilíbrio, habilidades motoras finas e o toque delicado necessário para pegar itens do mesmo tamanho e colocar com segurança um sobre o outro. Com um e outro desses brinquedos, o bebê se inicia na resolução de problemas matemáticos, preparando-o para solucionar questões matemáticas no futuro.

Mostre ao bebê, e em seguida diga-lhe que é a vez dele. Observe como ele tenta cuidadosamente descobrir qual item vem em seguida e ajude-o se precisar. Se o brinquedo cair, não se preocupe – faz parte do processo de aprendizagem, e ele vai adorar empilhar as peças de novo.

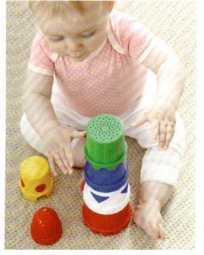

Matemática inicial. Empilhar brinquedos introduz o bebê no universo da matemática.

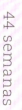

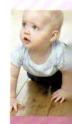

343

SEU BEBÊ TEM 44 SEMANAS E 1 DIA

Encontro com outras crianças

Seu bebê é ainda jovem para brincar construtivamente com outras crianças, mas estar em um grupo é uma boa experiência para ele.

Será benéfico para o bebê crescer na companhia de crianças de todas as idades. Provavelmente, ele brincará com bebês de mesma idade, enquanto crianças mais crescidas poderão envolvê-lo numa variedade de jogos, como esconde-esconde, dançar, cantar e recitar. O bebê achará mais fácil brincar perto de outras crianças do que com adultos, que poderão querer interagir ou interferir na brincadeira. As crianças costumam gostar da oportunidade de "procurar" seu bebê – e poderão ser cuidadoras surpreendentemente boas. Mesmo que você tenha de estar ali, isso ajudará o bebê a se sentir mais independente e dar a ambos um pouco de espaço. Naturalmente, se ele tiver irmãos mais velhos, isso já estará acontecendo. Senão, será preciso que seu bebê tenha tempo com outras crianças.

Se estiver em uma escolinha, ele encontrará crianças de idades variadas num ambiente seguro (e, ainda que você não tenha de voltar para o trabalho, um período numa creche uma vez ou outra lhe proporcionará algum tempo livre).

Se você tem sobrinhos e sobrinhas, peça-lhes que visitem vocês ou visite-os. Reuniões regulares, se forem práticas, podem construir vínculos estreitos que são um apoio encantador a seu bebê e para você mesma enquanto ele cresce.

Caso lhe agrade, considere sair de férias com amigos que tenham filhos. Todavia, assegure-se de que haja espaço suficiente nas acomodações e que conhece a outra família o bastante para poder falar sobre as necessidades da sua família.

SEU BEBÊ TEM 44 SEMANAS E 2 DIAS

Tempo para o casal

Você e seu companheiro precisam de tempo para se dedicarem um ao outro e para prosseguir suas atividades individuais favoritas.

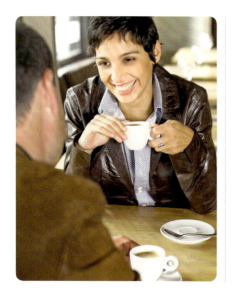

Só nós dois. Programas sem o bebê fortalecem a relação e são necessários para manter o ambiente doméstico saudável.

Só vai lhes fazer bem programar períodos regulares de "descanso" dos cuidados dispensados ao bebê. Isso pode significar arranjar uma babá para saírem à noite, ou programar uma ou duas noites fora. É claro que, para tal, é preciso ter uma cuidadora em quem confiem e que possam pagar. Uma alternativa é revezarem-se entre amigos para tomar conta dos bebês uns dos outros de vez em quando. Como quer que você resolva isso, o relacionamento ganhará com esse tempo para vocês dois.

Vocês podem dar a si mesmos "permissão" para reassumir atividades individuais de que gostavam. Você pode querer reiniciar um esporte que interrompeu, como futebol, aeróbica, ciclismo ou caminhada. Ver amigos socialmente pode ser um reforço; fazer compras, assistir a um jogo, tomar um café ou sair para alguns compromissos são atividades que recarregam as baterias. O importante é que ambos tenham algum tempo e espaço para fazer as coisas de que gostam e que fazem cada um dos dois se sentir especial, juntos e individualmente.

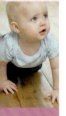

SEU BEBÊ TEM 44 SEMANAS E 3 DIAS

A arte do desapego

Não há dúvida de que um objeto de conforto ajuda, especialmente quando o bebê está ansioso. Mas e se ele começar a virar "refém"?

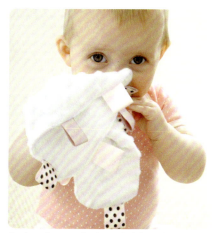

Amigos inseparáveis. Os bebês podem querer ficar 24 horas por dia com o objeto favorito – será um desafio mudar isso.

O bebê tem novas experiências todos os dias. Mesmo que os acontecimentos sejam os mesmos, ele passa a vê-los de uma nova perspectiva quando começa a dar os primeiros passos; ele pode de repente sentir-se desnorteado em ambientes familiares porque encontrou uma liberdade recente. O bombardeio de experiências, aprendizado e entendimento é muito intensificado aos 10 meses, e todo o processo pode ser ao mesmo tempo empolgante e perturbador. Por isso, não é de admirar que objetos de conforto ofereçam segurança ao bebê. Eles representam o amor, o cheiro de casa e contêm associações seguras, positivas. Seu filho precisará desse objeto de conforto quando você não estiver por perto, quando experimentar alguma coisa nova ou se sentir doente ou cansado. Algumas vezes, ele confia tanto no objeto de conforto que não pode separar-se dele.

Tudo isso é compreensível, mas pode começar a abalar os nervos do mais paciente dos pais depois de um tempo. Já é difícil demais lembrar de tudo que você precisa ao sair; então imagine que você está no meio do caminho, com o bebê sentado em segurança no carro, e ele começa a choramingar porque você deixou para trás "o melhor amigo". Você agora tem a responsabilidade extra de procurar – e jamais perder! – a mais preciosa posse de seu bebê.

Deixe fluir. Uma vez que o bebê formou uma ligação com algo em especial, tirar isso dele o fará sentir-se inseguro e nervoso. Ele precisará alcançar esse objeto de conforto onde quer que precise dele, seja onde for. No fim das contas, ou ele perderá o costume ou você precisará ajudá-lo a separar-se aos poucos do objeto, mas não até ele crescer mais. Por enquanto, faça o possível para resguardá-lo. Se possível, compre uns dois sobressalentes, caso ele falte. Se o bebê for ligado a uma manta insubstituível, pense em cortá-la ao meio para poder lavar uma metade, enquanto a outra estiver sendo usada. Tente lavar o objeto de conforto antes que ele fique impregnado demais com o cheiro do bebê, para que ele não o rejeite quando limpo.

ATIVIDADE

Túnel do tempo

Bebês desta idade adoram brincar em túneis de brinquedo. Túneis de náilon são acessíveis em boas lojas de brinquedos. Contudo, um túnel feito com três caixas de papelão com as extremidades unidas por fitas isolantes pode funcionar muito bem. Faça alguns "olhos mágicos" ao longo do comprimento para que o bebê possa espiar você. Encoraje-o a engatinhar dentro dele, colocando ali alguns brinquedos, ou surpreenda-o aparecendo "magicamente" na extremidade oposta. Se ele parecer confiante dentro dele, você poderá pendurar uma manta sobre uma das extremidades para ele espiar para fora. Não o force a brincar com o túnel se ele relutar em entrar nele – apenas deixe-o no chão até que ele esteja pronto para explorá-lo.

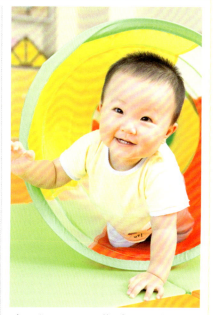

Diversão com aprendizado. Um túnel de brinquedo ajuda a desenvolver habilidades motoras e poderes de antecipação.

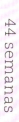

44 semanas

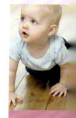

345

SEU BEBÊ TEM 44 SEMANAS E 4 DIAS

Encontros sociais

Assim como divertir-se com livros em casa, pode ser divertido participar de atividades com outros bebês e pais.

Existem espaços públicos que oferecem brincadeiras e atividades envolvendo livros especialmente dedicados a bebês. Faça uma pesquisa na internet e converse com outros pais para descobrir quais as opções mais convenientes à sua rotina. Esses espaços têm programação com teatrinhos, pinturas e contação de história, entre outras atividades, para ajudar a manter os pequenos entretidos. Esses encontros permitem que a criança conheça novos livros e faça parte de outro grupo, diferente da "roda de amigos" de sempre.

Além disso, trata-se de boas oportunidades para encontrar outros pais. Mesmo que seu bebê não queira participar dessas atividades, você pode explorar a riqueza dos livros oferecidos.

Visitar esse tipo de espaço desde a tenra idade incentiva o bebê a se interessar por livros e programas culturais, preparando-o para atividades de leitura à medida que cresce.

> **POR FALAR NISSO...**
> Os bebês riem com muito mais frequência que os adultos: em média, 300 vezes por dia, contra as 20 vezes por dia de um adulto.
> Entre 9 e 15 meses, os bebês entendem que, quando a mamãe põe um pano na cabeça ou "muge" como uma vaca, ela está fazendo algo inesperado – e é algo divertido.

SEU BEBÊ TEM 44 SEMANAS E 5 DIAS

Convivência de qualidade

Se um membro do casal ou ambos passam o dia todo fora no trabalho, é importante reservar algumas horas especiais ao bebê.

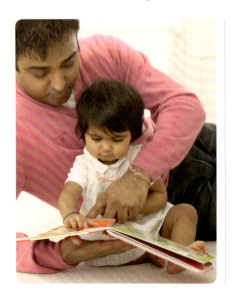

Os bebês recebem diversas coisas dos pais e aprendem com eles, razão pela qual é importante que obtenham uma hora individual com ambos, tanto quanto possível. Pode ser difícil fazer isso quando um ou ambos trabalham fora, mas há muitos benefícios para o bebê.

As maneiras diferentes de agir dos pais são igualmente estimulantes para o bebê. Um pode ser mais calmo e mais tranquilo, enquanto o outro pode gostar de brincadeiras mais animadas e turbulentas. Amor e atenção de ambos ajudam a promover o desenvolvimento social, emocional e intelectual do bebê.

Se ambos estiverem em casa à noite, tente organizar sua rotina de modo que quem estiver em casa mais cedo dê o banho, quem chegar mais tarde leia a historinha antes de dormir, em seguida ambos beijem o bebê e digam boa noite. Ou tente planejar as coisas para que um ou outro consiga sentar-se e tomar o café da manhã com o bebê antes de sair. Se trabalharem fora, brinquem individualmente com o bebê, assim como juntos, para que ele possa desfrutar os diferentes modos pelos quais vocês o estimulam.

De um jeito só dele. O modo como o pai conta uma história é diferente do da mãe, e o contato com essa variedade é bom para o bebê.

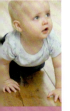

SEU BEBÊ TEM 44 SEMANAS E 6 DIAS

Quase andando

É provável que o bebê já engatinhe, tome impulso para ficar em pé e até dê uns passos. Mas quando vai andar?

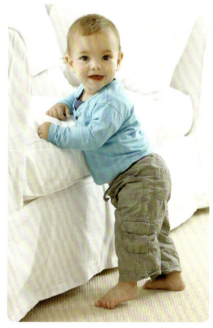

Aproveitando a mobilidade. Enquanto o bebê está se movendo de um lado para outro, não importa se ele faz isso sentado ou em pé.

É natural ficar ansioso pelos primeiros passos do bebê. Afinal, quando ele cambaleia para seus braços pela primeira vez, está dando enormes avanços no caminho da independência.

Se o bebê está se aventurando confiantemente em volta do sofá, é possível que possa dar os primeiros passos independentes a qualquer momento. Porém, considerando que a idade média para os bebês darem os primeiros passos é 13 meses, é inusitado – embora não impossível – que eles comecem a andar tão cedo.

Andar depende do desenvolvimento das habilidades motoras em geral, da coordenação e da compleição (um bebê com um corpo alongado e pernas curtas, por exemplo, deve achar mais difícil equilibrar-se). Se o bebê tardou a erguer a cabeça ou sentar-se sem ajuda, ele provavelmente também tardará a andar – a função motora geral está demorando um pouco mais para alcançar cada marco no desenvolvimento. Não há correlação aparente entre andadores precoces e proezas nos esportes ou inteligência – alguns bebês simplesmente andam antes que outros.

Devagar, devagar. É mais provável que os primeiros passos do bebê sejam mais um arrastar dos pés de lado que o move aos poucos para a frente do que uma marcha a passos largos. Apenas quando tiver desenvolvido uma melhor coordenação e equilíbrio (o que é incomum antes dos 2 anos) ele erguerá um pé para colocá-lo diante do outro. Até então, dará uma porção de passinhos, mal erguendo os pés do chão. Os bebês mantêm igualmente os pés bem afastados e dobram os joelhos, entortando as pernas, e tendem a andar com as costas levemente curvadas e os dedos do pé apontando para dentro. No início, o andar poderá não ser muito elegante, mas vai parecer-lhe milagroso.

Assim que o bebê começar a andar, a paciência será sua maior virtude. Será preciso dar-lhe a mão e acompanhar o passo dele. O progresso pode ser frustrantemente lento, especialmente quando você estiver com pressa. Mas tente evitar erguê-lo com frequência – ele precisa praticar muito agora.

ATIVIDADE

Controle de circulação

Se seu bebê já está tomando impulso para cima, mas ainda não deu os primeiros passos, você pode encorajá-lo colocando um brinquedo ou ursinho uns poucos centímetros longe dele no sofá para que ele tenha de deslizar para pegá-lo. Quanto mais passos ele der, melhor se tornarão a estabilidade e a coordenação.

Todo esse movimento ajudará a fortalecer os músculos das pernas e a praticar os passos, enquanto ele está levantando os pés e colocando-os no chão ao circular. Assim que ele se tornar mais hábil, você poderá colocar o brinquedo um pouco mais longe, ou na cadeira mais próxima, para encorajá-lo a se mover entre os móveis.

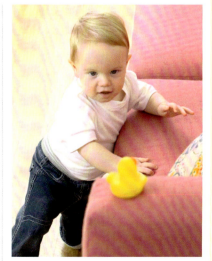

Ali pertinho. O bebê ficará muito satisfeito por ser capaz de se mover e alcançar alguma coisa que queira.

44 semanas

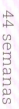

347

45 semanas

UM BEBÊ DE 10 MESES DEVE DORMIR QUASE TODA A NOITE SEM ACORDAR

As habilidades do bebê para resolver problemas estão se desenvolvendo rapidamente, e ele mostrará notável determinação e prazer em enfrentar desafios. Pode ser a hora de levá-lo a um local de recreação para que comece a desenvolver habilidades de socialização.

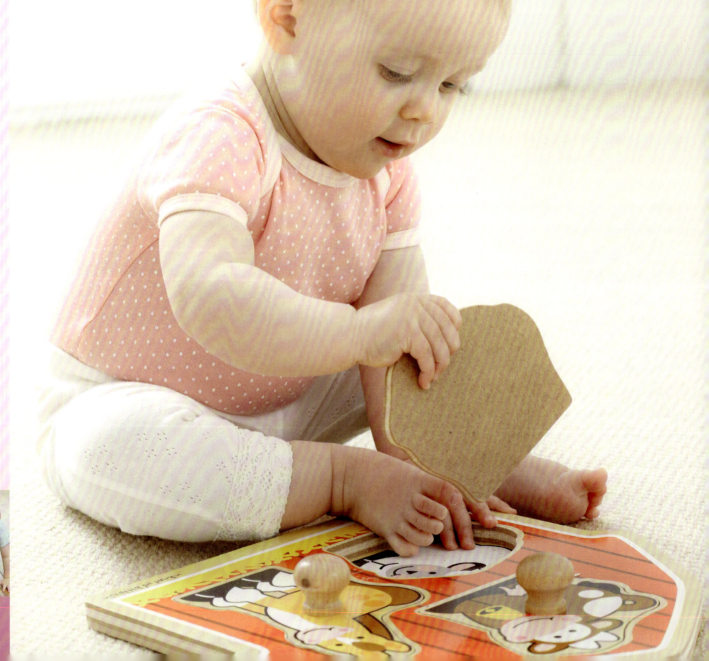

SEU BEBÊ TEM 45 SEMANAS
Pais confiantes

À medida que se aproximam os 12 meses, reflitam sobre quanto aprenderam – e sintam orgulho de ser pais.

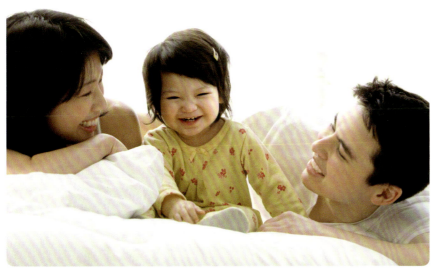

Família feliz. Confiar em suas decisões e habilidades ajudará os pais e o bebê a desfrutarem muito mais a vida familiar.

Vocês não estão sozinhos. Todos – seus pais, amigos, pediatra – estão à disposição para oferecer conselho e apoio, se precisarem. Seu companheiro, em particular, está à disposição para compartilhar tudo nas decisões sobre como criar o bebê. Discutam seus planos e confiem um no outro quando um de vocês vacilar. Ser pai ou mãe não é um exercício solitário.

Tenha fé. O bebê sempre vai procurar sua orientação. Não coloque tanta pressão sobre si mesma acreditando que tem de estar certa o tempo todo, mas tenha fé em que suas decisões foram tomadas com as melhores intenções. Lembre-se também de que confiança e arrogância não são a mesma coisa. É importante acreditar em suas decisões, mas também ser capaz de abandoná-las se perceber que se enganou. É um sinal de confiança ser capaz de admitir quando está errado, assumir responsabilidade pelo erro e ir em frente. Nenhum pai está certo sempre.

Seja firme. Sua autoconfiança como pai ou mãe brilha por meio de sua habilidade em estabelecer limites para o bebê. Não importa quanto ele proteste diante de algo que você, com boas razões, o proibiu ou preveniu de fazer, fique firme. Seu bebê tem mais probabilidade de se tornar um indivíduo confiante se perceber que você mantém sua palavra.

Seja feliz. Ame o trabalho que está fazendo. Todos os dias, enquanto observa seu bebê crescer e aprender alguma coisa nova, orgulhe-se dele, mas também dê a si mesma um pouco de louvor. O que você sentir nos sucessos que alcançarem juntos deixará seu bebê feliz também.

CHECK-LIST
Pais seguros

Sim...

■ Tome o que de positivo houve em sua criação e repita as boas práticas de seus pais; absorva também os melhores aspectos de outros estilos de educação que observar ao redor.

■ Pense nos traços negativos de criação que seus pais ou outros podem ter mostrado e evite repeti-los.

■ Trate o bebê com respeito, o que não significa fazer sempre as vontades dele, mas estabelecer gentilmente limites firmes.

■ Fale com o bebê como gostaria que lhe falassem, ouça-o como gostaria de ser ouvida e esteja presente para confortá-lo sempre que ele precisar de você.

■ Sempre demonstre amor. Diga a ele o quanto o ama e deixe suas ações falarem mais alto que suas palavras.

Não...

■ Não seja rigorosa demais consigo mesma se as coisas não saírem como o planejado. Não existe um manual para ser pai ou mãe; se seu bebê está crescendo feliz, você está no caminho certo.

■ Não seja crítica com seu companheiro. Conversem sobre as diferentes abordagens de vocês e seja compreensiva com relação às peculiaridades do estilo dele de educar. Lembre-se de que ambos desejam o melhor para o bebê.

■ Não tenha receio de pedir ajuda: há muitos recursos à disposição; use-os quando precisar.

45 semanas

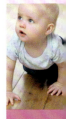

349

SEU BEBÊ TEM 45 SEMANAS E 1 DIA

Mais tagarelice?

Ouça com cuidado – seu bebê de 45 semanas talvez esteja falando palavras reais, embora você não as conheça!

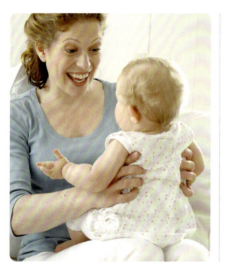

Em alguns casos, nem sempre é fácil reconhecer as palavras que o bebê diz, mas outras vezes elas podem ser óbvias. Se ele estiver interessado em trens, talvez diga "Tu, tu", ou poderá dizer "Mi" ao ver um gato. O vocabulário ampliado não tem necessariamente de estar cheio dos nomes reais que atribuímos aos objetos.

Considere também que as palavras dele podem carecer de final. É normal que os bebês não consigam pronunciar os sons mais fortes nos finais das

Que bebê esperto! Parece que ele está apenas "fazendo barulho" mas, se você prestar atenção, verá que são mesmo palavras.

palavras quando começam a falar. Nesse caso, o barulho do trem deve ser mais parecido com "Tu" do que com "Tut", um gato pode ser um "Ga" e um "cão", um "Au".

Embora o bebê só vá dominar o truque de acabar as palavras quando estiver mais perto dos 2 anos, você pode ajudá-lo no processo mantendo ruído de fundo (como o rádio ou televisão) na altura mínima quando falar com ele, para que possa ouvi-la com clareza. Também seja cuidadosa ao terminar suas palavras. De tempos em tempos, exagere nos sons duros nos finais das palavras, um pouco para ajudá-lo a focar a atenção neles.

SEU BEBÊ TEM 45 SEMANAS E 2 DIAS

Determinação absoluta

Os bebês são notavelmente tenazes quando se trata de conquistar algo que desejem.

A persistência dos bebês é o que os leva a desenvolver habilidades e aprimorá-las a cada dia. Seu bebê não está totalmente pronto para construir uma torre de blocos, mas gostará de empilhar brinquedos mais simples e continuará a tentar muito depois de você ter desistido.

Evidentemente, se há um aspecto negativo na vontade do bebê de tentar algo com determinação é o fato dele ficar relutante em receber sua aajuda, o que pode significar que algumas tarefas práticas – como colocar um chapéu – levam muito mais tempo do que deveriam se você interviesse. Elogie a disposição do bebê em continuar tentando e lhe dê oportunidades de tentar todo tipo de coisas, deixando-o continuar até se cansar e permitir que você o ajude. Enalteça-o por seus esforços e, claro, dê um viva de alegria quando ele obtiver êxito.

> **TIRA-DÚVIDAS**
>
> **Meu bebê começou a me morder, e isso dói. Como detê-lo?** O bebê não faz ideia de que está machucando você; está apenas sendo brincalhão. Mas não é um hábito que você vai querer incentivar! Não reaja exageradamente; diga "Ai, isso machuca" e faça uma expressão condizente. Então o coloque no chão por um minuto e distraia-o. Ele logo vai captar a mensagem de que você não gosta daquilo.

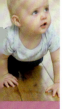

SEU BEBÊ TEM 45 SEMANAS E 3 DIAS

Brincar com outras crianças

Ajudar o bebê a se socializar vai proporcionar o desenvolvimento de importantes habilidades, desde comunicar-se com outros bebês até aprender a ser gentil.

Agora é um bom momento para levar o bebê a um local de recreação; ele gostará de brincar perto de outras crianças e participar de outros jogos e com diferentes brinquedos. Quanto mais próximo o grupo for de casa, melhor, pois o bebê poderá fazer amigos entre crianças que vivem na vizinhança e que um dia poderão até ir à escola com ele. Existem grupos dirigidos por clubes e associações ou por igrejas locais. Você pode experimentar alguns em seu próprio bairro, encontrando um (ou mais de um) que pareça mais amigável e que seu bebê demonstre preferir.

O que esperar. Muito do que acontece nesses grupos depende do tamanho dele. Um grupo pequeno pode ter um cômodo ou uma área para crianças que estão começando a andar, com alguns brinquedos de escalar e atividades artísticas ou artesanais. Geralmente, a programação inclui lanchinhos para os pequenos, e os responsáveis se encarregam de informar os pais sobre as atividades previstas para o encontro seguinte.

Via de regra, os grupos são informais e tranquilos, e os pais podem brincar com suas crianças e falar com outros pais como desejarem.

Envolver-se é um ótimo meio de encontrar outras mães e de começar a se sentir parte de uma comunidade.

O bebê não quer brincar. Os níveis de ruído e a atividade frenética em alguns grupos podem ser muito assustadores para alguns bebês; se seu filho não quer sair de seu colo nas primeiras vezes em que for, não desanime. Encontre uma atividade que os dois possam fazer juntos ou simplesmente pegue um livro e leia para ele. Depois de ter estado na reunião várias vezes, a curiosidade natural o vencerá e ele sairá para explorar. Todavia, tenha em mente que, aos 10 meses apenas, ele se sentirá feliz de brincar ao lado de outros bebês, mas não vai necessariamente querer brincar com eles.

ATIVIDADE

Pintando com farinha

Pegue uma bandeja rasa, de preferência escura. Espalhe um pouco de farinha de trigo sobre ela e balance-a até cobri-la por igual. Agora mostre ao bebê como calcar o dedo na farinha para "desenhar" padrões e formas. Essa atividade faz bem menos sujeira que usar tintas! Desenhar com farinha é um ótimo meio de despertar o jovem artista em seu bebê e o ajudará a desenvolver as habilidades motoras finas, tão importantes para desenhar e escrever mais tarde.

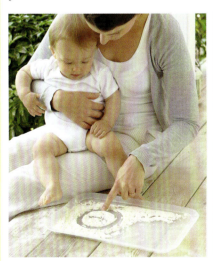 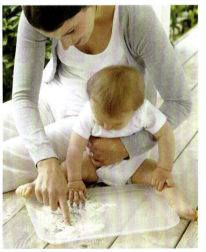

Jovem artista. Desenhar com farinha é uma boa maneira de introduzir o bebê no conceito de fazer marcas. Ele gostará de desenhar formas bem como da qualidade tátil dessa atividade.

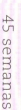

DESTAQUE PARA...
Dormindo a noite toda

Se o bebê ainda não está dormindo a noite inteira, ele não é o único. Todavia, um bebê de 10 meses deve ser capaz de um descanso noturno apropriado. Tente considerar algumas das ideias abaixo para ajudá-lo a dormir o bastante.

O bebê precisa dormir para processar os eventos do dia e se desenvolver. Você e seu companheiro, também. Geralmente, dormir pouco nos deixa irritadiços, impacientes. Se os dois pais estão se sentindo assim, esta não é uma receita para a harmonia familiar. Se for esse o caso, está na hora de agir. Embora pareça difícil deter a vigília do bebê agora, quaisquer hábitos ruins adquiridos se tornarão mais difíceis de romper quando ele ficar mais crescido; por isso, quanto antes mudá-los, melhor.

Considerando que as sonecas dele estão funcionando bem, à noite um bebê de 10 meses deve ser capaz de dormir durante um bom tempo, talvez de dez a doze horas. Nessa idade, ele deve estar fazendo três refeições por dia, possivelmente com lanchinhos entre elas, portanto não deve precisar nenhuma mamadeira noturna. Quanto mais cedo ele aprender a se acomodar sem sua ajuda quando se mexer à noite, mais felizes vocês se sentirão.

Razões para acordar. Se seu bebê não está acostumado a voltar a dormir sozinho durante a fase mais leve do ciclo de sono (que, quando adultos, não notamos), ele acordará totalmente e a chamará para confortá-lo ou lhe dar a mamadeira. Isso pode se tornar um hábito, e o bebê será incapaz de se acalmar e voltar a dormir sem um aconchego ou um alimento. Bebês entre 9 e 12 meses frequentemente sofrem de ansiedade de separação, que pode se tornar aguda quando acordam sozinhos na escuridão da noite. Outras razões para acordar podem ser que seu bebê está dormindo em excesso de dia, cochilando tarde após o almoço, ou lutando para reestabelecer bons hábitos após uma enfermidade ou dor de dente que perturbaram os cochilos normalmente tranquilos.

Há diversas estratégias que você pode usar para regular os padrões de sono do bebê, de modo que todos possam conseguir um pouco de merecido descanso. A chave é decidir qual abordagem lhe parece mais confortável tentar, e não arredar pé. Leve em conta que, se seu bebê foi consistentemente desperto à noite (isto é, nunca dormiu a noite toda), quebrar o hábito pode levar algumas semanas de esforço. Não desista!

O essencial sobre a hora de dormir. O bebê se beneficiará de uma rotina estrita mas amorosa e de um ambiente feliz. Ele precisa de muitos sinais positivos e tranquilizadores de que é hora de ir para a cama. Passe a última hora do dia envolvida numa tranquila interação com ele. Desse modo, ele terá uma atenção positiva que o incentivará a sentir-se calmo e relaxado na hora de dormir. Dê-lhe um banho, vista-o para dormir e leia uma história para ele. Reservar uma história especificamente para a hora de dormir é um sinal claro do que virá em seguida.

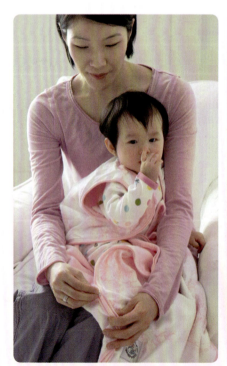
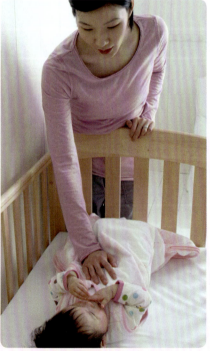

Rotina aconchegante. Mantenha a última hora do dia do bebê sossegada enquanto o prepara para a cama com muitos abraços e beijos tranquilizadores. Estimule-o a acalmar-se para dormir no berço.

Quando chegar a hora de dormir, abrace-o e beije-o, ponha-o no berço, deite-o (com o objeto de conforto ou o ursinho, se ele tiver um), diga "Boa noite" e saia do quarto. Você pode deixar uma luz acesa se desejar, e talvez uma música suave. Assegure-se de que o berço seja um lugar alegre, e não onde confiná-lo enquanto faz alguma coisa rapidamente. O ideal é que ele seja um ambiente onde ficam os brinquedos favoritos e o objeto de conforto, onde ele vê um grande sorriso seu como a última coisa à noite e a primeira de manhã.

Noite sem graça. Se seu bebê tem tendência a acordar e querer brincar, você precisa convencê-lo de que a noite é monótona e que não há vantagem em pedir por interação de madrugada. Se ele estiver chorando, acalme-o, mas não converse nem se envolva com ele. Se seu bebê ainda está dando um cochilo à tarde, ele pode não estar suficientemente cansado na hora de dormir. Tente mudar o cochilo da tarde adiantando-o quinze minutos e cortando-o quinze minutos antes. Você não vai querer que ele fique cansado demais quando for para a cama, mas precisará estar pronto para dormir.

Acordando para o leite. Se você tem o hábito de amamentar ou dar uma mamadeira para o bebê de madrugada, pode ser difícil abandoná-lo, especialmente se um de vocês aprecia a intimidade que partilham no silêncio. Se você está começando a questionar se o bebê realmente precisa dessa mamadeira ou está simplesmente acordando por hábito, tente reduzir aos poucos a quantidade de leite que está dando, ou reduzir o tempo usado no aleitamento, ou ainda diminuir a cada noite a quantidade da fórmula na mamadeira por várias noites. Ou, ainda, passar a oferecer-lhe água em vez de leite quando ele acordar; logo, ele poderá julgar que não compensa acordar para tomar água.

Provavelmente, você vai se sentir mais confiante de que ele não está realmente com fome sabendo que comeu bem e tomou uma mamadeira antes de ir para a cama.

Acordando para um carinho. Se seu bebê está determinado a ter sua presença tranquilizadora à noite, pode ser difícil continuar a sair de sua cama quente e ir até ele. Antes de levá-lo de vez para sua cama, porém, pense que assim ele não aprenderá a se acomodar no berço – e, quando já estiver começando a andar, ocupará muito lugar em sua cama! Se preferir que ele durma no próprio espaço, é melhor acalmá-lo indo até ele quando ele chamar e batendo levemente nas costas dele, falando calmamente ou cantando para ele, em vez de tirá-lo do berço para afagá-lo. Alguns bebês precisam de um último chorinho antes de adormecer, por isso não vá confundir isso com um chamado.

"Treinando" o sono. Você talvez tenha ouvido falar de outras técnicas para dormir, como retirada gradual ou choro controlado. A retirada gradual é o método mais delicado: envolve tranquilizar o bebê para dormir da maneira usual, mas deitando-o em seguida no berço pouco antes que ele apague e sentando-se no quarto (sem se envolver com ele), até que ele adormeça. Finalmente, ele deve aprender a ir dormir com você no outro lado do quarto e, depois, com você fora do quarto.

O choro controlado envolve acalmar o bebê no berço afagando-o e dando-lhe pancadinhas nas costas quando ele acorda; deixando-o, porém, toda vez que ele chorar, esperar um pouco mais antes de atendê-lo. A ideia é que finalmente ele aprenda a se acalmar até dormir. Muitos especialistas, entretanto, não aconselham o choro controlado, por ser estressante para os bebês e para os pais. Com todos os diferentes métodos, o essencial é a coerência.

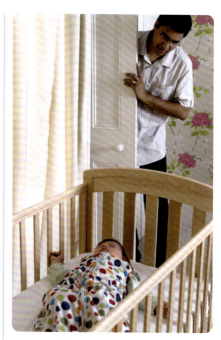

Sonho restaurador. Os bebês precisam de uma boa noite de sono para que o cérebro consolide o aprendizado do dia e o corpo se recarregue para mais ação.

JUNTOS NA CAMA

É menos provável que um bebê na cama dos pais acorde chorando ou que seja difícil acalmá-lo à noite. Todavia, mesmo que a essa altura todos estejam tendo uma boa noite de sono, à medida que o bebê cresce suas noites se tornam menos tranquilas. Conforme fica maior (e mais forte), vai mexer-se mais, chutar e fazer ruído à noite. Há também riscos associados a dormir juntos, não sendo aconselhável em certas circunstâncias (ver pp. 30-31). Se você e seu bebê não estão dormindo juntos tão silenciosamente quanto antes, talvez considerem mudá-lo logo para o berço. Alguns bebês fazem a transição facilmente, outros precisam acostumar-se com a ideia – talvez você tenha de manter o berço do bebê em seu quarto por algum tempo, por exemplo. Mesmo que ele se mude para o berço, sua cama ainda é um ótimo lugar para afagos na parte da manhã.

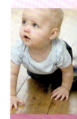

SEU BEBÊ TEM 45 SEMANAS E 4 DIAS

Brinquedos a partir dos 10 meses

A escolha de brinquedos apropriados para o bebê pode ser um problema. Observe-o quando estiver jogando, para escolher brinquedos que o interessem.

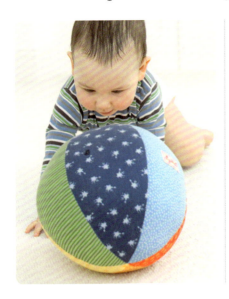

Com 45 semanas, o modo de pensar e de resolver problemas tem origem no interesse pelo divertimento e pela descoberta. Livros, bolas, blocos e copos são ótimos para afiar a habilidade de compreender causa e efeito, forma e tamanho, assim como capacitá-lo para resolver problemas. Veja se o tamanho dos itens permite ao bebê segurá-los e passar facilmente de uma mão para a outra.

Quaisquer brinquedos que incentivem o movimento ou apoiem o bebê enquanto ele se impulsiona para ficar em pé são também apropriados.

Ao comprar um brinquedo novo, veja se ele é adequado à idade do bebê – muitos atestam isso no rótulo. Leve em conta a fase de desenvolvimento dele; todos os bebês evoluem em ritmos diferentes, por isso um brinquedo deve servir para o nível individual de mobilidade, destreza e compreensão dele.

Você não precisa despender uma fortuna em compras de brinquedos – faça bom uso de tudo que for apropriado e estiver abandonado pela casa. Por exemplo, os tubos internos dos rolos de papel-toalha ou papel de embrulho são trombetas maravilhosas, e uma caixa de papelão é ótima para pular para dentro e para fora ou para ser usada como gol.

Diversão com aprendizagem. Brinquedos destinados a essa fase do desenvolvimento do bebê o ajudarão a desfrutar a aprendizagem.

SEU BEBÊ TEM 45 SEMANAS E 5 DIAS

Formas e tamanhos

Você pode introduzir novos conceitos como grande e pequeno, mas não espere que ele os identifique imediatamente.

O bebê está se esforçando para dar sentido ao mundo dele. Você pode ajudá-lo comentando os objetos familiares e descrevendo as propriedades por meio de palavras como "maior", "menor", "macio" e "duro". A familiaridade com essas ideias o ajudará a se desenvolver, e ele as captará nos próximos meses.

Introduza jogos de encaixar formas, brinquedos de tamanhos e texturas diversos, e ele estará colocando em ação conceitos como dentro e fora, grande e pequeno, ainda sem entender como reúne essas ações e ideias. Represente histórias com os brinquedos macios ou ursinhos, falando sobre o urso pequeno e a mamãe grande ou o papai urso. Então, você pode mostrar-lhe os brinquedos e pedir: "Mostre-me o grande". Logo ele estará experimentando essas ideias intencionalmente. Faça uso de livros que tenham histórias abordando formas e tamanhos, em especial aqueles com texturas, para o bebê senti-las. E, em seus papos diários, fale com seu bebê sobre grande, pequeno, redondo, quadrado, alto, baixo, etc.

> **POR FALAR NISSO...**
>
> Não se surpreenda se os olhos de seu bebê ainda estão mudando de cor. Embora a cor básica dos olhos seja em geral estabelecida entre 6 e 9 meses, mudanças sutis no tom podem ainda ser notadas, pois pigmentos mais escuros são produzidos na íris (olhos verdes ficando mais castanhos, por exemplo, ou olhos castanhos tornando-se mais escuros). A cor dos olhos pode continuar a mudar, até mesmo na idade adulta.

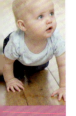

SEU BEBÊ TEM 45 SEMANAS E 6 DIAS
Saindo sem o bebê

Vocês tendem a ficar confusos sobre uma noite longe do bebê. Deixá-lo com pessoas em que confiam tornará isso mais fácil.

Agora que vocês se habituaram à responsabilidade pelo bem-estar do bebê, pode ser bastante difícil cedê-la a outra pessoa, especialmente por uma noite inteira. Por essa razão, é importante estar tranquilo em relação a quem escolheram para cuidar dele enquanto vocês estiverem fora. E, para que o bebê não se sinta muito perturbado, é bom que a pessoa esteja muito familiarizada com ele e tenha ideia de sua rotina e suas preferências.

Preparando seu bebê. Garanta que, na semana anterior à sua ausência, o bebê passe bastante tempo com a pessoa ou as pessoas que vão cuidar dele. O ideal é que venham ficar com vocês, para que o bebê tenha a segurança da própria casa enquanto se familiariza com elas. Se puder convidar os cuidadores (parente, babá, etc.) a ficar por alguns dias antes de sua saída, melhor ainda. Peça-lhes que o alimentem algumas vezes, coloquem-no para dormir a soneca e para adormecer à noite, além de cumprir as rotinas ao acordar, de modo que o bebê se acostume com sua presença quando você estiver fora.

Preparando os cuidadores. Familiarizando-se com as rotinas antes de você sair, os cuidadores ficarão bem afinados com seus padrões. Verifique se eles sabem quais alimentos o bebê pode comer (deixe refeições preparadas, se puder) e quais lanchinhos são permitidos. Embora, sem dúvida, você prefira que eles mantenham o horário ao qual você já acostumou seu filho, diga-lhes que poderão fazer mudanças que deixem o bebê feliz.

Faça provisões para um período mais longo do que a ausência planejada, para garantir que não falte nada. Peça ao cuidador que realize um rápido ensaio com vocês antes de sairem, para ficarem mais conscientes de certos riscos. Finalmente, não esqueça de deixar detalhes de contatos de emergência.

Preparando-se. Antes de ir, combine as horas de telefonar para saber como o bebê está se saindo. Quando chegar a hora de sair, deixe claro ao bebê que você está indo e faça-o com alegria. Se você sair escondida, ele poderá ficar preocupado pensando que não vai voltar. Seja corajosa, diga "Tchau" com alegria, acenando, e saia.

TIRA-DÚVIDAS

Meu bebê sairá da rotina dele se ficar na casa de outra pessoa da noite para o dia? Pode ser incômodo para o bebê estar num ambiente diferente, e, não importa quanto os cuidadores tentem, eles não conseguirão seguir a rotina da casa imediatamente. Todavia, o bebê é capaz de tolerar breves variações do horário habitual. Uma vez em casa, acomode-o rapidamente no padrão usual e não fique tentada a mantê-lo em pé até tarde ou mudar as coisas porque deseja um tempo extra ou quer de alguma forma se desculpar por terem saído.

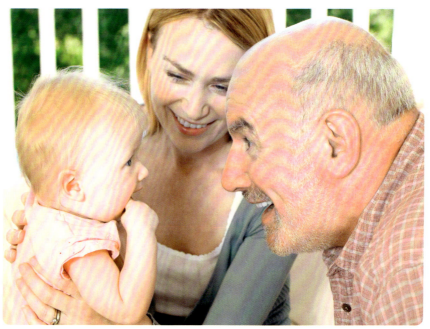

Preparação para a ausência. Na semana antes de sair, garanta que o bebê passe bastante tempo com quem vai cuidar dele durante sua ausência.

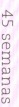

45 semanas

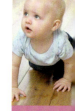

355

46 semanas

OS BEBÊS APRENDEM A FAZER "NÃO" COM A CABEÇA COM CERCA DE 10 OU 12 MESES

Agora, provavelmente o bebê pode impulsionar-se para ficar em pé e pode até ter dado os primeiros passos. Ele está balbuciando e se preparando para dizer a primeira palavra. Evite o manhês e comece a falar como adulto, para que ele aprenda a se expressar corretamente.

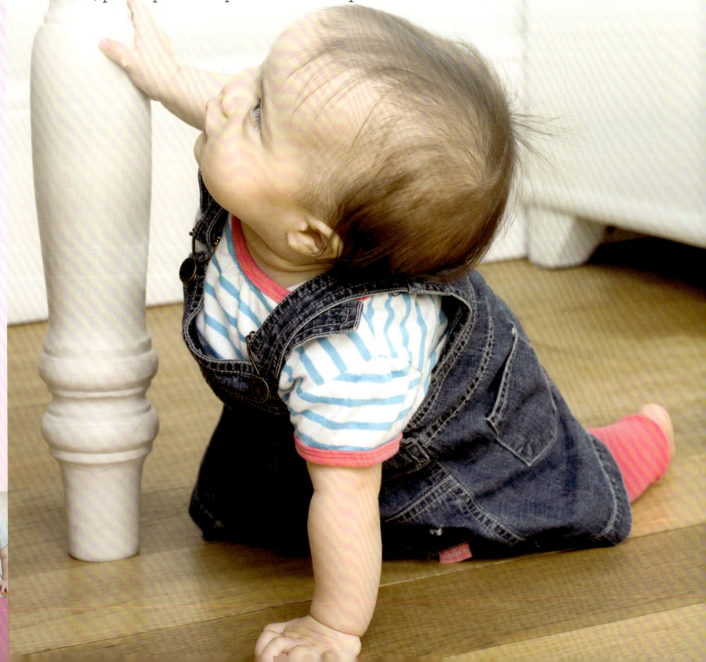

SEU BEBÊ TEM 46 SEMANAS
Tudo o que você pode fazer...

... seu bebê também vai querer fazer! Observando-a e copiando-a, ele a está vendo como um modelo de comportamento.

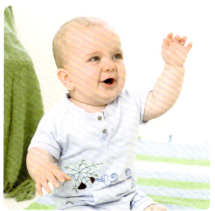

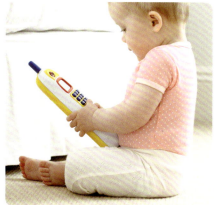

Alô e tchau. Acene para seu bebê, e ele poderá acenar de volta (à esquerda). **Vovó ao telefone!** Telefones de brinquedo permitem que o bebê pratique fazer e receber ligações, exatamente como a vê fazer (à direita).

O bebê pode não ter pronunciado ainda a primeira palavra, mas pode sacudir a cabeça para dizer "Não", apontando para itens que ele quer ou quer que você note, e acenando para dar tchau. Praticamos essas ações para nos comunicar com nossos bebês todos os dias, e ele as captou de você. Se seu bebê ainda não está acenando, não se preocupe – alguns bebês só fazem isso aos 2 anos.

Contribua para esse comportamento do bebê de copiar, apontando coisas para ele ou expressando o significado com palavras e ações. Se você estiver dizendo a ele que algo é grande, abra os braços. Se quiser dizer que é hora do almoço, represente a ação de comer.

Imitando afazeres domésticos. Seu bebê vai também querer brincar com as coisas que vê você pegar e usar, desde um inofensivo copo para medir até uma perigosa faca de cozinha. (Cuide para que os objetos perigosos estejam fora de seu alcance.)

Dê ao bebê versões de brinquedo dos utensílios em tamanho natural. Um telefone de brinquedo pode manter o real no gancho, enquanto um ferro de passar de brinquedo lhe permite imitar a mamãe sem o perigo de queimaduras.

Você é a ferramenta principal de aprendizagem. Otimize a natureza maravilhosamente sugestionável de seu bebê. Se ele a vir reagindo com alegria a uma dada situação, é bem provável que reaja com alegria a uma situação semelhante, também. Se a vir usando talheres para comer, vai querer usar sua colher. Mesmo que não a imite imediatamente, pode ter processado o que viu e repeti-lo em outro momento – os psicólogos denominam isso de imitação retardada.

Tudo isso, evidentemente, coloca os pais na berlinda, em especial quando aprender com base em seu comportamento tem precedência sobre qualquer outro tipo de aprendizado que o bebê experimentará nessa idade. Por isso, tudo o que fizer, faça direito!

> **GÊMEOS**
>
> ## Conversa animada
>
> Seus gêmeos dão a impressão de entender a tagarelice um do outro? Muitos peritos concordam que os gêmeos não partilham uma "língua" propriamente dita, mas um "código" ou séries de atalhos que desenvolvem quando conversam um com o outro. Isso geralmente começa quando os gêmeos copiam um do outro os padrões imaturos de fala, como sons confusos e palavras "inventadas". Pelo fato de os gêmeos estarem se desenvolvendo ao mesmo tempo, frequentemente reforçam as tentativas de fala um do outro e incrementam a própria linguagem. Embora a "fala de gêmeo" possa ser engraçadinha, seus filhos devem aprender a linguagem correta. Por isso, fale com os gêmeos individualmente, mais do que juntos, e leia para que ouçam uma grande quantidade de palavras.
>
>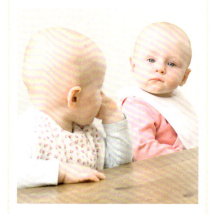
>
> **Diga alguma coisa!** Os gêmeos muitas vezes copiam a tagarelice um do outro.

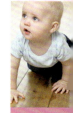

SEU BEBÊ TEM 46 SEMANAS E 1 DIA

É hora para uma conversa adulta?

Aos 10 meses, você pode querer usar um pouco menos o manhês, começar a baixar o tom e dar à sua entonação um estilo mais adulto.

Nesta fase do desenvolvimento do bebê, é importante incentivar todas as formas de comunicação entre vocês e promover a confiança dele na habilidade de "falar" com você. Quer você entenda ou não as palavras, dê a seu bebê espaço para ele dizer o que quiser.

Quando seu bebê fizer uma pausa na tagarelice, responda-lhe com sua linguagem adulta. A essa altura do desenvolvimento da fala dele, o que ele precisa ouvir de volta é o modo correto de dizer as coisas.

Tente refinar sua compreensão do que ele está dizendo. Por exemplo, você pode lhe perguntar "Você está me pedindo água?", ou "Você gostaria de sair?", ou "O que você está tentando me dizer? Quer o ursinho?". Não se preocupe com a compreensão de tudo; continue tentando, e algumas vezes seu filho lhe presenteará com um sorriso para mostrar que você entendeu direito. Ouça e reaja aos sons e às primeiras palavras, e mostre-lhe seu prazer para que ele saiba que está no caminho certo. Permitir que ele fale e depois responder a ele encoraja-o a desenvolver habilidades linguísticas e fortalece a confiança dele.

TIRA-DÚVIDAS

Meu bebê de 10 meses acorda à noite e quer uma mamadeira. Como posso mudar esse hábito? A esta altura, o bebê não deveria estar com fome durante a noite: ele deve obter todas as calorias de que precisa durante o dia. Com frequência, a única razão para que os bebês dessa idade peçam uma mamadeira à noite é pelo conforto. Alimente-o bem antes da hora de dormir e, à noite, ofereça-lhe apenas uma mamadeira de água.

SEU BEBÊ TEM 46 SEMANAS E 2 DIAS

Desenvolvimento muscular

As habilidades motoras do bebê já fizeram progresso, mas há ainda muita coisa a ser feita para estimular o desenvolvimento dele.

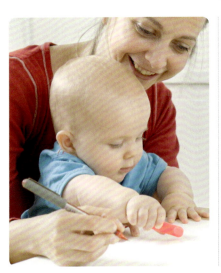

Os músculos das pernas e dos braços do bebê continuam a se fortalecer com cada desafio físico que ele encontra. Você pode promover esse desenvolvimento estimulando-o a subir escadas (com supervisão), por exemplo, ou brincando juntos. Brincar de "Rema, rema, remador" o ajuda a desenvolver boa força peitoral enquanto você puxa e empurra um ao outro numa ação de remar. Tentar dançar com o bebê segurando seu corpo ou suas mãos quando ele fica em pé e salta é ótimo para desenvolver os músculos da perna.

O bebê agora é mais capaz de controlar os músculos menores, como os dos dedos. Acostume-o com tinta e papel, fazendo impressões de mão ou guiando os dedos cobertos de tinta pelo papel para criar a primeira pintura dele. Você pode tentar dar-lhe um *crayon* grosso, se julgar que ele vai segurá-lo, e guiar a mão dele para fazer uma marca no papel. Pode ser um pouco cedo para ele segurá-lo, mas provavelmente você vai descobrir que ele tem bastante força – se você tentar tirar o *crayon* da mão dele, ele poderá relutar!

Fazendo arte. Rabiscar é divertido e aprimora a coordenação motora fina do bebê

SEU BEBÊ TEM 46 SEMANAS E 3 DIAS

Incentivando a boa alimentação

Ajude o bebê a pegar gosto por comidas saudáveis antes que ele comece a desenvolver algumas fortes preferências, recusando-as.

BAGUNÇA COM SABOR

O bebê adora comer sozinho, por isso estimule essa habilidade com alimentos que possam ser comidos com as mãos e "mergulhados" em outros. Confira algumas ideias, mas fica o alerta: elas fazem sujeira!

■ **Guacamole feito em casa.** Misture tomates picados com abacate amassado e uma colher de chá de suco de limão-siciliano; sirva com torrada integral.

■ **Molho de tomate e macarrão.** Molho de tomate simples e um pouco de macarrão parafuso cozido (cortado em pedaços menores, se necessário) para mergulhar nele.

■ **Fondue de queijo.** Aqueça numa panela 25 gramas de manteiga, 25 gramas de ricota e 50 gramas de queijo *cheddar* suave, até derreter. Sirva com pedaços de pão ou torrada e legumes levemente cozidos no vapor, para mergulhar na fondue (batatinhas cortadas ao meio também servem).

■ **Panquecas.** Tiras de panqueca ou de banana podem ser mergulhadas em iogurte natural.

■ **Almôndegas.** Almôndegas de carne ficam ótimas mergulhadas num molho de tomate fresco.

■ **Iogurte.** Nacos de peixe (tire as espinhas) ou frango cozidos no vapor, num molho grosso de iogurte, hortelã fresca picada e um pouco de suco de limão-siciliano.

■ **Peixe.** Tirinhas ou pedacinhos também podem ser mergulhados num molho de tomate feito em casa.

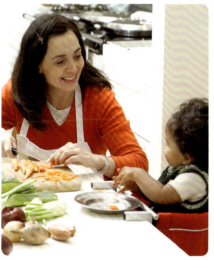

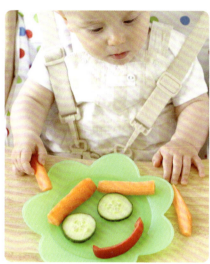

Ajudando a mamãe. Desperte o interesse do bebê pela refeição falando-lhe como ela é feita e pedindo que a "ajude" (à esquerda). **Caras divertidas.** Bebês adoram pratos que tenham "cara" (à direita).

Embora seu bebê seja muito pequeno para ajudá-la, ele pode sentar-se ao seu lado enquanto você prepara a comida e conversa com ele. Se ele sentir que de alguma forma fez parte do processo de preparo, terá mais disposição para apreciar o prato.

Deixe-o experimentar as texturas do alimento antes e depois de cozinhar e fale com ele sobre as cores de cada um.

Monte um prato bonito. Se lhe apresentassem uma comida com aparência esquisita em um restaurante, você ficaria relutante em comer. A reação do bebê é parecida. Os bebês adoram cores vivas, formas diferentes e, à medida que conseguem lidar com pedaços pequenos e macios, texturas variadas. Os alimentos saudáveis que você oferecer a ele deverão parecer interessantes e apetitosos.

Disponha diferentes tipos de alimentos em pequenas pilhas sobre o prato do bebê – por exemplo, coloque em uma parte do prato legumes levemente cozidos que ele possa pegar com os dedos e, em outra parte, o refogado de galinha. Tente servir as refeições em pratos com compartimentos separados – eles geralmente são muito coloridos e decorados especialmente para atrair bebês.

Se estiver disposta a investir na criatividade, use alimentos que podem ser comidos com a mão para criar caras divertidas, ou faça um trem com minissanduíches. O bebê vai adorar comer uma estrela ou uma flor!

46 semanas

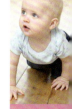

359

SEU BEBÊ TEM 46 SEMANAS E 4 DIAS

Em casa ou no trabalho?

Há pontos positivos em voltar ao trabalho e em ficar em casa. Pode ser uma boa ideia lembrar-se deles de vez em quando.

Além de lhe dar maior estabilidade financeira, voltar a trabalhar pode trazer outros benefícios:
■ Readquirir competências necessárias para exercer seu trabalho, que você temia perder enquanto se concentrava na vida familiar.
■ Melhorar sua autoconfiança após meses atendendo às necessidades de um bebezinho.
■ Reavivar seu prazer em se vestir para ir ao trabalho – o que pode estimulá-la a reformar seu guarda--roupa!
■ Socializar e ver os amigos e colegas cuja companhia você aprecia, mas que estavam distantes durante os primeiros meses do bebê.
■ Lembrar-lhe o acréscimo maravilhoso que o bebê representa em sua vida e fazê-la ainda mais grata ao voltar para ele todas as tardes.

Alguns benefícios de ficar em casa são:
■ Encantar-se com o progresso do bebê e testemunhar cada façanha dele.
■ Tempo para reavaliar sua carreira.
■ Fazer amizades com outros pais e tornar-se parte de uma comunidade que talvez não tenha conhecido antes.

> **HORA DE PENSAR EM...**
>
> ### Uma nova cadeirinha
>
> Verifique a necessidade de trocar a cadeirinha por uma maior. Para fixá-la, siga rigorosamente as orientações que constam do manual do fabricante. Segundo os especialistas, o lugar mais indicado para a instalação é no meio do banco traseiro, para diminuir o risco de um impacto no caso de acidente. O cinto da cadeirinha precisa ser colocado de forma que apenas um dedo caiba entre o cinto e o corpo da criança.

SEU BEBÊ TEM 46 SEMANAS E 5 DIAS

Que barulho é esse?

O bebê está interessado em todos os sons que ouve ao redor; ajude-o a aprender sobre diferentes ruídos.

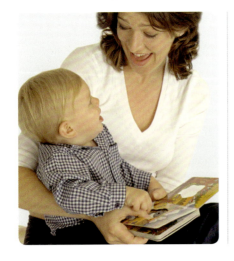

Você pode divertir-se muito ensinando ao bebê os diferentes ruídos que ele vai encontrar. Desde o som do telefone ou da campainha até o de carros, há uma porção de oportunidades para você afiar as habilidades de imitação dele ou executá-las para que o bebê ouça a coisa real.

Brinque com animais de brinquedo e demonstre os ruídos que eles fazem. Se latir, mugir e miar lhe parecer demais, pense em comprar ou tomar de empréstimo na biblioteca um livro com sons de animais para ajudar seu filho a apertar os botões para ouvir balidos ou cantos de pássaros. Ou você pode baixar um aplicativo no computador destinado a ensinar aos bebês os sons dos animais.

Você pode ensinar ao bebê os ruídos caseiros diários também, para que ele não se assuste quando soar a campainha ou quando você ligar o aspirador de pó. Ajude-o a apertar a campainha para ele ouvir o som que ela faz; quando o telefone tocar, explique que ruído é esse e leve-o com você para atendê-lo. Ele logo começará a lembrar quem ou o que faz os ruídos que ele ouve.

Fale em voz alta. Reproduza os ruídos dos objetos e animais que figuram nos livros do bebê.

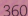

SEU BEBÊ TEM 46 SEMANAS E 5 DIAS
Amamentação prolongada

Amamentar além do primeiro ano do bebê é uma opção adotada por diversas mães. É o seu caso?

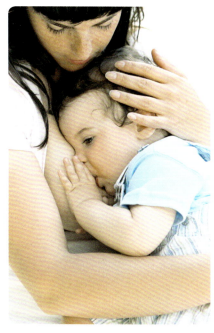

Aleitamento estendido. Ainda que seja menos comum no Ocidente, a amamentação de bebês mais crescidos, que dão os primeiros passos, é normal em muitas culturas.

Quanto mais tempo você amamentar seu bebê, mais ele aproveitará os benefícios do leite materno. Os benefícios nutricionais do leite materno se potencializam quando o bebê se alimenta com menos frequência, continuando a prove-lo com vitaminas A, C e B12 e grandes quantidades de folato, calorias, proteína e cálcio. Todavia, também é verdade que, ao completar o primeiro ano de vida, a fonte principal de nutrientes dele será o alimento sólido.

A Organização Mundial da Saúde identificou benefícios no aleitamento até a idade de 2 anos. Bebês que deram os primeiros passos entre os 16 e 30 meses e mamavam no peito demonstraram ser menos sujeitos a doenças, bem como a ter doenças de menor duração do que os que não mamavam.

O aleitamento prolongado traz benefícios para a saúde e bem-estar das mamães, também. Quanto maior o período de aleitamento, menor o risco de desenvolver certos cânceres, inclusive o de mama, de ovário, de útero e endométrio. A OMS também sugere que ele pode reduzir o risco de osteoporose.

Tomando a decisão correta. A escolha da duração da amamentação deve ser totalmente dependente de como parece correto para você e seu bebê, pois essa experiência é muito pessoal. Você pode achar opiniões negativas sobre os benefícios de amamentar além dos 6 meses ou 1 ano. Se quiser continuar, considere que a amamentação é um meio natural de alimentar o bebê e que, enquanto ambos estiverem obtendo prazer e se beneficiando com a experiência, não há razão para parar. Aqueles que defendem o prolongamento do aleitamento materno argumentam que os bebês que têm a oportunidade de ser alimentados no peito por um período mais longo são com frequência crianças mais confiantes e independentes.

Você pode ter maior controle sobre onde amamentar. Tenha em mente que, como o bebê tem uma dieta variada agora, ele será capaz de esperar por uma mamada até você chegar em casa ou puder encontrar um lugar tranquilo, se preferir. Se ele estiver sedento quando estiverem fora, você poderá também oferecer água numa mamadeirinha. Muitas mães de bebês mais crescidos continuam a amamentar parcialmente – oferecendo leite materno de manhã e à noite como um começo e final do dia reconfortantes. Isto pode ser ideal, já que o bebê não precisará tomar mamadeira durante o dia se estiver ingerindo alimentos sólidos.

> **POR FALAR NISSO...**
>
> O aleitamento prolongado é relativamente raro no Ocidente. Até os anos 1950, mulheres em muitas culturas – por exemplo, no Quênia e na Mongólia – amamentavam rotineiramente seus bebês até os 3 ou 5 anos. À medida que as mulheres se tornam mais instruídas e ingressam no mercado de trabalho, o aleitamento perde espaço. Atualmente, há poucas sociedades em que as crianças são rotineiramente amamentadas até os 3 ou 4 anos, e elas tendem a estar nos países em desenvolvimento – como os índios sincantea, no México, e o povo sirionó, na Bolívia.
>
> No Reino Unido, por exemplo, a taxa de amamentação inicial vem aumentando. De acordo com pesquisa do NHS – o serviço nacional de saúde inglês –, 81% das novas mães alimentam os filhos com leite materno. No entanto, essa taxa cai quando o bebê completa 6 meses de vida: apenas 25% das mães continua amamentando após esse período.

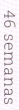

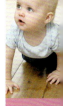

47 semanas

IMITADORES NATURAIS, OS BEBÊS TENTARÃO REPRODUZIR TUDO O QUE AS PESSOAS EM VOLTA ESTIVEREM FAZENDO

Os músculos do bebê estão mais fortes, e ele está mais bem coordenado, o que o capacita a desenvolver habilidades como sentar-se estando em pé. Ele pode estar queimando mais calorias com a constante movimentação.

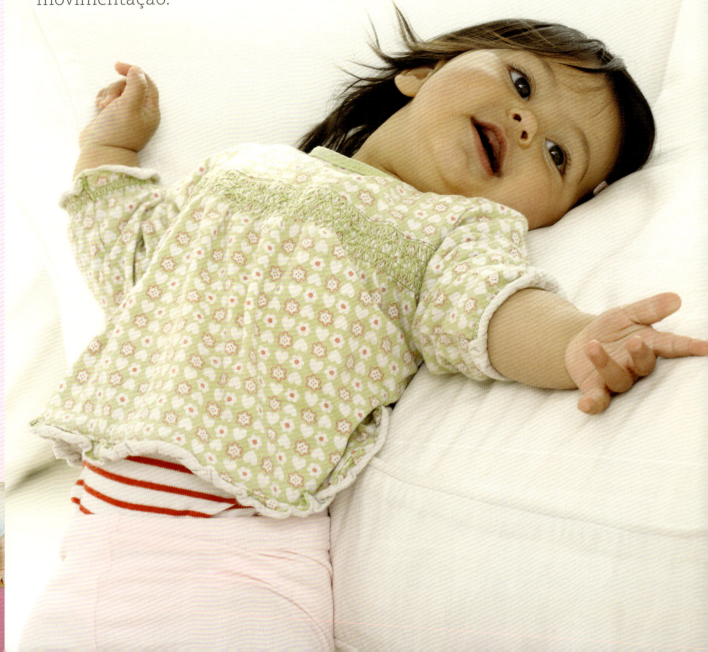

SEU BEBÊ TEM 47 SEMANAS

De ponta-cabeça

A melhor coordenação do bebê lhe permite colocar-se em diferentes posições para obter novas perspectivas de mundo.

> **HORA DE PENSAR EM...**
> ## Quintal seguro
>
> Assim que o bebê começar a se movimentar, ficará ansioso para explorar as portas, inclusive as de entrada da casa. Se vocês têm quintal, saiba que brincar ao ar livre é muito benéfico à saúde e ao bem-estar do bebê, desde que seguro:
> ■ Veja se não há plantas venenosas que seu bebê possa alcançar. Se estiver em dúvida sobre alguma delas – talvez tenham sido plantadas pelo proprietário anterior –, faça uma pesquisa ou mostre-a a um profissional que a identifique.
> ■ Mantenha as plantas dos vasos fora do alcance do bebê, para que ele não fique tentado a comer terra ou pedregulhos, que também oferecem risco de sufocamento.
> ■ Vigie o bebê o tempo todo perto da água. Tampe ou cerque tanques e piscinas e esvazie piscinas infláveis que não estejam em uso.
> ■ Veja se os equipamentos de brinquedo estão bem firmes. Ao montá-los, siga as instruções com exatidão. Mantenha-os longe de cercas e paredes.
> ■ Cubra tanques de areia quando não estiverem em uso, para evitar que gatos os usem como banheiro. Confira o quintal todo para ver se não há fezes de gatos ou de outros animais.
> ■ E, principalmente, supervisione o bebê o tempo todo enquanto ele estiver no quintal.

Nesta idade, seu bebê provavelmente vai começar a tomar impulso para ficar em pé, mas descer é mais problemático, pois ele ainda não exercitou como dobrar os joelhos. Se ele vir no chão um brinquedo que quer, vai dobrar-se para baixo a partir da cintura com as pernas esticadas para agarrá-lo, ou simplesmente sentar-se diretamente da posição ereta com um baque (levemente menor que antes). Inclinando-se para baixo, ele pode espiar entre as pernas e tentar alcançar através delas para agarrar brinquedos e outros objetos. De fato, ele não tem um senso real das próprias capacidades e limitações, e tentará todo tipo de manobra para pegar o que quer. Por essa razão, pode parecer surpreso ou ficar aborrecido quando cair sentado ou se encontrar numa posição inesperada.

Ajude o bebê a praticar o equilíbrio e a coordenação, estimulando-o a inclinar-se para a frente para pegar brinquedos no chão a partir da posição ereta.

Ele pode também empurrar-se sobre as pernas quando está na posição de engatinhar e espiar para trás. Cada nova posição lhe fornece um outro ângulo de visão do ambiente, desenvolvendo a consciência espacial e o entendimento das formas das coisas a partir de perspectivas diversas. Estimule-o a apontar para o que ele enxerga a partir de um novo ponto de vista e observe-o dar risadinhas ao deparar com os itens favoritos dele de ponta-cabeça.

Embora seja importante instalar portinholas de segurança, você deve ensinar ao bebê como subir e descer escadas. Agora que ele já é um engatinhador muito competente, você pode ajudá-lo a dominar o ato de descer os degraus (muito mais difícil que subir) e demonstrar-lhe como ele pode segurar nas barras da escada, se for preciso. O mesmo movimento é usado para deslizar do sofá: sobre a barriga, primeiro os pés, deslizando para trás.

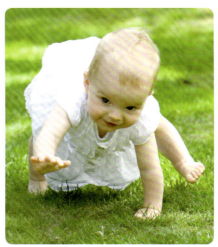 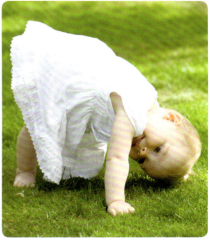

Uma visão diferente. O mundo parece diferente visto por outros ângulos, e o bebê agora tem flexibilidade para tentar novas posições enquanto estica as pernas e gira para baixo.

SEU BEBÊ TEM 47 SEMANAS E 1 DIA

Conseguir atenção

Seu ocupado bebê pode estar tão atento em explorar que não presta atenção à sua orientação ou aos seus avisos.

Em geral, o bebê ficará atento a cada palavra que você disser, ansioso por interagir, ouvir e responder. Mas ele também passa o tempo absorvido em brincar, então poderá ser um desafio fazê-lo ouvir, especialmente se você estiver lhe pedindo que pare ou se quiser distraí-lo de algo. Se precisar interrompê-lo, você captará a atenção com mais eficácia se descer ao nível dele e fizer contato visual. Primeiro diga o nome dele e então faça uma observação simples. Por exemplo, se ele está aborrecendo o gato e você antevê uma arranhada, diga "Tom, pare de atiçar o gato" e afaste-o para reforçar a instrução. Evite longas frases ou múltiplos pedidos e sempre o guie delicadamente para se movimentar, se ele precisar fazê-lo. Não adianta listar os perigos para ele, pois ele não consegue imaginar os possíveis riscos que vêm à sua mente. Se houver um problema, faça mímica para representar as consequências. Por exemplo, se precisar mostrar-lhe que a bebida está quente, toque no copo e diga "Ai, tá quente, não toque", enquanto sacode os dedos como se tivessem sido queimados. Serão precisas muitas repetições para ensinar essa consciência do perigo, por isso não espere que ele se lembre disso num instante. Se ele não reage quando você fala com ele fora do raio de visão dele, vale a pena pedir ao pediatra que examine a audição do bebê.

SEU BEBÊ TEM 47 SEMANAS E 2 DIAS

Chega de mamadeira

Com 47 semanas, seu bebê já pode dominar um copo e tomar leite desse modo.

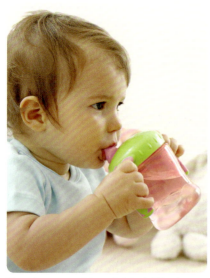

Usando o copo. Crie no bebê o hábito de beber o leite e outros líquidos no copo, para prevenir as cáries.

É fácil continuar a oferecer ao bebê uma mamadeira, especialmente à noite, pois isso é reconfortante para ele, parte de sua rotina, e você pode conferir quanto leite ele bebe.

Porém, quanto mais tempo seu bebê tomar mamadeira, mais difícil será para ele mudar para um copo e adormecer sem mamar. A ação de sugar faz o leite circular por toda a boca, banhando os dentes nos açúcares que ele contém, provocando cárie. Se você passá-lo da mamadeira para o copo desde cedo, ele não associará leite e conforto, sendo menos provável ter problemas em relação a comer melhor no futuro.

Se está acostumado a tomar todas as bebidas na mamadeira, o bebê poderá resistir a trocá-la por um copo; nesse caso, torne a transição divertida. Comece mudando o bico da mamadeira por um copo com bico, para que ele se habitue a beber em vez de sugar. Compre bicos coloridos e deixe-o escolher de qual ele gostaria de beber. Hábitos podem ser criados rapidamente nos bebês antes de 1 ano, e se ele sentir que tem uma escolha o desapontamento de não ter uma mamadeira será logo esquecido. As coisas podem às vezes ficar mal quando ele fica zangado ou doente. Nesses casos, tente confortá-lo aconchegando-o com um livro e leite morno no copo com o bico que ele escolher.

Se você está amamentando, continue com suas mamadas regulares, mas esforce-se para dar uma ou duas mamadas mais curtas um dia e ofereça-lhe leite do peito num copo para estabelecer a diferença.

SEU BEBÊ TEM 47 SEMANAS E 3 DIAS

Aulas diárias

Você é o primeiro professor de seu bebê. Sua orientação e suas ações são a referência para compreender o mundo ao redor.

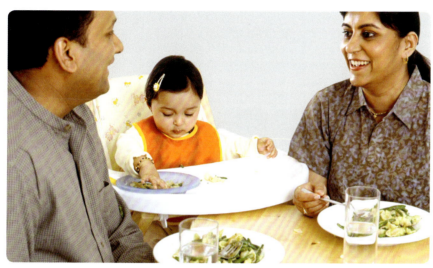

A força do exemplo. Além de serem ocasiões sociáveis, as refeições em família oferecem a oportunidade perfeita para criar boas maneiras à mesa.

TIRA-DÚVIDAS

Meu bebê já tem acessos de raiva! Isso é normal? Os bebês podem perder a paciência – isso é sinal de que se sentem frustrados por não poderem expressar as necessidades deles. Procure ficar calma. Muitos bebês não respondem positivamente ao serem carregados e confortados quando mal-humorados; cante uma canção familiar para acalmá-lo e tente distraí-lo. Fale tranquilamente para que ele se sinta seguro de que tudo em seu mundo não está fora de controle e mostre-lhe como controlar seja o que for que ele esteja tentando fazer, ou delicadamente leve-o para outro cômodo onde o desencadeador do processo não o irrite mais.

Provavelmente você vem conversando com seu bebê desde que ele nasceu, explicando a ele suas atividades diárias e como as coisas funcionam, desde os interruptores de luz e as torneiras do banheiro até as campainhas e brinquedos. Nos próximos poucos anos, seu bebê continuará a se voltar para você em busca de orientação e informações e aprenderá como se comportar, interagir e negociar com seu mundo observando-a e ouvindo-a.

Por essa razão, faça o seu melhor para estabelecer o tipo de comportamento que você quer que seu bebê aprenda. Apresente a ele os valores de sua família por meio de suas ações. Embora ele seja ainda muito jovem para exibir quaisquer boas maneiras à mesa (aliás, revolver e fazer sujeira faz parte do aprendizado para comer), você poderá fazê-lo. Sente-se e coma com ele sempre que puder e tente desfrutar refeições familiares regulares. Estudos mostram que esses encontros são positivos aos relacionamentos familiares. Seu filho também aprenderá que as horas das refeições são sociáveis. Deixe-o ver um relacionamento saudável e respeitoso entre você e os outros. O modo como você interage com a família, os amigos e conhecidos lhe ensina sobre relacionamentos e comportamentos aceitáveis.

Dando um bom exemplo. Bebês que crescem ouvindo adultos gritarem ou perderem a paciência imitarão esse comportamento e o considerarão normal. Certamente, nem sempre é fácil enfrentar um bebê decidido, e você poderá sentir os nervos à flor da pele; mas treinar maneiras saudáveis de controlar sua frustração e raiva quando as coisas não dão certo ou você está estressada é bom para o bebê.

Todavia, embora não haja dúvida de que dar um bom exemplo é benéfico (quando seu bebê a vê socializando, lendo, sendo organizada e ativa e apreciando estabelecer relacionamentos, ele tenderá a absorver essas qualidades também), é igualmente saudável reconhecer que não existe essa história de pai ou mãe "perfeitos".

Ser pai ou mãe é uma curva de aprendizado constante; não seja tão severa consigo mesma se não conseguir fazer tudo direito, quer deixando a cozinha numa bagunça, ignorando um telefonema, negligenciando rotinas, quer sendo mesquinha com seu companheiro. Os bebês conseguem suportar coisas nem sempre ideais. Enquanto você estiver sintonizada com as necessidades do bebê, colocá-las em primeiro lugar e prestar-lhe cuidado constante, estará sendo uma mãe "suficientemente boa". Oferecer um ambiente seguro e compreensivo é a melhor coisa a fazer por ele.

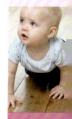

365

SEU BEBÊ TEM 47 SEMANAS E 4 DIAS

Apetite crescente

Quanto mais mobilidade o bebê adquire, maior será a necessidade de alimento e lanchinhos regulares para suprir a energia dele.

Uma dieta balanceada de alimentos ricos em nutrientes garante ao bebê energia para ele crescer e se desenvolver, e sustenta a energia dele por períodos mais longos de tempo. O leite forma a base de nutrição no primeiro ano, mas a ingestão de sólidos é cada dia maior, e a essa altura ele está comendo duas ou três refeições por dia. Ele deve estar obtendo muitos carboidratos integrais, legumes e frutas frescos, carnes magras e peixe, ovos, laticínios e leguminosas. Embora alguns bebês possam ficar caprichosos nessa fase, continue a servir uma variedade de alimentos saudáveis, repetindo periodicamente os alimentos rejeitados até que se tornem familiares.

Não ofereça lanchinhos pouco saudáveis entre as refeições. Lanchinhos devem contribuir para a dieta total e suprir carências. Aprendendo a satisfazer a fome com uvas, ameixas secas, torrada integral com creme de amendoim, iogurte, pedaços de queijo, tiras de legumes frescos, frutas, um ovo cozido ou algumas colheradas de atum, ele criará hábitos alimentares saudáveis e associará alimento bom e fresco a refeições e lanchinhos.

Estimule o bebê a provar novos alimentos do prato que você estiver comendo. Mostre-lhe diferentes alimentos ao fazer compras ou preparar as refeições e deixe-o tocar, cheirar e prová-los. Deixe-o comer até se sentir satisfeito; o apetite dele pode variar de tempos em tempos. Deixe que a fome decida quanto comer: embora seja importante que ele obtenha refeições saudáveis regulares, é perfeitamente aceitável comer quantidades menores ou maiores de tempos em tempos, contanto que o peso dele não tenha grandes oscilações.

SEU BEBÊ TEM 47 SEMANAS E 5 DIAS

Abordagem diferente

Faça devagar as tarefas domésticas para que o bebê possa participar. Vocês podem se divertir.

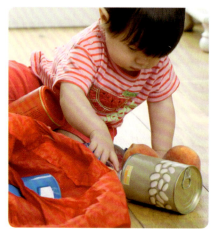

Pequeno ajudante. Desempacotar as compras sem pressa pode ser interessante.

Quando seu bebê começa uma sessão de brincadeira, você pode ter alguns minutos para dar um telefonema, verificar e-mails ou fazer uma lista antes que ele peça sua atenção. Você também pode completar alguma coisa enquanto ele tira um cochilo. Todavia, é improvável que consiga encaixar nessas pequenas brechas tudo o que precisa realizar em seu dia.

Embora possa tomar mais tempo, deixar o bebê participar da rotina da casa vai mantê-lo ocupado e ensiná-lo como funcionam as atividades domésticas. Coloque-o numa pilha de roupas para lavar enquanto separa as peças e nomeia as diferentes cores; ou transforme em brincadeira o ato de repor as fraldas, dobrando-as e empilhando-as, deixando-o manusear os itens. Ele pode desarrumar mais que arrumar, mas ficará entretido enquanto você trabalha.

Talvez você queira incluí-lo em algumas de suas outras rotinas diárias, por exemplo tomando um banho juntos. Se você ler seu livro ou seus e-mails em voz alta quando ele estiver brincando alegremente no chão, ele adorará o som de sua voz enquanto você põe em dia sua leitura. Você poderá fazer menos do que gostaria, mas fará com seu bebê.

SEU BEBÊ TEM 47 SEMANAS E 6 DIAS

Ao ar livre

É importante que o bebê brinque bastante ao ar livre para tomar ar fresco e sol, além de se exercitar.

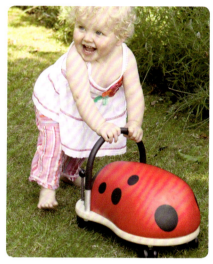

Novos ares. Brincar ao ar livre permite muita diversão e proporciona mudança de cenário.

Os bebês precisam de tempo e espaço para explorar e se movimentar longe dos limites da casa, assento do carro ou carrinho de bebê. Habilidades motoras, coordenação, equilíbrio e imaginação são desenvolvidos quando as crianças têm plenas oportunidades para escalar, brincar e reagir ao mundo natural com a multiplicidade de texturas, cheiros, atividades e possibilidades.

Ficar ao ar livre é também útil para dar ao bebê a experiência de um campo de visão diferente e novos estímulos sensoriais. Ver de longe, sentir o vento na pele e notar mudanças na luz, tudo isso oferece aos sentidos uma nova informação.

Sabe-se que o contato com a natureza melhora o humor nos adultos. Levar o bebê para brincar ao ar livre com frequência provavelmente será bom para você e criará no bebê um hábito que será bom para ele à medida que ele cresce. Expô-lo ao sol também estimula a produção de vitamina D no corpo para construir ossos e dentes saudáveis. Tome providências, porém, para proteger a pele de seu filho (e a sua) das queimaduras.

Passeios diários. Faça um esforço para sair ao ar livre uma vez por dia e, com tempo firme, deixe seu bebê sentar-se na grama, engatinhar no parque ou se divertir no poço de areia do playground. Empurre-o nos balanços, jogue bola, mostre-lhe os pássaros. Leve-o a um local seguro para explorar; segure as mãos dele para que ele possa se apoiar e borrifar água das poças; deixe-o se arrastar e sujar as mãos. Quando ele estiver em pé, pegue a mão dele e aproveite as "miniexplorações" do parque ou da vizinhança; não o apresse, pare para examinar a natureza ao longo do caminho. Deixe o carrinho preparado para que ele possa se deitar quando ficar cansado. Passar um tempo ao ar livre dará ao bebê uma visão clara do mundo e também fará maravilhas por você.

ATIVIDADE

Diversão em dia de chuva

O bebê precisa de um pouco de tempo todos os dias para movimentar o corpo livremente, para poder fazer movimentos gerais que lhe ensinam muito sobre o que fazer.

Se você não puder sair porque os dias estão chuvosos ou frios, pense em maneiras de mantê-lo ativo em casa. Estimule-o a engatinhar para cima e para baixo nas escadas perto de você; dispute com ele uma corrida engatinhando pelo chão da sala; segure as mãos dele e dance ao som de uma música animada; promova uma corrida de obstáculos com almofadas, travesseiros, toalhas dobradas e brinquedos para ele escalar e rodear.

Você pode fazer um kit de percussão com potes, panelas e colheres de pau, ou brincar de pega-pega, perseguindo-o enquanto ele engatinha pela sala e fazendo expressões divertidas ao pegá-lo.

Ao ficar sem fôlego e dar risadinhas, ele estará consumindo energia e, claro, divertindo-se.

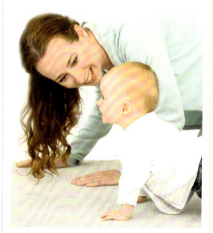

Engatinhando. Abaixe-se ao nível do bebê e aproveite para apreciar o mundo do ponto de vista dele.

47 semanas

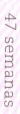

367

48 semanas

NO INÍCIO, OS BEBÊS ACREDITAM QUE A IMPORTÂNCIA DO DEDO INDICADOR ESTÁ NO PRÓPRIO DEDO

A destreza manual do bebê percorreu um longo caminho; agora ele usa o indicador para apontar coisas de interesse. Ele também está melhorando no uso de uma colher para comer sozinho; porém, como a coordenação óculo-manual dele ainda não está plenamente desenvolvida, as refeições tendem a ser uma bagunça!

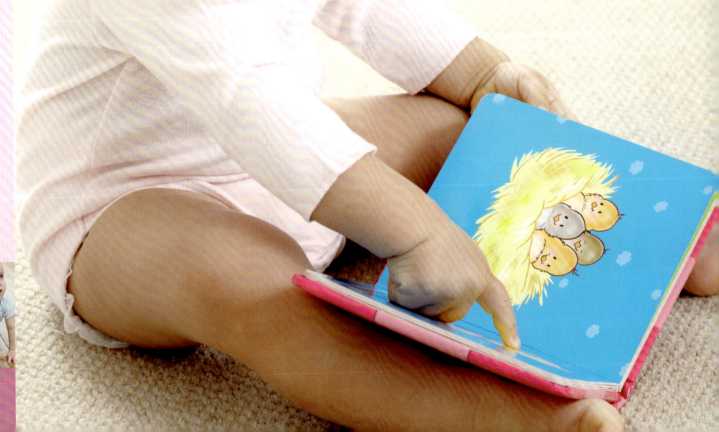

SEU BEBÊ TEM 48 SEMANAS

Estou comendo sozinho

Seu bebê ainda não pode alimentar-se sozinho com uma colher, mas ele vai adorar tentar fazê-lo, como mamãe e papai.

A essa altura, o bebê deve estar ansioso por alimentar-se sozinho, mesmo que não tenha ainda as habilidades e a coordenação motora para levar a colher à boca. Seja como for, não há problema em lhe dar uma colher para que ele pratique. Para facilitar, escolha uma colher de plástico de cabo curto, mais simples de manobrar. Quanto à tigela, dê preferência a alguma com ventosa na base, para evitar que seu filho a derrube da cadeirinha. Esse tipo de base também mantém a tigela no lugar, tornando mais fácil para o bebê tentar mergulhar a colher dentro dela.

Enquanto ele pratica com a colher e a tigela cheia de comida, ofereça-lhe colheradas de uma segunda tigela que está com você. Ao observá-la enquanto você o alimenta, ele acabará aprendendo a arte de levantar e segurar uma colher, enchê-la com comida e colocá-la na boca.

Esqueça a etiqueta. Para começar, provavelmente o bebê vai segurar a colher numa das mãos e usar a outra para colocar para dentro da boca o que estiver diante dele. Nessa fase, deixe-o fazer exatamente o que lhe agradar. Se ele quiser segurar a colher e comer com os dedos, tudo bem – ele vai conseguir levar a colher à boca quando a coordenação dele tiver melhorado. Dê-lhe um babador, e, se quiser, coloque também umas folhas de jornal ou uma esteira no chão, sob a cadeirinha de comer.

Mesmo que a maior parte do alimento termine no cabelo de seu bebê, não o desencoraje de experimentar com a colher. Você pode segurar o pulso dele

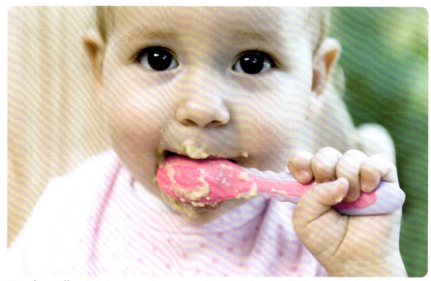

Usando a colher. Esteja preparada para que boa parte do conteúdo da tigela do bebê termine no chão, no colo, em todo o rosto e até no cabelo dele!

enquanto ele segura a colher e ajudá-lo a movê-la até a boca, mas lembre-se de que ele ainda não tem coordenação ou flexibilidade no pulso para fazer isso por si mesmo. Não subestime a importância de oferecer ao bebê orientação e um modelo para copiar. Sente-se para comer com ele nas refeições, para que ele veja como você maneja os talheres.

O mais importante no momento é que seu bebê seja estimulado a levar o alimento para o estômago da forma mais fácil possível e que aprecie as horas das refeições.

Alimentar-se com êxito é um grande salto no desenvolvimento do bebê. A essa altura, ele estará mais confiante, mas é improvável que consiga comer uma refeição completa sozinho sem ajuda alguma até ter cerca de 3 anos. Enquanto isso, ele vai precisar de sua orientação e ajuda.

TIRA-DÚVIDAS

Por que meu bebê não tem fome nas refeições? Quanto leite ele ainda está tomando? Nessa idade, ele só precisa de 500 mililitros a 600 mililitros de leite por dia, parte dele podendo ser na forma de queijo, iogurte, manteiga e outros laticínios. Ofereça-lhe alimento sólido antes de uma mamadeira, para que ele comece as refeições com o estômago vazio. Diminua as mamadeiras ou copos de leite durante o dia; dê a ele uma mamadeira de manhã e outra à noite, um pouco de leite durante as refeições e retire outras bebidas como sucos ou vitaminas, que diminuem o apetite. Evite também dar-lhe muitos lanchinhos; dois lanches saudáveis por dia bastam.

48 semanas

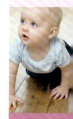

369

SEU BEBÊ TEM 48 SEMANAS E 1 DIA

Acariciando, cutucando e beliscando

A coordenação óculo-manual está em progresso constante, e o bebê já consegue apontar e empurrar – e pode até beliscar!

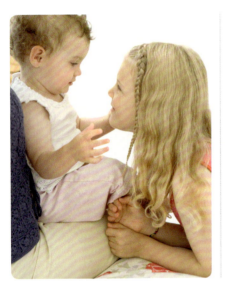

O bebê começará a testar a força e as habilidades dele, e você vai observá-lo cutucando, empurrando e até beliscando animais de estimação, brinquedos e pessoas. De fato, qualquer atividade que ofereça uma reação mais forte atrairá o interesse dele, e ele vai querer repeti-la.

O comportamento incômodo do bebê é apenas um exercício praticado para satisfazer a curiosidade e avaliar a reação que provoca. Ele não está sendo malicioso; apenas testando as habilidades que tem. Quando ele cutucar ou bater, oriente-o a interagir mais delicadamente

Sendo gentil. Ensine seu bebê a tratar os outros com gentileza.

com tudo e todos ao redor dele. Mostre-lhe como acariciar o bicho de estimação e afagar os irmãos. Atribua palavras a essas ações, como "Gato bonito, faça carinho no gato", para que ele entenda a terminologia para as ações que você quer ver. Logo você poderá dizer apenas "Carinho, carinho", para fazê-lo acariciar em vez de bater.

Se ele continuar a ser demasiado físico, a chave é distraí-lo. Ele aprenderá o que se espera dele, mesmo que isso não aconteça imediatamente! Descubra oportunidades para dar um uso melhor aos dedinhos habilidosos do bebê. Dê-lhe uma prancha de atividades com botões para apertar ou girar e com cordões para puxar.

SEU BEBÊ TEM 48 SEMANAS E 2 DIAS

Ele não quer ir para a cama!

O bebê associa a hora de dormir com ser separado da mamãe e do papai – e de toda a diversão – e pode resistir às tentativas de dormir à noite.

À medida que o bebê se aproxima do fim do primeiro ano, pode ficar mais relutante a se deitar à noite, pois não quer perder nada da diversão! Se ele começar a opor resistência à hora de ir para a cama, assegure-se de que a rotina noturna continue a ser relaxante e confortável, de modo que ele continue a associá-la com a oportunidade de desfrutar um momento íntimo e tranquilo com você.

Tenha em mente que os bebês precisam menos de sono à medida que crescem (ver p. 376) e em épocas em que fazem menos movimento. Por isso, se seu bebê ainda tira três cochilos diurnos, talvez seja uma boa hora de tentar eliminar um (ver p. 292).

Durante todo o dia, garanta ao bebê bastante exercício e estímulos físicos; assim, ele estará bem cansado para ir dormir. Considere ainda a possibilidade de mudar o horário do cochilo para uma hora mais cedo, de modo que ele esteja pronto para se deitar à noite.

Tente não ficar frustrada ou zangada; isso poderá deixar o bebê ansioso e mais aflito. Ele pode também achar que a resistência dele a ir para a cama é um bom modo de obter atenção. Acomode-o simplesmente no berço como de hábito e volte quando ele a chamar. Afague-o e dê pancadinhas nas costas, cante a canção de ninar predileta e diga "Boa noite", em seguida saia. Seja otimista e positiva para que ele não sinta que a hora de dormir é uma punição. Mantenha o ruído da casa bem baixo durante essa fase, evitando que ele se distraia com o que está acontecendo em outro lugar.

Se tudo isso falhar, coloque-o no berço com os brinquedos preferidos e deixe-o ocupar-se tranquilamente até que o sono o vença; então tire os brinquedos.

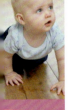

SEU BEBÊ TEM 48 SEMANAS E 3 DIAS

Limites e fronteiras

À medida que o bebê se aproxima do primeiro aniversário, você pode estar imaginando como ele se comportará e de que modo criá-lo.

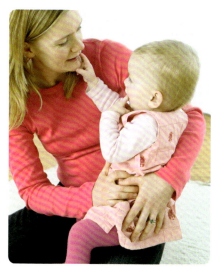

Explicações claras. Quando o bebê fizer alguma coisa errada, diga-lhe que é errado e explique clara e gentilmente por quê.

Muitos pais se preocupam com o tipo de pais que serão, e a maioria almeja ser amoroso e firme – mas justo – ao orientar o comportamento do filho. O desafio é com frequência conseguir o equilíbrio entre dar às crianças liberdade para explorar o mundo e garantir que elas se tornem indivíduos bem comportados, com uma noção de certo e errado.

Você já está estabelecendo fronteiras, afastando seu bebê ou distraindo-o quando arranca os brinquedos de outra criança. Provavelmente também segura as mãos dele firmemente e diz "Não" se ele faz alguma coisa que não deve. Assim, por 10 meses, seu bebê pode ter calculado que "não" significa "pare", mas não captou as ideias abstratas de certo e errado, e pode não ter prestado atenção às suas instruções simplesmente porque a curiosidade foi mais forte.

Tipos de disciplina. A disciplina tende a cair em duas categorias principais: as necessárias por segurança e as necessárias por bom comportamento.

No que se refere à segurança, é importante afastar seu bebê fisicamente do perigo. Se, por exemplo, ele vai tocar na porta do forno ou agarrar um abajur da mesa, afaste-o, segure as mãos dele firmemente e, ajoelhando-se no nível de seus olhos, diga "Não" e explique por quê – "O forno está quente, ele vai queimar você. Ai!" ou "O abajur é pesado, vai bater em você". A explicação não será suficiente uma vez só, mas a repetição e reações consistentes o ajudarão a entender a mensagem.

Quanto ao bom comportamento, não espere muito. O bebê ainda se considera o centro do mundo e tem uma pálida ideia de que pode irritar os outros. Nessa idade, ele aprende observando, e você é o modelo. Quando você mostra boas maneiras e fala com calma, ele absorve isso e começa a mostrar esse comportamento também à medida que se desenvolve. Ele não compreende o que significa "desculpe" ainda, mas não é cedo demais para demonstrar como funciona, de modo que ele saiba o que é esperado.

Qualquer que seja o estilo de criação desenvolvido por você, há alguns pontos-chave a lembrar. O bebê será mais compreensivo se você for coerente, despender mais tempo e energia elogiando e encorajando do que censurando e, na hora de usar disciplina, o fizer calmamente e sem raiva.

ATIVIDADE

Macio e duro

Ajude o bebê a compreender as diferentes propriedades dos objetos que ele encontra todo dia. Dê-lhe brinquedos com texturas diferentes e itens domésticos para segurar e manipular, e descreva cada um, falando se é suave, áspero, macio ou peludo, assim como a cor. Falar com ele desse modo amplia o vocabulário dele e mostra que as coisas têm não só nomes, mas também características diferentes, possibilitando que faça conexões e comparações. Ele não está pronto para nomear todas essas coisas, mas você o está ajudando a entender.

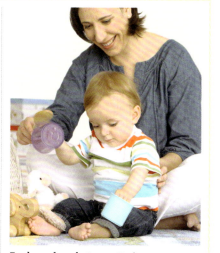

Explorando pelo toque. Encha um cesto com objetos de texturas diferentes e estimule o bebê a explorá-los.

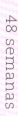

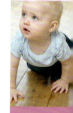

SEU BEBÊ TEM 48 SEMANAS E 4 DIAS

No ritmo do próprio bebê

É quase natural querer que seu filho atinja os mesmos marcos de desenvolvimento de outros bebês, mas lembre-se de que cada bebê é único.

Os marcos devem lhe dar uma vaga ideia de quando o bebê estará física, mental e/ou emocionalmente pronto para dominar desafios ou habilidades desenvolvidas durante a primeira e a segunda infância. Não se trata, porém, de testes para estabelecer a inteligência do bebê ou para definir as futuras proezas em diferentes áreas. Assim, o fato de já ter atingindo marcos como andar ou dormir a noite toda não é indicação de que o bebê continuará a "conquistar" num alto nível. É importante compreender também que, tal como os marcos de desenvolvimento atuam como guias mais do que como regras, a ordem em que são alcançados pode variar de bebê para bebê. Alguns saltam adiante fisicamente e são mais lentos para falar. Outros obtêm coordenação óculo-manual mais cedo, enquanto andar acontece no segundo ano. Assim, enquanto o bebê de seu amigo da mesma idade pode ser ágil em subir escadas, o seu pode mostrar muito mais preocupação em fazer sons diferentes.

Seu bebê é único, com personalidade própria. Ele atingirá marcos quando estiver pronto; e, a menos que esteja realmente ficando muito para trás de seus pares (ver pp. 412-413), não há razão para preocupação. Pode ser útil compará-lo com outros bebês se isso vai assegurá-la de que ele está no caminho certo ou, ocasionalmente, alertá-la de que pode haver um problema que você deve comunicar a um profissional da saúde. Todavia, embora comparar seja bom, evite entrar numa competição. Estimule seu filho, encoraje-o a desenvolver as habilidades necessárias para atingir os marcos dele num ambiente divertido, apoiador e amoroso, e celebre cada uma das realizações dele.

SEU BEBÊ TEM 48 SEMANAS E 5 DIAS

Sou eu!

O bebê está desenvolvendo o senso de independência, e nos meses seguintes a autoconsciência dele aumentará.

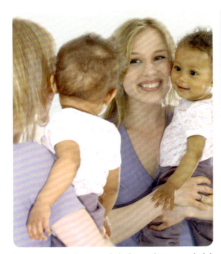

Segurança. Embora mais independente, seu bebê necessita como nunca da proximidade com você.

O bebê está mostrando sinais de que está começando a entender que você não é parte dele. O primeiro sinal disso foi há poucos meses, na época em que compreendeu que você não estava sempre lá e que algumas vezes desaparecia. Foi quando ele captou o conceito de "permanência de pessoa": a ideia de que você existe, mesmo quando ele não pode vê-la nem ouvi-la.

Conforme ele descobria o próprio corpo, a autoconsciência aumentava, junto com o crescente controle sobre o corpo e a consciência de como ele se movia. Ele também está desenvolvendo um quadro mental de si mesmo e dos outros. Por volta dos 12 meses, estará apto a ver a diferença entre uma fotografia dele e a de outro bebê, e a partir dos 15 meses virá a revelação de que a imagem no espelho é um reflexo dele.

O envolvimento de seu bebê em algum jogo de fantasia é outro sinal de que ele tem consciência de si mesmo e dos outros. Quando vocês dois atuam acariciando um ursinho ou fingindo dar-lhe uma bebida, ele está copiando o comportamento de outras pessoas.

Enquanto ele se encaminha para o segundo ano, a consciência de que é uma pessoa separada de você aumentará. Fique atento quando ele começar a afirmar a personalidade dele. Logo, "não" será a palavra favorita!

SEU BEBÊ TEM 48 SEMANAS E 6 DIAS
Pais que trabalham

Conciliar trabalho e ser pai ou mãe pode ser estressante, e você talvez sinta que não há como se dedicar 100% a ambos. Esses sentimentos são normais.

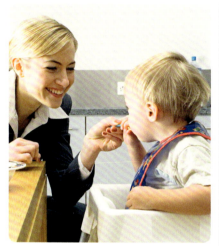

Tempo de qualidade. Garanta que o tempo que passa com seu bebê seja divertido e que está concentrada nele quando estão juntos.

Apesar de quaisquer preocupações que vocês possam ter como pais que trabalham, fiquem tranquilos de que quase certamente criarão um bebê saudável e feliz. O segredo é ser organizado, flexível e estabelecer prioridades. Se você colocar seu trabalho em primeiro lugar quando estiver no ambiente profissional, e seu bebê e a família em primeiro lugar em casa, provavelmente obterá bons resultados. As outras partes de sua vida que cercam isso, inclusive as tarefas domésticas e a vida social, podem ficar de lado por uns tempos – e é igualmente importante que você diminua as expectativas que mantinha sobre si mesmo.

Equilíbrio entre trabalho e vida pessoal. Embora seja inegavelmente difícil manter trabalho e vida familiar funcionando, há várias coisas que você pode fazer para ajudar seus dias a transcorrerem tranquilamente. Primeiro, organize-se. Assegure-se de que sabe o que precisa acontecer e quando, e atenha-se à mesma rotina a cada dia, de modo que o bebê também saiba o que está acontecendo, o que o ajudará a sentir-se seguro. Disponha na noite anterior tudo o que for requerido para a manhã, a fim de poder relaxar sabendo que tudo está pronto, não importa o que aconteça. Cozinhar e comprar em quantidades maiores são outras medidas que poupam muito tempo a longo prazo.

É importante ter "planos B", caso seu bebê fique doente ou a cuidadora esteja longe. Tente organizar uma rede de apoio que você possa contatar quando as coisas não correrem segundo o previsto.

Se às vezes se sentir sobrecarregada, concentre-se nos aspectos positivos. Sentir-se culpada por não estar presente para ver todas as "primeiras vezes" do bebê ou atender a suas necessidades cotidianas não ajudará em nada. Em vez disso, celebre o fato de que seu bebê está saudável e feliz e que você é capaz de sair e trabalhar. Concentre-se nas áreas mais importantes e apenas concorde com coisas que melhorem sua vida. Uma mãe exausta, doente e emotiva será pouco eficaz.

Por fim, não se culpe por diminuir as ambições no trabalho se achar que uma família jovem não é proveitosa para uma mentalidade empreendedora. Haverá muito tempo para perseguir essas metas quando seu bebê for mais independente.

ATIVIDADE
Divertimento caseiro

O bebê ficará tão excitado com uma grande caixa vazia onde possa entrar engatinhando ou derrubar quanto ficará com os mais novos e caros brinquedos. Faça umas bolas de papel para encher a caixa, depois estimule-o a derrubar o conteúdo e voltar a enchê-la. Faça aparecer de repente alguns brinquedos para ele descobrir enquanto brinca. Do mesmo modo, um forte cesto de roupa é um ótimo carro ou trem de brinquedo – o bebê vai adorar brincar de motorista ou passageiro quando você o empurrar pela sala.

Esses jogos ajudarão a ampliar a imaginação do bebê e a melhorar suas habilidades motoras. Além disso, manterão seu filho entretido por muito tempo!

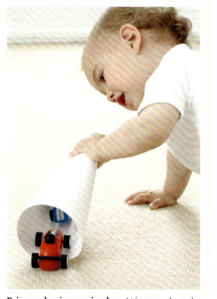

Brinquedos improvisados. Até um pedaço de papel enrolado em forma de cone será "útil".

49 semanas

UM BEBÊ DE 11 MESES PRECISA DE CERCA DE 14 HORAS DE SONO EM UM PERÍODO DE 24 HORAS

O bebê deve receber uma ampla variedade de alimentos coloridos que lhe forneçam os nutrientes necessários. Ele pode ser mais tímido agora e até grudento – sinal de que está cada vez mais consciente de que é separado de você, por isso ajude-o gentilmente nas novas situações.

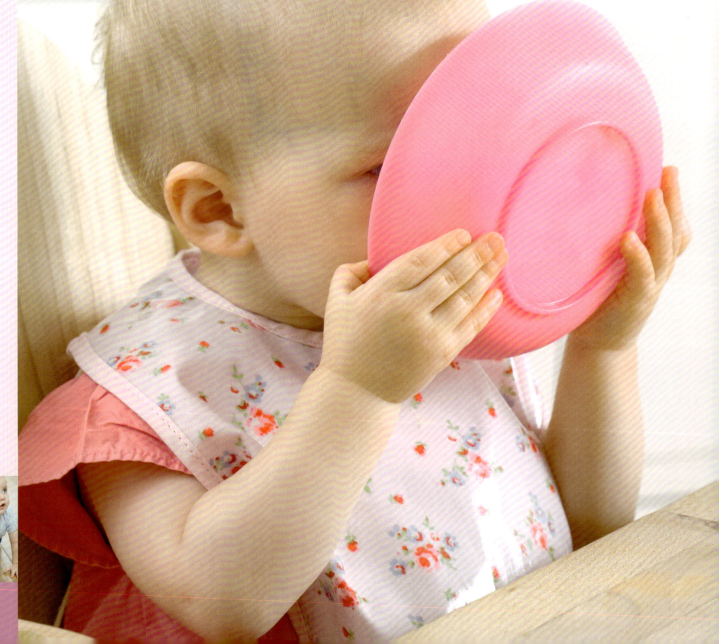

SEU BEBÊ TEM 49 SEMANAS
Resolvendo os problemas

O bebê agora mostra uma crescente habilidade para resolver problemas e aprecia atividades e brinquedos que o desafiem.

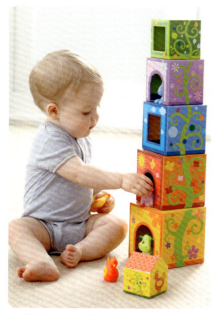

Analisando. A capacidade do bebê para encaixar as peças e as habilidades motoras finas lhe permitem resolver quebra-cabeças mais complexos.

Brinquedos de encaixar, quebra-cabeças simples, instrumentos musicais e blocos de construção ajudarão o bebê a melhorar o pensamento analítico, o que desenvolverá a habilidade dele de identificar como as coisas funcionam em seu ambiente.

Ao brincar com esses tipos de brinquedo, seu bebê aprenderá a discriminar partes deles, de modo que nos meses e anos futuros conseguirá identificar forma, tamanho, cor e uso; também começará a raciocinar, deduzir, analisar e a usar o pensamento lógico para avaliar como os brinquedos funcionam antes de pôr as ideias dele à prova. Ele está aprendendo, ainda, a solucionar um problema quando as ideias que ele tem não funcionam imediatamente. Por exemplo, se escolheu um entalhe no qual ajustar uma peça de madeira do quebra-cabeça e ela não entra, ele pode continuar tentando encontrar a combinação certa. Embora possa ficar frustrado, a maioria dos bebês gosta de um desafio e repete as coisas muitas vezes, até acertar.

Para incentivar seu bebê a desenvolver e refinar habilidades, dê-lhe quebra-cabeças e atividades que ele consiga dominar antes de partir para brinquedos mais desafiadores. Com os primeiros êxitos, ele ganhará confiança nas habilidades dele e se lembrará dos êxitos quando as coisas ficarem mais difíceis. Se ele estiver lutando para dominar um brinquedo, em vez de deixar que a frustração cresça, traga de volta brinquedos mais simples que ele dominou no passado, para reforçar a confiança dele.

Observação e imitação. O bebê resolverá problemas observando e copiando. Esta é uma boa razão pela qual é preferível passar bastante tempo brincando com ele e mostrando-lhe como as coisas funcionam. Apresente novos brinquedos e em seguida deixe-o fazer uma tentativa e aplauda seus esforços.

Dê-lhe uma oportunidade de brincar ao lado de outras crianças regularmente, se possível. Procure locais apropriados, ou creche ou berçário, para que ele se habitue a brincar com outros bebês – e poderá arranjar algum tempo para você. Ou providencie reuniões regulares com outras mães e bebês, fazendo um rodízio das casas semanal ou quinzenalmente. Com isso o bebê poderá se associar a um ambiente onde outras crianças estão tentando fazer coisas de maneiras diferentes, permitindo-lhe observar e aprender.

> **ATIVIDADE**
>
> ## Artes e artesanatos
>
> Estimule a criatividade de seu bebê, a coordenação óculo-manual e as habilidades motoras finas com sessões regulares de arte e artesanato. Adquira alguns *crayons* grossos não tóxicos, cole um pedaço grande de papel no chão da cozinha e mostre-lhe como fazer marcas com eles. Crie padrões e rabiscos. Fale sobre as cores que está usando e guie a mão dele para traçar linhas retas ou círculos, nomeando todas as formas diferentes que fizer. A cada dois meses, guarde uma das criações dele num livro de recortes ou portfólio de arte, para que você possa ver o progresso das habilidades nos anos futuros. No verão, saia ao ar livre e use giz para criar desenhos e fazer rabiscos no piso ou deck.
>
>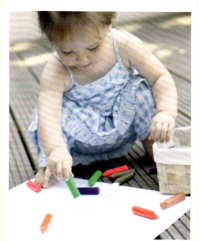
>
> **Deixar fluir.** O bebê vai se regalar expressando-se com cores e formas.

SEU BEBÊ TEM 49 SEMANAS E 1 DIA

Planejando o aniversário

Você pode querer celebrar o primeiro aniversário do bebê com uma festa, mas não fique surpresa se ele não mostrar muito interesse nos preparativos!

Planeje uma festa simples para celebrar o primeiro aniversário de seu bebê – você não poderá comemorar a transição para a fase dos primeiros passos se estiver ocupada servindo canapés ou limpando líquidos derramados, e ele preferirá tê-la ao lado, especialmente se há mais pessoas que o habitual na casa.

Limite o número de convidados – muitos bebês têm ansiedade de separação nessa idade, por isso uma grande reunião pode incomodá-lo. Escolha algumas pessoas que ele conheça bem.

Balões podem ser divertidos, mas coloque-os fora do alcance para evitar que ele os estoure (o susto poderia arruinar o dia!) ou sufocar-se com eles, quando vazios. Ou use balões com gás hélio e corte os cordões para que os pequenos não possam alcançá-los.

Faça uma festa curta – uma hora ou 90 minutos é provavelmente a extensão total da atenção de seu bebê. Planeje começar a festa meia hora depois que ele acordar do cochilo, para que esteja repousado mas não irritadiço, e dê-lhe alguma coisa para comer e beber antes da chegada dos convidados – depois disso ele estará muito empolgado para comer. Fique de olho no que ele está comendo.

Supervisione-o como de hábito enquanto ele come e garanta que ele ingira algumas delícias saudáveis, e não bolos e biscoitos em excesso.

Não exagere nos presentes. Ele provavelmente perderá o interesse se houver uma pilha deles a serem abertos, e com certeza achará a montanha de papel colorido amassado mais interessante que os próprios presentes! Se os convidados pedirem sugestões de presente, uma boa escolha são livros. É um bom modo de formar a biblioteca do bebê, e o presente é acessível à maior parte das pessoas.

SEU BEBÊ TEM 49 SEMANAS E 2 DIAS

Quanto tempo de sono ele precisa?

O bebê pode resistir a ir para a cama e necessitar de muito menos sono do que antes, mas deve dormir o suficiente para se manter saudável.

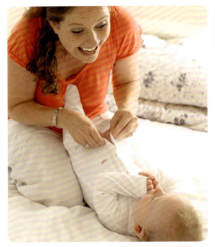

Rotina. Manter um "ritual" relativo à hora de dormir ajuda o bebê a se preparar para o sono.

À medida que se aproxima de 1 ano, o bebê precisa de cerca de catorze horas de sono num período de 24 horas. Ele pode tirar um cochilo longo de cerca de duas horas, ou dois curtos totalizando de duas a três horas, e pode dormir de onze a doze horas à noite.

Se ele resistir a ir para a cama à noite, adote uma rotina na hora de dormir. Ele se beneficiará agora de ter um objeto de conforto, que o ajudará a se embalar sozinho se acordar à noite ou de manhãzinha. Você também pode colocar alguns brinquedos no fundo do berço: ele pode resistir a ir dormir, mas ficará feliz em ser acomodado em seu berço se puder ver alguma coisa divertida para mantê-lo entretido. Ele deverá cair no sono no meio da atividade!

Um cochilo no fim da tarde poderia dificultar a ida dele para a cama à noite; já uma hora de brincadeira tranquila pode relaxá-lo. Uma única soneca mais longa por volta da hora do almoço pode mantê-lo em atividade a tarde toda, desde que ele vá para a cama cedo.

A hora de dormir do bebê não é tão importante, desde que seja consistente. Porém, se deitá-lo antes das 6 horas da tarde, ele vai levantar antes das 6 da manhã no dia seguinte! Se você está mais para uma coruja do que para um sabiá, pode querer ajustar a hora de dormir do bebê de acordo com seu temperamento.

SEU BEBÊ TEM 49 SEMANAS E 3 DIAS

Atividades ao ar livre

Agora que seu bebê tem quase 1 ano, vocês podem começar a desfrutar juntos alguns novos programas.

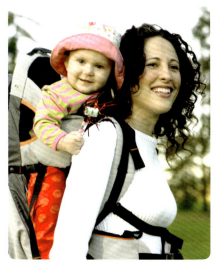

Easy rider. Mochilas para carregar bebê são um ótimo modo de caminhar com seu filho – e ele consegue ver o mundo no mesmo nível que você.

O bebê já tem idade para participar de algumas atividades ao ar livre que talvez você estivesse deixando para depois.

Há uma série de equipamentos relativamente baratos que a capacitam a incluir seu bebê nas atividades ao ar livre. Se você gosta de andar ou excursionar, adquira uma mochila para carregar bebê. Leve-o com você para comprá-la, para que ambos fiquem felizes com uma escolha confortável. Ela precisa ter um suporte adequado a vocês, com uma correia forte com fecho na frente, e ter o tamanho certo para o bebê, com apoio para cabeça suficiente se ele adormecer. Muitas são à prova d'água, com proteção contra sol e chuva, e têm compartimentos para levar coisas essenciais como bebida, lanche, kit para troca de fraldas e protetor solar. O ideal é caminhar com pelo menos outro adulto, para que alguém possa controlar o bebê e ajudar a pôr e a tirar a mochila, bem como dividir a tarefa de carregar. Um carro leve com rodas fortes também lhes permite desfrutar passeios mais longos em terrenos irregulares.

Pedalando em família. Serviços de aluguel de bicicletas costumam oferecer modelos com o equipamento necessário para transportar o bebê com segurança. O ideal é que ele já esteja se sentando bem sem apoio há, no mínimo, dois meses, o que acontece em geral por volta dos 10 ou 12 meses. Em alguns países, leis determinam que os bebês devem ter pelo menos 1 ano antes de andar como passageiros numa bicicleta, além de exigirem o uso de capacetes para bebês. Evite colocar o bebê no assento de uma bicicleta até ele completar 1 ano, pois a musculatura dele e o desenvolvimento não são suficientemente fortes para sustentar um capacete na cabeça. O bebê vai aproveitar a experiência de ver o mundo do alto, numa mochila, ou de observar a partir de uma bicicleta as cenas passarem zunindo, e tanto você como ele vão se beneficiar do ar fresco e de compartilhar essas novas experiências.

Para acostumar o bebê a essas novas sensações, comece com passeios curtos em caminhos suaves, a fim de evitar solavancos, e afaste-se das estradas. Leve seu companheiro ou um amigo com você no começo e prepare-se para trajetos maiores à medida que você e o bebê ficarem mais confiantes.

Evite sair em dias muito quentes ou frios, pois será difícil regular a temperatura dele. Em viagens mais longas, faça paradas frequentes para examinar o bebê e tire-o da bicicleta para que ele se movimente livremente. Verifique se o equipamento tem selo de segurança e inspecione regularmente todas as tiras e presilhas, para ver se não há desgastes ou rasgos.

> **TIRA-DÚVIDAS**
>
> **Devo incentivar meu bebê a comer tudo à frente dele?** Deixe o apetite de seu bebê guiá-la. Estimulá-lo a limpar o prato pode levar a associações negativas ao alimento. Nessa idade, o apetite de alguns bebês diminui. No primeiro ano, o bebê triplicou o peso de nascimento, mas ele ganhará peso mais lentamente no segundo ano; por isso, talvez não se alimente com tanta frequência. Tenha em mente também que ele ainda obtém do leite uma parte das calorias necessárias. E, como se movimenta mais, pode ser difícil para ele manter-se quieto o suficiente para terminar de comer cada pedacinho. Por outro lado, se o bebê está menos interessado no leite agora, você pode achar que ele devora a comida. Seja como for, se receber uma variedade de alimentos saudáveis (concentrados, idealmente, em torno das refeições), ele obterá os nutrientes de que precisa para se desenvolver bem.

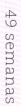

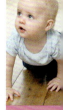

377

SEU BEBÊ TEM 49 SEMANAS E 4 DIAS

"Por favor" e "Obrigada"

Este é o momento ideal de demonstrar boas maneiras para o bebê, indicando-lhe as respostas educadas que você gostaria de vê-lo reproduzir.

É claro que não conseguimos ter o melhor comportamento o tempo todo, mas, considerando-se que seu bebê capta algumas frases que você usa regularmente e entende o significado, ser educada e respeitosa com seu bebê e com os outros terá um efeito positivo sobre ele.

Diga "Obrigada" ao pegar um brinquedo das mãos dele e "Por favor" quando lhe pedir algo, para que ele se habitue aos sons dessas palavras. Não importa se ele não disser "Por favor" e "Obrigado" por enquanto; apenas ouvi-las como parte de sua conversação diária começará a dar sentido. Diga "De nada" e até "Desculpe" apropriadamente enquanto realiza suas tarefas. Ele crescerá entendendo que essas palavras são parte do comportamento normal e as adotará com mais facilidade quando começar a falar mais.

Seja educada com as pessoas ao redor, também, incluindo seu companheiro. Seja generosa com elogios e apreciações e sempre demonstre empatia pelos outros. Nas ocasiões em que não puder ser um exemplo de perfeição, esteja consciente de que seu bebê pode estar ouvindo – a observação rude esporádica provavelmente não o impressionará, mas se fizer isso com muita frequência ele poderá apreender sua linguagem!

À medida que o vocabulário do bebê se amplia durante o segundo ano de vida, você poderá prepará-lo para dizer "Por favor" e "Obrigado", perguntando-lhe "O que a gente diz?" ou "Qual é a palavra mágica?" e repetindo ou "Por favor" ou "Obrigada", para que ele se habitue a usá-las.

SEU BEBÊ TEM 49 SEMANAS E 5 DIAS

Vestindo-se conforme o clima

Embora as necessidades de vestuário do bebê sejam bem modestas, há algumas peças básicas que o equiparão para todas as condições climáticas.

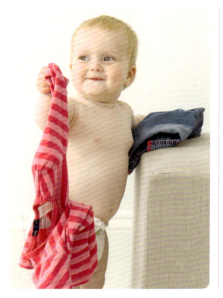

A chave para garantir a roupa adequada ao clima é sobrepor as peças em camadas, a fim de que você possa adaptar o que ele está usando à medida que as condições mudam ou ele vai e volta para ambientes diversos.

Nos meses mais frios, vista-o com várias camadas, incluindo uma camiseta e um agasalho mais quente ou macacão. Ele precisará de uma jaqueta quente (à prova d'água, se chover) para sair, bem como de luvas e de um gorro – de preferência, de lã.

Nos meses mais quentes, um par de camadas leves é suficiente, com um

Roupa confortável. Opte por peças simples, fáceis de pôr ou tirar, para mantê-lo na temperatura correta em todos os climas.

cardigã de verão para vestir e desvestir conforme a necessidade. As roupas desempenham um papel importante na proteção contra o sol. Um chapéu é essencial: opte por um modelo molinho ou no estilo legionário, com uma aba ou borda que lhe cubra a nuca. É importante também proteger do sol os ombros do bebê, especialmente em áreas expostas, como na praia (sem esquecer o filtro solar). Mantenha-o com uma camiseta de manga comprida ou, melhor ainda, compre um conjunto de banho para bebê, que além de cobri-lo impede a passagem da maior parte dos raios ultravioleta. Quando ele estiver dentro de casa num dia quente, uma fralda poderá ser suficiente.

SEU BEBÊ TEM 49 SEMANAS E 6 DIAS
Doente para ir à escolinha?

Para pais que trabalham, pode ser tentador medicar o bebê indisposto e mandá-lo ao berçário, mas ele deveria ficar em casa.

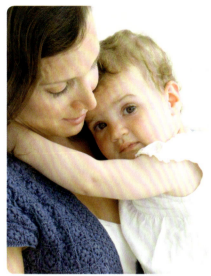

Indisposto. Um bebê adoentado deve receber os cuidados em casa até se restabelecer.

O sistema imunológico de uma criança cria aos poucos anticorpos para inúmeras infecções; enquanto isso, o bebê provavelmente pegará qualquer micróbio que esteja circulando na escola e poderá adoecer novamente após um tempo. Por essa razão, os pais têm a obrigação de manter a criança doente afastada do ambiente da escolinha até que passe a fase de contágio, ou ela se tornará um verdadeiro campo reprodutivo para infecções.

Além disso, o sistema imunológico de seu bebê doente já está lutando contra uma infecção, por isso correrá o risco de adquirir uma infecção secundária ao ter contato com outra série de bactérias.

Se o bebê estiver doente, avise a escolinha para que os funcionários saibam que o bebê está indisposto.

Estabeleça um plano emergencial para quando seu bebê estiver doente, com uma lista de membros da família ou amigos que possam substituí-la; talvez você possa, ainda, levar algum trabalho para casa ou trocar temporariamente de horário.

Assegure-se de que o bebê fique confortável em casa e ofereça-lhe bastante líquido para eliminar a infecção. É de esperar choramingos, choradeiras e irritabilidade, bem como algumas noites maldormidas, por isso seja paciente. Num ambiente calmo e relaxante ele voltará ao normal em pouco tempo. Se tiver dúvida, converse com o pediatra, para que ele possa avaliar a situação, tranquilizá-la e orientá-la sobre o tempo correto para a volta à escolinha.

TIRA-DÚVIDAS

Quando devo manter meu bebê em casa, longe da escolinha?
Tenha em mente os seguintes pontos:
■ Muitos bebês e crianças têm resfriados regulares (você pode esperar algo entre um e seis por ano nos primeiros anos). Se a secreção nasal for grossa e pegajosa, seu bebê poderá ficar mais suscetível a outras infecções, inclusive do sistema auditivo. É melhor mantê-lo em casa até que o resfriado passe completamente.
■ Se seu bebê estiver com febre, ele deverá ficar em casa por no mínimo 24 horas depois que ela tiver passado. Não só ele estará irritadiço, sonolento e indisposto, tornando a experiência na escola penosa, mas também precisará de muito repouso e líquidos para se recuperar.

■ Se o bebê apresentar brotoejas, será preciso levá-lo ao pediatra, para ser examinado. As erupções têm muitas causas, inclusive doenças infecciosas, que precisarão ser eliminadas.
■ A gripe e outras doenças respiratórias podem se tornar sérias em bebês, quando não são monitoradas; por isso, leve ao pediatra (ver p. 408). Essas doenças podem se espalhar facilmente pela escola; portanto, um bebê com gripe deve ficar em casa.
■ Um bebê com diarreia ou vômito deve sempre ficar em casa – por pelo menos 48 horas após o último episódio, não importando se aparentar estar bem.
■ Infecções bacterianas dos olhos, como conjuntivite (ver p. 402), são altamente contagiosas. Mantenha o bebê em casa até

que os sintomas desapareçam e ele esteja tomando antibióticos por no mínimo 36 horas.
■ Mantenha o bebê em casa se ele pegar coqueluche ou outra doença infantil, como sarampo, rubéola ou caxumba. Embora nos primeiros meses se aplique a vacina contra a coqueluche, é ainda possível pegá-la, apesar de ser menos séria. Deixe-o em casa, também, se estiver com catapora, roséola, escarlatina e doença de mão-pé-boca.
■ Se seu bebê tem impetigo ou outra doença de pele contagiosa, deixe-o em casa por pelo menos 48 horas depois de começar a tomar antibióticos. A escabiose ou sarna precisa ser tratada antes da volta do bebê à escola.

49 semanas

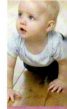

50 semanas

BEBÊS COM MENOS DE 1 ANO NÃO SÃO AINDA EMOCIONALMENTE MADUROS PARA TER UM ACESSO DE RAIVA

Seu bebê pode agora ficar períodos de tempo maiores em brinquedos mais complicados. Embora a rotina possa ajudá-lo a se sentir seguro, alterar as coisas de vez em quando pode ajudá-lo a ser flexível. É provável que ele se esforce para andar se ainda não estiver fazendo isso, por isso verifique se sua casa é à prova dos primeiros passos dele.

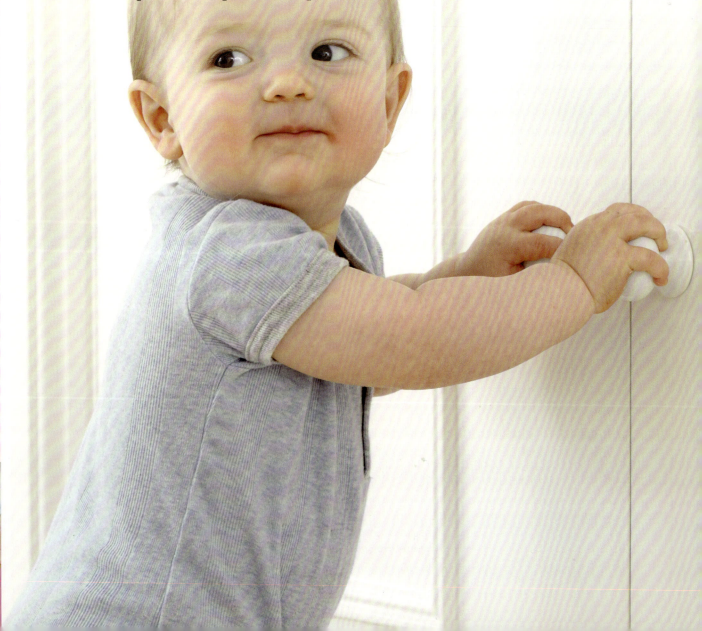
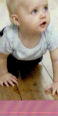

SEU BEBÊ TEM 50 SEMANAS
Meu pequeno leitor

O bebê terá os livros prediletos na estante agora e adorará que você leia as mesmas histórias para ele repetidas vezes.

Os livros são um presente maravilhoso para o bebê. São ótimos "brinquedos", pois o mantêm entretido por longos períodos de tempo enquanto ele examina as páginas e as vira para ver o que vem depois. Mas eles oferecem ao bebê muito mais do que apenas um modo de passar o tempo. O mundo dos livros aumentará vocabulário, aquisição linguística e concentração. Também, à medida que os meses passam, ele estará mais apto a acompanhar uma história – habilidade que finalmente o ajudará a ler sozinho.

Os bebês adoram que leiam para eles histórias conhecidas. Pesquisas mostraram que toda vez que você lê a mesma história para um bebê, ele capta uma nova informação da narrativa, e a memória melhora. Você pode achar que o bebê "acompanha" a história quando você lê um livro que ele conhece, pois ele antecipa o que virá a seguir e começa a reagir àquilo que está prestes a acontecer. Se você pular uma página ou até uma frase ou uma palavra, ele provavelmente parecerá perplexo!

Velho e novo. Embora a leitura de velhos livros preferidos estimule o desenvolvimento do bebê, é importante também apresentá-lo a uma variedade de livros e, quando ele for capaz disso, encorajá-lo a escolher as próprias histórias.

Mantenha os livros numa cesta acessível ao bebê, numa estante baixa e segura, para que ele possa retirá-los sozinho e escolher quais vai ver. Embale também alguns livros para viagens longas de carro e passeios de compras. Dê a seu bebê tantas oportunidades quantas puder de usar livros para distrair-se e ocupar-se.

Quando ler com seu bebê, envolva-o na história. Peça-lhe que aponte diferentes elementos nas ilustrações e faça ruídos de animais e veículos relacionados a elas enquanto ele prossegue. Nessa idade, ele poderá apreciar livros com palavras isoladas na página, que encorajam o reconhecimento da palavra. Se ele não demonstrar muito interesse por livros comuns, ofereça livros interativos com abas para levantar, texturas para alisar ou botões para apertar. Livros de prancha são ideais para os dedos pequenos, por serem mais resistentes à mastigação e a golpes mais duros.

Considere a possibilidade de criar um livro especial para seu bebê cheio de fotografias de pessoas, lugares, brinquedos e atividades favoritas dele. Você pode cortar as páginas e costurá-las juntas. À medida que ele cresce, encoraje-o a contar histórias sobre o que ele vê no livro especial.

ATIVIDADE
Bagunça na água

Assim que o bebê começar a andar, é hora de investir numas botas de borracha – bebês adoram chapinhar nas poças em passeios ao ar livre. Ou adquira uma piscina inflável no verão e supervisione-o enquanto ele aprende sobre como a água se move em resposta às ações dele, e como as coisas flutuam. Brincar com água faz a natação ser divertida para o bebê e desenvolve os sentidos e a confiança. E, principalmente, permite-lhe explorar o ambiente, enquanto bate na água provocando um maravilhoso som – mas nunca o deixe sozinho junto a um lago ou piscina!

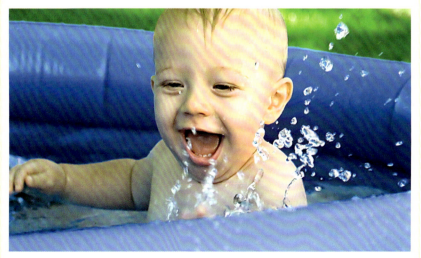

Diversão de verão. Bebês mais crescidos adoram espirrar água em piscinas infláveis, no verão – mas nunca o deixe sozinho na piscina, nem por alguns segundos!

SEU BEBÊ TEM 50 SEMANAS E 1 DIA

Economizando

Ter um bebê é um negócio dispendioso – sem dúvida você sabe muito bem disso, a esta altura –, mas há meios de economizar dinheiro.

Se você desembolsou uma fortuna em acessórios e equipamentos para bebês no ano passado, deve pensar duas vezes no segundo ano antes de comprar coisas que não vai usar por muito tempo. Itens como moisés, roupas, cobertas, lençóis e banheirinha são desnecessários agora.

Se você está pensando em aumentar a família, eles podem se mostrar úteis nos próximos meses; senão, pense em vendê-los ou doá-los.

Comprar coisas de segunda mão faz sentido especialmente no que diz respeito a itens de vestuário, que não são usados por muito tempo.

Bazares de instituições de caridade também podem ser uma alternativa para a compra de itens para o bebê.

Considere, ainda, cupons e vales de ofertas – eles podem representar uma boa economia.

> **POR FALAR NISSO...**
> O bebê cresce mais no primeiro ano do que nos meses que se seguem. A maneira como ele continua a crescer após essa época é parcialmente influenciada pela genética, em especial pela altura, sua e de seu companheiro, mas também pelo ambiente. Portanto, se ele for bem alimentado, amado e cuidado, quase certamente alcançará, e possivelmente excederá, o crescimento potencial.

SEU BEBÊ TEM 50 SEMANAS E 2 DIAS

Apoio dos parentes

Irmãos mais velhos podem ressentir-se por um bebê estar absorvendo sua atenção; dê-lhes tempo especial com você também.

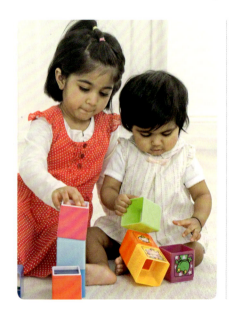

Se você tem crianças mais crescidas, o lugar delas na hierarquia terá mudado. Elas poderão adorar o irmãozinho e vibrar por serem envolvidas nos cuidados e nas brincadeiras com ele. Todavia, à medida que ele cresce e fica mais interessado nos brinquedos e jogos dos irmãos, eles poderão achá-lo inconveniente. Por vezes, poderão se aborrecer ou até tentar machucá-lo. Se isso acontecer, intervenha imediatamente e explique com firmeza ao filho ou filhos mais velhos que esse tipo de comportamento (bater, empurrar, agarrar ou morder, por exemplo) não será tolerado.

Veja como se faz. Irmãos mais velhos gostarão de ajudar o irmãozinho ou irmãzinha a jogar, mas supervisione-os.

É importante ter consciência de que, à medida que seu bebê exige mais, as necessidades do irmão também aumentam. Quanto menor a diferença de idade entre eles, mais difícil podem achar ter de dividir sua atenção. Contudo, mesmo irmãos muito mais velhos podem se sentir desprezados, ainda que não expressem isso de maneira clara. Arranje tempo para ficar com seu filho mais velho, na base de um para um. Quando seu bebê tira um cochilo, priorize ficar com seu irmão em vez de correr para as tarefas. Disponha regularmente de um tempo quando alguém puder tomar conta do bebê para fazer refeição ou atividade com o mais velho. Ele irá aguardar ansiosamente esse momento especial.

SEU BEBÊ TEM 50 SEMANAS E 3 DIAS
Brinquedos a partir dos 12 meses

À medida que se aproxima do primeiro aniversário, o bebê estará pronto para novos e empolgantes brinquedos.

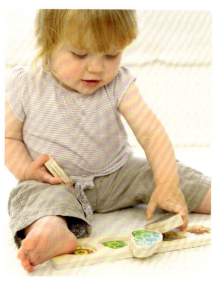
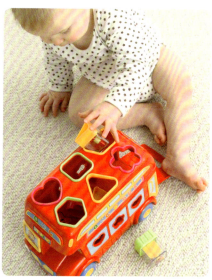

Brinquedo intrigante. Quebra-cabeças grandes, com formas simples, vão atrair o bebê de 1 ano (à esquerda). **Cores e formas.** Encaixar formas desafia o bebê a combinar as habilidades motoras finas com o raciocínio (a direita).

A esta altura, seu bebê já pode ter perdido o interesse por muitos dos velhos brinquedos. Se vai celebrar o primeiro aniversário com uma festa, talvez esteja pensando nos presentes e, sem dúvida, em lhe dar um ou dois brinquedos adequados à idade dele. Há muitos brinquedos no mercado próprios para crianças de 1 ano, portanto você terá muitas escolhas. Tente lhe presentear com aqueles que o ajudem a desenvolver habilidades diferentes.

Brinquedos que estimulam a atividade física são uma boa ideia, pois as habilidades motoras do bebê estão se desenvolvendo rapidamente. Bolas também são populares agora, e ele vai se divertir deslocando-se atrás de uma, podendo pegá-la e devolvê-la a você.

Esta também é uma boa idade para brinquedos de encaixe, como encaixar formas e empilhar copos, que o ajudam a afiar as habilidades de resolver problemas e explorar como objetos menores se ajustam aos maiores.

Quebra-cabeças de madeira básicos e robustos, com saliências para encaixar as peças, atrairão o bebê mais crescido, e ele poderá passar um bom tempo girando as peças para tentar ajustá-las. Escolha formas simples e mostre a ele como funcionam.

Brinquedos com um cordão para puxar também o encantarão, pois ele poderá agarrar e empurrar facilmente agora. Tente um brinquedo que faça um som ou toque uma música quando o cordão é puxado.

Se estiver quente do lado de fora, caixas de areia ou de água oferecem um infindável divertimento enquanto o bebê enche baldes, esvazia-os e faz uma bagunça espetacular! Nunca o deixe sozinho perto da água.

GÊMEOS

Recreação conjunta

Entreter dois bebês é de fato desafiador, mas não impossível. Certifique-se de apresentar brinquedos suficientes para os dois. Isso não significa arrastar tudo para fora (o que poderia sobrecarregá-los) ou adquirir o dobro de brinquedos; basta garantir que haja uma variedade de brinquedos para manter os dois ocupados. Brinquedos que podem ser facilmente dobrados, como blocos macios, são perfeitos também. É importante tratá-los como indivíduos. Fique atenta ao que cada um deles gosta ou não gosta e ofereça brinquedos que combinem com as necessidades dele. Por último, divida o tempo igualmente entre os dois. Não presuma que, por contarem um com o outro, tenham menos necessidade de você. Você é a companheira de jogos e professora número um dos dois, por isso é vital passar horas agradáveis com cada um deles.

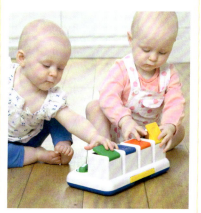

Lado a lado. Como com outros bebês dessa idade, seus gêmeos ficarão entretidos com as próprias atividades.

SEU BEBÊ TEM 50 SEMANAS E 4 DIAS

Encontrar um equilíbrio

Pais felizes e realizados são bons para os bebês, por isso ambos precisam ter tempo e espaço para todos os aspectos importantes de suas vidas.

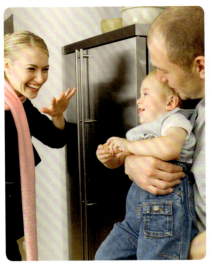

Até mais tarde. É importante encontrar uma rotina que funcione e que os faça sentir que têm uma vida com seu bebê e também longe dele.

TIRA-DÚVIDAS

Continuo a ter de levantar à noite para recolocar a chupeta de meu bebê. Agora seria uma boa hora para tentar tirá-la? Sim, em geral se recomenda que os bebês parem de usar chupetas por volta de 1 ano, em parte porque os hábitos estão menos arraigados e em parte porque devem afetar o desenvolvimento da fala. Comece limitando o uso: deixe que seu bebê fique com ela até adormecer, então tire-a da boca para que ele se acostume com a ausência dela ao despertar. Quando você livrar-se da chupeta, ofereça outro objeto de conforto, como uma coberta ou brinquedo para distraí-lo. O bebê poderá objetar por uma noite ou duas, mas a maioria se adapta rapidamente.

Você pode estar superatarefada com a vida profissional, ou pode ter optado por ficar em casa, para dedicar-se integralmente ao bebê. Ou tanto você quanto seu companheiro podem estar trabalhando meio período e partilhando os cuidados com o bebê. Seja o que for que decidiram fazer, foi o resultado de conversas e planejamento do casal.

Não há dúvida de que a vida agora é diferente do que era antes do bebê. Se um dos dois está cuidando do bebê em casa, pode estar emocionado com o novo papel de criá-lo a seu modo, dividindo as atividades com o bebê a cada dia e observando-o orgulhosamente crescer e se desenvolver. Por outro lado, pode também estar sentindo falta de alguns aspectos da vida de antes da chegada do bebê.

Uma pessoa diferente. Se você optou por deixar de trabalhar, pode estar sentindo falta daquela sensação do dever cumprido no fim da tarde, da conversa adulta e da interação, assim como da rotina de sair de casa. Pode sentir que sua autoimagem mudou e que é uma pessoa diferente de antes. Nesses momentos é fácil titubear, mesmo que você esteja fazendo o que escolheu fazer e reconheça o papel valioso que está desempenhando. Desenvolva uma nova vida para si mesma em que encontre uma rotina que funcione para você, fazendo-a se sentir confiante em seu papel.

Reserve algum tempo para si semanalmente, talvez pedindo a seu companheiro ou a um parente que fique com o bebê uma manhã ou algumas horas no fim de semana, para você fazer alguma coisa que aprecia. Você pode decidir deixar o bebê por algum tempo com uma babá, ou ainda contratar uma cuidadora em meio período para ter uma folga. Não se sinta culpada por isso. Ser feliz e realizada a tornará uma pessoa melhor, uma mãe mais equilibrada.

Principalmente, alimente amizades com outros pais de bebês em idade semelhante. Vocês serão um inestimável apoio uns aos outros – e essas amizades com frequência se mantêm por toda a vida. Se você se sentir isolada, busque redes sociais formadas por pais.

Se você voltou a trabalhar, poderá sentir falta do bebê ou começar a se achar incapaz de cuidar dele. Evite sentir-se culpada; seu bebê não sofrerá por você não estar com ele o tempo todo. Crie momentos especiais para vocês dois. Se o companheiro for o principal cuidador, reserve um tempo para conversarem todos os dias. Seu companheiro precisará lhe contar tudo sobre os feitos do bebê; isso incentivará o sentimento de realização dele e garantirá que você se sinta parte do desenvolvimento do bebê.

Vocês estão crescendo nou papel de pais e, nessa fase, podem ser demasiado rígidos em seus planos. Podem achar que um ou o outro não tem como trabalhar ou cuidar do bebê como esperavam, ou podem mudar de ideia sobre trabalhar ou ficar em casa. Esteja sempre preparada para discutir qualquer coisa que não lhe pareça correta e esteja aberta a mudanças.

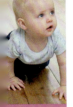

384

SEU BEBÊ TEM 50 SEMANAS E 5 DIAS

Mudando de gosto

O paladar do bebê está se sofisticando; é a idade ideal para ampliar a dieta dele e despertar o interesse por novos alimentos.

Se o bebê demonstra interesse no que o restante da família está comendo, deixe-o partilhar dessas refeições. É um dos melhores meios de incentivar a boa alimentação.

Se você iniciá-lo nas refeições de família nessa idade, ele aprenderá a desfrutar os sabores da comida com que crescerá, e também terá prazer em sentir-se parte da experiência social de comer como uma família.

Embora o bebê ainda esteja aprendendo a alimentar-se sozinho, você pode oferecer-lhe um prato com uma seleção de alimentos feita com base em sua própria refeição. (Separe sua porção antes de adicionar sal, ao cozinhar.) Ele pode pegar a comida com os dedos ou com uma colher robusta.

Sopas, guisados, massas, almôndegas e assados são perfeitos para bebês mais crescidos. Se seu bebê é um comedor seletivo, você pode "esconder" verduras em molhos e sopas, para garantir-lhe a ingestão do maior número de nutrientes possível.

Agora é aceitável usar ervas, algum condimento e até vinho ao preparar comida para o bebê. Se usar vinho, é preciso cozinhar o alimento até que o álcool evapore. Deixe o sal e grãos integrais fora do cardápio ainda, mas adicione temperos e queijos, se desejar.

Se o bebê ainda relutar em comer alimentos muito encaroçados, continue a oferecer-lhe os que podem ser comidos com a mão, com as refeições, e faça-o experimentar as comidas regulares na forma mais grossa. Por exemplo, se você der a ele frango cozido picadinho com legumes amassados, ofereça também nacos e tiras de cada um para estimular a experimentação.

SEU BEBÊ TEM 50 SEMANAS E 6 DIAS

Quando o bebê dorme

Nessa idade, o bebê começa a dormir um pouco menos que antes, mas o cérebro dele ainda está consolidando o que aprendeu durante o dia.

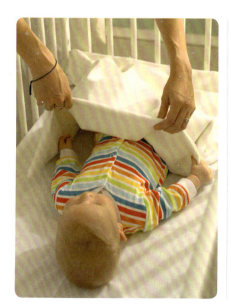

À medida que o bebê se aproxima do primeiro aniversário, algumas mudanças acontecem no modo como ele dorme. Ele terá menor proporção de sono REM (ver p. 121) que antes. Esse é o estágio mais leve do sono, caracterizado pela oscilação das pálpebras, pela respiração irregular e pela mudança nas expressões faciais. É durante esse estágio que o cérebro do bebê trabalha duro para processar e consolidar as informações adquiridas durante o dia. (Bebês prematuros ainda têm mais esse sono de sonhos que os bebês nascidos a termo, e continuam a precisar mais dele por vários meses.)

Quando o bebê sonha, o sistema nervoso central entra num estado "ativo" e a temperatura pode aumentar um pouco, enquanto a atividade da onda cerebral e o ritmo cardíaco aumentam. Durante a fase mais leve do sono, ele pode acordar um pouco ou parecer agitado.

Tente evitar reagir rápido demais se ele chorar levemente ou sons perturbarem o sono dele; em geral, nessa situação, o bebê volta a dormir sozinho. Períodos de sono leve são seguidos de fases de sono profundo, e muitos bebês têm cerca de cinco períodos de cada tipo de sono durante a noite. No sono profundo, a respiração do bebê será regular, e ele poderá suspirar e fazer movimentos de sucção.

Variações. Durante a noite, o bebê tem períodos de um sono profundo e restaurador e fases de um sono mais leve, durante o qual ele sonha.

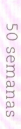

50 semanas

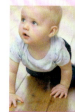

51 semanas

APROXIMA-SE A HORA DE CELEBRAR O PRIMEIRO ANO DO BEBÊ!

É difícil acreditar, mas aquele recém-nascido progrediu de um bebê frágil a uma pessoinha tagarela, com vontades, que começa a andar. Ofereça-lhe muita liberdade vigiada para explorar o ambiente e praticar novas habilidades; ele adorará ser independente, sabendo que você está por perto.

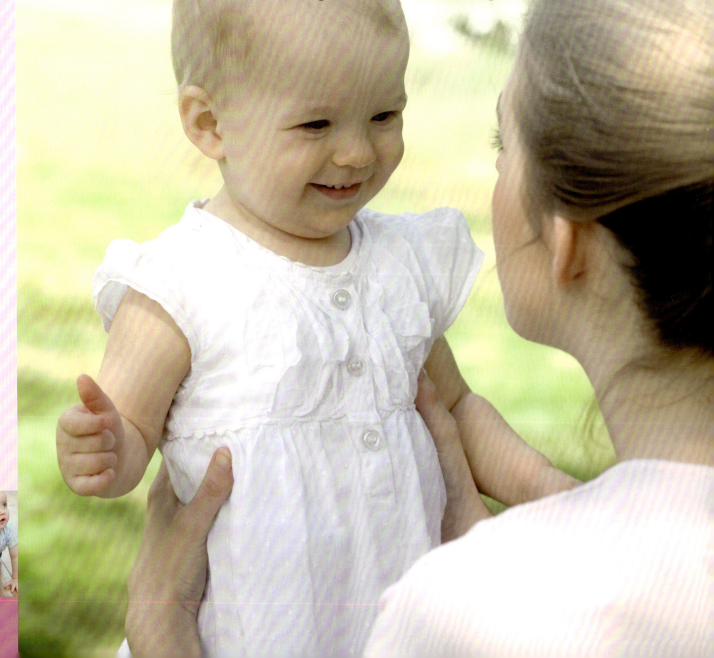

SEU BEBÊ TEM 51 SEMANAS
Ganhando mobilidade

A mobilidade é parte do desenvolvimento dos bebês, e até os mais relutantes se movimentarão nos próximos meses.

Os andadores precoces podem agora movimentar-se para correr. Todavia, muitos bebês ainda estão se esforçando, para dar os primeiros passos vacilantes.

Assim que começar a andar, o bebê testará as próprias habilidades tentando andar para trás, de lado, subindo e descendo escadas, antes de cambalear para a frente rapidamente – e em geral levando muitos tombos pelo caminho.

Tente passar algum tempo ao ar livre, sobre um gramado, que amortecerá as quedas e ajudará o bebê a desenvolver o equilíbrio numa superfície levemente irregular. Ele não terá senso de distância, nem a percepção de profundidade estará madura (portanto ele poderá andar até o fim da terra firme e dos pátios), então fique de olho nele.

Mais de um. Pode ser um momento interessante para os pais de gêmeos ou múltiplos quando os bebês se lançam em diferentes direções. Um ambiente seguro para treinarem andar será bem-vindo!

Em muitos casos, não há razão por que bebês múltiplos não devam desenvolver-se tão bem quanto outros. Se eles foram prematuros, poderão levar mais tempo para atingir certas metas, mas devem alcançá-las, em geral no primeiro ano. Eles podem se desenvolver em ritmos diferentes; por exemplo, um pode engatinhar mais cedo. Isso reflete simplesmente traços de desenvolvimento distintos.

A todo o vapor! Assim que começar a andar, sua casa deverá ser totalmente à prova dos primeiros passos dele.

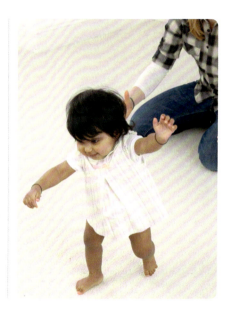

SEU BEBÊ TEM 51 SEMANAS E 1 DIA
O sono do bebê de 1 ano

Nos meses seguintes, o bebê terá menos sono. Deixe as necessidades dele, e não a rotina, ditarem o quanto ele deve dormir.

Dependendo de quão ativo seu bebê é, você já pode mudar de dois longos cochilos para dois sonos mais curtos, ou apenas um. No próximo ano, ele precisará dormir de dez a treze horas num período de 24 horas. As necessidades individuais dele é que determinarão se isso será cumprido inteiramente durante a noite ou dividido entre sonos de dia e de noite. Bem poucos bebês aguentam um dia todo sem no mínimo uma soneca restauradora.

Talvez o bebê fique mais cansado em alguns dias que em outros e então precise de uma soneca de manhã, poucas horas após acordar. Ele pode também desenvolver o hábito de dormir durante a hora do almoço. Nesse caso, você precisará mexer na rotina para garantir que ele faça uma boa refeição antes de deitar-se para a soneca, de modo que não acorde cedo por sentir fome.

Mudar para uma única soneca à tarde é ótimo. Se seu bebê está mostrando sinais de sonolência, deite-o e acorde-o apenas se ele dormir após as dezesseis horas – o ponto em que o sono diurno geralmente interfere em uma boa noite de sono.

Se seu bebê aguenta melhor uma soneca durante o dia, garanta que ele tenha alguma atividade física antecipadamente para ajudá-lo a ir para a cama e continue com a rotina pré-soneca usual. Nessa idade, é mais provável que ele acorde e queira brincar depois da soneca, e nesse caso poderá fazer uma tentativa de escapar. Confira se o berço está seguro (ver p. 299), com a base sobre a fixação mais baixa.

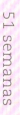

SEU BEBÊ TEM 51 SEMANAS E 2 DIAS

O leite de vaca

O bebê, agora, tem idade para ingerir leite de vaca: integral até ele completar 2 anos; depois disso, pode lhe dar o semidesnatado.

Até agora, o leite materno e a fórmula foram os mais apropriados às necessidades nutricionais do bebê. Os níveis de sódio, potássio e cloro no leite de vaca eram muito altos para os pequenos rins de seu filho. Além disso, a fórmula e o leite materno contêm vitaminas e minerais importantes requeridos pelo rápido crescimento ocorrido no primeiro ano do bebê – e que faltam ao leite de vaca.

Agora que o bebê tem 1 ano, entretanto, é seguro para ele tomar leite de vaca, que lhe fornecerá gorduras saudáveis, proteína, cálcio, vitamina A e ácidos graxos, junto com outros minerais muito importantes.

Se você está criando seu bebê como vegetariano, ou se ele é um comedor seletivo, pode experimentar uma fórmula apropriada para bebês que dão seus primeiros passos; ela contém ferro e vitaminas adicionais. Entretanto, busque expandir o repertório alimentar dele, pois a alimentação regular do bebê com o leite de vaca integral vai ao encontro de suas necessidades nutricionais.

Todos os laticínios têm alto teor dos nutrientes contidos no leite de vaca, então não perca a cabeça se seu bebê não o beber. Simplesmente aumente a ingestão de outros laticínios e alimentos que contêm cálcio, como amêndoas, verduras, leguminosas, tofu e soja.

Os bebês precisam de uma grande quantidade a mais de gordura na dieta do que os adultos; por isso, dê-lhe bastante leite integral, que fornece a energia e as vitaminas lipossolúveis necessárias ao crescimento. Posteriormente, enquanto seu bebê tiver uma dieta nutritiva variada, ele poderá consumir o semidesnatado.

SEU BEBÊ TEM 51 SEMANAS E 3 DIAS

Mas ele ainda quer mamar

Quer você tenha ou não outros planos, seu bebê pode querer continuar a ser amamentado, sem pressa de parar.

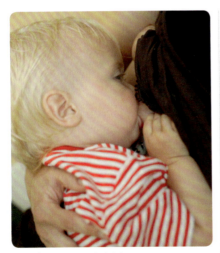

No peito. Para um bebê de 1 ano, a amamentação ainda é algo reconfortante.

Não há uma hora certa para parar de amamentar. Muitas mães acham que seus bebês com frequência desmamam por volta dessa época, quando são distraídos pelo mundo em volta. Outras parecem felizes de continuar. Não há problema algum, a menos que queira parar – caso em que você pode encarar um difícil período de transição.

Não se apresse em desmamar seu bebê mais crescido; esse hábito lhe fornece muito conforto. Dê a ele carinho e segurança. Você precisará substituir as mamadas por "leite em pó" (até ele completar 1 ano, quando poderá mudar para o leite de vaca), pois ele ainda precisa de 500 mililitros a 600 mililitros de leite por dia, mesmo quando se acostumou aos sólidos. Todavia, ele provavelmente obtém o que precisa em duas alimentações do dia, além de um pouco de leite no café da manhã e nas refeições, se necessário. Caso você pretenda manter as mamadas da manhã ou da noite, isso é bom para os dois em vários aspectos (ver p. 361).

Para um bebê mais crescido, a amamentação pode ser uma valiosa fonte de nutrientes. Um estudo descobriu que, no segundo ano do bebê, apenas 450 mililitros de leite materno são capazes de fornecer 29% das necessidades diárias de energia; 43% da proteína; 36% de cálcio; 75% da vitamina A; 94% da vitamina B12; e 60% das necessidades de vitamina C.

SEU BEBÊ TEM 51 SEMANAS E 4 DIAS
Novidades à vista

O bebê enfrentará uma série de novas experiências nos próximos meses. Uma pequena preparação vai ajudá-lo a lidar com elas.

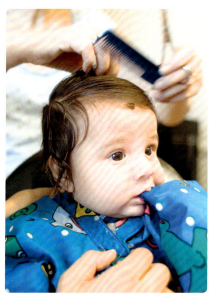

De arrepiar os cabelos. O primeiro corte de cabelo não deve preocupá-lo se ele já visitou o cabeleireiro com você.

Em algum momento no próximo ano, seu bebê poderá fazer a primeira visita ao dentista ou ao cabeleireiro, ou talvez durma na casa de outra pessoa pela primeira vez. Alguns bebês felizmente se ajustam a novas experiências, outros precisam de um pouco de aquecimento. Se seu bebê souber o que esperar de uma nova situação, ele se sentirá mais seguro a esse respeito.

Se você mesma precisar ir ao dentista, ao médico ou ao cabeleireiro – ou levar um filho mais crescido –, leve junto o bebê, para habituá-lo ao ambiente e ao que acontece ali. É claro que é melhor fazer isso quando a visita não for demorada, como um check-up de rotina ou uma rápida aparada no cabelo, para que o bebê não fique entediado e agitado.

Enquanto o cabeleireiro estiver cortando o cabelo dele, segure o bebê no colo e explique o que está sendo feito num tom de voz caloroso, para que ele aprenda que isso tudo é muito normal. Deixe-o ver o dentista examinar os dentes ou o médico medir a pressão, enquanto você se senta calmamente para mostrar que não há nada com que se preocupar.

Se você imagina que o bebê poderá ficar perturbado com uma nova experiência, tome emprestado na biblioteca um livro que represente a nova situação que ele vai encontrar – ver um personagem favorito visitar o dentista, por exemplo, tornará a experiência muito mais fácil para ele.

Se ele vai ficar sozinho na casa de alguém, planeje um ou dois passeios antecipadamente, para que ele se habitue a estar lá com você primeiro (ver p. 355).

No dia. Quando chegar a hora do primeiro corte de cabelo do bebê, veja se ele não está com fome ou cansado; se parecer meio aborrecido, dê-lhe o objeto de conforto ou um brinquedo ou livro para distraí-lo. Explique em poucas palavras aonde vocês estão indo e o que vai acontecer. Lembre-lhe a história que você leu (sobre o cenário que ele encontraria), ou, recordando o dia em que ele acompanhou a mamãe ao cabeleireiro, diga que agora é a vez dele de ficar bonito. Diga-lhe que você planejou completar a experiência com algo divertido, como um passeio no parque. Isso o ajudará a criar associações positivas com o evento. Acima de tudo, fique calma e animada – se você mostrar medo do dentista, por exemplo, o bebê logo perceberá.

TIRA-DÚVIDAS

Quando meu bebê precisa fazer a primeira visita ao dentista? É uma boa ideia fazer a primeira consulta ao dentista do bebê por volta dos 6 meses ou quando aparecer o primeiro dente, para que ele se acostume à experiência de ir ao dentista e para conferir se está tudo bem. Ele não necessitará de um check-up completo até o primeiro ano aproximadamente. O dentista fará recomendações sobre a saúde oral do bebê, inclusive escovação e flúor, e verá se não há sinais de uma cárie precoce.

Trate a primeira visita como uma ocasião social, acostumando o bebê ao novo ambiente e ao cheiro diferente. De início, seu filho poderá sentar-se em seu colo enquanto o dentista examina os dentinhos dele. Ele provavelmente gostará da atenção, mas tente não entrar em pânico se ele criar alvoroço; você poderá remarcar uma visita para outra data.

Meu bebê ficou perturbado depois de tomar injeções. Isso sempre vai acontecer quando tiver de ser vacinado? O bebê não se lembrará das primeiras injeções, fique tranquila: ele não desenvolveu medo do consultório médico! Mas pode ser da natureza dele reagir ruidosamente: alguns bebês gritam, enquanto outros são facilmente acalmados.

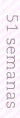
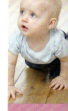

SEU BEBÊ TEM 51 SEMANAS E 5 DIAS

Palavras com sentido

Por volta dos 12 meses, muitos bebês já usam algumas palavras com sentido, e o vocabulário cresce depressa.

As primeiras palavras tendem a ser aquelas que têm mais sentido para o bebê, como "mamã" e "papa". Ele pode não dizer muitas dessas palavras com precisão, mas a essa altura você deve ter uma boa compreensão do significado delas. Não se surpreenda se ele mudar as palavras usadas para várias pessoas e itens. Poderá chamar a mamadeira de modos diferentes de uma semana para outra. O bebê aprende a língua ouvindo o emprego delas, e nesta fase ele entenderá muito mais do que ele pode dizer. Continue a papear com ele e apresente as palavras corretas para os itens – a repetição solidifica as palavras na memória e o torna capaz de usá-las com significado. Ouça e observe-o quando ele fala – a entonação e os gestos podem lhe dar a chave do significado pretendido pelas palavras que ele está usando.

Alguns bebês não usam as primeiras palavras até os 2 anos, mas por volta dos 20 meses, você pode esperar que seu bebê tenha de 30 a 40 palavras no repertório (em geral, substantivos e frases simples, como "Tchau, tchau" ou "Ta, ta"). Elas estarão misturadas a uma onda de balbucios. Após 20 meses, ele começará a selecionar até duas palavras num ritmo surpreendente e você não terá dúvida sobre o que ele está dizendo – e o que ele quer!

SEU BEBÊ TEM 51 SEMANAS E 6 DIAS

A palavra é "mamã"

Então você amou os últimos doze meses – ou sobreviveu a eles? Todas as mães são diferentes, e algumas são mais corujas que outras...

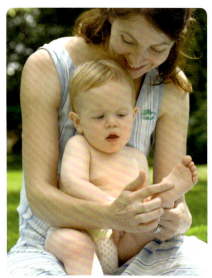

Menina dos olhos. Seu bebê é adorável, claro, mas ele também pode dar muito trabalho!

Agora que você tem quase doze meses de experiência, como você descreveria a si mesma como mãe? Você emergiu como um tipo de mãe-terra natural, que apreciou cada aspecto do cuidado de bebê e da amamentação, é instruída sobre todas as coisas relativas ao bebê e uma dedicada seguidora do site de conselhos para os pais? Ou talvez você tenha achado toda essa coisa de trocar fralda, alimentar e a natureza rotineira de cuidar do bebê um tanto trabalhosa e chata?

Você provavelmente se situa entre os dois extremos, mas, se não desfrutou o ano passado tanto quanto esperava, tente não se sentir culpada ou desanimada. Isso não significa que não ama seu bebê. Seja como for, para algumas mulheres, tomar conta de um pequeno fica mais interessante e compensador depois que os bebês crescem e passam a se comunicar e interagir mais. À medida que o bebê se desenvolve e a personalidade dele realmente começa a emergir, você provavelmente achará que está muito mais envolvida e se sentirá menos presa aos aspectos práticos de tomar conta de um bebezinho. O fato é que os bebês realmente crescem de maneira incrivelmente rápida – um dia você tem um bebê que ensaia os primeiros passos, no outro você se prepara para levá-lo à escola. Por isso, tente apreciar cada momento. Nenhum pai é perfeito, mas o vínculo que você divide com seu bebê é precioso e único – onde quer que você possa estar na escala dos cuidados maternais.

SEU BEBÊ TEM 1 ANO

Hoje ele completa 1 ano

Parabéns! Você vai se surpreender com a quantidade de mudanças que acontecerão ao longo dos próximos doze meses.

O primeiro aniversário de seu bebê pode ser um momento de emoções ambíguas para você – ele estará se tornando mais independente e vai precisar menos de você para se alimentar e até para se locomover por aí. Ele já é capaz de ter ideias claras do que pode e quer fazer e, eventualmente, você se envolverá numa discussão com um pequeno opositor. À medida que ele se aproxima dos 2 anos, deve se tornar muito mais relutante em aceitar sua intervenção – mesmo que você esteja apenas tentando alimentá-lo ou vesti-lo!

Paradoxalmente, a ansiedade de separação continua no segundo ou até no terceiro ano, e ele estará constantemente buscando sua presença reconfortante e sua segurança. Continue a tranquilizá-lo com afeição física regular e continue a desfrutar muitas atividades com ele – ler livros, cantar e brincar – para reforçar o relacionamento íntimo entre vocês.

A fala dele se desenvolverá enormemente no próximo ano, e logo você vai ter o dom de descobrir o que ele está tentando dizer. Ler para ele, cantar e conversar com ele sobre seu dia continuará a dar apoio à aquisição linguística do bebê. Durante o próximo ano, ele começará a formar frases curtas e, com uma combinação de gestos e palavras, comunicará facilmente as necessidades que tem.

A segurança de seu bebê sempre será uma de suas prioridades, e você terá de conferir ambiente e atividades com frequência para garantir que ele não está se pondo em perigo ao explorar o mundo dele, que se amplia rapidamente.

Continue a apoiar as habilidades dele com jogos e atividades que o mantenham

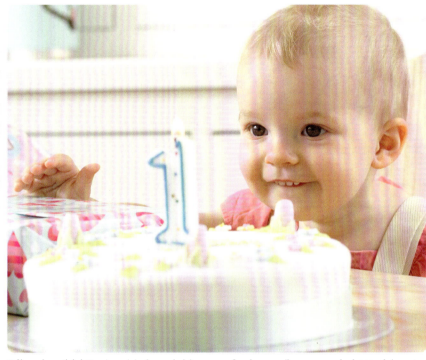

Feliz aniversário! O aniversário de seu bebê marca o fim de um milagroso ano de desenvolvimento, e você pode escolher celebrar esse maravilhoso dia com sua família e os amigos mais próximos.

entretido. Embora possa se mostrar mais disposto a brincar sozinho por períodos mais longos, ele ainda precisa muito da interação com você, e sua contribuição continua a ser crucial para o desenvolvimento dele.

Quanto mais vezes vocês comerem juntos, melhores serão as maneiras à mesa e as habilidades sociais do seu filho – e mais probabilidades haverá de ele ingerir uma ampla variedade de alimentos. Tente não lhe transmitir suas próprias aversões; o mundo da alimentação é enorme, e uma dieta variada dará a seu filho a melhor chance de boa saúde e bom desenvolvimento.

Acima de tudo, reserve um tempo para desfrutar as pequenas coisas com ele – anote os surpreendentes começos, filme as atividades, guarde as primeiras criações artísticas e grave as primeiras tentativas de falar. Os meses e até os anos próximos passarão com a velocidade da luz, e você poderá se admirar ao descobrir que seu bebê está a caminho da independência muito mais rapidamente do que jamais imaginou.

Você criou esse ser único e maravilhoso com um mundo de oportunidades à frente dele. Orgulhe-se das realizações dele – e das suas, e tenha certeza de que todo o árduo trabalho que despendeu para criar uma família produziu os melhores resultados possíveis.

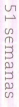

51 semanas

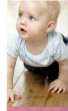

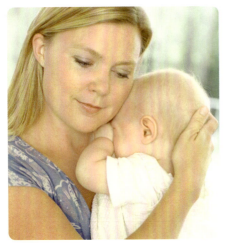 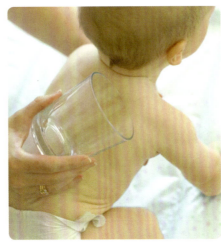 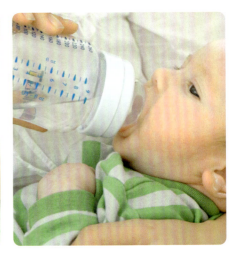

A saúde e o bem-estar do bebê são preocupações fundamentais; quanto mais informada e segura você estiver para reconhecer e combater eventuais doenças, mais fácil será o tratamento. A maior parte dos bebês passa por pelo menos um episódio de doença no primeiro ano. Este capítulo explica os males mais comuns e a melhor maneira de tratar seu bebê. É claro que não há substituto para o instinto materno; então, caso algum episódio envolvendo a saúde de seu filho a deixe preocupada, procure atendimento médico.

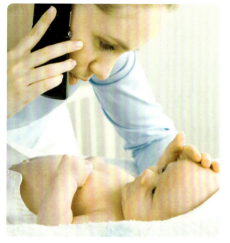
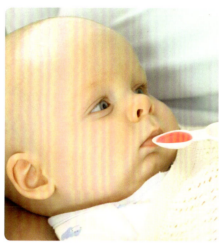
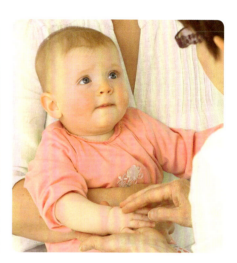

A saúde do bebê

Cuidando do bebê

A INFORMAÇÃO É A CHAVE PARA SE MANTER CONFIANTE AO CUIDAR DO BEBÊ QUANDO ELE FICA DOENTE

O sistema imunológico de seu filho ainda está se desenvolvendo; por isso, ele é suscetível a algumas doenças durante o primeiro ano. A maioria não terá grande importância, mas ocasionalmente uma doença mais séria poderá se desenvolver. É vital que você saiba o que procurar para que possa agir corretamente.

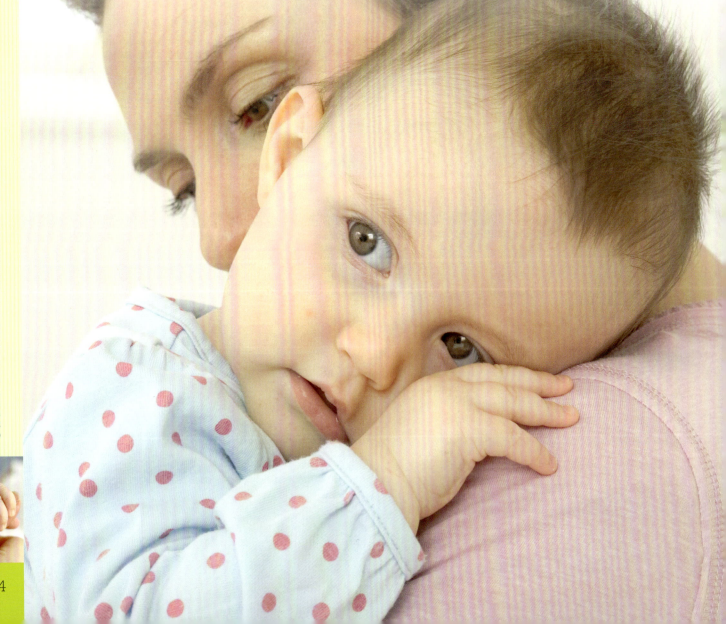

Quando o bebê adoece

Às mães novatas, pode ser difícil ver que o bebê não está bem. Mas, conhecendo-o melhor, logo notarão quando algo estiver errado.

Bebês choram com frequência, mas um choro prolongado pode ser sinal de que ele está indisposto ou sente dor, especialmente se você não consegue acalmá-lo. Fique atenta a um choro rouco ou mais agudo que o usual. Convém saber também que um bebê muito doente pode chorar bem menos que o habitual, por isso, sempre observe se ele está muito quieto e abatido, especialmente se ainda apresenta outros sinais (ver p. 396).

O bebê pode perder o apetite quando está se sentindo mal, ou pode comer menos do que de hábito. Vomitar é também um sintoma, e nem sempre significa que o problema está relacionado com o estômago.

Quando o bebê começa a sorrir, é provável que sorria muitas vezes. Se parecer rabugento ou não sorrir para você quando falar com ele, pode haver algo errado. Quase do mesmo modo, bebês mais crescidos frequentemente perdem o interesse em brincar quando estão indispostos. Em vez disso, o bebê pode grudar em você quando estiver perto e não querer que você saia do quarto. Se a respiração dele estiver ruidosa ou mais rápida que o normal, é possível que haja algo errado. Um bebê levemente doente pode também dormir mais do que de costume. Nessa situação, tente acordá-lo; se ele não reagir, chame uma ambulância ou leve-o ao hospital se puder chegar lá mais depressa.

Desidratação

Muitas doenças comuns provocam uma séria perda de líquido, e febre faz parte do problema. Os bebês podem ficar desidratados rapidamente, o que é uma preocupação importante; por isso, é vital reconhecer os sinais.

■ No início, lábios secos podem ser o único sintoma.

■ À medida que a desidratação piora, as fraldas dele podem ficar mais secas do que de costume. A pele dele pode parecer seca e flácida. O bebê pode ficar um pouco letárgico. Observe se a moleira parece levemente afundada. Entre em contato com o pediatra imediatamente.

■ Com desidratação séria, os olhos do bebê podem parecer fundos também, e ele pode ficar sem urinar por doze horas. Chame uma ambulância ou leve-o ao pronto-socorro – nesse estágio, há risco de ele entrar em choque.

Para evitar a desidratação, ofereça ao bebê bastante leite materno ou a fórmula. Ele precisará de líquidos extras para substituir os que perdeu na doença, especialmente se teve diarreia ou vômito. Pode ajudar dar-lhe quantidades menores com mais frequência. Se ele é alimentado com fórmula, você pode oferecer-lhe também água fervida e esfriada se ele tiver menos de 6 meses. Pergunte ao médico sobre dar-lhe uma solução de reidratação oral, mais fácil de ser mantida no estômago se o bebê estiver vomitando, para que reponha os líquidos, os açúcares e os sais perdidos por vômito e diarreia.

COMO...

Medindo a temperatura do bebê

A febre é a reação normal do corpo à infecção, por isso uma temperatura elevada ajuda a lhe dizer se o bebê está doente. A temperatura normal do corpo é 37 °C e cerca de 0,5 °C mais baixa quando tirada na axila. O melhor meio de medir a temperatura do bebê é na orelha ou na axila, embora esta possa ser problemática se você tiver um bebê muito ativo, pois precisará segurá-lo quieto por pelo menos uns dois minutos para fazer a leitura. Termômetros orais não devem ser usados em bebês, pois eles podem mordê-los.

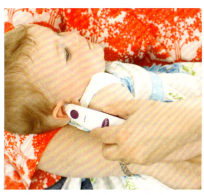 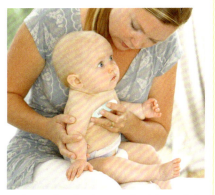

Termômetro auricular. Segure o bebê firmemente e coloque o termômetro na orelha dele, seguindo as instruções para ter certeza de que o está posicionando corretamente (à esquerda). **Termômetro axilar.** Coloque o bebê no colo, e mantenha-o quieto para obter uma leitura mais acurada.

Ajuda médica

Se seu bebê está doente, você poderá ter de levá-lo ao médico ou – se estiver muito preocupada com a saúde dele – ao hospital.

CHECK-LIST

Quando falar com o médico

Ao conhecer melhor seu bebê, fica mais fácil reconhecer quando ele precisa de ajuda médica. Alguns sintomas jamais devem ser ignorados, por isso procure orientação profissional se achar que ele está doente. Quanto mais novo for o bebê, mais prontamente você deve falar com o pediatra. Bebês muito jovens podem se tornar criticamente doentes com muita rapidez. Telefone ao médico se seu bebê:

- Apresentar febre de 39 °C ou mais, ou 38 °C para bebês menores de 3 meses.
- Recusar alimentos.
- Vomitar persistentemente.
- Gritar como se estivesse com dor.
- Parecer apático ou indisposto.
- Parecer desidratado (ver p. 395).
- Apresentar mais de duas evacuações líquidas em doze horas.
- Tiver sangue ou muco nas fezes.
- Estiver sangrando de algum modo.
- Apresentar algum corrimento pelas orelhas, pelos olhos ou pelos genitais nas últimas 24 horas.
- Parecer estar respirando mais rapidamente do que de costume.
- Tiver uma erupção de pele.
- Tiver um ataque (acesso ou convulsão).
- Tiver uma pequena queimadura.

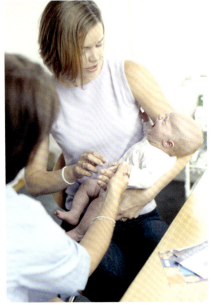

Marcando uma consulta. Fale com o médico se o bebê mostrar sinais de doença, ou se você não estiver segura sobre o estado de saúde dele.

Indo ao médico

A menos que seja realmente necessário, tente evitar pedir uma consulta domiciliar. Levar um bebê febril ao médico geralmente não causa nenhum prejuízo, e você será atendida muito mais rapidamente. Ao telefonar, assegure-se de que a recepcionista sabe a idade do bebê. Muitos consultórios e clínicas encaixam os bebês doentes entre as consultas e farão todos os esforços para evitar uma espera quando você chegar ao consultório. Se o bebê tem uma erupção, mencione-a, para não perder tempo na sala de espera colocando-o potencialmente em risco de infecção. Isso também será benéfico a você, pois o médico atenderá seu bebê mais rapidamente.

Leve uma fralda extra, porque provavelmente desejará colocar uma limpa depois do exame. Se o bebê estiver com diarreia, também poderá ser útil levar uma fralda suja, caso o médico precise de uma amostra para mandar ao laboratório.

Aproveitando ao máximo a visita
Descreva os sintomas do bebê com clareza, sem esquecer os detalhes da temperatura dele e quaisquer medicamentos ou remédios caseiros que você já tenha tentado. Sempre conte ao pediatra o que você está pensando, quer esteja preocupada com uma tosse ou com a possibilidade de meningite. Isso lhe garantirá que vocês estejam na mesma sintonia.

Assegure-se de ter entendido todas as instruções, como o que fazer e como dar os medicamentos prescritos. O médico deve também lhe dizer o que procurar e o que fazer se o bebê não melhorar, assim como quando voltar para acompanhamento. Não se preocupe com um eventual aborrecimento; alarmes falsos são inevitáveis quando se está tateando o caminho como mãe. Muitos médicos têm filhos também e podem identificar-se com sua situação. Eles devem compreender suas preocupações sobre seu precioso fardo, e saberão que uma ou duas consultas desnecessárias são melhor que deixar as coisas para quando for tarde demais.

Se você não se sente à vontade para contar ao médico o que sente, talvez ele não seja o profissional mais indicado. Cada médico tem interesses e habilidades diferentes, e após algumas consultas você poderá decidir se estaria melhor com outro pediatra, seja na mesma clínica, seja em outra.

Se você quer ouvir opiniões

Nesta hora, vale a pena conversar com alguém mais experiente – a avó do bebê, uma amiga que já tenha filhos. Também é válido trocar ideias em redes sociais formadas por mães e pais. Eles podem ter vivido situações parecidas e sentirão prazer em compartilhar a experiência. Esse tipo de aconselhamento pode ajudá-la em questões como aleitamento e preocupações menores – por exemplo, cólica ou mesmo alguma leve irritação na pele. Mas ouça os conselhos e opiniões com discernimento, sabendo "filtrá-los", e não dê medicamentos ao bebê sem antes falar com um médico.

Indo ao pronto-socorro

Levar seu bebê a um hospital por causa de um acidente é uma perspectiva assustadora, mas é uma experiência que muitos pais têm de enfrentar algum dia; por isso, é bom estar preparada. Na maioria dos casos, não há nada muito grave, e os pais e o bebê podem voltar para casa depois de atendidos. Ocasionalmente, havendo preocupações sobre alguma condição do bebê, ele pode precisar ficar no hospital (ver quadro).

Por mais preocupada que você esteja, tente ficar calma. Quando chegar ao pronto-socorro, procure a recepção. Você poderá ser redirecionada para um serviço especial para crianças, se houver um. Seja o mais clara e concisa que puder ao explicar o que aconteceu ou descrever os sintomas do bebê. O profissional avaliará a gravidade da doença, e você será encaminhada a um médico imediatamente ou terá de esperar.

Se não for atendida imediatamente por um médico, pode ser difícil prever quanto tempo você terá de esperar, pois no serviço de emergência é dada prioridade aos casos mais urgentes. Como talvez seja preciso esperar algum tempo, não se esqueça de levar o objeto de conforto do bebê, uma chupeta, se necessário, e um pouco de leite, mamadeiras ou fraldas.

> **CHECK-LIST**
>
> ## Quando telefonar para o 192
>
> Peça uma ambulância ou vá rapidamente ao hospital se a criança estiver:
>
> - Apática ou muito desidratada (ver p. 395).
> - Com um choro muito agudo.
> - Com a moleira anterior (no alto da cabeça) inchada ou afundada.
> - Com manchas ou bolhas na pele.
> - Com a respiração difícil ou com coloração azul.
> - Sem conseguir mover os membros.
> - Com um ferimento na cabeça.
> - Com uma queimadura de fogo, água, eletricidade ou produto químico.
> - Com um inchaço repentino na virilha ou no testículo.

NO HOSPITAL

Felizmente, as enfermarias dos hospitais infantis são hoje locais muito mais claros, amigáveis e formais do que eram tempos atrás. Você descobrirá que os funcionários têm um interesse genuíno pelos pequenos pacientes, bem como as corretas habilidades profissionais.

Ficando com o bebê. Se o bebê precisar ficar no hospital, você poderá sempre ficar também, embora as facilidades para os pais, em muitos estabelecimentos, sejam apenas as básicas. Do ponto de vista do bebê, a coisa mais importante é que você possa estar ali para tranquilizá-lo durante os exames e procedimentos. Se for necessária uma operação com anestesia local, sua presença deverá ser bem-vinda. Sua presença não será permitida em procedimentos sob anestesia geral, mas você poderá ficar perto de seu filho até pouco tempo antes do início do processo. Leve os brinquedos favoritos do bebê, que poderão ajudá-lo a se sentir melhor.

Entradas planejadas no hospital. Se um bebê mais crescido precisar ir para o hospital, haverá tempo para avisá-lo antes. Fale com ele a respeito, para que não seja uma enorme surpresa. Os bebês são muito conscientes das disposições e emoções dos pais; por isso, tente ser positiva, seja o que for que aconteça. Se tiver sentimentos negativos sobre hospitais ou agulhas, faça o possível para guardá-los para si mesma. Use uma voz suave para ajudar a acalmar o bebê. Você também pode cantar-lhe as músicas ou rimas infantis preferidas.

Informar-se. Compreender o tratamento que será dado ao bebê a ajudará a evitar ansiedade desnecessária. Se não estiver certa do que está acontecendo, pergunte; nunca se sinta intimidada. Pode ser útil escrever as perguntas a serem feitas, pois é fácil esquecê-las quando tanta coisa está acontecendo.

Quando estiver na hora de o bebê voltar para casa, assegure-se de ter entendido o planejamento da alta e procure obter detalhes sobre contatos de que poderá precisar para procurar ajuda.

Ajuda médica

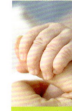

O tratamento do bebê

Ao sentir-se doente, o bebê precisará de toda a sua atenção. Saber como agir faz grande diferença para a recuperação da criança.

É natural que bebês doentes sejam exigentes e necessitem de sua presença. Planeje as coisas de modo que possa dedicar um tempo para afagar seu filho, ou pelo menos sentar-se a seu lado. Uma boa cuidadora ou um parente confiável podem fazer esse papel, mas o bebê preferirá ter o conforto da presença de um dos pais.

Uma criança doente poderá ainda ter prazer em jogos simples, ou em ouvir você contar a história favorita. Com frequência, será a mesma história contada repetidamente. Agora, mais que nunca, há um conforto real naquilo que é familiar. Ele poderá também gostar de ouvir histórias ou músicas infantis gravadas, embora seja sua voz que tem um significado especial para ele.

Fique de olho na temperatura do bebê (ver p. 401) e confira-a, se preciso. Não há necessidade de tratar todas as febres, mas tente baixá-la se estiver desconfortável, a temperatura estiver muito alta ou o pediatra a tiver aconselhado a fazê-lo. Dependendo da idade do bebê (leia a bula), pode ser útil usar um analgésico, mas fale com o médico antes.

Em geral, o bebê precisa de mais líquidos quando doente, especialmente se estiver febril. A febre é uma resposta normal a infecções, mas contribui para a desidratação; portanto, é uma espécie de

CHECK-LIST
A "farmácia" de casa

Ter uma caixinha com medicamentos mais essenciais possibilita lidar com doenças comuns de forma rápida. Mantenha-os fora do alcance do bebê, de preferência num local fresco e escuro, e verifique os prazos de validade.
Confira se os medicamentos são próprios para a idade do bebê e fale com o médico antes de utilizá-los.

- Paracetamol líquido.
- Loção para mordidas e erupções.
- Solução de reidratação/sachês.
- Unguento antibacteriano para cortes e arranhões.
- Seringa médica e/ou colher.
- Termômetro.
- Emplastros e ataduras.

COMO...
Pingar gotas

Em todos os casos, lave as mãos, não deixe o conta-gotas entrar em contato direto com o bebê e esterilize-o entre os usos.

Gotas nasais. Deite o bebê de costas em seu colo, inclinando a cabeça dele para trás delicadamente se ele for um bebê mais crescido. Apoie bem a cabeça e pingue as gotas em cada narina.

Gotas para os olhos. Deite o bebê em seu corpo e segure firmemente a cabeça com um braço. Delicadamente, empurre a pálpebra inferior para baixo e pingue as gotas no espaço entre a pálpebra e o globo ocular. Enxugue, então, as gotas excedentes na bochecha. Se tiver dificuldade, peça a outro adulto que a ajude a segurar o bebê.

Gotas para a orelha. Aqueça as gotas, segurando o frasco em sua palma por alguns minutos, e deite o bebê de lado em seu colo. Ele precisa ficar confortável, pois terá de ficar nessa posição algum tempo. Segure firmemente a cabeça dele e, com delicadeza, deixe as gotas caírem do conta-gotas para a orelha. Mantenha-o quieto por alguns minutos, para que as gotas não escorram para fora. Quando o bebê sentar-se novamente, algum excesso poderá vazar; por isso, tenha um tecido para enxugá-lo.

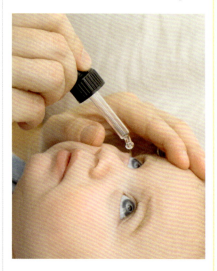

Colírios. Mantendo sua mão firme, pingue o medicamento por trás da pálpebra inferior.

COMO...

Ministrar o medicamento

Existem diversas técnicas para dar ao bebê medicamentos por via oral. Lave as mãos antes de começar e veja bem qual é a dose recomendada. Uma superdosagem pode ser perigosa, em especial para bebês de colo. Ao dar o remédio, segure o bebê no colo levemente levantado. Não o deite na horizontal, pois há o risco de ele inalar o medicamento para os pulmões.

Usando uma seringa. Este talvez seja o melhor método para os bebês de colo, que não aprenderam a engolir de uma colher, e para medicamentos que precisam de doses pequenas e muito exatas. Se seu bebê tiver menos de 6 meses, esterilize a seringa antes de usá-la. Encha a seringa no frasco; em seguida, levante e segure o bebê na dobra do braço. Coloque o bocal da seringa sobre o lábio inferior e empurre delicadamente o êmbolo, a fim de que o medicamento vá à boca.

Usando um conta-gotas. Esterilize primeiro, para um bebê com menos de 6 meses; em seguida, retire a dose certa de medicamento no conta-gotas antes de segurar o bebê. Deite-o levemente de costas e coloque a ponta do conta-gotas no canto da boca ou dentro do lábio inferior. Pingue o remédio, assegurando-se de esvaziá-lo inteiramente dentro da boca do bebê.

Usando uma colher. Este é o método mais comum para bebês com mais de 12 semanas de vida, em especial se a dose é de pelo menos 2,5 mililitros. Meça a dose antes de dar ao bebê. Segure-o na posição vertical, toque a parte inferior da colher no lábio inferior e, em seguida, levante a colher para que o medicamento entre na boca.

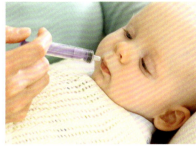
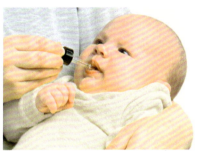
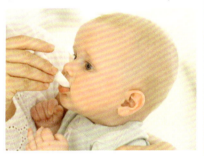

Seringa. Para bebês de colo, você provavelmente vai achar mais fácil dar os medicamentos com uma seringa (no alto). **Conta-gotas.** Ao usá-lo, assegure-se de que todo o remédio entre na boca do bebe (no centro). **Colher.** Bebês com mais de 12 semanas podem, em geral, lidar com uma colher (ao lado).

círculo vicioso. Se você está amamentando, continue a fazê-lo. Ele pode ou não precisar de água igualmente – pergunte ao médico. Bebês mais crescidos talvez precisem de estímulo para beber mais líquidos. Tenha uma bebida sempre à mão.

Se o bebê está ingerindo sólidos, não se preocupe se ele não quiser comer muito enquanto estiver indisposto. O que importa mais agora são os líquidos, e não a comida.

Não é preciso deixar o bebê no berço se estiver doente, embora seja conveniente mantê-lo com roupa de dormir, pois é mais simples de trocá-lo. À noite, é uma boa ideia manter o bebê por perto. Se ele já dorme no próprio quarto, você pode querer mudar o berço para seu quarto temporariamente. Isso facilita cuidar dele à noite, e você poderá dormir melhor sabendo que ele está perto.

Enquanto o bebê está doente, troque o banho normal por uma limpeza dos pés à cabeça com uma esponja ou tecido úmido morno – isso depende de quanto ele está indisposto e de quanto gosta do banho. Alguns bebês mais crescidos relaxam no banho. Você pode então colocá-lo numa roupa fresca, que o fará sentir-se melhor. O banho com uma esponja morna não é mais recomendado para tratamento da febre.

Pode ser cansativo cuidar de um bebê doente, por isso descanse com os pés elevados enquanto ele dorme. Não perca tempo precioso se excedendo nas tarefas domésticas. Se precisar de ajuda, não tenha medo de pedir aos amigos ou parentes que a substituam enquanto você descansa um pouco. Por mais cansada que esteja, porém, nunca caia no sono no sofá com seu bebê doente.

Medicando. Se foi prescrita alguma medicação a seu bebê como antibiótico, é muito importante dar as dosagens corretas e concluir o tratamento como indicado. Isso também se aplica aos tratamentos tópicos, por exemplo, com cremes. Você precisará dar alguns remédios ao bebê na forma líquida, e há vários métodos diferentes para isso.

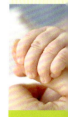

Doenças & lesões

O BEBÊ DOENTE OU FERIDO PRECISA DE CONFORTO COMBINADO COM UMA AÇÃO CORRETA

Quando o bebê está adoentado ou caiu e se machucou, é importante saber quando deve tratá-lo em casa, quais medidas são apropriadas e quando é preciso procurar o médico. Se estiver segura sobre o que fazer, você ficará mais calma e a ação será mais eficaz.

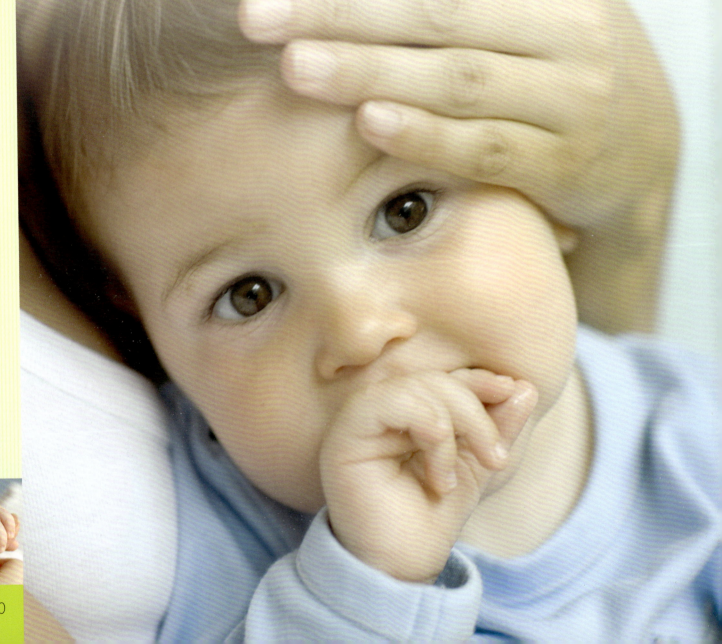

Manifestações comuns

Quando o bebê não está se sentindo bem, pode estar acontecendo uma ou várias alterações. Eles não conseguem indicar o que está errado.

CONVULSÃO FEBRIL

Em bebês com mais de 6 meses e em crianças pequenas, uma febre alta pode levar a uma crise conhecida como convulsão febril.

A febre pode ser estressante para o cérebro de um bebê e interromper temporariamente os sinais entre as células cerebrais, desencadeando a convulsão em alguns casos. Isso ocorre em geral num momento em que a temperatura do corpo sobe rapidamente. O bebê é mais passível de ser afetado se há na família histórico de convulsões febris.

A convulsão pode ser aterradora de ver, apesar de em geral durar menos de dois minutos. O bebê perde a consciência, para de respirar momentaneamente e tende a se molhar ou sujar. Os membros e o rosto podem se contrair, e os olhos se revirarem para trás. Quando a crise passa, o bebê recobra a consciência, mas pode ficar muito sonolento.

Durante a convulsão, deite-o de lado, mas não tente segurá-lo; verifique, porém, se ele está seguro e não corre o risco de cair. Se possível, anote a hora do início da crise e chame uma ambulância se a crise continuar por mais de cinco minutos.

Se o bebê tiver uma convulsão febril, telefone para o pediatra. Se for o primeiro episódio, é possível que o bebê precise ser examinado, para que seja descartada alguma causa séria. No caso de ocorrerem crises subsequentes, ele deve fazer exames para ser descoberta a causa da febre alta.

Febre

A febre não é uma doença em si mesma, mas um sintoma comum. É a resposta normal do corpo a uma infecção ou inflamação; por isso, sempre dê atenção a ela, especialmente se o bebê tiver menos de 6 meses.

As causas podem ser gripe, infecção pulmonar, gastroenterite, infecção urinária e doenças infecciosas, como roséola (ver p. 406). A febre pode ainda ocorrer depois de uma imunização de rotina.

Você pode suspeitar que o bebê está com febre tocando-o, especialmente se a parte de trás do pescoço estiver quente ou suada, mas para saber ao certo só tirando a temperatura dele (ver p. 395).

Combatendo a febre. A febre pode deixar o bebê desconfortável e também desidratá-lo. Por isso é importante lhe dar muito líquido quando ele estiver febril e procurar outros sinais possíveis de desidratação (ver p. 395).

Não coloque muita roupa no bebê, pois com isso fica mais difícil a temperatura do corpo voltar ao normal. Quando estiver dentro de casa, uma fralda e uma camiseta podem ser suficientes, dependendo da temperatura ambiente, mas fique de olho: bebês de colo não controlam muito bem a temperatura corporal e podem também se resfriar rapidamente.

Não é o caso de passar uma esponja molhada ou lhe dar um banho – isso apenas fará que ele se sinta pior. E não ministre quaisquer tipos de medicamento sem antes falar com o pediatra.

Quando ir ao médico. Nos bebês mais jovens, a febre é menos comum e, portanto, mais significativa. Em geral, quanto mais novo o bebê, mais rápido é necessário levá-lo para atendimento médico. Mas use seus instintos também. Em bebês mais crescidos, a temperatura real ou há quanto tempo eles tiveram febre não costuma indicar quão indispostos eles estão. Fale com o pediatra se:
■ A temperatura do bebê for 39 °C ou mais (38 °C ou mais se ele tiver menos de 3 meses).
■ O bebê parecer doente, ainda que a febre seja baixa.
■ Houver quaisquer sintomas preocupantes como vômitos ou dificuldade de respirar.
■ Ele se mostrar apático.

O médico poderá pedir um exame de urina, pois a infecção urinária é relativamente comum em bebês, embora não cause nenhum dos sintomas típicos em adultos (ver p. 409).
Procure o médico urgentemente se:
■ O bebê tiver uma erupção que não perca a cor quando pressionada (ver p. 410).
■ O bebê tiver uma convulsão.
■ O estado geral dele piorar.

Refluxo

O refluxo gastroesofágico é uma condição em que o conteúdo do estômago sobe para o esôfago e causa sintomas. Estima-se que ele se apresenta em cerca da metade de todos os bebês com menos de 3 meses, mas alguns têm sintomas sérios. Tanto os bebês que mamam no peito quanto os que tomam fórmula podem ser afetados.
O refluxo ocorre porque a válvula na extremidade inferior do esôfago está frouxa.

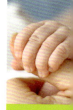

Contudo, isso se corrige por si só com o tempo. Os sintomas são:
- Vomitar grande quantidade de comida.
- Tossir.
- Apresentar irritabilidade.
- Comer pouco.
- Apresentar sangue nas fezes ou no vômito (procure o médico com urgência).

Você pode suspeitar de refluxo se seu filho gritar durante as alimentações como se estivesse com dor. Ocasionalmente, o refluxo gera efeitos mais sérios – como problemas respiratórios ou atraso no crescimento – quando o bebê não consegue reter os alimentos no estômago.

Oferecer alimentos menores e com mais frequência pode ajudar. Também é recomendável fazê-lo arrotar e segurar o bebê na vertical por 20 minutos.

O médico pode prescrever uma alimentação mais encorpada e também um antiácido infantil. Se nenhuma dessas abordagens ajudar ou o bebê apresentar sintomas sérios, consulte um especialista, que poderá sugerir exames ou uma prescrição diferente.

Língua presa

Normalmente, há uma tira de tecido entre o assoalho da boca e o lado inferior da língua (chamado de freio). Na língua presa, essa tira é mais curta e, com frequência, mais grossa, o que pode restringir os movimentos da língua. Na maioria dos casos, isso não tem maior importância, mas em alguns bebês pode evitar um aleitamento bem-sucedido.

É discutível se a língua presa pode interferir na aprendizagem da fala. A maioria dos especialistas acredita que não, principalmente porque com frequência ela melhora na época em que se inicia a fala. Todavia, se você acha que seu bebê tem língua presa, converse com um especialista. Para corrigir o problema, alguns bebês precisam de uma pequena intervenção, com anestesia local.

Conjuntivite

É a inflamação da conjuntiva, membrana que envolve grande parte do globo ocular e o interior das pálpebras. Pode ser bacteriana, viral ou alérgica. A conjuntivite bacteriana é a mais comum nos bebês com menos de 6 meses. Frequentemente, eles a pegam porque os canais lacrimais ainda são imaturos, assim, os germes podem facilmente se reunir e dar início à infecção.

Você pode notar que as pálpebras do bebê ficam ásperas de manhã ou depois de um cochilo, ou pode haver um pouco de pus no canto do olho. Os olhos podem ficar injetados, e as pálpebras, inchadas.

Se os sintomas forem suaves e o branco do olho não estiver vermelho, limpe os olhos do bebê com algodão mergulhado em água fervida fria ou em seu próprio leite (o materno). Lave as mãos antes de começar e limpe a partir do nariz para o lado externo do olho, usando um chumaço de algodão limpo para cada olho. Cuidado para não tocar no globo ocular.

Se o pus se acumular de novo, fale com o médico. O bebê pode precisar de uma receita de colírio ou um medicamento com antibiótico. A conjuntivite pode afetar um olho ou os dois, mas é comum tratar ambos os olhos se estiver pingando um colírio.

Se o bebê tem frequentes ataques de

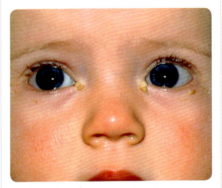

Conjuntivite. Pus no canto dos olhos são, muitas vezes, sinal de conjuntivite causada por infecção bacteriana.

conjuntivite, o médico pode mostrar-lhe como massagear os canais lacrimais para ajudar o fluxo das lágrimas.

Vômito

Todos os bebês regurgitam – vomitam um pouco de leite – mas, ao vomitar, o estômago se contrai, e a quantidade vomitada é muito maior. O vômito quase sempre está relacionado a um problema com a alimentação ou com algo que afeta o estômago ou o esôfago, por exemplo:
- Comer demais.
- Gastroenterite (ver p. 403).
- Alergia alimentar (ver p. 404).
- Refluxo (ver p. 401).
- Estenose pilórica (ver abaixo).
- Obstrução intestinal (ver p. 403).

Todavia, vomitar nem sempre significa que a perturbação seja no estômago. Bebês podem também vomitar quando estão com infecção, em especial com uma infecção séria como a de urina (ver p. 409), meningite (ver p. 409), infecção no sistema auditivo (ver p. 410) ou no tórax (ver p. 409). A coqueluche também provoca vômito, quase sempre no fim de um acesso de tosse.

Se o bebê está bem e só vomitou uma vez, talvez você não precise levá-lo ao pediatra. Todavia, os bebês ficam desidratados com facilidade e podem adoecer rapidamente; por isso, como regra, converse com o médico se seu bebê vomitar mais de uma vez. O tratamento específico depende da causa do vômito.

Estenose pilórica. Nessa condição, há um crescimento exagerado do músculo do piloro, a válvula na saída do estômago. Resultado: a saída é demasiado estreita para o conteúdo do estômago passar e, em vez disso, ele é vomitado. Cerca de um bebê em quatrocentos desenvolve essa condição. É mais comum nos meninos entre 4 e 6 semanas de vida.

O vômito ocorre logo após uma refeição e pode ser vigoroso, a ponto de sujar o ambiente. O bebê, em geral, sente fome e pode parecer bem, mas a desidratação se instala à medida que a condição progride. Os médicos algumas vezes buscam um caroço na área do estômago depois de uma alimentação, mas uma ultrassonografia é o exame mais confiável para detectar a estenose pilórica. O tratamento envolve uma pequena operação para soltar o músculo dilatado. Isso pode ser feito algumas vezes como uma cirurgia laparoscópica.

Obstrução intestinal. Não é comum, mas é muito séria. Normalmente, o vômito parece leite ou comida, mas na obstrução intestinal o vômito é manchado de bile, por isso é verde. Se o vômito do bebê for verde, vá sem demora ao médico ou leve a criança a um pronto atendimento.

Gastroenterite

Significa inflamação ou infecção no estômago e intestino, e pode ser causado por bactéria ou vírus. Provoca vômito e, frequentemente, diarreia também – embora algumas infecções provoquem vômito sem diarreia.

A infecção por rotavírus é a causa mais comum de gastroenterite nos bebês. Entre as causas bacterianas, estão a *E. coli*, a *Salmonella*, a *Shigella* e a *Campylobacter*. A gastroenterite é mais comum em bebês alimentados com mamadeira, e os sintomas possíveis são:
- Vômito e/ou diarreia.
- Dor de estômago, especialmente antes da evacuação.
- Febre.

Sempre consulte o médico se achar que o bebê está com gastroenterite, pois os bebês ficam desidratados rapidamente. Procure ajuda urgente se houver sangue nas fezes. Isso pode ocorrer com alguns tipos de gastroenterites, mas também é típico de intusssuscepção (ver quadro),

INTUSSUSCEPÇÃO

Nessa condição, parte do intestino se encaixa em si mesmo, como se tivesse sido engolido, criando um bloqueio. Entre os sintomas, estão:
- Gritos de dor.
- Febre.
- Vômito.
- Desidratação.
- Sangue ou muco nas fezes (com aparência de geleia de groselha).

Trata-se de uma rara condição que afeta os bebês de 3 a 12 meses de vida, às vezes exatamente quando estão se recuperando de uma gastroenterite. Todavia, vale a pena conhecê-la, pois pode se tornar muito séria quando não tratada. É possível o tratamento sem cirurgia, mas alguns bebês precisam passar pela intervenção.

uma forma de obstrução intestinal em bebês com menos de 1 ano. Na gastroenterite, geralmente não é essencial saber qual bactéria ou vírus deu início a ela. Todavia, o médico poderá pedir uma investigação em laboratório.

O principal objetivo do tratamento é repor os líquidos perdidos. Provavelmente, o médico a aconselhará a dar uma solução de reidratação oral ao bebê, que contém um equilíbrio correto de sais e açúcar para prevenir a desidratação. Dê pequenos goles por vez, senão ele não conseguirá retê-lo. Se estiver amamentando-o, pode continuar a fazê-lo. Se o bebê toma mamadeira, use o soro no lugar da fórmula.

É aconselhável manter muito papel toalha por perto – e, no caso de um bebê mais crescido, uma vasilha, pois não é possível prever quando ele vai vomitar de novo. Mantenha uma boa higiene e deixe-o longe das outras pessoas. Muitas causas da gastroenterite são bastante contagiosas. Fique de olho no progresso do bebê; se ele não melhorar, poderá ser preciso levá-lo ao hospital.

Diarreia

Todo bebê às vezes faz fezes moles, e os que mamam no peito frequentemente a apresentam. Isso é normal. A diarreia se caracteriza pela saída de fezes moles mais frequentemente do que usual – em alguns casos, a evacuação pode ser muito líquida, vazando da fralda. Entre as causas, estão:
- Gastroenterite (ver à esquerda).
- Alergia ou intolerância ao leite (ver p. 404).
- Fibrose cística.

A causa mais comum da diarreia é a gastroenterite, mas em bebês quase toda doença febril, até uma infecção no sistema auditivo, pode desencadeá-la. Alguns antibióticos também são capazes de provocá-la, pois podem eliminar algumas bactérias que são benéficas ao intestino. Como no vômito, a diarreia pode desidratar o bebê rapidamente, por isso consulte o pediatra se ele tiver mais de quatro a seis evacuações líquidas em 24 horas ou apresente outros sintomas que a deixem preocupada. Observe se há outros sinais de desidratação (ver p. 395), levando em conta que, quando um bebê com fralda tem diarreia, você não consegue dizer se ele está ou não urinando. Você provavelmente vai ser aconselhada a:
- Ministrar a solução de reidratação (soro). Pode continuar a dar o peito. Se o bebê toma mamadeira, pode também continuar a fazê-lo, mas depende da gravidade da diarreia. O médico a aconselhará a:
- Ficar de olho no bebê.
- Tomar precauções estritas de higiene e mantê-lo longe dos outros.
- Evitar levar o bebê a uma piscina por duas semanas após o último episódio de diarreia.

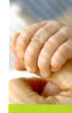

Manifestações comuns

403

Constipação

É a prisão de ventre; significa evacuações difíceis e pouco frequentes. Bebês criados no peito podem evacuar com menos frequência, mas, se as fezes parecerem normais, não se trata de constipação. As causas mais comuns da prisão de ventre nos bebês são:
- Início da alimentação sólida.
- Falta de fibra na dieta.
- Falta de líquido (por exemplo, durante uma doença).
- Fórmula ("leite em pó") inadequada.

Nos bebês muito jovens, a constipação pode ser causada por uma condição congênita rara, denominada doença de Hirschsprung, na qual há uma divisão anormal do intestino.

Quando o bebê está com prisão de ventre, ele pode evacuar duas ou três vezes por semana, com fezes duras e semelhantes a bolinhas, ou muito mais volumosas. A evacuação pode ser dolorosa, chegando a agredir o canal anal, causando sangramento. Como resultado, o bebê evita evacuar, a constipação piora e a dor de barriga aumenta.

Converse com o pediatra se seu bebê estiver constipado. Evite remédios caseiros ou laxantes para crianças mais crescidas ou remédios de adultos, que são impróprios para os bebês.

Pode-se suspeitar de doença de Hirschsprung se seu bebê não evacuar mecônio em seu primeiro dia de vida. Exames adicionais e cirurgia talvez sejam precisos. Todavia, na maioria dos casos, a causa mais provável é desidratação ou uma dieta carente de frutas e legumes. O médico poderá prescrever um laxante suave para começar, mas a resposta a longo prazo para o bebê virá proporcionando-lhe uma alimentação balanceada.

Icterícia

A icterícia caracteriza-se pela coloração amarela da pele e do branco dos olhos, causadas pela formação da substância química chamada bilirrubina no sangue. A bilirrubina deriva da queda das células vermelhas do sangue (esta é a razão pela qual as contusões passam por uma fase amarela).

Normalmente, o fígado limpa a bilirrubina da corrente sanguínea, mas o fígado é imaturo em recém-nascidos, e eles também têm mais células sanguíneas vermelhas. É por esse motivo que metade de todos os bebês desenvolve uma leve icterícia durante a primeira semana após o nascimento. Em muitos casos, não é necessário tratamento algum, e a icterícia melhora por si mesma em poucas semanas.

Os prematuros têm mais probabilidade de terem icterícia, pois o fígado deles lida com menos facilidade com a bilirrubina. Isso ocasionalmente pode trazer problemas; por isso, se seu bebê é prematuro, ele pode ser colocado sob uma luz azul (fototerapia) que acelera a remoção da bilirrubina. Bebês que mamam no peito são mais sujeitos à icterícia. Isso parece ser devido a fatores no leite que bloqueiam enzimas no fígado, e pode ser de família. Não é preciso tratamento.

A icterícia pode ser séria:
- Se começar antes de 24 horas após o nascimento. As causas incluem sangramento devido a um parto difícil, infecções e incompatibilidade de grupo sanguíneo. Será necessário um tratamento urgente em unidade neonatal.
- Se durar mais de duas semanas. Nesse caso, converse com o médico, para descartar a possibilidade de um problema sério de fígado. Investigue, ainda, se há evacuações pálidas e urina amarelo-escura – sintomas muito significativos também.

Alergia

As alergias não são tão comuns quanto imaginam os pais. Se há histórico familiar, o bebê está mais sujeito a desenvolvê-las. Contudo, há mais do que genética nesse caso, porque mesmo gêmeos idênticos não têm necessariamente as mesmas alergias.

A eczema (ver p. 407) é a reação alérgica mais comum nos bebês. Começa frequentemente entre os 3 e os 12 meses de vida. Em uma entre dez crianças, o eczema está ligado a uma alergia alimentar latente, ainda que essa alergia possa não ser óbvia ainda.

A alergia alimentar mais comum nos bebês é a decorrente do leite de vaca (mais especificamente, à proteína do leite de vaca). Cerca de 2% a 7% dos bebês com menos de um ano a têm. A reação pode ocorrer imediatamente após beber leite de vaca, ou pode levar vários dias para se manifestar, o que torna difícil o diagnóstico.

Vários sintomas podem ocorrer, mas, felizmente, nem todo bebê apresenta todos eles. Entre as reações estão:
- Vermelhidão no rosto.
- Erupção ou piora de eczema.
- Náusea e vômito.
- Dor abdominal.
- Diarreia.
- Raramente, choque anafilático (ver quadro).

CHOQUE ANAFILÁTICO

Trata-se de uma reação alérgica muito séria. Felizmente, é rara em bebês. Possíveis desencadeadores são: leite, nozes e ovos, bem como veneno de inseto e medicamentos. Podem ocorrer vômito ou erupção, em seguida de:
- Respiração ruidosa ou com chiado.
- Inchaço da língua.
- Choro rouco.
- Desmaio.
- Disseminação de erupção.

O choque anafilático é difícil de ocorrer em bebês muito jovens. O bebê pode ficar muito mole. É vital buscar auxílio médico em um hospital. Se tiver sido prescrita uma injeção de adrenalina (epinefrina), deve ser aplicada imediatamente.

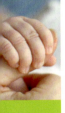

Procure o pediatra se achar que a criança pode ter alergia ao leite de vaca. Testes podem ajudar a diagnosticá-la, mas nem sempre. Você pode ser aconselhada a mudar de fórmula, ou, se está amamentando, a evitar laticínios. Os bebês geralmente superam esse tipo de alergia por volta do terceiro ano de vida; em alguns, porém, a situação não se altera e precisam continuar a evitar laticínios.

A intolerância ao leite não é uma verdadeira alergia. É, de fato, intolerância à lactose, o tipo de açúcar do leite, em razão de uma deficiência de enzima. Os sintomas podem ser diarreia e vômito (mas não dificuldades respiratórias). Pode ocorrer após uma gastroenterite e é geralmente tratada prescrevendo-se leite sem lactose por um mês, após o qual o bebê deverá ser capaz de aceitar o leite normal.

Outras alergias alimentares incluem reações a ovo, amendoim, nozes, trigo, soja e peixe.

▪ Os sintomas de alergia alimentar podem ser sérios e afetar a respiração ou causar choque anafilático (ver quadro p. 404).
▪ Outros sinais possíveis são refluxo, cólica, eczema, diarreia e dificuldade em ganhar peso.

Se seu bebê é alérgico a ovo, precisará de vacinas que não o contenham (procure se informar quando for fazer a imunização) ou receber certas vacinas próximo a um hospital, no caso de ter uma reação alérgica. Não há maneira conhecida de evitar a ocorrência de alergias, mas o conselho corrente é desmamar seu bebê não antes de 4 meses, introduzir trigo por volta dos 6 meses e adiar a introdução de ovo ou qualquer forma de amendoim até no mínimo 6 meses.

Assadura de fralda

Mesmo com as fraldas modernas, altamente absorventes, ou com tecidos mais macios, a assadura de fralda é ainda comum. A pele afetada ficará sensível e inflamada e com aparência áspera.

Uma fralda molhada ou suja é a principal causa da assadura; por isso, quanto mais tempo você puder deixar o bebê sem fralda, melhor. Na troca seguinte, deixe-o brincar à vontade sem fralda. Se ele estiver ainda evacuando, forre o chão com toalhas e vista-se com roupas velhas. Você descobrirá que, ventilando o local, a assadura logo ficará menos irritada. Tente fazer isso umas duas vezes por dia por 20 minutos ou tanto quanto puder. Aplique uma pequena camada de creme antes de trocar a fralda e troque-a com frequência.

Peça a opinião do pediatra se a assadura ficar muito inflamada, exsudata ou empolada, ou se houver pequenas manchas fora da área principal de vermelhidão.

Catapora

A catapora é mais comum em crianças que já andam, mas as que têm menos de 1 ano também podem pegá-la. O vírus Varicella zoster, causador da doença, é muito contagioso e se espalha de qualquer pessoa com catapora, ou de alguém com herpes (herpes-zóster). O período de incubação (tempo em que se desenvolve a doença) é de duas a três semanas, e um ataque, em geral, fornece imunidade para toda a vida.

O bebê pode se sentir indisposto por um dia ou dois antes da erupção. Aparecem então manchas como pequenos pontos vermelhos, principalmente no tronco. Logo se desenvolvem bolhas, que dentro de alguns dias formam crostas e começam a cair. A catapora causa muita coceira, e o bebê pode ficar irritadiço e indisposto, especialmente se também tem manchas dentro da boca, que são mais úlceras do que bolhas e podem tornar o ato de comer muito desconfortável. O bebê é capaz de transmitir a doença até que todas as manchas formem crostas e não apareçam novas.

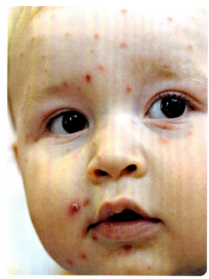

Catapora. A erupção começa com pequenos pontos vermelhos, que se transformam em bolhas cheias de líquido com bases vermelhas, que depois ficam cobertas de crosta.

O diagnóstico é, em geral, fácil, pois a erupção é característica. Procure o médico para saber como proceder. Na maioria dos casos, você poderá tratar o bebê em casa. As seguintes medidas podem ajudar a criança a se sentir mais confortável:
▪ Passar a loção prescrita pelo médico na pele pruriginosa.
▪ Manter a pele do bebê fria, pois isso pode evitar mais manchas.
▪ Tentar banhar o bebê em água morna com uma colher de sopa de bicarbonato de sódio.
▪ Manter as unhas do bebê curtas para reduzir o dano de se coçar.
▪ Se a boca do bebê estiver ferida, dar-lhe alimentos mais frios que o normal, ou alimentos macios se ele já comer coisas sólidas.
▪ Combater a febre com o medicamento que o pediatra prescrever.
▪ Se o bebê tiver catapora com menos de 4 semanas de vida, talvez ele precise de um tratamento especializado para deter o desenvolvimento de sintomas sérios.

Mantenha o bebê longe de qualquer pessoa que não tenha tido a doença. A catapora pode ser muito perigosa em adultos que nunca foram infectados.

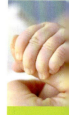

> **A VACINA TRÍPLICE VIRAL**
>
> A Sociedade Brasileira de Imunizações recomenda a primeira dose da vacina tríplice viral (contra sarampo, caxumba e rubéola) por volta dos 12 meses de vida. Mas vale sempre conversar com o pediatra sobre o assunto.
>
> O sarampo é uma infecção viral muito contagiosa, que pode levar a graves complicações, inclusive pneumonia e dano cerebral. Antes que a vacina se tornasse disponível, essa infecção era quase universal na infância e causava muitas mortes.
>
> A caxumba, em geral, é uma infecção viral benigna quando contraída na infância (é rara em bebês com menos de 2 anos), mas pode ter graves complicações, inclusive surdez. Em adultos, a doença, em geral, é muito mais grave e pode levar à inflamação dos testículos, nos homens, ou dos ovários, nas mulheres.
>
> A rubéola é geralmente uma doença benigna. Todavia, a imunização é importante para proteger mulheres grávidas, pois, se elas contraem a doença, o feto pode ser gravemente afetado.

Afta (ou sapinho)

É causada por um fungo chamado *Candida albicans*, presente em geral no intestino. Ele quase nunca dá sinais de que está ali, mas se estiver presente em quantidades maiores que de hábito poderá causar aftas (sapinhos).

Nos bebês, as áreas mais comuns para as aftas são a área da fralda e a boca. Isso porque são quentes e úmidas, o que favorece o crescimento da *Candida*. Alguns antibióticos também eliminam as bactérias benéficas que enfraquecem o fungo. Ela pode infectar os mamilos se você amamenta, causando dores pungentes, mas isso não é motivo para parar de amamentar. Na área da fralda, podem-se ver:

■ Erupção vermelha, muitas vezes com aparência vítrea.
■ Dispersão de pequenas manchas fora da área principal da erupção.

Se o bebê tiver erupção na boca, poderá apresentar:

■ Sofrimento ao mamar no peito ou na mamadeira e recusa da mamada ou choro durante a mesma.
■ Vermelhidão no interior da boca.
■ Manchas esbranquiçadas na boca ou nas gengivas.

Na maioria dos casos, as aftas reagem rapidamente a gotas ou gel antifúngicos prescritos pelo médico.

Sarampo

O sarampo é uma das infecções mais sérias nos bebês. Causado por um vírus do grupo *Paramixovírus*, é muito contagioso e se espalha de pessoa a pessoa por gotículas no ar. A proteção necessária é a vacina tríplice viral, geralmente ministrada após o primeiro ano de vida. Até então, ele tem alguma imunidade de seus próprios anticorpos, mas ocasionalmente ainda desenvolve a doença. O período de incubação é de dez a quatorze dias.

Os primeiros sintomas são:
■ Febre alta.
■ Nariz escorrendo.
■ Pequenas manchas na boca.

Cerca de cinco dias após o desenvolvimento dos sintomas iniciais:
■ Aparecem as típicas erupções do sarampo, no rosto e no pescoço, espalhando-se pelo tronco.
■ A essa altura, o bebê pode ficar muito indisposto. Seus olhos ficam vermelhos e inchados, e ele pode ter tosse.

Sempre consulte o pediatra se achar que o bebê está com sarampo. Não há tratamento específico, além de dar líquidos, controlar a febre e manter o bebê confortável. Mantenha-o longe dos outros. Fique de olho no bebê por causa das complicações, inclusive infecção do sistema auditivo, infecção no peito e até

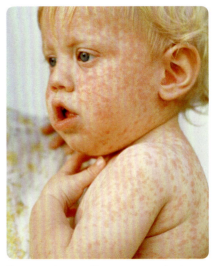

Sarampo. As erupções aparecem primeiro no rosto e se espalham pelo resto do corpo antes de começarem a clarear.

encefalite (inflamação do cérebro). Fique atenta, principalmente se o bebê:
■ Tornar-se apático.
■ Tiver dificuldade respiratória.
■ Não se alimentar.
■ Parecer desidratado.

Roséola

Esta infecção viral geralmente afeta bebês com mais de 6 meses e é causada pelo *Herpesvirus* 6. Também é conhecida como sexta doença e febre dos três dias. Embora seja comum, poucos pais a conhecem. É muito contagiosa e tem uma incubação de cinco a quinze dias.

■ O primeiro sintoma é febre alta, frequentemente acima de 40 °C. Pode haver convulsão febril e, apesar disso, o bebê parecer bem.
■ Depois de três dias de febre, uma erupção de manchas vermelho-claras aparece sobre o tronco, espalhando-se então para os braços e pernas, e algumas vezes no rosto. As manchas podem ser cercadas por um halo mais claro. Como a erupção pode durar apenas 12 horas, ela pode passar despercebida.
■ O bebê pode também ficar irritadiço e cansado, e ter uma leve diarreia e

diminuição de apetite.

Não há tratamento específico para a roséola, além de manter o bebê confortável, dar-lhe líquidos e controlar a febre. Muitos bebês se recuperam rapidamente. Se seu bebê não se recuperar, fale com o pediatra.

Rubéola

Esta infecção viral, também conhecida como sarampo alemão, é uma doença benigna de curta duração e não é perigosa para o bebê. Contudo, é muito preocupante se contraída durante a gravidez, pois pode causar problemas graves ao feto. Por essa razão, é muito importante que o bebê receba a vacina tríplice viral (ver p. 406), que protege contra sarampo, caxumba e rubéola. Os sintomas da rubéola aparecem após um período de incubação de duas a três semanas.
- O primeiro sintoma em geral são manchinhas cor-de-rosa no pescoço, na face, no tronco e nos membros do bebê.
- O bebê pode parecer indisposto e febril.
- O bebê pode também apresentar glândulas linfáticas aumentadas no alto, na parte de trás do pescoço.

Procure o pediatra se desconfiar que o bebê está com rubéola e mantenha-o longe de qualquer pessoa que possa estar grávida. Avise todos os adultos com quem seu bebê tenha tido contato nas últimas três semanas. Não há tratamento específico, além de manter o bebê confortável.

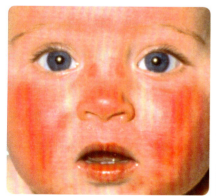

Eritema infeccioso. Bochechas de cor vermelha intensa marcam essa infecção viral.

Doença de mão, pé e boca

É uma infecção causada por um tipo de vírus, o *Coxsackie*. Não tem ligação com a doença de pé-e-boca nos animais. É muito contagiosa, mas não grave, em geral. O período de incubação é de cerca de dez dias. Por haver vários vírus *Coxsackie* que podem causar essa doença, ela pode voltar.
- A típica erupção aparece na palma das mãos, na sola dos pés e no bumbum como pequenas manchas vermelhas, que podem ser planas ou salientes. Algumas vezes, há bolhas.
- Podem aparecer úlceras na boca, o que dificulta a alimentação. As manchas podem levar dois dias para se desenvolver.
- É capaz de o bebê sentir-se indisposto e febril.

A infecção é fácil de diagnosticar, depois da erupção. Não há tratamento específico, além de manter o bebê confortável. Converse sempre com o pediatra.

Eritema infeccioso

Também chamada de quinta doença, é causado pelo *Parvovirus B19* e muito contagioso. Crianças em idade escolar estão mais sujeitas a contraí-lo, mas pode ocorrer em qualquer idade. O período de incubação parece ser de treze dias a três semanas, e a doença deixa de ser contagiosa quando a erupção aparece.
- A erupção típica é causa da aparência de face esbofeteada.
- Pode também haver uma erupção rendilhada fina nos braços e pernas.
- Às vezes ocorre febre.

Quem tem doença celíaca pode se sentir muito mal com o parvovírus; a infecção também pode ser perigosa se adquirida durante a gravidez, com uma pequena chance de aborto nos primeiros estágios. Em adultos, o parvovírus pode causar também dores nas juntas – em geral, passageiras.

Eczema

É uma condição de pele comum nos bebês. É também conhecida como eczema atópico – com esta palavra referindo-se à tendência de reação exagerada do sistema imunológico. Bebês afetados por eczema, em geral, têm um parente com eczema ou outra condição atópica, como asma ou rinite. A eczema pode desaparecer completamente com o tempo, mas às vezes se torna crônica.

Os locais comuns para a eczema são tornozelos, cotovelos, punhos, face, pescoço e parte posterior dos joelhos, mas pode aparecer em quase todo o corpo. A pele pode parecer seca e rachada, ou esfolada e gotejante.

O bebê está sujeito a ter coceira e pode se arranhar muito, em especial à noite. Mantenha as unhas dele cortadas.

INSOLAÇÃO

A luz solar é benéfica para bebês e crianças e ajuda a produzir vitamina D, mas o excesso é perigoso. Se seu bebê ficou muito ao sol, coloque-o imediatamente na sombra e dê líquidos para ele beber. Acalme a pele com um banho em temperatura amena, morno, ou com uma esponja umedecida em água morna. Cuide para que ele não saia ao sol novamente, mesmo com protetor solar, até que toda a vermelhidão desapareça.
Vá ao médico se seu bebê:
- Tiver uma queimadura solar grave.
- Apresentar inchaço no rosto.
- Manifestar sinais de infecção.
- Estiver febril.
- Vomitar, ou parecer apático ou doente.

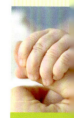

Caso contrário, coloque luvas (com separação só para o polegar) antes de colocá-lo para dormir. Quaisquer medicamentos devem ser aplicados apenas sob orientação médica.

O eczema pode ser infectado porque as bactérias entram facilmente através das pequenas rachaduras. Se a eczema piorar, consulte o médico.

Miliária (ou brotoeja)

Comum nos bebês na época do calor, a brotoeja é causada pelo excesso de suor e sinaliza que o bebê está muito quente. As típicas borbulhas vermelhas podem aparecer quase em qualquer lugar, mas na maior parte das vezes no pescoço, braços, rosto, tronco ou perto da área da fralda.

Esfrie o bebê tirando as roupas dele ou trocando-as por roupas de algodão mais leves. Você pode também aplicar loção que o pediatra prescrever se a erupção parecer irritar o bebê. A brotoeja pode ceder em um ou dois dias – caso isso não aconteça, fale com o médico novamente.

Resfriados

Com frequência os bebês têm resfriados, porque nasceram com pouca imunidade para os cerca de 200 diferentes vírus de resfriado. Adquirir resistência a eles implica se expor aos poucos à variedade desses vírus. Os resfriados têm um período curto de incubação, de cerca de dois dias. Seu bebê tem maior probabilidade de pegar um resfriado no inverno, quando mais pessoas passam o tempo dentro de casa umas com as outras – e com seus vírus.

Os sintomas nos bebês são os mesmos das crianças mais crescidas. O bebê está sujeito a espirrar e ficar com o nariz entupido ou escorrendo, o que torna a alimentação mais difícil. Seja paciente durante as refeições e não o apresse. Ele pode também ter uma leve tosse. Esta em geral não é grave, mas pode evoluir para infecção pulmonar ou bronquiolite.

Você pode ajudar o bebê a manter o nariz limpo, assoando-o delicadamente. O algodão pode ser mais macio que um tecido. Erguer a cabeça dele com segurança no berço à noite pode ajudar a manter as narinas limpas.

Antibióticos não tratam resfriados, pois estes são causados por vírus, mas há alguns medicamentos apropriados aos bebês. Fale sempre com o médico antes.

Uma atmosfera seca demais pode tornar mais difícil a respiração, mas pergunte ao médico sobre o uso de umidificadores de ar – quanto tempo usar e em que período.

Fique atento e converse com o médico se o bebê:

TOSSE

As crianças menores sofrem com a tosse porque ainda não têm o sistema imunológico bem desenvolvido.
Embora incomode o bebê, a tosse é um mecanismo de defesa: quando o ar cheio de poeira penetra nas vias aéreas, a mucosa produz uma grande quantidade de secreção para expulsar o agressor.
O tratamento da tosse tem de ser estritamente orientado pelo médico – não se deixe influenciar por conselhos de amigos ou conhecidos. Os xaropes podem ser contraindicados à criança.
Uma das maneiras eficazes para aliviar o mal-estar é você oferecer muito líquido, variando entre água e sucos. Outra é na hora do banho: manter o local fechado, incentivando a criança a respirar – como se fosse uma "inalação".

■ Parecer indisposto.
■ Recusar alimentos.
■ Tossir muito.
■ Tiver dificuldade respiratória ou ficar ofegante.
■ Estiver com febre, especialmente se for alta.

Estes são sinais possíveis de que uma infecção mais séria se desenvolveu ou de que seu bebê tem gripe em vez de resfriado.

Bronquiolite

É uma infecção das minúsculas passagens de ar (bronquíolos) nos pulmões. Quase sempre afeta os bebês e pode ser grave, especialmente nos bebês muito jovens. A causa mais comum é o vírus sincicial respiratório (VSR), mas outros vírus (como o adenovírus e o vírus da gripe) podem causar os mesmos sintomas. É muito contagiosa.

■ A bronquiolite, em geral, começa como um resfriado, progredindo rapidamente para tosse, chiado no peito e respiração ofegante.
■ A respiração do bebê pode soar áspera ou borbulhante.
■ É comum uma febre baixa.

Muitos bebês com bronquiolite parecem bem, mas alguns ficam bastante indispostos. Um sinal a ser observado é uma retração do tórax entre as costelas (ou abaixo da caixa torácica) durante a respiração. Isso sugere que o bebê está lutando para respirar. Nos casos graves, um bebê pode ficar azulado por falta de oxigênio.

Sempre consulte o pediatra se suspeitar que o bebê está com bronquiolite, e procure ajuda médica urgentemente se ele ficar azulado ou respirando com dificuldade. Fique especialmente atenta se seu filho:
■ Estiver muito aflito.
■ Não estiver tomando líquidos ou ficar desidratado.
■ Estiver se esforçando para respirar.

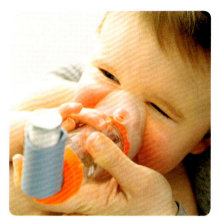

Dificuldade respiratória. O tratamento geralmente consiste em inalação, mas deve ser sempre prescrito pelo médico.

- Tiver um ritmo respiratório muito rápido.
- Estiver ficando azul.

Respiração difícil

Os bebês podem ofegar e tossir durante ou após as infecções virais. Podem começar com um resfriado, mas desenvolver respiração ofegante, tosse ou respiração ruidosa que dura uma semana ou mais. Esses sintomas ocorrem em resultado de inflamação e estreitamento das vias aéreas. Os bebês têm vias aéreas estreitas, o que os torna mais sujeitos a ofegar. Procure atendimento médico urgente se o bebê estiver lutando por respirar ou parecer azul. Ainda é cedo para dizer se a respiração difícil poderá conduzir à asma, uma condição de longo prazo crônica que não é diagnosticada até os bebês terem mais de 1 ano de vida.

Infecção pulmonar

Significa qualquer infecção que afeta as grandes passagens de ar que conduzem aos pulmões ou o próprio tecido pulmonar. Inclui pneumonia e bronquite. Os médicos usam frequentemente a expressão infecção pulmonar quando não têm certeza de onde se encontra o problema.

Tanto as bactérias como os vírus podem causar infecções pulmonares. Vários sintomas podem acompanhar o problema:
- Indisposição.
- Febre alta.
- Respiração rápida e aflição.
- Falta de fôlego.
- Tosse (embora muitos bebês mais jovens com infecção pulmonar não tenham tosse).
- O bebê pode se alimentar quase normalmente ou pode recusar alimento e bebida, com risco de ficar desidratado.

Sempre procure o médico se desconfiar que a criança possa estar com uma infecção pulmonar. Geralmente, é prescrito antibiótico, e em alguns casos se faz necessário atendimento hospitalar.

Crupe

É uma forma de laringite que afeta os bebês com mais de 6 meses. Muito comum no inverno, deve-se em geral a uma infecção com vírus *Parainfluenza*. Como a bronquiolite, a crupe costuma começar com sintomas de resfriado e então progredir para dificuldade respiratória e uma "tosse de cachorro". A voz do bebê pode ficar rouca. Ele também pode apresentar ruído ao aspirar, o que sugere que as vias aéreas estão parcialmente bloqueadas.

Se desconfiar que o bebê está com crupe, procure o pediatra. Siga o tratamento que ele prescrever. A criança geralmente pode ficar em casa, enquanto você, além da medicação prescrita, oferece-lhe muito líquido e a observa de perto, para se certificar da recuperação.

Infecção urinária

Infecções do trato urinário (ITUs) são surpreendentemente comuns em bebês jovens. Muitas são bacterianas e entram no organismo pela uretra. Mas os sintomas nos jovens bebês são muito diferentes dos presentes nas infecções urinárias de adultos. Um bebê com infecção urinária pode experimentar:
- Febre.
- Irritabilidade.
- Vômito.
- Recusa de alimentos.

Bebês muito jovens podem simplesmente ter uma icterícia prolongada, ou deixar de ganhar peso.

Consulte o pediatra se o bebê apresentar esses sintomas. Em geral, nada indica que o problema esteja no sistema urinário, exceto o fato de que seu médico será incapaz de achar um foco de infecção ao examinar o bebê. Apenas um exame de urina pode determinar se é infecção urinária.

É vital obter uma amostra limpa de urina para exame. Converse com o médico a respeito e siga as orientações do laboratório sobre como fazer a coleta apropriada, para um resultado preciso.

As infecções urinárias precisam de pronto atendimento com antibiótico, para evitar danos aos rins e outras complicações. Na maior parte dos casos, um especialista sugerirá um exame atento para descartar quaisquer anomalias do sistema urinário que possam ter levado à infecção.

Meningite

Trata-se de uma inflamação ou infecção nas meninges, as camadas de tecido que envolvem o cérebro. Pode ser causada por vírus ou bactérias. A meningite bacteriana é mais séria que a viral. Muitos dos germes que podem causar meningite vivem inofensivamente na parte de trás da garganta, nas pessoas saudáveis. Não se sabe exatamente por que elas causam doença em alguns bebês e crianças, mas entre os fatores estão a superlotação de pessoas e o ato passivo de fumar.

Esta é uma doença muito grave, frequentemente acompanhada de septicemia (envenenamento do sangue). Quando o bebê atingiu esse estágio, o tratamento é vital para salvar a vida dele,

Manifestações comuns

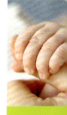

TESTE DO COPO

As erupções são comuns nos bebês, e pode ser difícil dizer, por um simples olhar, se elas estão ligadas à meningite e à septicemia. Contudo, as erupções da meningite e da septicemia não perdem a cor quando são comprimidas, e um bom meio de verificar isso é fazer o teste do copo (copo de vidro). Aperte o lado de um copo firmemente contra a pele do bebê, no local em que está a erupção. Se ainda puder ver a erupção através da parte lateral do vidro, o bebê pode ter meningite/septicemia e precisa de tratamento urgente no hospital. É mais difícil ver sobre a pele escura, por isso teste sobre as áreas mais claras.

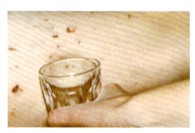

Exame em casa. Pressione um copo firmemente contra a pele do bebê onde houver uma erupção. Se ela não ficar mais clara, vá ao pronto-socorro.

OTITE MÉDIA SECRETORA

Normalmente, o espaço da orelha média contém ar. Na otite média secretora (OMS), em vez disso, forma-se um líquido viscoso. Ocorre após ataques repetidos de infecção de orelha média, embora não haja consenso sobre quantas infecções podem causar a OMS.

Alguns bebês têm mais propensão a desenvolvê-la que outros, e pode haver histórico familiar do problema.

O sintoma mais óbvio é a perda de audição.

O bebê pode deixar de ouvi-la claramente, pode não se voltar para você quando você fala, ou pode parecer surpreso quando você aparece de repente ao lado do berço, porque não ouviu sua aproximação.

Os bebês estão aprendendo o tempo todo, e ouvir é vital para a maior parte do desenvolvimento deles. Se não tratada, a otite média secretora pode levar a problemas de fala e de comportamento.

Converse com o pediatra se suspeitar que o bebê pode ter esse problema ou qualquer outro de audição.

O tratamento pode envolver uma pequena cirurgia.

---

e você não pode perder um minuto. É por isso que os pais devem saber como reconhecê-lo e o que fazer. Entre os sintomas estão:
- Grito ou gemido agudos.
- Recusa de alimentos.
- Irritabilidade.
- Sonolência.
- Membros bambos ou desengonçados.
- Febre com mãos ou pés frios.
- Moleira tensa ou saliente.
- Pele pálida, empolada ou pegajosa.
- Erupção de pequenas manchas vermelhas ou amarronzadas, que podem se tornar grandes contusões e marcas arroxeadas. Se observar essa erupção, pode ser septicemia.

Nunca espere que todos esses sintomas apareçam juntos. Procure logo o médico ao notar alguns deles. A erupção e outras mudanças na pele são sinais de que o bebê já está doente. O tratamento alcança muito mais êxito quando nos primeiros estágios.

Infecção do canal auditivo

A infecção do canal auditivo, também conhecida como otite externa, pode ocorrer quando leite ou outro alimento entra na orelha, ou quando a orelha não é enxugada após o banho. Bebês que engatinham podem enfiar os dedos sujos nas orelhas. O bebê pode tentar coçá-las, podendo-se observar alguma vermelhidão ou uma pequena erupção. Em geral, não há febre e o bebê permanece bem. Procure o médico, que pode prescrever medicamento em gotas para debelar a infecção.

Infecção de orelha média

Também conhecida como otite média, a infecção de orelha média pode ser causada por vírus ou bactéria. Acontece com frequência após um resfriado, quando a infecção se alastra para a tuba auditiva (canal que conecta a orelha média à faringe). Nos bebês e crianças, a tuba auditiva é curta e corre horizontalmente, o que significa que pegam mais infecções da orelha média do que os adultos. Às vezes, somente uma orelha é afetada, mas muitas vezes as duas são atingidas. Os bebês em geral não apresentam sintomas que sugiram que o problema está no sistema auditivo, mas eles podem:
- Sentir-se muito indispostos.
- Ficar irritadiços ou chorar inconsolavelmente.
- Ter febre alta.
- Recusar alimentos.
- Vomitar.

Alguns bebês puxam a orelha afetada, mas muitos também fazem isso quando estão cansados.

Se seu bebê apresentar os sintomas acima, procure o médico sem demora, para que a infecção seja tratada numa fase inicial. Caso ela não seja tratada, o tímpano pode se romper, causando supuração. Isso alivia a pressão na orelha média, por isso o bebê pode sentir-se melhor quando acontece; mas ele ainda precisará de tratamento contra a infecção.

QUEIXAS COMUNS: REFERÊNCIA RÁPIDA

SINTOMA	POSSÍVEL CAUSA	O QUE FAZER
Febre	■ A febre não é um sintoma muito específico, pois os bebês podem apresentá-la por várias razões. Mais comumente, é um sinal de infecção viral ou bacteriana (ver p. 401).	Ofereça muito líquido (dê o peito, se estiver amamentando); mantenha o ambiente fresco. Procure o médico se a temperatura do bebê for de 39 °C ou mais (38 °C, se tiver menos de 3 meses).
Nariz escorrendo	■ Nariz escorrendo com muco claro que engrossa e fica verde, amarelo ou cinza em cerca de uma semana muitas vezes é causado por resfriado (p. 408) e, às vezes, por gripe. ■ Outras causas: alergia (p. 404), bronquiolite (p. 408). Tosse rouca ("tosse de cachorro") pode ser crupe (p. 409).	Se for resfriado, garanta repouso e bastante líquido ao bebê (se estiver amamentando, dê o peito). Facilite a respiração dele inclinando a cabeceira do berço, é mais seguro. Pergunte ao médico sobre o uso de gotas salinas.
Tosse	■ Sintoma comum, pode ser causada por resfriado (p. 408). ■ Sintoma também de infecção pulmonar (p. 409); sarampo (p. 406); alergia (p.404) e bronquiolite (p. 408). "Tosse de cachorro" pode ser crupe (p. 409), e acessos de tosse que terminam com longa respiração podem indicar coqueluche.	Ofereça muito líquido (dê o peito, se estiver amamentando). Consulte o médico se a tosse persistir por mais de uma semana ou for acompanhada de febre alta ou chiado no peito, se o bebê tiver dificuldade para respirar, produzir estalido ao respirar, recusar alimento ou estiver apático.
Erupção	■ Se o bebê já ingere sólidos, a erupção em volta da boca pode ser irritação por alimento. Se os lábios ficarem inchados ou se houver outros sintomas, suspeite de alergia (p. 404). ■ A erupção é sintoma de infecções virais comuns na infância, como catapora (p. 405) e sarampo (p. 406). Também ocorre com meningite e septicemia (p. 409). Pode tratar-se de assadura de fralda (p. 405). Pequenos inchaços ou bolhas minúsculas, em especial nas dobras da pele, podem ser erupções de calor (p. 408). Eczema (p. 407) provoca manchas de pele seca.	O tratamento depende da causa da erupção. Faça o teste do copo se a erupção aparece rapidamente ou o bebê está indisposto. Quanto mais doente parece o bebê, mais grave pode ser a erupção; por isso, contate o médico se notar que algo está errado.
Vômito	■ O vômito afeta muitos bebês em algum estágio e, em geral, não é grave. Deve-se quase sempre a um problema digestivo, mas pode indicar uma infecção séria (ver p. 402).	Ofereça muito líquido (dê o peito, se estiver amamentando). Se durar mais do que 12 a 24 horas, leve o bebê ao atendimento médico, para que seja prescrita uma solução de reidratação oral.
Diarreia	■ A diarreia é um sintoma comum, em decorrência muitas vezes de uma infecção no sistema digestório (ver p. 403).	Tratamento igual ao dado a vômito. Use uma pomada protetora quando trocar a fralda – a diarreia pode causar irritação no bumbum.
Perda de apetite	■ Os bebês relutam em comer na fase de dentição, mas outras causas podem ser gastroenterite (p. 403) ou quase qualquer outra infecção aguda – inclusive, infecção de orelha média (ver p. 410) e sarampo (p. 406).	Continue a dar líquidos (dê o peito, se estiver amamentando) e alimentos, e assegure-se de que ele não está ficando desidratado. Se ele recusar se alimentar várias vezes seguidas, procure o médico.

Marcos do desenvolvimento

Tratar alguns acontecimentos como referências úteis evita ansiedade desnecessária.

Os bebês são todos diferentes, e até gêmeos idênticos desenvolvem-se de modo próprio. Mesmo assim, há um padrão de progresso, e os bebês desenvolvem habilidades na mesma ordem (ver tabela abaixo). Como mãe ou pai, você despende muito tempo com seu bebê e é com frequência a primeira pessoa a notar se ele não está se desenvolvendo como o esperado. Um pequeno atraso numa área de desenvolvimento nem sempre é significativo, mas um atraso em duas ou mais áreas é relevante. Se seu bebê nasceu prematuro, lembre-se de levar isso em conta. Crianças com essa característica, em seis semanas não atingirão o estágio de um bebê de seis semanas até doze semanas após o nascimento.

À medida que o bebê cresce, as diferentes áreas de desenvolvimento tornam-se cada vez mais interligadas. Um bebê pode não acenar, por exemplo, a menos que também possa ver, ouvir e entender que alguém está saindo.

Talvez seja tentador comparar seu filho com outros. Embora o bebê de outras pessoas possa lhe dar uma ideia geral do que acontece e quando, não espere que seu bebê faça coisas exatamente no mesmo tempo que os outros. Se tiver filhos, não pense que o bebê apresentará a mesma escala de desenvolvimento que os anteriores. Alguns traços são de família. Arrastar-se de bumbum, por exemplo, pode ser familiar, mas muitas outras realizações variam enormemente de uma criança para a seguinte.

Sinais a serem observados

Converse com o pediatra se seu bebê apresentar um dos seguintes sinais, ou se ele regredir em alguma área. O bebê será examinado, e o médico poderá pedir-lhe que retorne. Os bebês podem variar de um dia para o outro, dependendo da disposição ou se estão com fome ou cansados, por isso nem sempre é fácil dar uma resposta definitiva na primeira consulta. Por outro lado, ele pode recomendar-lhe a visita a um especialista, para avaliação. Pode ser causa de preocupação se o bebê:

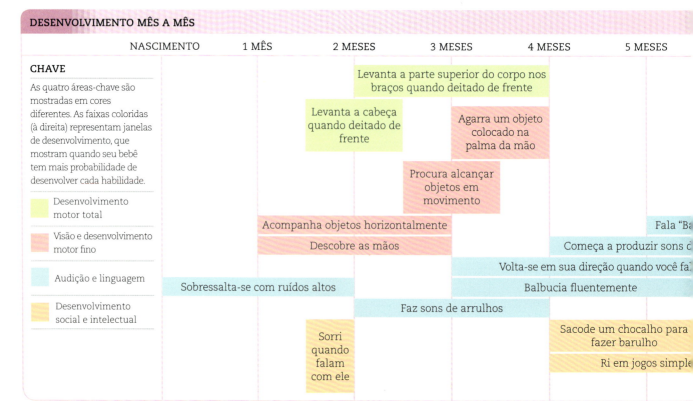

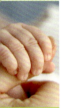

- Tem um persistente olhar estrábico após 6 semanas de vida.
- Não sorri por volta de 9 ou 10 semanas.
- Pende a cabeça mais para um lado.
- Não faz sons de arrulho aos 3 meses.
- Não faz contato visual aos 3 meses.
- Não vira a cabeça em direção aos sons por volta dos 3 meses.
- Ainda tem uma cabeça oscilante por volta dos 3 meses (quando desperto).
- Tem algum estrabismo após 3 meses.
- Não procura pegar os objetos aos 6 meses.
- Não se volta quando você fala com ele aos 6 meses.
- Não balbucia aos 10 meses ou para de balbuciar depois de ter feito isso (pode ser sinal de surdez).
- Não se senta ereto aos 10 meses.
- Não se sustenta nas pernas aos 10 meses.
- Não agarra objetos aos 10 meses.
- Não tenta se alimentar sozinho aos 12 meses.
- Tem assimetria dos membros, ou nenhum movimento, em qualquer estágio.

A VISÃO DO BEBÊ

Os pais com frequência ficam preocupados sobre se o bebê pode enxergar bem ou vai precisar de óculos. Embora condições como glaucoma, astigmatismo e miopia possam ser características de família, em geral você não precisa se preocupar nesse estágio. Todavia, se estiver em dúvida ou precisar de uma garantia, fale com o médico.

Um bebê recém-nascido tem um raio de visão muito estreito, mas você deve ser capaz de dizer se ele consegue focar seu rosto a uma distância de cerca de 20 centímetros a 25 centímetros. As pupilas dele devem também ser escuras (ou vermelhas numa foto com flash). Sempre consulte o médico se notar uma massa branca em alguma pupila.

Tome nota, também, se observar algum movimento anormal do olho, como estrabismo ou qualquer outro movimento errante ou abrupto.

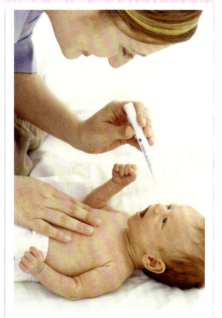

Exame necessário. Procure o médico se observar alguma anormalidade nos olhos do bebê.

Marcos do desenvolvimento

	6 MESES	7 MESES	8 MESES	9 MESES	10 MESES	11 MESES	12 MESES
		Senta-se sem apoio			Anda sem ajuda		
	Arrasta-se ou se move sentado						
	Rola de frente para trás e de volta para frente		Toma impulso para ficar de pé				
				Circula ao redor da mobília			
					Derruba objetos de propósito		
		Consegue transferir objetos de uma mão para outra		Bate tijolos um contra o outro			
					Aponta usando o indicador		
				Consegue pinçar um objeto entre o indicador e o polegar			
					Põe os brinquedos na caixa e os tira dela		
"Da" consoantes com ele		Sons começam a parecer palavras reais					
					Acena para dar tchau		
como esconde-esconde					Responde ao próprio nome		
		Torna-se tímido com estranhos					

413

Primeiros socorros

Considere fazer um curso de primeiros socorros para estar preparada para uma emergência e saber como agir se o bebê se machucar.

Cortes e esfoladuras

O bebê pode ficar muito agitado, caso se corte ou se machuque; por isso, tranquilize-o enquanto examina o ferimento.

Se for uma esfoladura ou corte pequenos, lave a área com água e sabão usando um tampão de gaze (se não tiver gaze, use algum material macio, mas não felpudo). Se a ferida parecer suja, lave-a sob água corrente, seque-a com batidinhas de pano limpo e cubra com uma bandagem que seja maior que a área do ferimento. No caso de lábio cortado, aplique um cubo de gelo envolto num pedaço limpo de musselina por cerca de cinco minutos.

Se estiver sangrando muito, coloque um tampão ou pedaço de tecido não felpudo limpos e pressione firmemente diretamente sobre o ferimento. Se possível, erga a parte ferida acima do nível do coração, para reduzir o fluxo de sangue. Continue a pressionar até que o sangramento diminua ou pare; em seguida, aplique uma bandagem suficientemente grande para cobrir a ferida.

Leve o bebê ao pronto-socorro se:
- O sangramento não parar em dez minutos.
- A ferida estiver abrindo.
- Parecer que há um corpo estranho na ferida.

Mordidas e picadas

Se o bebê tiver sido mordido ou picado por um inseto, ele provavelmente vai ficar aterrorizado e com dor; por isso, procure confortá-lo. Mordidas e picadas geralmente não são graves, mas, em casos raros, uma picada de abelha ou vespa pode causar reação alérgica séria, conhecida como choque anafilático (ver p. 404). Uma mordida ou picada na ou sobre a boca podem ser graves; se isso acontecer, leve o bebê imediatamente ao hospital.

Se conseguir ver um ferrão na pele, arranque-o com a unha. Não use pinças, pois poderá injetar mais veneno na pele. Você pode reduzir o inchaço e aliviar a coceira aplicando uma flanela ou toalha embebida em água fria, ou um cubo de gelo envolto num tecido seco. Segure-o sobre a ferida por cinco minutos enquanto abraça seu bebê.

Quedas, pancadas e contusões

Os bebês caem com frequência. Quase sempre, você só precisa reconfortá-los e aplicar uma compressa fria na área para aliviar o inchaço e a dor.

Leve o bebê ao pronto-socorro se:
- Tiver ferido a cabeça.
- Não puder mexer um dos membros.
- Estiver sangrando e não conseguir estancar o sangue dentro de dez minutos com pressão direta, ou se a ferida estiver abrindo.
- Estiver ou ter estado inconsciente.
- Você não tiver certeza se o caso é sério.

Queimaduras

Fogo, água quente, vapor, luz solar, eletricidade e produtos químicos podem causar queimaduras. O dano depende do local, do tamanho, da espessura e do tipo de queimadura.

Esfrie a queimadura sob água fria corrente por, no mínimo, dez minutos, para proporcionar alívio. Leve o bebê ao atendimento médico – e, em casos mais sérios, aja rápido (ver abaixo).

Leve seu bebê ao pronto-socorro imediatamente se:
- A queimadura for grande (maior que a palma da mão do bebê).
- For no rosto/dentro da boca, nas mãos ou na genitália.
- A queimadura for por produto químico ou por eletricidade (leve o recipiente do produto com você).
- Seu bebê parecer indisposto.
- Estiver insegura sobre o que fazer.

Objetos estranhos

Sujeira, poeira ou outros pedaços de material estranho podem facilmente entrar nos olhos, e os bebês podem empurrar objetos pequenos, como feijões ou botões, para dentro das orelhas ou do nariz.

No olho. Qualquer coisa nos olhos em geral causa desconforto e choro. Se for um pequeno grão na superfície do olho, geralmente pode ser lavado.

Encha um jarro com água morna. Segure o bebê com a cabeça inclinada para trás e com cuidado despeje a água no olho dele, visando o canto interno. As pálpebras precisam ser separadas, por isso você precisará de ajuda.

Leve o bebê ao pronto-socorro se:
- Um objeto estiver fincado ou parado no olho. Não tente retirá-lo.
- Você tentou lavar um objeto na superfície do olho, mas não deu certo.
- O olho continua irritado e dolorido depois que o objeto foi retirado.

Na orelha ou no nariz. Se o bebê ficar com alguma coisa parada nas orelhas ou no nariz, fique calma e tranquilize-o de que não há com que se preocupar. Não tente tirar o objeto, mesmo se puder vê-lo, porque correria o risco de empurrá-lo ainda mais para dentro. Leve o bebê ao pronto-socorro, onde conseguem retirar o objeto com maior segurança.

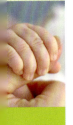

Às vezes, o bebê não percebe que algo está bloqueando as orelhas ou o nariz dele. Ele pode não ouvir bem, ou as narinas podem ter um corrimento malcheiroso. Se você desconfiar de que há alguma coisa no nariz ou nas orelhas de seu filho, procure atendimento médico imediatamente.

Engasgo

É comum nos bebês. Pequenos objetos, como feijões ou moedas, são com frequência responsáveis pela sufocação, pois os bebês levam tudo à boca. Podem também sufocar com comida, muco ou leite.

Tossir é a maneira natural de tentar desbloquear uma obstrução nas vias aéreas. Portanto, se seu bebê está se engasgando, mas ainda tossindo efetivamente, deixe estar. Se após dois ou três minutos ele continuar a tossir, procure atendimento médico.

Se o bebê não consegue respirar, tossir ou chorar, a sufocação é séria. Ele pode fazer ruídos estranhos e seu rosto ficar azulado. Aja imediatamente (veja abaixo).

Envenenamento

Se o bebê engoliu alguma coisa venenosa, chame a emergência ou leve-o ao pronto-socorro. Diga à equipe o que ele engoliu, quanto e quando, e se possível guarde uma amostra. Enquanto espera atendimento, não tente fazer o bebê vomitar, pois isso pode causar mais prejuízo. Lave ou limpe quaisquer substâncias corrosivas na boca ou em volta dela. Se ele tiver comido uma planta ou frutinha venenosa, olhe na boca dele e retire quaisquer pedaços remanescentes.

COMO...

Lidar com o engasgo

Se o bebê está engasgado e incapaz de respirar, você precisa agir com urgência.

■ Deite o bebê de bruços em seu antebraço, com a cabeça mais baixa que o corpo. Apoie com a mão a cabeça dele. Usando o calcanhar da outra mão, aplique cinco pancadas vigorosas na parte superior de suas costas

■ Examine a boca dele e, se conseguir ver claramente um objeto solto, tire-o com cuidado. Não vasculhe o interior da boca com os dedos nem apalpe cegamente a garganta, pois com isso pode empurrar ainda mais um objeto para dentro e prejudicar a garganta dele.

■ Se a obstrução persistir, vire o bebê de costas e faça cinco pressões rápidas no meio do peito, com dois dedos.

■ Confira rapidamente, depois de cada pressão, se a obstrução foi eliminada. Se ela não desaparecer após três ciclos de cinco pancadas nas costas e cinco pressões no peito, chame a emergência.

■ Continue a dar pancadas nas costas e pressionar o peito.

Ainda que você tenha lidado com êxito com a emergência, qualquer bebê que tenha sofrido golpes no peito deve ser examinado por um médico, para ver se nenhum dano foi causado nos ossos delicados dele.

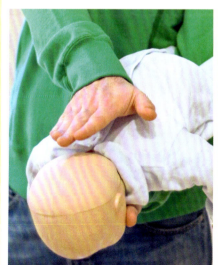

Pancadas nas costas. Assegure-se de que a cabeça do bebê está mais baixa que o corpo. Use o calcanhar da mão para dar as pancadas, entre as escápulas.

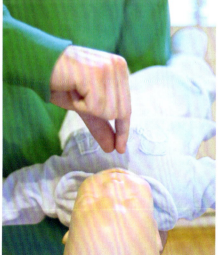

Examine a boca. Olhe dentro da boca do bebê. Se um objeto deslocado estiver bem visível, pesque-o delicadamente com as pontas dos dedos, tomando cuidado para não empurrá-lo ainda mais para dentro.

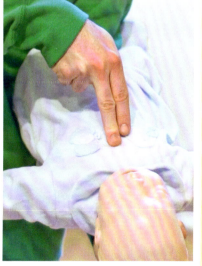

Pressão no peito. Para evitar ferimento ao pressionar o peito, seus dedos devem ficar sobre o esterno, não sobre as costelas. Afunde o peito uns 2 centímetros, com firmeza, mas não abruptamente.

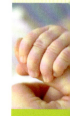

Fontes de consulta*

Alimentação & nutrição

www.abm.me.uk
Association of Breastfeeding Mothers, com orientações sobre aleitamento.

www.babyfriendly.org.uk
Baby Friendly Initiative, desenvolvida pela Organização Mundial da Saúde (OMS) e pelo Fundo das Nações Unidas para a Infância (Unicef), traz informações sobre aleitamento e cuidados com o bebê.

www.breastfeedingnetwork.org.uk
Informações sobre amamentação.

www.nct.org.uk
National Childbirth Trust, que oferece informações sobre aleitamento, cuidados e primeiros socorros para bebês.

www.nutrition.org.uk
British Nutrition Foundation, para conselhos sobre nutrição para bebês.

Atuação dos pais

www.babycentre.co.uk
Gravidez e ação dos pais.

www.bbc.co.uk/parenting
Orientações e informações da BBC sobre atuação dos pais.

www.familylives.org.uk
Apoio e orientações aos pais sobre todos os aspectos da vida familiar.

www.fatherhoodinstitute.org
Bem-estar dos pais, informações e apoio.

www.gingerbread.org.uk
Orientações para pais solteiros.

www.relate.org.uk
Orientações e discussões sobre relacionamento para casais, indivíduos e famílias.

Saúde & segurança

www.actionforsickchildren.org
Action for Sick Children, com orientações relativas a assistência à saúde.

www.redcross.org.uk
Cruz Vermelha britânica, sobre primeiros socorros.

www.postnatalexercise.co.uk
Referente a exercícios pós-parto.

* Esta seção traz as sugestões da equipe britânica de especialistas responsável pelo conteúdo deste livro. Os sites brasileiros incluídos referem-se a aspectos que são pertinentes à realidade brasileira, como legislação, vacinações e orientações de entidades como o Ministério da Saúde. (N. E.)

Grupos de apoio

www.allergyuk.org
Allergy UK, com informações sobre alergias, intolerância alimentar e sensibilidade química.

www.apni.org
The Association for Post Natal Illness, a respeito de doenças do pós-natal.

www.asthma.org.uk
Informações sobre asma.

www.bda.org.uk
British Deaf Association, relativa a surdez.

www.bliss.org.uk
Voltado a pais de bebês prematuros e que exigem cuidados especiais.

www.cafamily.org.uk
Apoio a crianças com deficiência.

www.cry-sis.org.uk
Orientações relativas a bebês que choram demais e com problemas para dormir.

www.downs syndromc.org.uk
Down's Syndrome Association, com orientações e apoio referentes à síndrome de Down.

www.eczema.org
National Eczema Society, para informações sobre tratamento e controle do eczema.

www.home-start.org.uk
Orientações relativas a gêmeos.

www.meningitis-trust.org
Informações sobre meningite.

www.mind.org.uk
Informações sobre saúde mental, inclusive ansiedade, depressão e depressão pós-parto.

www.scope.org.uk
Orientações e apoio relativos a crianças com paralisia cerebral.

www.sense.org.uk
Apoio e conselhos para famílias de crianças com deficiências visual e auditiva.

Em português

http://portal.mte.gov.br/portal-mte
Ministério do Trabalho e Emprego (MTE), com informações sobre os direitos trabalhistas da mãe e do pai (e também das cuidadoras infantis).

http://portalsaude.saude.gov.br
Ministério da Saúde, para informações referentes a aleitamento.

http://www.previdenciasocial.gov.br
Ministério da Previdência Social, que traz informações relativas à licença-maternidade.

http://www.sbim.org.br
Sociedade Brasileira de Imunizações (SBIm), para informações a respeito das vacinas (atualização de calendário).

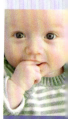

Fortes de consulta

Índice

A

absorventes para seios, 34
absorventes pós-parto, 42
ácaros, 116
acenando, 280, 297, 357
acessos de raiva, 365
acidentes, 182, 301
acne neonatal, 129
acordando cedo, 201
açúcar, 214, 328
   compra de alimentos, 271
   cuidado com os dentes, 307, 328
   desmame, 224
   refeições familiares, 321
adenovírus, 408
adoçantes, 214, 235
adrenalina, 137
afagos, bebês agarrados (às mães), 299
afeto, 188, 341
agasalho, 378
água
   brincando, 181, 237, 381, 383
   flúor, 307
   natação, 289
   segurança, 363, 381
água de beber
   bebês mais crescidos, 247
   copos, 193, 251, 287
   engarrafada, 247
   lanchinho, 267
   perda de peso pós-gravidez, 235
   restauração de energia, 197
água, ação de beber
   amamentação, 62, 109
   bebês novos, 73
ajudas para a mãe, 119
álcool, 214
   alimentação do bebê, 385
alelos, 21
alergia a soja, 405
alergias, 404-405
alergias alimentares, 241, 261, 404
   asma, 245, 407, 409
   choque anafilático, 404, 414
   desmame, 162, 191, 214, 234
   eczema, 289, 404, 407
   leite de soja, 247
   leite de vaca, 104, 247
   parando de amamentar, 274
   picadas de abelha ou vespa, 414
   sintomas, 404
algodão, 35
alimentação
   bebês que exigem cuidados especiais, 54-55
amamentação
   alimentação com mamadeira, 29
   alimentação segundo a demanda, 77
   contato pele a pele, 45
   diarreia, 104
   divisão com o companheiro, 88
   equipamentos, 29, 34
   estabelecendo uma rotina, 104
   esterilização, 29, 34, 334
   ganho de peso, 60, 130, 200
   mamadeira anticólica, 77
   posições, 59
   pós-parto, 44
   preparo da fórmula, 48
   recém-nascidos, 47, 49, 53
   surtos de crescimento, 93, 133
alimentação complementar *ver* desmame
alimentação de acordo com a demanda, 28, 49, 77
alimentação do bebê, 271
   férias, 313
alimentos
   aumentando o tamanho dos pedaços, 323
   bebês de 1 ano, 385
   bebês doentes, 398
   bebês que dão os primeiros passos, 390
   caseiro *versus* industrializado, 271
   comedores caprichosos, 366, 385
   comendo com conforto, 364
   comendo em restaurantes, 338
   comendo sozinho, 340, 369
   corantes alimentares, 235
   cozinhando, 294, 359
   desmame, 234-235, 254-255, 310-311
   diário alimentar, 191, 261
   dieta da mãe, 62, 109
   dieta vegetariana, 207, 254, 388
   doces, 328
   encorajando a independência, 335
   escolhendo, 319
   estimulando o bebê a limpar o prato, 377
   falta de apetite, 369
   férias, 313
   festas de aniversário, 376
   gordura trans, 287
   higiene, 256
   hora das refeições, 311
   intolerâncias alimentares, 241
   introduzindo novos alimentos, 294, 340
   necessidades nutricionais, 207
   perda de peso pós-gravidez, 285
   refeições familiares, 321
   salgados, 328
   tornando o alimento atraente, 359
   ver também alimentos para comer com a mão; lanches; desmame
   vitaminas, 237
alimentos para comer com a mão, 285, 323
   desmame, 235, 254, 255, 310
   digestão, 236
   encorajando a independência, 335, 340
alimentos processados, 287
almoços, 254, 311
Alte, 243
alternando turnos, 266
altura, genética, 21
amamentação, 25-28
   água potável, 109
   anticorpos, 25, 107
   bebês distraídos, 115, 323
   benefícios, 25
   cólica, 77
   colostro, 27, 41, 44, 46, 49
   contato pele a pele, 45
   contracepção, 73
   desmame, 25, 162
   dieta, 62, 109
   dormir com os pais, 30
   em público, 72
   equipamentos, 34
   estabelecendo uma rotina, 104
   estiver doente, 63
   esvaziando os seios, 58
   extensão da alimentação, 58
   ganho de peso, 60, 130, 200
   gêmeos, 51, 59
   leite de transição, 49
   maduro, 27-28, 58
   mamilos doloridos, 46-47, 58, 59
   menstruação, 84, 277
   pega, 26, 27, 41, 46

perda de peso da mãe, 25, 242
perda óssea, 114
posições, 58
pós-parto, 41, 44
problemas, 28, 59
produção de leite, 26
recém-nascidos, 46-47, 49, 50, 53
roupas, 111
segundo a demanda, 28, 49, 77
suplementação com mamadeira, 89, 93, 221
surtos de crescimento, 93, 133
amizades
mães recentes, 157
redes de apoio, 90, 384
amor, 22, 188, 341
fazer amor *ver* relação sexual, 94
analgésicos e amamentação, 63
andar, 269, 387
descalço, 328
gêmeos, 387
mochilas para carregar bebê, 377
perda de peso pós-gravidez, 285
primeiros passos, 347
segurança, 269
anemia, 136, 164
anemia falciforme, 50
teste do pezinho, 50
anestésicos, 398
animais, 301, 340
alergias, 116
alimentos industrializados, 271
animais de fazenda, 340
fezes, 363
higienize, 334
segurança, 128, 327
ânimo *ver* emoções
aniversários, 376, 391
ansiedade de separação, 23, 283
ansiedade em relação a estranhos, 322
bebês dando os primeiros passos, 390
encorajando a independência, 335
mostrando cautela, 337
objetos de conforto, 304
permanência do objeto, 245
problemas na hora de dormir, 282
retorno ao trabalho, 227
antiácido, 402
antibióticos, 265, 399
amamentação, 63

anticorpos, 63
amamentação, 25, 107, 275
amamentação durante doença, 63
colostro, 27, 44
leite materno congelado, 85
sistema imunológico, 107
vacinações, 103
antidepressivos, 114
apetite, perda de, 153, 369, 411
Apgar, teste, 41
apneia do sono, 54, 243
apontando, 251, 306, 357
aprendizagem
bebês novos, 202
compreendendo formas e tamanhos, 354
curiosidade, 240
imitação, 205
importância da repetição, 173
tentativa e erro, 211
usando os objetos corretamente, 339
aprendizagem por tentativa e erro, 211
aquecido em excesso, 73
aréola, amamentação, 26, 27, 41, 46
armários, segurança, 327
arrotar, 49
arroz 190, 224
articulações, 95, 99
asma, 245, 407, 409
assadura de fralda, 73, 102, 405
assaduras, 73, 405
choro, 68
prevenção, 45, 320
atirando, 305
atividades ao ar livre, 363, 367, 377
atividades artísticas, 375
brincar com farinha, 351
pintando, 282
rabiscar, 358, 375
atividades para o bebê, 171
audição
aprendendo sobre ruídos, 360
desenvolvimento, 22, 87
sentido dos sons, 175
autoconfiança, pais 349
autoconsciência, 372
autoestima, 168
autoconfiança, 349
avós, 15, 67, 82, 119, 295

"estragando" o bebê, 266
a distância, 154
modelos de comportamento, 187
sozinha, 72

B

babá eletrônica, 34, 225
babadores, 35, 162
bactéria, 107
amamentação, 25
bagunça, 257
balões com gás, 376
banho
bebês doentes, 399
itens, 35, 203
pele seca, 129
recém-nascidos, 57
temperatura da água, 203, 314
barra de atividades, 102, 122
barulho ambiente ao fundo, 286, 350
bater palmas, 156, 280
bebê bilíngue, 159
bebedouro de pássaros, 340
bebês do sexo masculino
circuncidado, 47
diferenças de desenvolvimento, 23, 169
ereções, 97
testículos não descidos, 95, 97
trocar a fralda, 44, 47
bebês mimados, 22
recém-nascidos, 48
bebês agarrados (à mãe), 299
ansiedade de separação, 245, 246
ansiedade em relação a estranhos, 322
bebês do sexo feminino
diferenças de desenvolvimento, 23, 169
trocando as fraldas, 44, 47
bebês doentes, 379, 398-399
bebê está ganhando peso, 200, 332
alimentação segundo a demanda, 77
bebês hiperestimulados, 69, 189
bebês prematuros
aparência, 41
bebês que exigem cuidados especiais, 54-55

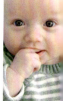

intolerância à lactose, 104
síndrome de morte súbita infantil, 31
tirando leite materno, 28
berços, 30-31, 34
  colchões, 31, 113, 299
  férias, 131, 313
  gêmeos que dormem juntos, 63
  parapeito, 113, 299
  roupa de cama, 31
  segurança, 101, 299
  transferindo o bebê, 113
bibliotecas, 376
bicada de cegonha, 41
bicarbonato de sódio, 405
bilirrubina, 27, 51, 404
boas maneiras, 365, 378, 391
boca
  exames, 43
  explorando o mundo, 129, 298
bocejo, 76
bolas, 253, 305, 383
bolsa, 219
bolsa escrotal, testículos não descidos, 95, 97
bombas para tirar leite, 28, 34, 54, 85
botas, 381
Bowlby, John, 341
braços, desenvolvimento muscular, 358
brincadeira
  "Minha vez", 266
  Ação, 174
  Água, 181, 237, 381, 383
  ao ar livre, 363, 367
  atenção dos pais, 341
  ativa, 367
  bagunça, 315
  bater palmas, 156
  bebês dando os primeiros passos, 391
  bebês novos, 142, 143, 187
  brincadeira paralela, 304
  brincadeira solitária, 168, 189
  caixas de areia, 215, 383
  caverna, 300
  centro de atividades, 223
  cócegas, 283
  compreendendo formas e tamanhos, 354
  empilhando, 343
  encorajando a independência, 335
  esconde-esconde, 140, 245, 335
  fantasia, 372
  gêmeos, 141, 383
  importância de brincar, 161

objetos domésticos, 161, 357
outros bebês, 208, 304, 375
pegador, 305
pensamento analítico, 375
permanência do objeto, 245
recém-nascido, 75
reconhecimento de palavra, 280
rimas, 174
sinais do bebê, 124
sons, 273
tarefas domésticas, 366
tombamento e inclinação, 225
túneis, 345
brincadeira "Cadê? Achou!", 335
brincando
  bebês novos, 142, 143, 187
  brincadeira "Cadê? Achou!", 140, 245
  gêmeos, 141, 383
  recém-nascidos, 75
  sinais do bebê, 124
brinquedos
  alternando turnos, 266
  análise, 375
  armazenamento, 257
  arrumação, 257, 343
  atividades para as duas mãos, 213, 239, 246
  bebês com mais de 12 meses, 383
  bebês crescidos, 253, 354
  bebês novos, 143
  berço, 376
  brinquedo de conforto, 304
  centro de atividades, 223
  de segunda mão, 382
  diferenças de gênero, 253
  empilhando, 343, 383
  encorajando a gentileza, 341
  encorajando a independência, 335
  engatinhamento, 165
  esterilização, 116, 194
  fantoches, 309
  ginástica, 122
  habilidade de resolução de problemas, 286
  improvisados, 373
  instrumentos musicais, 303
  laváveis, 116, 334
  levando à boca, 298
  mastigação, 129
  objetos domésticos, 357
  restaurantes, 338
  segurança, 143
  técnicas de distração, 252
brotoeja, 129, 408

C

Cabeça
  batendo a cabeça, 243
  controle, 22
  de bruços, 122
  ferimentos na, 414
  moleiras, 43, 99, 256, 298
  músculos do pescoço, 130
  recém-nascido, 41, 43
cabeleireiros, 389
cabelos, 91, 210, 256, 272, 314
  cabelos da mãe pós-parto, 114
  genética, 21
  lanugo, 41
  lavagem, 57, 203, 272, 314
cabelos embaraçados, lavando, 272, 314
cadeirão, 162, 220, 256
cães, 301
café da manhã, 197, 254, 311, 323
cafeína, 235
  amamentação, 62
  bebidas, 247
  sono da mãe, 105
caixas de areia, 215, 367
  bebês de 1 ano, 383
  higiene, 340
  segurança, 363
caixas de lembranças, 179
cálcio
  dieta para amamentação, 114
  leite materno, 25, 361, 388
calorias
  alimento industrializado, 271
  amamentação, 109
camas, dormindo junto, 30, 262, 353
caminhando na ponta dos pés, 291
Campylobacter, 403
Câncer
  Amamentação, 25, 361
câncer de ovário, 25
canções, 248
acalmando, 175
  batendo palmas, 156
  dança, 128
  desenvolvimento da fala, 273
  desenvolvimento muscular, 167
  reconhecimento dos sinais, 280
  rimas, 174
cansaço
  choro, 69
  mãe, 98, 136, 164
  mudança no padrão de sono, 292
  sinais do bebê, 124
capacete, 377
características poligênicas, 21
carboidratos

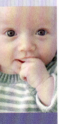

bebês crescidos, 310
introduzindo sólidos, 255
necessidades nutricionais, 207
cardigã, 378
carne, 207
desmame, 234, 235
moída, 323
carrinhos de bebê, 34, 35
escolhendo, 35, 123
frio, 314, 378
terreno irregular, 377
caseína na fórmula infantil, 29, 174, 247
catapora, 217, 379, 405
caxumba, 379, 406
células, 196, 300
"neurônios espelho", 126
células vermelhas, 404
centro de atividades, 223
desenvolvimento, 22-23, 196, 300
memória, 108, 206, 315
meningite, 409-10
música, 87
sistema vestibular, 159
sono, 121, 385
visão, 97, 226
cérebro
"neurônios espelho", 126
Balbucio, 273
bebê bilíngue, 159
células, 196, 300
convulsão febril, 401
desenvolvimento, 22-23, 196, 300
memória, 108, 206, 315
meningite, 409-410
música, 87
sistema vestibular, 159, 225
sono, 121, 385
visão, 97, 226
cesariana, 42
chá de hortelã, 62
chapéus, 73, 135, 314, 378
chás de ervas e amamentação, 62
chocalhos, 111, 143
choque, 414
choque anafilático, 241, 261, 404, 414
choro, 98, 292, 353
motivos, 68-69
recém-nascidos, 48, 57, 68-69
sinais do bebê, 124
chupando o dedo, 157, 208
chupetas, 31, 69
chute, 137
cicatriz, cesariana, 65, 95
ciclismo, 377
cintos de segurança
carrinhos de bebê, 123
circuncisão, 47

ciúmes, 128, 209
clamídia, 117
clima quente, 314, 378
cobertores, 31
carrinhos de bebê, 314, 378
chutando, 268
objetos de conforto, 304, 345
coceira, eczema, 407
coceira, luvas, 407
cochilos
acalmando os bebês, 76
bebês novos, 137
relógio biológico, 83
rotinas, 31, 91, 151
colchões, 31, 113, 299
colheres
administrando remédios, 399
comendo sozinho, 310, 335, 369
desmame, 162, 190
cólicas, 77, 142
choro, 68, 98
colostro
anticorpos, 27, 41
começando a amamentação, 27, 44, 46
leite de transicional, 49
comedores caprichosos, 235, 366, 385
companheiro
adaptando-se à mudança, 117
amamentação, 28
brincadeira, 151
competição entre mãe e pai, 185
descanso para a mãe, 76
divisão de tarefas, 88, 182
papéis, 233
preferência do bebê, 232, 260
relacionamento, 14
tempo especial com o bebê, 346
comportamento
boas maneiras, 378, 391
empurrando e beliscando, 370
incentivando o bom comportamento, 276, 288
modelos de desempenho de papel, 371
prestativo, 343
testando reações, 288
compras, 268
estratégias para otimizar o tempo, 262
supermercado, 326
comunicação
contato visual, 57
manhês, 88, 101, 358
recém-nascido, 70
sinais do bebê, 124
sociabilidade, 125
sorriso, 96

tagarelice, 101, 139, 265, 297
conchas para seios, 34
condicionador, lavando o cabelo, 272, 314
confiança
desenvolvimento, 22
conflitos, efeitos no bebê, 252
conforto e choro, 69
congelamento
leite materno, 35
purês, 191
conjuntivite, 379, 402
conselhos conflitantes, 78
constipação, 124, 183, 403-404
contato pele a pele, 43, 45
contracepção, 73, 94, 277
contraceptivo oral, 277
contusões, 301, 414
convulsões febris, 401
cooperação, 266
coordenação bilateral, 213
copos, 162, 193, 251, 287, 364
coqueluche
vacinação, 103, 160
cor
alimentos, 359
olhos, 21, 157, 354
coração
doença cardíaca e amamentação, 25
exames, 43, 95
corantes alimentares, 235
cortadores de unhas, 60
cortes
cicatrização, 94
coto umbilical, 51, 94
couro cabeludo, dermatite seborreica, 78
cozinhando, 262, 359
cozinhas, 256, 327
crânio, moleiras, 43, 99, 256, 298
crayon, 358, 375
creme dental, 170, 212, 307, 339
creme hidrante, 129
creme para os mamilos, 34, 46-47
crescimento potencial, 382
criatividade
pintando, 282
pintando com farinha, 351
rabiscar, 358, 375
cromossomos, 21
crupe, 331, 409
cuidados com os dentes, 114, 212, 389
cuidadoras, 118, 295
cuidadoras, 281
à noite, 355
avós, 82, 154

cuidadora de bebês, 281
cuidar do bebê, 118-119
cuidados dos pais, 13, 16-17, 185
cuidados impositivos dos pais, 17
cuidando de bebês doentes, 379, 398-9
curiosidade, 240, 276, 301

D

dança, 128, 303, 329, 358
dedos *ver* mãos
deitado de bruços, 122
   detestar, 90
   fortalecendo o pescoço, 130
deixando cair coisas, 305, 319
dente canino, 212
dentes
   açúcar, 328
   cárie dentária, 307
   chupando o dedo, 157
   cuidados da mãe, 114
   cuidados do bebê, 212, 307, 339
   dentistas, 114, 212, 389
   escova de dentes, 170, 212
   leite, 364
   manchando, 334
   primeiro dente, 170
dentição
   diarreia, 139, 212
   molares, 334
   perda de apetite, 153
   sono, 139
depressão
   pais, 171
   pós-parto, 49, 61, 114
depressão pós-parto (DPP), 49, 61, 114
dermatite seborreica, 78
desenvolvimento cognitivo
   permanência do objeto, 245, 283
   solução de problemas, 236
desenvolvimento da fala
   "Por favor" e "Obrigada", 378
   barulhos de animais, 175, 278, 312, 360
   bebê bilíngue, 159
   bebês novos, 159
   dizendo "Desculpe", 371
   dizendo "Não", 357, 372
   falando sozinho, 297
   gêmeos, 357
   língua presa, 402
   linguagem adulta, 358
   manhês, 88
   música, 248
   primeiras palavras, 312, 332, 350, 390
   primeiros passos, 391
   reconhecimento de palavras, 273, 280
   repetição de sons, 215
   ruídos de animais, 175, 273, 312, 360
   televisão, 287
desenvolvimento da memória, 108, 206, 306, 315
desidratação, 227
   sinais, 99, 395
desmame, 191, 234-235, 254-255, 310-311
   alergias, 214, 234, 274
   alergias alimentares, 241
   bebês prematuros, 163
   copos, 193
   introduzindo sólidos, 254-255, 268
   necessidades nutricionais, 207
   primeiros gostos, 190-191, 234-235
   purês, 190-91, 224
   diário alimentar, 191
despertares noturnos, 105
determinação, 350
diabetes
   amamentação, 25
diário alimentar, 191, 261
diarreia, 177
   amamentação, 25
   dentição, 139, 212
   intolerância à lactose, 104
dieta e perda de peso pósgravidez, 109, 285
diferenças de acordo com sexo, 169, 253
dimmer, 337
disciplina
   estabelecendo limites, 16, 371
   estabelecendo, 17
displasia do desenvolvimento do quadril (DDQ), 218
distinguindo gêmeos idênticos, 81
DIU, 277
dizendo "Mamãe", 220
DNA, 21
doces *ver* açúcar
doenças
   amamentação, 25, 27, 63
   antibióticos, 265
   bebês novos, 180
   choro, 69
   doença de mão, pé e boca, 379, 389
   doenças respiratórias, ficar em casa, 379
   eritema infeccioso, 407
   febres, 401
   ficar em casa, 379
   perda de peso, 332
   sinais, 180, 395
doença cardíaca, amamentação, 25
doença cardiovascular, 287
doença celíaca, 191
doença de mão, pé e boca, 379, 389
doenças respiratórias, ficar em casa, 379
dor
   amamentação, 58
   linguagem corporal, 183
   menstruação, 277
   relação sexual, 293
dor no sexo, 293
   sinais, 129, 405-406
   tratamento, 406
   vaginal, 150
dormindo junto, 30, 262, 353
dormindo com os pais, 30, 262, 353
DVDs para bebês, 287

E

E. coli, 25, 403
eczema, 289, 404, 407
eczema atópico, 407
edredons, 31, 268
eletricidade, segurança, 327
emoções, 206
   brincando ao ar livre, 367
   depressão pós-parto, 114
   desenvolvimento da inteligência emocional, 173, 252
   empatia, 292, 378
   enfrentamento da emoções, 365
   exames pós-parto, 95
   fazendo caretas, 327
   fortes emoções, 259
   mães recentes, 84
   nascimento, 49, 61
   sensibilidade, 219
empatia, 292, 378
empilhar tijolos, 343
emprego *ver* trabalho
empurrando, 370
energia
   brincadeira ativa, 367
   dieta, 109
   falta de, 164
   perda de peso pós-gravidez, 285
engasgar, 268
engatinhando, 22, 223
enteado, adaptando-se ao novo bebê, 15

envenenamento do sangue, 409
episiotomia, 50, 94, 293
equilíbrio
  andando, 347
  levantando-se, 363
  sistema vestibular, 159, 225
equipamentos
  atividades ao ar livre, 363, 377
  banho, 35
  cadeirão, 162, 220, 256
  camas, 34
  desmame, 162
  fraldas, 32-33
  mamadeira, 29, 34
  passeios, 35
ereções, 97
eritema infeccioso, 407
erupção de calor, 129, 408
erupções
  afta, 406
  calor, 129, 408
  catapora, 217, 405
  causas, 411
  doença de mão, pé e boca, 407
  eritema infeccioso, 407
  meningite, 409-410
  roséola, 406
  rubéola, 407
  sarampo, 406
  tratamento, 411
  ver também assadura de fralda
erupções cutâneas miliária (brotoeja), 129, 408
escadas
  proteção, 363
  subir, 279, 301, 363
escalando, 279, 291
  desenvolvimento muscular, 358
  escadas, 279, 301, 363
escarlatina, 379
escolinha, 147, 375
escolinhas, 119, 375, 379
esconde-esconde, 140, 245, 335
escova de dente, 170, 212
esfoladuras, 414
esmalte dos dentes, 307, 334
esôfago, refluxo, 68, 401-402
espelhos, 127, 208, 236, 372
espinha dorsal, exames de recém--nascido, 43
estabelecendo limites, 16, 371
estações de troca, 32, 34
estenose pilórica, 402-403
esterilização
  brinquedos, 194
  copos, 193
  equipamentos de alimentação, 334
esterilizadores, 29, 34

esterilização de mamadeira, 29, 34, 334
estimulação
  bebês hiperestimulados, 69, 189
  desenvolvimento do cérebro, 300
estômago
  refluxo gastroesofágico, 68, 401-402
estrabismo, 134, 157
estranhos
  medo, 337
estratégias para ganhar tempo, 262
estresse
  controlando, 365
  efeitos nas emoções, 252
  hormônio, 248
estrias, 84
estrogênio e secura vaginal, 98
evacuação intestinal
  dentição, 139
  mecônio, 27, 41, 45, 47, 404
  prisão de ventre, 124, 183, 403-404
  recém-nascidos, 44-45
exame de Papanicolau, 94
exame de sangue, 397
  teste do pezinho, 50
exames, 79, 94-95
exercícios, 147, 171
  aeróbicos, 99
  após o nascimento, 62, 99
  assoalho pélvico, 65, 81, 181
  aumentando os níveis de energia, 109
  de Kegel, 65, 81, 181
  músculos peitorais, 325
  perda de peso pós-gravidez, 242, 285
expressões faciais
  caretas, 327
  imitação, 70, 127, 183
  olhando no espelho, 236
  sinais do bebê, 124, 183

F

faces
fadiga
  acalmando o bebê, 76
  cansaço excessivo, 137, 240
  choro, 69
  mãe, 98, 136, 164
  sinais do bebê, 124
fala, desenvolvimento
  "Mama", 220
  "Por favor" e "Obrigado", 378
  bebê bilíngue, 159

  bebês novos, 159
  dizendo "Não", 357, 372
  falando sozinho, 297
  gêmeos, 357
  gestos, 251
  imitação, 205
  língua presa, 402
  linguagem adulta, 358
  manhês, 88
  marcos, 22-23
  música, 248
  primeiras palavras, 312, 332, 350, 390
  reconhecimento de palavra, 273, 280
  repetição de sons, 215
  ruído de fundo, 350
  ruídos de animais, 175, 273, 312, 360
  televisão, 287
falta de apetite, 369
família, 15
fantoches, 309
  de dedo, 309
  de meia, 309
faringe, 139
fatores de crescimento no leite materno, 25
febre amarela, vacinação, 131
febres, 401
  causas, 411
  convulsões febris, 401
  dentição, 153
  desidratação, 398-399, 401
  febre do feno, 407
  febre dos três dias, 406
  tirando a temperatura, 73, 395
  tratamento, 401, 411
fechaduras, armários, 327
fenilcetonúria, 50
férias, 280, 313, 344
ferimentos
  cesariana, 65, 95
  primeiros socorros, 414
ferimentos graves, 414
ferro
  carne, 235
  falta, 136, 162, 164
  fontes, 237
  formula infantil, 221, 388
  leite materno, 275
ferrões, insetos, 414
fertilidade, 277
festas, aniversário, 376
fezes, 378
fibra, 214, 311
fibrose cística, teste do pezinho, 50

ficando em pé, 22, 263, 325
fígado, icterícia, 51, 67, 404
filtro solar, 135, 226, 314
finanças
  futuro do bebê, 150
  licença-maternidade, 18
  perda da independência, 117
flanelas, 35
flexões, 325
flúor
  água, 307
  creme dental, 212, 307
folato no leite materno, 361
fome
  alimentação segundo a demanda, 77
  bebês novos, 160
  choro, 68
  desmame, 162
  falta de apetite, 369
  fórmula infantil, 174, 221, 247
  sinais do bebê, 124
  surtos de crescimento, 93
fondue de queijo, 359
fórmula infantil
  alergia, 274
  bebês famintos, 174, 221, 247
  cólicas, 77
  escolhendo, 29
  extensamente hidrolisada, 247
  férias, 313
  tipos, 247
fotografias, 127
  autoconsciência, 372
  livro para o bebê, 381
fototerapia, 404
fraldas, 32-33
  choro, 68
  descartáveis, 32-33, 44, 79
  distraindo o bebê na troca, 115
  fraldas de tecido felpudo, 33
  fraldas reutilizáveis, 32, 33, 79
  períodos sem fralda, 320
  recém-nascido, 44-5
  vazamento, 177
frango, desmame, 234, 235
frio, 314, 378
frustração, 194, 259, 276
  acessos de raiva, 365
  primeiras palavras, 312
frutas
  amassadas, 323
  bebês mais crescidos, 310
  comer com mão, 255
  férias, 313
  introdução dos sólidos, 255
  purês, 190, 191, 234
  suco, 191, 247, 251, 287, 307, 328

suco de frutas, 191, 247, 251, 287, 307, 328
  vitaminas e minerais, 207
frutas secas, 328
fumo
  amamentação, 62
  morte súbita, 31
  risco de asma, 245
fungos
  assadura, 73, 102, 405
  mamilos, 59
  sinais, 129, 405-406

G

Ganhando peso
  6 meses, 231
  Amamentação, 26
  bebês crescidos, 256, 298, 332
  bebês novos, 112, 130, 200
  lanches, 267
  recém-nascidos, 50, 60
gases
  bebês com gases, 49
  cólica, 68, 77
  vômito, 76
gastroenterite, 25, 177, 403
gêmeos, 13
  amamentação, 51, 59
  brincar, 141, 383
  diferenciando, 81
  dormindo juntos, 63
  estudos genéticos, 21
  idênticos, 81
  roupas, 108
  surtos de crescimento, 133
  vínculo emocional, 52
genes dominantes, 21
genes recessivos, 21
genética, 20-21
gengivas
  dentição, 153, 334
  sangramento, 114
genitais, recém-nascido, 41, 47
gentileza, 341, 370
germes, 331, 334
gestos, 251, 292
glândula pineal, 83
glândula pituitária
  amamentação, 26
glóbulo branco, 107
glúten, 162, 163, 191
gordura trans, 287
gorduras
  alimento pronto, 271
  bebês crescidos, 310, 311

leite de vaca, 388
  necessidades nutricionais, 207
  perda de peso pós-gravidez, 285
  produtos com baixo teor, 214
gotas salinas, 408
gotas, pingar, 398, 399
gravidez
  mudanças nos seios, 325
  planejamento do segundo bebê, 277
  rubéola, 407
gripe
  ficar em casa, 379
  gripe suína, 251
  vacina 103, 174
guacamole, 359

H

habilidades esportivas, 21
hemácias, 404
hemangiomas, 61
hemorroidas, 94
hereditariedade, 20-21
hérnia umbilical, 94
herpes-zóster, 405
hidratação
  bebês mais crescidos, 287
  ver também desidratação
higiene
  animais, 128, 340
  bebês crescidos, 334
  bebês novos, 116
  férias, 313
  mamadeira, 29
  preparo da comida, 256
  prevenção de doenças, 107
hipotireoidismo, 50, 136, 164
Hirschsprung, doença de, 404
hora de arrumar, 257, 353
hora de dormir
  bebês novos, 91
  dormindo a noite toda, 352-353
  parando a amamentação, 274
  problemas, 141, 232, 370
  rotinas, 376
hora das refeições, 311, 321, 365, 391
hormônio do crescimento, 112
hormônios
  amamentação, 25, 26
  depois do nascimento, 114
  do crescimento, 112
  estresse, 248
  melancolia, 49, 114
  menstruação, 277
  mudanças no seio, 325

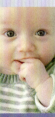

424

hospitais
   alta, 46
   bebês que exigem cuidados especiais, 54-55
   pós-parto, 43
hotéis, 131

I
Icterícia, 51, 67, 404
iluminação
   dimmer, 337
   luzes noturnas, 337
   quarto, 34
imitação, 357
   "neurônios espelho", 126
   expressões faciais, 70, 183
impetigo, 379
imunidade passiva, 107
imunização ver vacinações
incisivos, 212
inclinação pélvica, 65, 181
incontinência urinária por estresse, 65, 81
incubadoras, 54-55
independência, 14, 391
   alimentando-se sem ajuda, 340
   ansiedade de separação, 245, 246
   aprendizagem por tentativa e erro, 211
   autoconsciência, 208, 372
   encorajando, 335
   mobilidade, 223
   perda de independência da mãe, 14
infecção de orelha média, 410
infecção por rotavírus, 403
infecção pulmonar, 409
infecções dos rins e de urina, 409
insetos, picadas e ferrões, 414
instintos, 13
intestinos
   intussuscepção, 403
   obstruções, 403
intestinos, amamentação, 27
intolerância à lactose, 405
intolerância alimentar, 241
ioga, 99
iogurte, 271, 359
ira, 319, 365
irmãos
   adaptando-se ao novo bebê, 14-15, 67
   enteados, 15
   rivalidade, 14-15
isolamento, 15, 384
itens de conforto, 101, 129, 148, 304

J
Jantares, 311
jaquetas impermeáveis, 378
jardins, 215, 363, 367

L
Lactose, 207
lágrimas
   cura, 94
   dor, 293
lâmpada noturna, 34, 337
lanches
   aumentando os níveis de energia, 109
   bebês mais crescidos, 267, 310, 323
   cuidados dentais, 307
   encorajando a independência, 335
   férias, 313
   lanches saudáveis, 366
   perda de peso pós-gravidez, 285
lanugo, 41
laringe, 139
laringite, 409
laticínios, 388
   alergias, 191
   cólicas, 77
   desmame, 255
   não pasteurizados, 235
   perda de peso pós-gravidez, 285
   teor de cálcio, 307
   teor de gordura, 207, 214
lavagem
   brinquedos, 116, 334
   cabelos, 57, 203, 272, 314
   estratégias para ganhar tempo, 262
   piso, 334
   roupas, 129
lava-louças
   alimentação com mamadeira, 29
lavando o cabelo, 272, 314
lavando
   brinquedos, 116, 334
   cabelos, 57, 203, 272, 314
   estratégias para ganhar tempo, 262
   pisos, 334
   roupas, 129
legislação, 18-19
legumes e verduras
   alimentos sólidos, 255
   amassados, 323
   bebês crescidos, 310
   comendo com a mão, 255
   dieta vegetariana, 207, 254, 388
   férias, 313
   fibras, 214
   purês, 190, 191, 224, 234
   teor de cálcio, 307
   vitaminas e minerais, 207
leite
   intolerância ao leite, 177, 404
   leite de aveia, 247
   leite de cabra, 247, 274
   leite de transição, 27-28, 58
   leite de vaca, 388
      alergia, 101, 247, 274, 404
      alimento pronto, 271
      bebês crescidos, 310
      necessidades nutricionais, 207
      perda de peso pós-gravidez, 285
   leite empedrado, 27, 49, 221
   leite maduro, 27-28, 58
lençóis, 31
lendo para o bebê, 239, 381
   benefícios, 155, 211
   cuidando de bebês doentes, 398
   gêmeos, 211
   repetição, 381
   sessões de leitura de história, 346
limites, 16, 371
limpeza antibacteriana
   produtos e alergias, 116
limpeza da cabeça aos pés, 45
linfócitos, 107
língua
   língua presa, 402
   reflexo de extrusão, 163, 190
linguagem corporal, 183, 186
linguagem ver desenvolvimento da fala
livros, 253, 381
   bibliotecas, 346
   cuidando de bebês doentes, 398
   de pano, 123, 143
   de segunda mão, 382
   novas experiências, 389
   presentes, 376
   sessões de ler histórias, 346
   texturas, 338
locomoção, 269, 387
   marcos, 22
lóquios, 42, 50
luvas, 314, 378, 407
luz do sol e vitamina D, 61, 135, 226, 237, 367
luz, fototerapia, 404
luzes noturnas, 34, 337

M
Macacões, 378
mãe-canguru, 43, 54

malária, 131
mamadeiras, esterilizando, 29, 34, 334
mamilos
 amamentação, 26, 27
 invertidos, 28
 rachados, 59
manchas, 129
manhês, 88, 101, 358
mãos
 acenando, 230, 297, 357
 atividade com duas mãos, 213, 239, 246
 batendo palmas, 156, 280
 brincadeira, 78
 controle, 20, 96, 110
 coordenação óculo-manual, 78, 122
 deixando cair objetos, 305, 319
 empurrando e beliscando, 370
 fazer a pinça, 202, 298, 310, 319, 339
 gestos, 251
 luvas, 314
 movimento manipulativo, 239
 movimentos de alcançar e agarrar, 156
 pegando, 170
 rabiscar, 358
 recém-nascidos, 43
 reflexo de preensão, 47, 106
máquinas de lavar, segurança, 327
marcas avermelhadas, 61
marcas de nascença, 41, 61
marcos, 22
 andar, 347
 desenvolvimento lento, 309
 diferenças em alcançar, 372
 fazer a pinça, 339
 gêmeos, 185
 prematuros, 185
massagem, 125
massas, 359
mastigando, 254, 265, 298, 323
mastite, 59, 221, 275
mecônio, 27, 41, 45, 47, 404
medicamentos
 administrando, 398, 399
 amamentação, 28, 63
 armário, 398
 depressão pós-parto, 114
médicos, 28, 46, 50-51
medo do escuro, 337
medos
 escuro, 337
 pessoas estranhas, 337
 vacinas, 389
meias, 249, 291

mel, 235
melancolia pós-parto, 49, 61, 114
memória de longo prazo, 315
memória, desenvolvimento, 108, 206, 306, 315
meninas
 diferenças de desenvolvimento, 23, 169
 troca de fraldas, 44, 47
meningite, 409-410
menstruação, 277
 amamentação, 84, 277
 pós-parto, 73
mesas, segurança, 327
método mãe-canguru, 43, 54
micro-ondas, 29, 191
miliária (brotoeja), 129, 408
mimando o bebê, 22
móbiles, 78, 83, 102
mobília
 circulando entre a mobília, 291
 escalando, 279, 291
mobilidade, 223
 bebês mais crescidos, 363
 brinquedos de estímulo, 354
 dançando, 128, 303, 329, 358
 ficando em pé, 263
mochilas carregadoras de bebês, 377
modelos de papéis
 bom comportamento, 371
 fortes emoções, 259
 pais, 187, 365
 refeições, 369
moisés, 30, 31, 34, 113
molares, 212, 334
moleiras, 99
 exames, 43
 fechamento, 256, 298
 meningite, 409
 sinais de desidratação, 395
molho de tomate e macarrão, 359
morder, 153, 350
mordidas e picadas de inseto, 414
morte *ver* síndrome da morte súbita infantil (SMIS)
morte no berço *ver* síndrome da morte súbita infantil (SMIS)
móveis
movimentando-se, 223, 291, 326, 347
 sapatos, 291, 326, 328
muco, fezes, 236
múltiplos nascimentos *ver* gêmeos
músculos
 assoalho pélvico, 65, 81, 181
 controle, 96
 de bruços, 90, 122, 130, 149
 desenvolvimento, 22, 167, 358
 exames, 95

peitorais, 325
pernas, 137, 218, 358
pescoço, 130
músculos abdominais
 inclinações pélvicas, 65, 181
música, 174, 248, 303
 bebês novos, 102
 dança, 128, 303, 329
 recém-nascidos, 82, 87
 talento musical, 21

N

"Não", dizendo, 205, 248, 357, 371, 372
na ponta dos pés, circulando, 291
nariz
 escorrendo, 411
 objetos estranhos, 414-415
 pingar gotas, 398
 resfriados, 408
nariz entupido, 408
natação, 289
neurônios, 196, 300
noite
 alimentos de conforto, 358
 bebês doentes, 399
 deixando o bebê com outra pessoa, 355
 dormindo a noite inteira, 352-3
 medo do escuro, 337
 relógio biológico, 83
 relutância em ir para a cama, 370
 vazamento na fralda, 177
nomes, reconhecimento, 273, 280
norovírus, 403
nudez, 320
números, contando, 173
nutrição, 207
 vitaminas, 237

O

Obesidade, 200
 Amamentação, 25
 amamentação de acordo com a demanda, 77
objeto, permanência
 ansiedade de separação, 283
 deixar cair coisas, 305
 esconde-esconde, 140, 245, 335
objetos de conforto, 101, 129, 148, 304
objetos estranhos, 414-415

ansiedade de separação, 227, 283
   hora de dormir, 376
   problemas, 345
ofegante, 122, 408-409
óleo de eucalipto, 331
óleos ômega, 29
óleos ômega, fórmula infantil, 29
olhos
   conjuntivite, 379, 402
   cor, 21, 157, 354
   desenvolvimento, 22
   estrabismo, 134, 157
   exames, 95
   icterícia, 404
   marejados, 251
   objetos estranhos, 414
   pingando gotas, 398
   recém-nascido, 41, 57
   sinais de desidratação, 395
   tamanho, 86
   ver também visão
orelha
   coçando, 331
   infecção de orelha média, 410
   infecções, 107, 379, 410
   limpando, 338
   objetos estranhos, 414-5
   pingando gotas, 398
   termômetro, 395
   ver também audição
Organização Mundial da Saúde (OMS), 131, 162, 361
órgãos genitais, recém-nascidos, 41, 47
orgasmo, 117
orquiopexia, 97
ossos, 80
   amamentação, 114
   osteoporose, 25, 114, 361
osteoporose, 25, 114, 361
otite externa, 410
otite média secretora, 410
ovos
   alergia, 163, 191, 261, 404, 405
   introduzindo sólidos, 255
   segurança, 235
oxitocina, 26, 52

P
padrões em preto e branco, 75
pai/mãe solteiro(a)
   adaptando-se à maternidade e à paternidade, 15
   família, 115
   modelos de comportamento, 187

pai ou mãe
   10 vantagens, 186
   adaptação, 13
   conexão com outros pais, 195
   confiantes, 349
   estabelecendo o estilo de criação, 160
   limites e fronteiras, 371
pais "impositivos", 17, 185
pais *ver* companheiro
palavras
   "Mama", 220
   "Por favor", 378
   primeiras palavras, 312, 332, 350, 390
   reconhecimento, 273, 280
   ver também desenvolvimento da fala
panos de algodão, 34, 35, 61
panquecas, 359
parabenos, xampu, 272
parando a amamentação, 274
parasitas em animais de estimação, 128
parque, 367
parvovírus, 407
passaporte, 97, 131
passeios
   bebês crescidos, 217
   férias, 280, 313, 344
   observando os animais, 340
   recém-nascido, 61
   rotina flexível, 280
   ver também viagem
pausa para o bebê, 90
pedir desculpas, 371
pega na amamentação, 26, 27, 41, 46
peixe
   alergia, 163, 191, 405
   comer com a mão, 359
   desmame, 234, 235
   introduzindo sólidos, 255
   mercúrio, 235
   segurança, 235
pele
   bebês novos, 129
   estrias, 84
   limpeza da cabeça aos pés, 45
   marcas avermelhadas, 61
   seca, 129
   vérnix caseoso, 41, 45
pênis
   circuncidado, 47
   ereções, 97
   trocando fraldas, 44, 47
pensamento analítico, 375
pente, 314

percepção de profundidade, 116, 134, 226, 387
perda de peso (bebê), 47, 332
perda de peso (mãe), 285
   amamentação, 25, 242
   dieta, 109, 285
perfume em xampu, 272
perigo *ver* segurança
pernas, 137, 358
   andar, 347
   displasia do desenvolvimento do quadril (DDQ), 218
   fortalecimento, 218
   fraldas reutilizáveis, 79
personalidade
   bebês crescidos, 272, 329
   desenvolvimento, 23, 135
   gêmeos, 333
pés
   andando, 269, 347
   andar descalço, 328
   chatos, 218
   exames no recém-nascido, 43
   movimento manipulativo, 239
   sapatos, 326, 328
Piaget, Jean, 140
picada de abelha, 414
pinçar, 298, 310, 319, 339
pintando, 282, 351
piscina, 289
piscinas infláveis, 381
piscinas, segurança, 381
pisos
   lavando, 334
   segurança, 327
plantas venenosas, 363
pneumonia, 409
poças d'água, 381
pomada antiassadura, 73, 405
pontos
   cesariana, 50
   cortes e episiotomia, 50, 94
portas, segurança, 327
potássio no leite de vaca, 388
prematuros
   aparência, 41
   bebês que exigem cuidados especiais, 54-55
   desenvolvimento, 387
   icterícia, 404
   intolerância à lactose, 104
   morte súbita, 31
   sono REM, 385
   suplementos de vitamina, 167
   tirando leite, 28
prepúcio, 47
presentes, festas de aniversário, 376
pressão arterial pós-parto, 94

primeiros passos, 390
prisão de ventre, 124, 183, 404
probióticos na fórmula infantil, 29
produtos de limpeza
  antibacterianos e alergias, 116
progesterona, contracepção, 277
prolactina, 26, 114
proteína
  alimento pronto, 271
  bebês crescidos, 310
  fórmula infantil, 29
  leite de cabra, 274
  leite de vaca, 388
  leite materno, 275, 361, 388
  necessidades nutricionais, 207
  perda de peso pós-gravidez, 285
protetores de colchão, 31
protetores de mamilo, 62
protetor solar, 135, 226, 314
psicose pós-parto, 114
pulmões
  bronquiolite, 408
  exames do recém-nascido, 43
  infecção pulmonar, 409
  respirando com dificuldade, 408-409
purês, 224
  descongelando, 191
  primeiros gostos, 190, 234
  preparando, 191
  micro-ondas, 191

Q

quarto de dormir
  itens, 34
  posicionamento de berço, 113
  temperatura, 31, 73, 110, 249, 314
quartos
  dormindo sozinho, 225
  equipamentos, 34
  segurança, 299
  temperatura, 31, 73, 110, 249, 314
quebra-cabeças, 383
quedas, 279, 301, 387, 414
queimadura de sol, 407
queimaduras, 414
quinta doença, 407

R

Rabiscar, 358, 375
Raquitismo, 167, 237
rastreando objetos, visão, 78, 81, 134

recém-nascidos, 40-65
  alimentação, 44
  amamentação, 46-47, 49, 50, 53
  aparência, 41
  banho, 57
  bebês que exigem cuidados especiais, 54-55
  carregando, 71
  choro, 48, 57, 68-9
  exames, 43
  fraldas, 44-45
  ganho de peso, 60
  genitais, 41, 47
  mamadeira, 47, 53
  contato visual, 57
  reflexos, 47
  sono, 47, 53
reconhecimento, 108, 306
rede social, 15, 195
redes de proteção, 128
reflexo de alarme, 47, 53
reflexo de ejeção, 26, 59, 98
reflexo de extrusão, 163, 190
reflexo de marcha automática, 47
reflexo de Moro, 47
reflexo de preensão, 47, 106, 170
reflexo de sucção, 47
reflexo perioral, 27, 47, 59
reflexos
  amamentação, 26, 27, 59
  exames, 95
  recém-nascido, 47
refluxo, 68, 76, 401-402
refluxo gastroesofágico, 68, 401-402
registrando o nascimento, 18, 52
reidratação, solução, 395, 403
relação sexual, 293
  falta de desejo, 98, 293
  pós-parto, 94, 98
  sangramento, 117
relacionamentos, 333
  adaptação à mudança, 117
  amizades, 157
  família, 115
  refeições em família, 365
  sexo, 293
relaxina, 114
relógio biológico, 83, 137
repetição
  aprendizagem, 202
  por tentativa e erro, 211
  desenvolvimento da memória, 206
  desenvolvimento do cérebro, 300
  importância, 173
  lendo livros, 381
  primeiras palavras, 390
  sons, 215

répteis como animais de estimação, 128
resfriados, 331, 408
  bebê novo, 107
  complicações, 331
  ficar em casa, 379
  tratamento, 331
respiração
  Alte, 243
  Amamentação, 72
  Apneia, 54
  Bronquiolite, 177, 408
  Bronquite, 409
  com dificuldade, 408-409
  crupe, 409
  de forma irregular, 243
  durante o sono, 47
  sinais de doença, 395
rins e infecções urinárias, 409
risadinha, 322
risos, 148, 176, 322, 346
roncos, 243
roséola, 379, 406
rostos
  brinquedos, 143
  memória de reconhecimento, 108
  olhando para rostos, 97, 102
rotinas
  alimentação, 104
  ansiedade de separação, 227
  bebês novos, 142
  deixando o bebê à noite, 355
  dormir, 31
  equilíbrio entre trabalho e vida pessoal, 373
  estabelecendo, 151
  flexíveis, 280
  reconhecimento, 306
  segurança, 280
  sonecas, 306, 320
roupa de cama, 31, 101
roupas
  amamentação, 26, 111
  amamentação em público, 72
  bebês novos, 93
  gêmeos, 108
  lavagem, 129
  ocasiões especiais, 108
  temperatura do bebê, 73
rubéola, 407
  ficar em casa, 379
  sintomas, 407
  vacinação, 103, 406
ruídos
  aprendendo, 360
  interagindo com o bebês, 236, 337
  de animais, 175, 273, 312, 360
  deixando cair objetos, 305

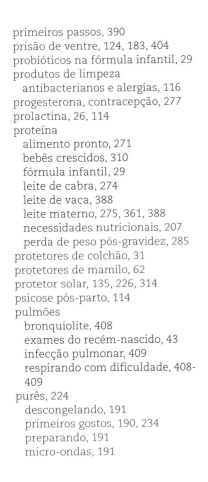

S

sacola para trocas, 35, 61, 257
saco de dormir, 30, 31, 102, 110, 268
sal
  alimento pronto, 271
  introduzindo sólidos, 224, 235
  malefícios, 214
  refeições familiares, 321, 335
saliva
  babando, 148, 334
  protege os dentes, 307
salmonela
  animais de estimação, 128
  gastroenterite, 403
  leite materno, 25
  ovos, 235
saltando, 329
sangramento
  após o nascimento, 42, 50, 94
  após relações sexuais, 117
  cortes e esfoladuras, 414
  ferimentos sérios, 414
sangue
  alergias alimentares, 241, 261
  envenenamento do sangue, 409
  exames, 397
  nas fezes, 236, 251, 404
  pressão arterial, após o nascimento, 94
  ver também sangramento
sapatinhos de bebê, 249, 314
sapatos, 249
  de segunda mão, 328
sarampo, 379, 406
sarna, 379
secreções do ouvido, 107
sede
  amamentação, 109
  clima quente, 314
  desmame, 247
segurança, 194, 219, 263, 279, 327
  doméstica, 194, 219, 263, 327
seios
  alimentação com mamadeira, 29, 34, 89
  câncer, 25
  depois da amamentação, 84, 275
  inchados, 27, 49, 221
  mastite, 275
  menstruação, 227
  mudanças na gravidez, 26, 325
senso de identidade, 208
sentar
  bebês novos, 130, 140
  marcos, 22
sentidos
  tato, 181, 338
  ver também audição; visão
septicemia, 409-410
seringas, 399
sexta doença, 406
Shigella, 403
sinais de "afastamento", 124
sinais de "aproximação", 124
síndrome da morte súbita infantil (SMSI), 31
  amamentação, 25
  aquecimento em excesso, 73
  dormindo junto, 30
sistema imunológico
  alergias, 116, 241, 261
  amamentação, 25, 107
  bebês novos, 107, 180
  vacinações, 103
sistema vestibular, 159, 225
slings, 35, 48, 69, 71
SMIS ver síndrome da morte súbita infantil (SMSI)
sociabilidade
  bebês novos, 125, 155
  brincar com outras crianças, 208, 304, 375
  cauteloso com estranhos, 322
  com outras crianças, 344
  desenvolvimento da personalidade, 272
  empatia, 292
  fazendo caretas, 327
  hora das refeições, 321, 365
  outros jogos, 351
  risada, 322
sódio no leite de vaca, 388
sofás, segurança, 279
soja
  alergia, 404
  leite, 247, 274
solidão, 68, 72, 84
sólidos *ver* desmame
solução de problemas
  aprender por tentativa e erro, 211
  brincadeira, 286, 375
solução de reidratação oral, 395, 403
sonecas
  acordando cedo, 201
  bebês crescidos, 306, 376
  bebês de 1 ano, 387
  bebês novos, 76
  coerentes, 320
  dormindo a noite toda, 352
  duração, 320
  pulando, 188, 292, 370
  relógio biológico, 83
  rotina flexível, 280
  rotinas, 31, 91, 151
sonhos, 121, 243, 385
sono
  6 meses, 232
  acordando cedo, 201
  adormecendo sozinho, 352
  apneia, 54, 243
  bebês de 1 ano, 387
  ciclo de, 121
  dormindo a noite inteira, 82, 352-353
  dormindo junto, 30, 262, 353
  dormindo sozinho, 225
  falta de energia, 164
  férias, 313
  gêmeos, 63
  mãe-canguru, 54
  medo do escuro, 337
  mudança no padrão, 292
  rotina flexível, 137, 280
  primeiro ano, 23
  quantidade necessária, 376
  relógio biológico, 83
  relutância em ir para a cama, 370
  roncos e fungados, 243
  rotina, 31, 137, 151
  sinais de doença, 395
  sistema imunológico, 180
  sonhos, 121, 243, 385
  surto de crescimento, 133
  temperatura do quarto, 110
  tipos, 121
  treinando o sono, 121, 353
  virando-se, 249, 268
sonolência, 331
sons
  animais, 175, 312, 360
  aprendizagem, 175, 360
  chocalhos, 111
  imitação, 205
  recém-nascidos, 82
  repetição, 87, 215
soro na fórmula infantil, 29, 247
sorrindo, 79, 96, 125
suco de frutas, 191, 247, 251, 287, 307, 328
sugando, 364
  alimentos prontos, 271
  cuidado com os dentes, 307, 328
  desmame, 224
  refeições familiares, 321
supermercado, 326
suplementação de vitaminas, 237
surtos de crescimento, 93, 98, 130, 133
sutiã de amamentação, 26, 34, 111, 325

T

Tagarelice, 265
talheres, 369
tamanhos, identificando, 354
tampões, 42
tanques, segurança, 363
tapetes, segurança, 327
tato, 338
técnicas de distração, 196, 200, 252
　aversões do bebê, 141
　bebês novos, 115
　diversão em dia de chuva, 367
telefones de brinquedo, 357
televisão, 286, 287
temperamento
　acessos de raiva, 365
　perdendo a calma, 365
　ver personalidade
temperatura
　água do banho, 35, 105, 203, 314
　após o parto (mãe), 42
　bebês crescidos, 314
　corporal, 314
　choro, 68
　medindo a temperatura, 73, 395
　piscinas, 289
　quartos, 31, 73, 110, 249, 314
　regular a, bebê, 73
　ver também febres
temperos, 310-311, 321
termômetro
　axilar, 395
　banho, 35
　tirando a temperatura, 73, 395
teste de Apgar, 41
teste do pezinho, 50
testículos, descida para a bolsa escrotal, 95, 97
textura
　alimento para bebês crescidos, 323, 359
　alimentos que se comem com a mão, 340
　alimentos sólidos, 254
　brincar fazendo sujeira, 315
　objetos macios e duros, 371
　sentido do tato, 338
tímpano, perfurado, 107, 410
tímpanos, 338
tirando leite materno, 71, 85
　bebês que exigem cuidados especiais, 54
　bombas, 28, 34, 54, 85
toalhas, 35
tombar e inclinar, 225
toque
　bebês novos, 110

bebês que exigem cuidados especiais, 55
　importância, 71
tosse, 408
　à noite, 177
　causas, 411
　crupe, 331, 409
　tratamento, 411
toxocaríase, 128
trabalho
　adaptação dos pais, 14
　amamentação, 168, 179, 275
　benefícios, 360
　em casa, 119
　equilíbrio trabalho/vida, 333, 373, 384
　horários flexíveis, 119
　meio período, 119
　planejamento dos cuidados, 118-119
　retorno, 19, 136, 227
　troca de papéis, 233
trabalho doméstico
　estabelecendo funções, 117
　recém-nascidos, 71
　volta ao trabalho, 136
transportando recém-nascidos, 71
travesseiros
　berço,s 31, 268
　travesseiro em forma de "v", 34
triptofano, 105
tuba auditiva, 410
tubérculos de Montgomery, 26
túneis, 345

U

Umbigo, 94
unhas, corte, 60
urina
　incontinência urinária por estresse, 65, 81
　pós-parto, 42
　recém-nascidos, 47
útero
　amamentação, 41
　pós-parto, 42, 50

V

vacinas, 103, 160
vacina poliomielite, 103
vacina contra febre amarela, 131
vacina tríplice viral, 103, 406

vacinação, tríplice bacteriana, 103,160
vacinações, 103, 131, 136, 160, 174
　alergia ao ovo, 405
　gripe suína, 251
　primeiras imunizações, 103
viagens, 131
vagina
　secura da, 98
venenos, 298, 404
vérnix caseoso, 41, 45
vestindo o bebê, 294
viagem
　alimentação, 267
　bebês crescidos, 217
　bebês novos, 131
　equipamentos, 35
　férias, 313, 344
　passaporte, 97, 131
viagem de avião com bebês novos, 131
viagem de carro
　assentos, 35, 360
　bebês novos, 127, 131
vias aéreas
　bronquiolite, 408
　crupe, 409
　dificuldade para respirar, 408-409
　estreitamento, 122, 409
　infecção pulmonar, 409
vida familiar, 14-15, 115
　família, 115
　refeições familiares, 321
　recém-nascidos, 67
vidro, segurança, 327
vinagre, 321
vínculo emocional, 43, 45, 52
　alimentação com mamadeira, 29
　amamentação, 25
　contato visual, 57
vinho, 385
virando-se, 134, 223
　progressos, 22
　segurança, 134, 149, 194
vírus, 265
　antibióticos, 265
　bronquiolite, 408
　catapora, 405
　crupe, 409
　doença de mão, pé e boca, 407
　eritema infeccioso, 407
　férias, 313
　gastroenterite, 403
　infecção de orelha média, 410
　infecções pulmonares, 409
　meningite, 409
　Parainfluenza, 409

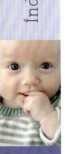

430

resfriados, 331, 408
roséola, 406
rubéola, 407
sarampo, 406
vírus *Coxsackie*, 407
vírus *Parainfluenza*, 409
vírus sincicial respiratório (VSR), 408
visão
  bebês novos, 97, 134, 157
  coordenação óculo-manual, 78, 122
  desenvolvimento, 22
  detalhes, 202
  estrabismo, 134, 157
  formas, 102
  móbiles, 83
  olhando para faces, 97, 102
  cores, 97, 102, 116
  padrões em preto e branco, 75
  percepção de profundidade, 116, 134, 226, 387
  ver também olhos
vitamina A
  fontes, 237
  funções, 237
  leite de vaca, 388
  leite materno, 361, 388
  suplementos, 167
vitamina B12, 361, 388
vitamina C
  fontes, 237
  funções, 237
  leite materno, 361, 388
  suco de frutas, 287
vitamina D
  fontes, 237
  funções, 237
  luz do sol, 61, 135, 226, 237, 367
  suplementos, 167, 226
vitaminas, 237
  fontes, 237
  fórmula, 388
  funções, 237
  leite materno, 275, 361
  necessidades nutricionais, 207
  suplementos, 237
vocabulário *ver* palavras
vômito, 76, 402
  amamentação, 25
  causas, 411
  desidratação, 227, 395
  estenose pilórica, 402-403
  ficar em casa, 379
  gastroenterite, 403
  intolerância à lactose, 104
  obstrução intestinal, 403
  sinais de doença, 395
  tratamento, 411
voz
  gravação, 154
  imitação, 205
  reconhecimento, 87

X

Xampu, 203, 272, 314

Z

Zoológico, 340

Agradecimentos

Agradecimentos da dra. Ilona Bendefy

Gostaria de agradecer às colaboradoras e a toda a equipe da Dorling Kindersley pela ajuda, pela orientação e pelo conhecimento especializado. Meu agradecimento especial para Mandy Lebentz e Victoria Heyworth-Dunne pelo apoio paciente e pelo entusiasmo ao longo do projeto. Finalmente, sou grata a meus pais e a meus filhos por me ensinarem a ser mãe.

Agradecimentos das colaboradoras

A **dra. Carol Cooper** gostaria de agradecer à equipe de consultoras, que trabalharam tão bem juntas.

A **dra. Claire Halsey** gostaria de agradecer o apoio de Vicki McIvor, da Take3 Management, bem como o amor e o incentivo paciente de sua família: Michael, Rupert, Toby e Dominic.

A **dra. Mary Steen** gostaria de agradecer à equipe da DK e às outras consultoras, pelo harmonioso trabalho conjunto.

Agradecimentos do editor

Assistentes editoriais: Andrea Bagg, Claire Cross, Elizabeth Yeates, Salima Hirani
Assistentes de design: Saskia Janssen, Charlotte Johnson
Editor de produção: Siu Chan
Imobiliária para locação de residências para fotos: 1st Option
Assistentes do diretor de arte para fotos: Ellie Hoffman, Tom Forge
Compradora de objetos e acessórios para fotos: Alison Gardner
Bibliotecária das imagens: Romaine Werblow
Assistente para imagens de agência: Susie Peachey
Elaboradora do índice: Hilary Bird
Revisora: Alyson Silverwood
DK Índia: Kokila Manchanda (editorial), Neetika Vilash (design), Tina Jindal (revisão)

Agradecimentos aos modelos: Sarah e Kaiden Asamoa; Nina e Jamie Bradburn; Unity Brennan, Amelie Grace e Benjamin Wolski; Selina Chand e Faith Lucy O'Brien; Narae Cho e Alex Park; Nicola e Freya Church; Anna e Eliana Clarke; Archie Clements; Philippa e Noah Dovar; Joe e Dagan Drahota; Jenny e Harry Duggin; Laura e Zoe Forrest; Rachael e Samuel Grady; Kate Heavenor e Nicolas Diaz; Olga e Mia Gelev; Beatriz de Lemos e Isabel Walker; Jordan McRobie, Jenny Parr e Reuben McRobie; Eden Martin-Osakwe; Poppy Mitchell e Oaklee Wealands; Amelie Victoria Morris; Victoria e Arthur Morton; Oreke Mosheshe e Carter Mbamali; Gabriela e Alba Nardi; Miriam Nelken e Mala Shahi; Laura e Charlie Nickoll; Amie e Rosie Niland; Lauren Overs e Grayson Andrews; Yoan Petkov Petkov; Suzy Richards e Max Snead; Heidi Robinson e Elias Crosby; Jenny Sharp e Joshua Tyler; Matthew, Angela e Jacob Smith; Eve Spaughton e Genevieve Long; Rose e Brooke Thunberg; Anggayasti Trikanti e Carissa Afila; Rachel Weaver e Jacob Marcus; Karen e Milly Westropp; Georgie e Harriet Willock.

Créditos das imagens

O editor gostaria de agradecer aos seguintes fotógrafos e fotógrafas pela gentil permissão de reproduzir suas fotos:

(Legenda: a – acima; i – abaixo/extremidade inferior; c – centro; l – mais afastado; e – esquerdo; d – direita; s – extremidade superior)

2 Getty Images: Frank Herholdt (lcea). **18 Corbis:** Tetra Images/Tetra Images (id). **28 Mother & Baby Picture Library:** Paul Mitchell (ic). **38 Getty Images:** Photodisc (lcea). **40 Getty Images:** Frank Herholdt (c). **41 Corbis:** Cameron (cea). **Dorling Kindersley:** Brand X Pictures/PunchStock (id). **42 Corbis:** Larry Williams (cea). **47 Getty Images:** Anthony Bradshaw (c). **55 Alamy Images:** Peter Usbeck (id). **Getty Images:** Louie Psihoyos (se). **59 Photolibrary:** Philippe Dannic (sc). **60 Getty Images:** Ian Hooton/Spl (id). **Mother & Baby Picture Library:** Ian Hooton (se). **Photolibrary:** Gyssels (ic). **61 Science Photo Library:** Dr. P. Marazzi (cdi). **63 Mother & Baby Picture Library:** Ruth Jenkinson (cea). **85 Dorling Kindersley:** Antonia Deutsch (ic, id, lid). **99 Mother & Baby Picture Library:** Ian Hooton (cea). **103 Mother & Baby Picture Library:** Ian Hooton (cea). **105 Getty Images:** PM Images (id). **107 Mother & Baby Picture Library:** Ian Hooton (cda). **109 Getty Images:** Anthony-Masterson (id). **115 Corbis:** Sean Justice (cda). **Getty Images:** Jupiterimages (id). **123 Getty Images:** Plattform (sd). **135 Getty Images:** Ghislain & Marie David de Lossy (id). **136 Mother & Baby Picture Library:** Angela Spain (se). **147 Corbis:** Fabrik Studios/Index Stock (cda). **150 Corbis:** Tetra Images (cea). **154 Getty Images:** Joshua Hodge Photography (id). **182 Getty Images:** Fabrice LEROUGE (cea). **183 Corbis:** Norbert Schaefer (cea). **197 Corbis:** eyetrigger Pty Ltd (se); Ocean (id). **203 Alamy Images:** Peter Griffin (ca). **207 Corbis:** Tim Pannell (se). **215 Corbis:** Lisa B. (ie). **217 Alamy Images:** thislife pictures (cea). **Mother & Baby Picture Library:** Ian Hooton (id). **241 Getty Images:** Tara Moore (ie). **245 Getty Images:** Jamie Grill (ic). **262 Corbis:** Radius Images (ie). **268 Mother & Baby Picture Library:** Ian Hooton (ie). **276 Corbis:** moodboard (ie). **289 Alamy Images:** Paul Hakimata (cda). **301 Corbis:** Image Source (ie). **316 Getty Images:** Lilly Dong (se). **322 Alamy Images:** PhotoAlto sas (id). **325 Alamy Images:** MARKA (cea). **331 Getty Images:** Fabrice LEROUGE (cda). **340 Getty Images:** Paul Viant (ie). **344 Getty Images:** Ghislain & Marie David de Lossy (ie). **345 Getty Images:** BJI/Blue Jean Images (id). **349 Corbis:** Jose Luis Pelaez, Inc./Blend Images (cea). **355 Alamy Images:** moodboard (id). **361 Corbis:** Brigitte Sporrer (cea). **365 Dorling Kindersley:** Ruth Jenkinson Photography (cea). **373 Getty Images:** Betsie Van der Meer (cea). **377 Corbis:** RCWW, Inc. (cea). **381 Getty Images:** David M. Zuber (id). **384 Getty Images:** Betsie Van der Meer (cea). **389 Alamy Images:** Ian Nolan (cea). **392 Mother & Baby Picture Library:** Ian Hooton (ca). **393 Alamy Images:** Agencja FREE (cea). **396 Mother & Baby Picture Library:** Ian Hooton (ca). **399 Dorling Kindersley:** Dave King (cda). **400 Mother & Baby Picture Library:** Ian Hooton (c). **402 Science Photo Library:** Dr. P. Marazzi (ic). **405 Science Photo Library:** Chris Knapton (sd). **406 Science Photo Library:** Lowell Georgia (sd). **407 Science Photo Library:** Dr. H. C. Robinson (ie). **409 Getty Images:** Ruth Jenkinson/Spl (se). **410 Meningitis Trust** www.meningitis-trust.org (ce). **413 Mother & Baby Picture Library:** Ruth Jenkinson (sd).

Todas as outras imagens: © Dorling Kindersley
Para obter outras informações, consultar www.dkimages.com

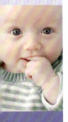